MONOGRAPHIES DE L'INSTITUT PASTEUR

M. WEINBERG et P. SÉGUIN

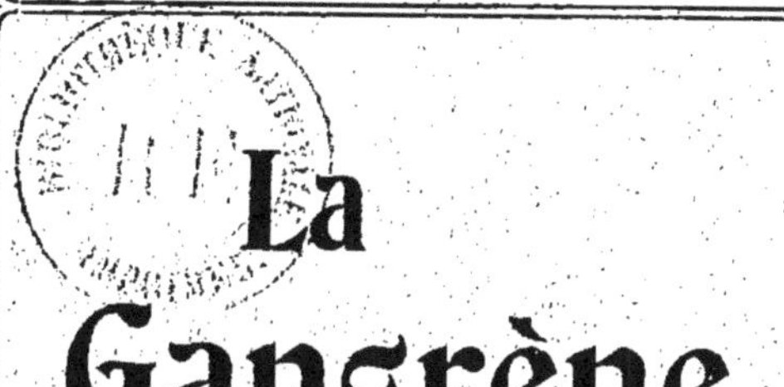

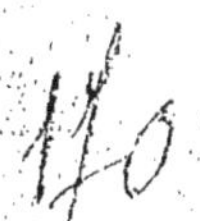

La Gangrène gazeuse

Bactériologie

Reproduction expérimentale

Sérothérapie

MASSON & Cie, Éditeurs — PARIS — 1918

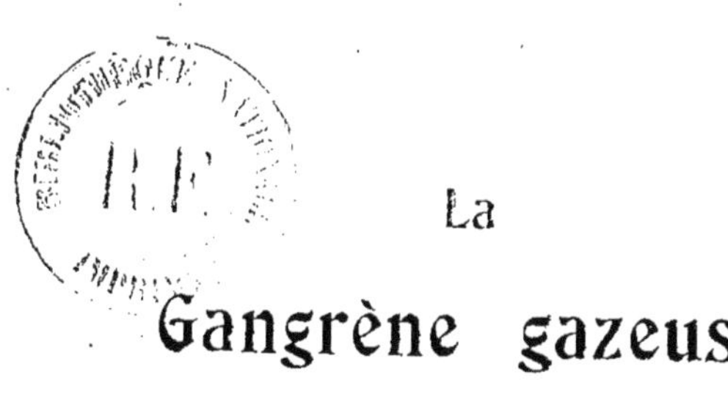

La
Gangrène gazeuse

MONOGRAPHIES DE L'INSTITUT PASTEUR

La Gangrène gazeuse

Bactériologie
Reproduction expérimentale
Sérothérapie

PAR

M. WEINBERG ET P. SÉGUIN

Chef de Laboratoire — Boursier

à l'Institut Pasteur

Avec 45 figures, 8 planches en noir et 8 planches en couleurs

PARIS

MASSON & Cie, ÉDITEURS

LIBRAIRES DE L'ACADÉMIE DE MÉDECINE

120, Boulevard Saint-Germain (VIe)

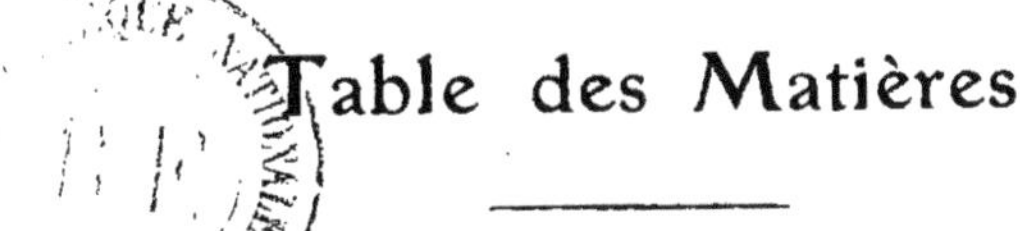

Table des Matières

Table des matières I
Avant-propos VII
Introduction 1

PREMIÈRE PARTIE

EXPOSÉ GÉNÉRAL

de la question des infections gazeuses

CHAPITRE PREMIER. — CONCEPTIONS ANTÉRIEURES A LA GUERRE.

I. Période prébactériologique 5

II. Conceptions bactériologiques 6

A. Le vibrion septique considéré comme l'agent principal des infections gazeuses.
Les précurseurs : Pasteur, Koch, Gaffky 6
Causes des futures confusions 7
Le Vib. septique incriminé en Pathologie humaine : Brieger et Ehrlich ; Chauveau et Arloing 9
La septicémie gangréneuse ou œdème malin . . . 10
Existe-t-il d'autres infections gazeuses ? 11

B. Le *Bacillus perfringens*. Un nouvel agent d'infections gazeuses.
Welch et Nuttall, Eug. Fraenkel, Hitschmann et Lindenthal 12
Les divers agents d'infections gazeuses incriminés vers 1900 13
Opinions et controverses vers 1900 13
La première définition précise du Bacille de l'œdème malin : Ghon et Sachs 21
Une autre définition du Bacille de l'œdème malin : von Hibler 23
Les opinions classiques sur les infections gazeuses vers 1914 24

CHAPITRE II. — CONNAISSANCES ACTUELLES SUR LES INFECTIONS GAZEUSES. 28

I. Pathogénie des Infections gazeuses en général. 29
Les agents d'Infections gazeuses 32
Les microbes associés aux agents d'Infections gazeuses. 34

II. Formes cliniques des Infections gazeuses : Descriptions et Pathogénies particulières 39
Forme classique ou emphysémateuse 42
Forme toxique ou œdémateuse 42
Formes mixtes. 43
Variétés putrides 44

Examen critique de quelques conceptions récentes . . . 46

DEUXIÈME PARTIE

LES MICROBES
des infections gazeuses

CHAPITRE III. — TECHNIQUE.

I. Prélèvement des matériaux d'étude 51
II. Examen microscopique : Gouttes pendantes et frottis colorés 52
III. Epreuves d'agglutination 53
IV. Inoculations expérimentales 53
V. Ensemencement et isolement des germes.
A. Séparation des Aérobies 54
B. Séparation des Anaérobies 54
Milieux utilisés 54
Ensemencement des sérosités 55
Hémocultures 56
VI. Culture des Anaérobies 56
Milieux liquides. 57
Milieux solides 57
VII. Identification des espèces présentes dans les cultures obtenues 57
A. Cultures en gélose 58
B. Cultures en bouillon 58

CHAPITRE IV. — LES ANAÉROBIES DES INFECTIONS GAZEUSES.

Première Section : Anaérobies étudiés par les auteurs de cet ouvrage 61
I. B. perfringens (Veillon et Zuber) 62

II. Vibrion septique (Pasteur) 79
III. B. sporogenes (Metchnikoff) 109
IV. B. putrificus (Bienstock). 119
V. B. tertius (H. Henry) 124
VI. B. bifermentans (Tissier et Martelly) 128
VII. B. œdematiens (Weinberg et Séguin) 132
VIII. B. fallax (Weinberg et Séguin) 151
IX. B. aerofœtidus (Weinberg et Séguin) 161
X. B. histolyticus (Weinberg et Séguin). 165

DEUXIÈME SECTION : ANAÉROBIES SIGNALÉS PAR D'AUTRES AUTEURS AU COURS DE LA GUERRE. 178
I. B. Bellonensis (Sacquépée) 178
II. Bac. du Gasœdem d'Aschoff 188
III. B. sarcemphysematodes hominis (Conradi et Bieling) 194
IV. Streptocoque anérobie de Wehrsig et Marwedel. 201

TROISIÈME SECTION : ANAÉROBIES ANCIENNEMENT INCRIMINÉS ET NON RETROUVÉS PENDANT LA GUERRE. 202
I. Bac. VI de von Hibler. 202
II. Bac. VII de von Hibler. 205
III. Bac. X de von Hibler 207
IV. Bac. XI de von Hibler. 210

CHAPITRE V. — LES AÉROBIES DES INFECTIONS GAZEUSES. 212
I. B. anthracoïdes (Huppe et Wood). 213
II. Coccobacillus verdunensis (Besredka) 216
III. Bac. pseudo-œdematis maligni (Sanfelice). . . 218
IV. Bacille septique aérobie de Legros et Lecène. 220
V. B. aerogenes aerophilus agilis (Uffenheimer) . . 222

TROISIÈME PARTIE

LES INFECTIONS GAZEUSES

dans leur origine et leur évolution

CHAPITRE VI. — PATHOGÉNIE DES INFECTIONS GAZEUSES EN GÉNÉRAL 227
I. Multiplicité des Agents ; diversité de leurs groupements. 227

A. Modalités générales de la flore des infections gazeuses. 228
Répartition générale des cas observés 228
Rôle prépondérant des anaérobies 229
Flore monoanaérobie ou polyanaérobie 229
B. Eléments et types de la flore des infections gazeuses. 230
C. Les agents mortels des infections gazeuses. . . . 236
D. Caractères comparés des flores du phlegmon gazeux et de la gangrène gazeuse. 238
II. Rôle et importance relative des microbes rencontrés dans les infections gazeuses 240
A. Anaérobies 240
B. Aérobies 243
III. Hémocultures et métastases.
A. Hémocultures 246
B. Métastases 250
Conclusions. 252
CHAPITRE VII. — FORMES CLINIQUES DE LA GANGRÈNE GAZEUSE 253
Première Section : Observations.
I. Gangrène gazeuse classique 254
Forme classique due au *B. perfringens* seul... . . 254
Formes classiques à Vib. septique 256
Forme classique à *B. perfringens* et *B. œdematiens*. 262
II. Gangrène gazeuse toxique.
Forme toxique due au *B. œdematiens*. 263
Forme toxique due au *B. perfringens* 265
Forme toxique à *B. œdematiens* et *B. perfringens* . 266
III. Formes mixtes.
Formes mixtes à *B. œdematiens* et *B. perfringens* . 269
IV. Variétés putrides 274
Forme classique putride 275
Forme toxique putride. 276
V. Cas complexes. 278
Forme toxique complexe 278
Forme mixte putride à flore complexe 280
Deuxième Section : Reproduction expérimentale des formes cliniques 290
I. Reproduction des formes de gangrène gazeuse causées par des espèces isolées 290
B. perfringens 291
Vib. septique 291
B. œdematiens 294
II. Reproduction des formes de gangrène gazeuse dues à des associations microbiennes . 294

Action du filtrat de la culture du *B. sporogenes* sur la toxine du *B. œdematiens* 295
Action du filtrat de la culture du *B. sporogenes* sur la toxine du Vib. septique 295
Action du filtrat de la culture du *B. sporogenes* sur la toxine du *B. perfringens* 296
Association du *B. sporogenes* avec le *B. perfringens* 297
Association du *B. sporogenes* avec le Vib. septique 298
Association du *B. sporogenes* avec le *B. œdematiens*. 298

CHAPITRE VIII. — ETIOLOGIE DES INFECTIONS GAZEUSES 300
I. Facteurs externes inhérents à la guerre 300
A. Facteurs d'apport des agents infectieux 301
B. Facteurs du développement de l'infection 302
C. Autres facteurs dont le rôle est mal connu 303
II. Facteurs internes, éventuels, favorisant la gangrène gazeuse 303
A. Facteurs physiques 303
Attrition musculaire et hémorragie locale 304
Lésions osseuses 305
Troubles circulatoires 306
Lésions des gros vaisseaux 306
Ligatures 307
Oblitérations inflammatoires 309
Microbisme latent. Cas tardifs 312
B. Facteurs bactériologiques : Interactions microbiennes 314
Aérobies 314
Anaérobies 317

QUATRIÈME PARTIE

SÉROTHÉRAPIE

des infections gazeuses

VACCINOTHÉRAPIE ET SÉROTHÉRAPIE 325

CHAPITRE IX. — SÉROTHÉRAPIE EXPÉRIMENTALE . 328
I. Sérum anti-perfringens 328
Sérum anti-microbien polyvalent 330
Sérum anti-microbien monovalent 330
Sérum antitoxique 331
A. Toxine du *B. perfringens* 331
Préparation 331
Titrage 331
B. Antitoxine 334

II. Sérum anti-vibrion septique 336
A. Toxine du Vibrion septique 339
Préparation 339
Toxine filtrée et toxine centrifugée. 341
Titrage de la toxine 341
B. Antitoxine 341
Pouvoir antitoxique 341
Pouvoir anti-infectieux 342
Pouvoir préventif 344
Pouvoir curatif 344
III. Sérum anti-œdematiens 346
A. Toxine du *B. œdematiens* 346
Préparation 346
Titrage. 348
B. Antitoxine. 348
Pouvoir antitoxique 350
Pouvoir anti-infectieux 352
Pouvoir préventif 353
Pouvoir curatif 354

CHAPITRE X. — SÉROTHÉRAPIE CHEZ L'HOMME . . 357
I. Sérothérapie curative : Insuccès 357
A. Sérothérapie non spécifique 358
B. Sérothérapie spécifique trop tardivement instituée. 359
C. Sérothérapie spécifique. Mort par complication infectieuse secondaire 362
II. Sérothérapie curative : Guérisons. 365
A. Sérothérapie dans des cas de gangrène gazeuse traités au début de leur évolution 366
B. Sérothérapie dans des cas de gangrène gazeuse ayant nécessité l'amputation 370
III. Un essai de sérothérapie préventive 375
INDICATIONS POUR LE TRAITEMENT SÉROTHÉRAPIQUE DE LA GANGRÈNE GAZEUSE DÉCLARÉE 377
INDEX BACTÉRIO-CLINIQUE GÉNÉRAL DES CAS ÉTUDIÉS PAR LES AUTEURS 383
INDEX BACTÉRIO-CLINIQUE DES CAS MORTELS DE GANGRÈNE GAZEUSE. 399
LISTE BIBLIOGRAPHIQUE 407
TABLE ALPHABÉTIQUE DES AUTEURS. 439
LÉGENDES DES PLANCHES HORS TEXTE 443
PLANCHES.

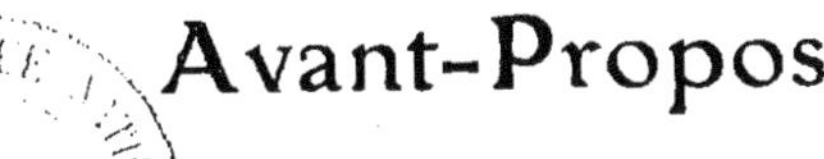

Avant-Propos

Au mois de septembre 1914, quelques jours après la bataille de la Marne, le Médecin-Chef du Quartier Général Anglais, surpris du nombre considérable des cas de gangrène gazeuse observés chez les blessés britanniques, demanda à notre Directeur, le docteur Roux, de charger un de ses collaborateurs d'une enquête bactériologique. Il s'agissait de procéder rapidement à quelques examens en vue de déterminer l'agent pathogène de la maladie.

L'un de nous, désigné à cet effet, se rendit immédiatement au front anglais, puis à l'Hôpital Militaire anglais de Versailles, sur lequel on dirigeait les blessés très gravement atteints. C'est à cet hôpital que furent recueillis les premiers matériaux de notre étude.

Cette petite enquête qui a porté sur une vingtaine de cas de gangrène gazeuse et dont les résultats ont été consignés dès le mois d'octobre 1914 dans les Comptes Rendus de la Société de Biologie, a été le point de départ de longues et laborieuses recherches que nous n'avons cessé de poursuivre depuis le début de la guerre.

Les conditions de travail étaient d'abord assez pénibles, et ce n'est que grâce à la sollicitude constante de notre Directeur et à la bienveillance de notre Médecin-Chef, le médecin principal Burlureaux, que nous avons pu arriver à quelques résultats.

L'autorité militaire a mis à notre disposition plusieurs collaborateurs. Deux d'entre eux nous ont apporté un concours très précieux :

Le sergent Pierre Schindler, ingénieur agronome, a été affecté à notre laboratoire par M. le Directeur du Service de santé du camp retranché de Paris. Malgré l'état précaire de sa santé, il a fourni un travail considérable. Des appareils très ingénieux construits par lui ont beaucoup facilité notre besogne.

Notre ami Jean Vallory, professeur d'Histoire naturelle au Lycée de Casablanca, mis à notre disposition par M. le Sous-Secrétaire d'Etat du Service de santé militaire, est arrivé à notre laboratoire au moment où nous commencions à coordonner les résultats de nos recherches en vue d'une publication d'ensemble. Travailleur infatigable et très désintéressé, il nous a fait largement profiter de son grand labeur et de son esprit remarquablement méthodique. Si le lecteur juge que ce livre a quelque mérite de clarté, c'est surtout à sa collaboration que nous le devrons.

L'immunisation des chevaux contre les microbes de la gangrène gazeuse présente quelquefois de sérieuses difficultés. Nous avons été très secondés dans cette partie du travail par le Prof. Nicolas (d'Alfort) affecté au Service de sérothérapie militaire de l'Institut Pasteur.

Que nos chefs, nos collègues et nos confrères du camp retranché de Paris et de la zone des armées, qui nous ont aidé soit par leurs encouragements, soit en nous procurant des matériaux d'étude, reçoivent ici l'expression de notre sincère gratitude.

Décembre 1917.

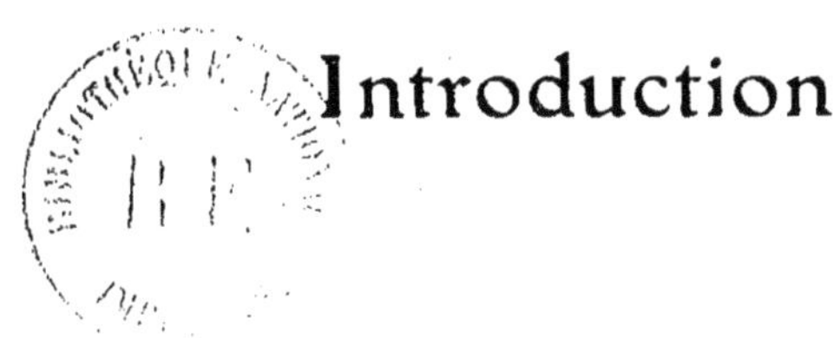

Introduction

La gangrène gazeuse a été l'une des plus cruelles surprises de cette guerre pour les chirurgiens, mal préparés à la diagnostiquer et à la combattre.

Maladie bien décrite depuis longtemps mais rare en temps de paix, elle n'avait pas appelé leur attention et beaucoup n'en avaient jamais vu un seul cas.

De plus, la nature de cette infection était mal connue ; les conceptions sur la pathogénie de la gangrène gazeuse se présentaient avec l'un ou l'autre caractère : ou bien simplicité fallacieuse ou bien extrême confusion.

D'ailleurs, en dehors de ses formes typiques les plus graves, on connaissait imparfaitement certaines de ses modalités ; quelques états morbides moins caractéristiques semblaient pouvoir lui être rattachés, mais, seule, une bactériologie exacte pouvait permettre la délimitation précise du domaine des « infections gazeuses ».

Nos recherches sur ce sujet ont été entreprises dès le début des hostilités. Elles ont porté sur un grand nombre de cas provenant de tous les points du front ; 126 d'entre eux ont fait l'objet d'un examen bactériologique minutieux ; on les trouvera réunis dans un index à la fin de ce volume.

En raison de leur importance prédominante, nous nous sommes surtout attachés à l'étude des anaérobies. Nous en avons isolé 12 espèces : 8 étaient anciennement connues ; 4 autres sont des espèces nouvelles.

Pour chacune d'elles, nous nous sommes astreints à préciser

les caractères morphologiques, culturaux et biologiques de l'organisme en culture pure, son pouvoir pathogène et ses propriétés vis-à-vis des sérums d'animaux immunisés.

Au cours de nos recherches, nous avons été fréquemment obligés de contrôler les faits prétendus acquis avant la guerre, comme aussi de faire l'analyse critique des travaux parus pendant les hostilités.

Aussi, au moment de publier nos résultats personnels, nous avons cru être utiles en essayant de dresser le tableau général de nos connaissances actuelles sur les infections gazeuses.

Cet ouvrage présentera à la fois les conclusions de nos propres travaux et de nos études critiques.

Plan du Livre

Nous avons divisé notre livre en quatre parties :

I. La première partie est un « *Exposé général de la question des infections gazeuses* » : exposé didactique, débarrassé de toute argumentation, où nous retraçons l'évolution des idées sur le sujet : conceptions d'avant la guerre et connaissances actuelles.

II. Dans une deuxième partie, après un chapitre de technique, nous donnons la description des principaux « *Microbes des infections gazeuses* ». Un certain nombre d'entre eux, anciennement incriminés, n'ont pas été retrouvés au cours de la guerre ; nous les avons décrits pour faciliter, le cas échéant, le travail du spécialiste.

III. Nous étudions ensuite « *les Infections gazeuses dans leur origine et leur évolution* ». Nous apportons ici tous les documents qui nous permettent d'exprimer notre conception générale sur la pathogénie, les formes cliniques et l'étiologie des infections gazeuses.

IV. Enfin, nous terminons en exposant les résultats obtenus par la *Sérothérapie* de la gangrène gazeuse.

Première partie

EXPOSÉ GÉNÉRAL

de la Question des Infections gazeuses

CHAPITRE PREMIER

Conceptions antérieures à la guerre

I. — PÉRIODE PRÉBACTÉRIOLOGIQUE

Des travaux publiés sur les infections gazeuses avant l'ère bactériologique, nous ne voulons retenir que deux constatations.

La première, qui ne peut nous surprendre, est que la plupart des cas observés, et spécialement les formes les plus graves, ont été rencontrés au cours des grandes guerres : guerre de Crimée (SALLERON, PIROGOFF), guerre de 1870-1871 (NEPVEU, BLUM, TERRILLON, etc.).

La seconde est qu'en présence de cet état pathologique, polymorphe sous son apparente unité, les cliniciens, suivant le tableau qu'ils ont eu l'occasion d'observer, ont attaché une importance prédominante à tel ou tel symptôme et nous ont ainsi légué une terminologie symptomatique extrêmement riche.

Tantôt la première place a été attribuée à la gangrène et l'on a successivement proposé les noms de : *gangrène traumatique* (RENAULT, 1840), *foudroyante* (MAISONNEUVE, 1853), *méphitique* (PIROGOFF, 1864), *envahissante* (BOTTINI, 1871), *galopante*, etc.

Tantôt c'est l'emphysème qui a surtout attiré l'attention. Les anciens chirurgiens allemands parlent d'*emphysème putride* ; KÖNIG (1881) emploie l'expression d'*emphysème traumatique*.

Tantôt encore ces deux lésions sont rappelées l'une et l'autre par la terminologie : des écrits de MOLLIÈRE, PONCET, en 1882, il résulte que le terme de *gangrène gazeuse* était, à cette époque, couramment en usage dans les hôpitaux de Lyon.

Certains chirurgiens ont observé des infections gazeuses accompagnées de suppuration, d'où les appellations de *panphlegmon*, *phlegmon gangreneux*, *phlegmon gazeux*, etc.

D'autres enfin ont proposé des noms divers comme *érysipèle bronzé* (VELPEAU, 1855 — à cause de la coloration bronzée des téguments), *intoxication traumatique* (CHASSAIGNAC, 1853), *septicémie aiguë à forme gangreneuse* (TERRILLON, 1874 — à cause des graves symptômes généraux observés dans les formes les plus sévères).

Ces dénominations multiples, où nous trouvons les premières ébauches d'une classification clinique, ne peuvent que souligner la symptomatologie diverse des infections gazeuses.

II. — CONCEPTIONS BACTÉRIOLOGIQUES

A. PREMIÈRE PÉRIODE : LE VIBRION SEPTIQUE (OU BAC. DE L'ŒDÈME MALIN) CONSIDÉRÉ COMME AGENT PRINCIPAL DES INFECTIONS GAZEUSES (SEPTICÉMIE GANGRENEUSE OU ŒDÈME MALIN)

Les précurseurs : Pasteur, R. Koch, Gaffky. — Le Vibrion septique et le Bacille de l'œdème malin. — Ce sont les travaux de PASTEUR, puis ceux de R. KOCH et de GAFFKY qui ont amorcé la bactériologie des infections gazeuses.

Dans une série de recherches effectuées au cours des années 1877 à 1881, PASTEUR étudie un bacille anaérobie, provenant du sang putréfié d'une vache, mobile, sporulé, pathogène pour les animaux de laboratoire, et qu'il considère comme « un des vibrions de la putréfaction ». L'affection que les cultures de ce germe provoquent chez les animaux est désignée comme « *septicémie* » et lui-même reçoit le nom de « vibrion septique ».

En 1881, à l'occasion d'une étude sur l'étiologie du charbon, KOCH critique les travaux de PASTEUR sur la septicémie. Il décrit un microbe qu'il déclare identique au vibrion septique, mais il se refuse à considérer comme septicémie la maladie causée par ce microbe et il propose de la désigner — principalement en raison de ses caractères chez le cobaye — sous le nom d' « *œdème malin* ».

Sans repousser nettement le terme de « vibrion septique », KOCH désigne ordinairement son microbe sous les noms allemands d' « Œdembacillus », de « Bacillus des malignen Œdem ».

La même année, GAFFKY précise les résultats obtenus par PASTEUR et par KOCH et adopte la dénomination d'œdème malin employée par ce dernier. Le terme « bacille de l'œdème malin » entrera plus tard dans la bibliographie comme nom spécifique synonyme de vibrion septique ; FLÜGGE le latinisera en « *Bacillus œdematis maligni* ».

Causes des futures confusions. — Avant d'examiner les travaux qui s'inspirent des précédents, il importe d'annoncer quelles confusions vont y régner pendant longtemps et d'en indiquer les raisons essentielles.

I. D'abord, le germe décrit par PASTEUR et par KOCH est insuffisamment caractérisé. Les études de ces précurseurs, entreprises aux premiers jours de la bactériologie, ne sont pas assez poussées pour définir avec certitude une espèce microbienne. Les descriptions de l'un et l'autre auteur délimitent seulement un cadre très large où les recherches ultérieures pourront légitimement introduire des germes nouveaux très dissemblables. Dans les années qui suivent, on découvre ainsi une série de vibrions septiques différents, une autre série de bacilles de l'œdème malin différents.

Néanmoins, en France, la conservation de la souche originelle de PASTEUR et les travaux de ses élèves amènent assez vite à un accord sur les propriétés cardinales du vibrion septique.

Au contraire, en Allemagne, l'absence de toute souche léguée par KOCH entraîne l'impossibilité d'identifier un microbe avec le « véritable » bacille de l'œdème malin. Les auteurs allemands auraient pu s'accorder pour choisir un type de *B. œdematis maligni*; mais ils n'arrivent pas à une entente, et, encore aujourd'hui, plusieurs auteurs revendiquent, chacun pour son propre germe, l'appellation « véritable bacille de l'œdème malin ».

D'ailleurs, l'on continue à appliquer de confiance l'égalité : vibrion septique = bacille de l'œdème malin ; aussi, l'on arrive à se heurter aux plus difficiles problèmes d'identification.

II. Au surplus, la question est embarrassée de nombreux travaux manifestement insuffisants ou erronés.

Pour beaucoup de germes décrits comme vibrions septiques ou bacilles de l'œdème malin, les auteurs ne vérifient même pas tous les caractères indiqués par Pasteur et par Koch ; de sorte que l'on ne peut même pas dire si ces microbes rentrent dans le cadre des descriptions premières.

Pour d'autres, certains des caractères indiqués témoignent, sans doute possible, d'une identification inexacte.

III. Enfin, la terminologie employée par Koch donne l'occasion à ses successeurs d'introduire dans la question une confusion inouïe que la suite de ce chapitre montrera avec évidence. Nous devons en indiquer les causes dès à présent.

D'une part, Koch a donné de l'œdème malin une définition bactériologique. Il « propose le nom d'œdème malin » pour désigner « cette sorte de maladie infectieuse » provoquée expérimentalement « chez les animaux » par le vibrion septique de Pasteur.

Mais d'autre part, à la suite des travaux de Pasteur, Koch, Gaffky, s'introduit dans la science la notion d'un œdème malin clinique dont on prend comme type l'œdème malin expérimental du cobaye.

Cette double définition — bactériologique et clinique — de l'œdème malin entraîne les deux conséquences suivantes :

1° Le *B. œdematis maligni*, pouvant provoquer chez les animaux d'expériences (et aussi chez l'homme, comme nous le verrons plus loin) *des lésions différentes de l'œdème caractéristique du cobaye*, on désignera comme œdèmes malins, conformément à la définition bactériologique de Koch, des lésions qui ne seront pas des œdèmes malins cliniques.

2° D'un autre côté, au sens de Koch, il ne saurait exister de véritable œdème malin sans *B. œdematis maligni* : mais *des lésions analogues à celles de l'œdème malin du cobaye peuvent être produites par divers microbes* ; ce fait donnera prétexte à certains auteurs — abusés par l'allure clinique du terme œdème malin et oublieux de sa condition bactériologique — d'appeler œdèmes malins des œdèmes plus ou moins semblables à celui du cobaye, mais causés par des germes différents du *B. œdematis maligni* ; et l'on aura ainsi des « nouveaux bacilles de l'œdème malin », des « pseudo-bacilles de l'œdème malin », des « *Bacillus pseudo-œdematis maligni* », des « Pseudoœdembacillen », des « bacilles de l'œdème gazeux malin », etc.

En définitive, l'on ne saurait parler sans ambiguité d'œdème malin ou de bacilles de l'œdème malin sans s'astreindre à de sévères précautions de langage dont peu d'auteurs se préoccuperont.

Et, par une fusion presque constante des terminologies bactériologique et clinique, par la volonté arrêtée de conserver une locution fâcheuse, l'on en arrivera :

à définir une maladie *humaine*, l'œdème malin, par les caractères qu'elle offre *chez l'animal* (EUG. FRAENKEL) ;

à *tirer argument* de ce qu'un microbe est identique à la souche originelle de vibrion septique pour lui donner le nom, qu'en même temps l'on déclare équivoque, de Bacille de l'œdème malin (GHON et SACHS) ;

à repousser un type étudié de Bac. de l'œdème malin qui cause des cas d'œdèmes malins chez l'homme, et à créer un *deuxième type* de Bac. de l'œdème malin qu'on reconnaît n'avoir jamais rencontré dans un cas d'œdème malin (v. HIBLER) ;

à décrire comme œdème malin une maladie dont on ne peut présenter aucun cas (v. WERDT) ;

... à ne plus savoir ce que sont l'œdème malin et son bacille.

Tous les deux devront disparaître.

Le Vibrion septique incriminé en Pathologie humaine. — Brieger et Ehrlich ; Chauveau et Arloing — Les premières présomptions que le *B. œdematis maligni* (ou le vibrion septique) est pathogène pour l'homme sont apportées d'abord par BRIEGER et EHRLICH, puis par CHAUVEAU et ARLOING.

En 1882, BRIEGER et EHRLICH observent, chez deux typhiques, un œdème et une infiltration gazeuse de la cuisse à la suite de l'injection sous-cutanée de teinture de musc. Les deux malades succombent. La sérosité des tissus altérés est inoculée à des cobayes et à des lapins ; les animaux meurent en présentant les lésions de l'œdème malin.

Chez les patients et chez les animaux d'expérience, BRIEGER et EHRLICH rencontrent un bacille dont ils font une étude très sommaire, mais qu'ils croient néanmoins pouvoir identifier avec le *B. œdematis maligni*.

En conséquence, les auteurs désignent sous le nom d'œdème

malin la maladie humaine qu'ils ont observée. Ils pensent avoir à faire à « une maladie nouvelle, jusqu'ici inconnue ».

Deux remarques s'imposent : D'abord, la base bactériologique du travail de BRIEGER et EHRLICH manque de fermeté. En outre, quoi qu'en disent les auteurs, les lésions qu'ils décrivent chez leurs malades ne rappellent que de loin l'œdème malin du cobaye. De la sorte, par le fait de BRIEGER et EHRLICH, le terme œdème malin entre dans le domaine de la pathologie humaine avec l'acception purement bactériologique d'infection à *B. œdematis maligni.*

BRIEGER et EHRLICH avaient cru décrire une maladie inconnue ; CHAUVEAU et ARLOING apportent dans la question une lumière nouvelle. Ayant étudié dans les hôpitaux de Lyon des cas assez nombreux d'une maladie déjà classique — la gangrène foudroyante, ou gangrène gazeuse, ou septicémie aiguë à forme gangreneuse, etc. —, ils proclament en 1884 que le Vib. septique est l'agent de cette maladie pour laquelle ils adoptent le nom de septicémie gangreneuse.

La Septicémie gangreneuse ou Œdème malin. — Les idées de CHAUVEAU et ARLOING sont rapidement admises en France et, dès 1886, FORGUES peut présenter une conception d'ensemble sur la pathogénie de la septicémie gangreneuse. *Sous des symptômes déterminés* dont il fait une étude minutieuse, il la considère comme causée par un agent infectieux déterminé : le Vibrion septique de PASTEUR : « La spécificité microbienne et la *spécialité symptomatique* définissent la septicémie gangreneuse »(*loc. cit.*, p. 11).

En Allemagne, bien que le vibrion septique de PASTEUR et le bacille de l'œdème malin soient, à l'époque, unanimement considérés comme identiques, la liaison des observations de BRIEGER et EHRLICH avec celles de CHAUVEAU et ARLOING ne fut pas immédiate.

Ainsi, ROSENBACH (1884) rapproche plutôt la septicémie gangreneuse de l'homme du charbon symptomatique des bovidés.

Après lui, W. KOCH (1886) soutient, sans du reste être suivi, que les deux affections, l'humaine et la bovine, ne font qu'une seule et même maladie.

Cependant, les idées de CHAUVEAU et ARLOING ne tardent pas

longtemps à être admises. En fait, la septicémie gangreneuse des auteurs français est adoptée en Allemagne sous le nom d'œdème malin et, *jusqu'en 1893, les deux termes sont absolument synonymes.*

Pendant cette période, on peut citer une douzaine de cas d'infections humaines attribuées au vibrion septique ou au *B. œdematis maligni.* Ce sont les cas classiques de Braatz (1887), Bremer (1888), Verneuil (1890), Hoeg (1890), Giglio (1891); ceux de Witte, Nekam, Campenon, Gérard Marchand en 1892. Il faut d'ailleurs reconnaître que la plupart de ces observations sont assez douteuses. D'une part, elles comportent des études bactériologiques trop rudimentaires et il est impossible d'affirmer qu'elles aient concerné des infections à vibrion septique. D'un autre côté, dans l'ordre clinique, les lésions, autant qu'on peut en juger par des descriptions souvent insuffisantes, semblent bien être celles de la septicémie gangreneuse; aucun cas typique d'œdème malin.

Existe-t-il d'autres Infections gazeuses ? — Toutefois, le Bacille de l'œdème malin n'allait pas rester longtemps le seul microbe que l'on rendît responsable des infections gazeuses. Déjà Petri (1884) découvre un bacille aérobie capable de produire chez le lapin les lésions de l'œdème malin. Liborius (1888) isole de la terre un bacille anaérobie pathogène différent du *B. œdematis maligni*, mais produisant des lésions comparables : le Pseudo-œdembazillus. Klein (1891), Sanfelice (1891) décrivent un bacille aérobie ne prenant pas le Gram et qu'ils considèrent comme agent d'infection gazeuse. Arloing (1892) donne également la brève description d'un germe analogue.

Aussi, les auteurs sont amenés à penser que le domaine de la septicémie gangreneuse ou œdème malin n'est peut-être pas tout le domaine des infections gazeuses; que certaines d'entre elles (phlegmons gazeux, brandiges Phlegmon, etc.) sont vraisemblablement causées par ces bacilles de moindre importance ou par d'autres analogues encore à découvrir. Telle est, par exemple, la thèse soutenue par Arloing.

Il n'en est pas moins vrai que, jusque vers l'année 1893, la septicémie gangreneuse (= œdème malin), forme d'infection gazeuse la mieux caractérisée et la plus redoutable, est considérée comme une maladie spécifique produite par un microbe anaérobie : le Vibrion septique.

B. Deuxième période : La découverte du Bacillus perfringens. Un nouvel agent d'infection gazeuse.

Wicklein avait déjà décrit, en 1891, un bacille différent du bacille de l'œdème malin, le *B. emphysematis maligni*, qu'il tenait pour un nouvel agent de la gangrène gazeuse. Mais ce sont surtout les travaux de Frænkel, de Welch et de ses élèves, de Hitschmann et Lindenthal, qui allaient définitivement démontrer que le vibrion septique n'était pas l'unique agent de la septicémie gangreneuse.

Le Bacillus perfringens. — Dès 1892, Welch et Nuttall isolent dans le sang et les organes spumeux d'un cadavre un bacille anaérobie, trapu, immobile, qu'ils décrivent sous le nom de *B. aerogenes capsulatus*.

En 1893, Eug. Frænkel rencontre dans plusieurs cas de phlegmons gazeux un germe analogue qu'il désigne comme *B. phlegmonis emphysematosæ* (1), et qui est ultérieurement reconnu comme étant identique au bacille de Welch.

En 1897, Veillon et Zuber isolent dans divers produits pathologiques, un bacille semblable, pour lequel ils proposent le nom de *B. perfringens*, et qui est, dans la suite, identifié aux germes de Welch et de Frænkel. Le nom de *B. perfringens* est généralement adopté en France; il est conforme aux règles de la nomenclature binominale.

Les découvertes de Welch et de Frænkel suscitent de nombreuses recherches en Amérique et en Allemagne et, pendant sept années, entre 1893 et 1900, les bactériologistes, dans ces deux pays, publient de nombreux cas d'infection gazeuse causés par le *B. perfringens*. Il faut citer en particulier Hitschmann et Lindenthal et leur travail important sur la gangrène foudroyante (1899). Ainsi, en 1899, Frænkel peut-il compter environ 20 cas de Gasgangrän ou de Gasphlegmone causés par le *B. perfringens*.

En 1900, Welch, dans un travail qui semble avoir été peu lu

(1) Frænkel dit : *phlegmones*... Des auteurs (Werdt, 1912) ont transformé en *phlegmonis* qui nous paraît effectivement plus correct.

en France, réunit 46 cas de gangrène emphysémateuse (= gangrène gazeuse = septicémie gangréneuse), tous produits par le même microbe.

Les divers agents d'infections gazeuses incriminés vers l'année 1900 (voir tableau I). — A cette même date, le total des cas d'œdème malin ou de septicémie gangréneuse attribués, depuis CHAUVEAU et ARLOING, au vibrion septique ne dépasse pas la trentaine ; très peu d'entre eux ont fait l'objet de recherches bactériologiques sérieuses ; seuls, à peu près, les cas publiés l'un par EISENBERG, l'autre par MUIR et RITCHIE offrent une certaine garantie d'authenticité. Nous pouvons déjà en conclure que le *B. perfringens* est, à cette époque, bien près de détrôner le vibrion septique comme agent principal des infections gazeuses.

Mais il faut ajouter qu'entre ces années 1893 et 1900 beaucoup d'autres microbes semblent pouvoir être incriminés dans la pathogénie de ces infections ; des aérobies comme :

le *B. coli* ou le *B. proteus* : CHIARI (1893), v. DUNGERN (1893), MARGARUCCI (1895), MUSCATELLO (1896), GRASSBERGER (1897), etc. ;

le bacille aérobie de KLEIN (1891) ou de SANFELICE (1891) qui aurait été retrouvé par CHAVIGNY (1897) et par WELCH (1900) ;

le bacille aérobie de LEGROS et LECÈNE (1901) ;

le bacille aérobie d'UFFENHEIMER (1902) ;

des anaérobies nouveaux tels que les bacilles de STOLZ (1902), de BUDÁY (1898), le *B. œdematis maligni* II de NOVY (1894), le bacille de KERRY (1894), les « fäulniserregenden Buttersäurebacillen » de GRASSBERGER et SCHATTENFROH (1901), etc.

L'on comprend dès lors que, vers cette année 1900, toutes les conceptions sur la pathogénie des Infections gazeuses soient remises en question.

Opinions et controverses vers l'année 1900. — En France, à vrai dire, l'on n'attache guère d'importance aux germes nouveaux et la question reste à peu près au point où l'ont conduite CHAUVEAU et ARLOING. Seul, GUILLEMOT (1898) a trouvé le *B. perfringens* dans un cas d'infection gazeuse.

A l'étranger, au contraire, des discussions passionnées prennent naissance :

Controverses sur des points de bactériologie et des problèmes d'identification ;

Tableau I. — **Travaux cités dans ce chapitre**

Dates	Travaux sur :			
	Vib. septique *B. œdem. maligni*	*B. perfringens*	*B. coli* *B. proteus*	Autres microbes
1877	Pasteur			
1881	Koch			
81	Gaffky			
1882	Brieger et Ehrlich			
1884	Chauveau et Arloing	—	—	Petri (Bac. aérobie de l'œdème malin)
1886	Forgues			
86	Liborius	—	—	Liborius (Pseudoödembacillus)
1887	Braatz			
1888	Bremer			
1890	Verneuil			
90	Hœgh			
1891	Penzo	—	—	Klein (Nouveau bac. de l'œd. malin)
91	Giglio	—	—	Sanfelice (*B. pseudo œdematis maligni*)
91	—	—	—	Wicklein (*B. emphysematis maligni*)
1892	Witte	Welch et Nuttal	—	Arloing (Bac. aérobie)
92	Nekam			
92	Campenon			
92	Gér. Marchand			
1893	Sanfelice	E. Fraenkel	Chiari	
93	—	Ernst	Dungern	
93	—	—	Bunge	
1894	—	—	—	Novy (*B. œdematis maligni II*)
94	—	—	—	Kerry
1895	Monod	Goebel	Margarucci	Klein (*B. enteritidis sporogenes*)
95	Menereul			

Tableau I (*suite*)

Dates	TRAVAUX SUR :			
	Vib. septique *B. œdem. maligni*	*B. perfringens*	*B. coli* *B. proteus*	Autres microbes
1896	Honl	Goebel	Muscatello	
96	Pacinotti	Welch et Flexner		
1897	—	—	Grassberger	Chavigny (Bac. aérobie)
1898	Tubby et Wrig	Guillemot	—	Buday (*B. cadaveris butyricus*)
98	Grigorieff et Ukke	Muscatello et Gangitano		
98	—	Veillon et Zuber		
1899	Muir et Ritchie	Hitschmann et Lindentha		
99	Eisenberg	Fraenkel		
99	Mason			
99	. . . . von Hibler			
1900	. . . . . Grassberger et Schattenfroh.			
00	Haemig et Silberschmidt	Hitsch./Lind		
00	—	Muscatello et Gangitano		
00	Brabec	Welch	—	Welch (Bacille aérobie)
1901	—	—	—	Legros et Lecène (Bac. septique aérob.)
01	—	—	—	Grassb./Schatt. (Fäulniserreger)
1902	Silberschmidt	Fraenkel	Sandler	Stolz
02	—	Albrecht	—	Uffenheimer (*B. aerog. aeroph. agilis*)
1903	Gould	—	—	Rodella (Bac. I = *B. putrificus*)
03/04	Ghon et Sach			
1904	—	Kamen		
1908	de Besche			
1908	. . . . von Hibler			
1909	—	—	—	Ghon-Sachs (Bacille II)
1912	. . . . von Werdt			

Controverses portant sur les lésions anatomiques produites par les divers agents chez l'homme et chez l'animal ;

Controverses enfin sur la terminologie même qu'il convient d'adopter pour désigner les infections produites par des microbes différents.

1° *Controverses bactériologiques.*

Les discussions bactériologiques portent principalement sur les bacille de l'œdème malin. En présence de la description forcément imprécise de Koch et en l'absence de toute souche léguée par cet auteur, on ne sait pas au juste quel est le véritable *B. œdematis maligni*. Aussi, de nombreux bacilles anaérobies différents, voire même aérobies, sont-ils décrits comme bacilles de l'œdème malin, et Albrecht peut légitimement écrire, en 1902 :

« Le nom de bacille de l'œdème malin est un nom collectif pour une série de bacilles aérobies et anaérobies. Toutes ces souches donnent, inoculées sous la peau des animaux, une maladie qui est semblable ou identique à celle que Koch a produite en inoculant au cobaye une petite quantité de liquide putride et qu'il a nommée œdème malin. Il n'existe, en conséquence, aucun bacille de l'œdème malin suffisamment caractérisé ».

Cette confusion dénoncée par Albrecht et le souci qu'ont eu les auteurs allemands de maintenir quand même le *B. œdematis maligni* de Koch seront l'origine de bien des obscurités.

Au sujet du *B. perfringens*, au contraire, l'accord se fait vite sur l'identification des souches ; les points controversés portent principalement sur des caractères morphologiques et culturaux : la mobilité, la sporulation, la capsule, les propriétés protéolytiques, etc.

2° *Controverses sur la clinique et l'anatomo-pathologie.*

Le *B. perfringens* et le Bac. de l'œdème malin ne sont pas définis avec la même précision. Cela explique que les controverses relatives aux lésions produites par ces microbes n'aient pas offert le même caractère.

1. Pour le premier, germe bien caractérisé, les points fondamentaux de la clinique sont à peu près définitivement établis : le *B. perfringens* produit le tableau symptomatologique dressé par HITSCHMANN et LINDENTHAL pour la gangrène foudroyante, qui est la gangrène gazeuse ou la septicémie gangreneuse des auteurs français et le Gasphlegmone de FRÆNKEL.

L'on ne discute guère que sur des faits secondaires, notamment sur les oppositions que l'on relève entre les cas d'infections pures et les cas d'infections mixtes.

Ainsi, HITSCHMANN et LINDENTHAL pensent que le *B. perfringens* produit chez l'homme le véritable tableau de la gangrène foudroyante seulement quand il est à l'état de pureté. Quand ce germe est associé à d'autres microbes, et, spécialement, au streptocoque et au staphylocoque, la maladie, tout en revêtant la même gravité, présente une symptomatologie plus variée et s'accompagne en particulier de suppuration.

ERDMANN (cité par WELCH) considère les formes de gangrène gazeuse causées par le seul *B. perfringens* comme les variétés les plus graves.

Pour MUSCATELLO et GANGITANO (1900), le *B. perfringens* ne se développe pas dans les tissus sains. Il ne peut pulluler chez l'homme qu'à l'occasion d'une altération des tissus, réalisée, soit par un traumatisme, soit par des agents infectieux secondaires, soit par la diffusion de sa toxine, etc.

Lorsque le *B. perfringens* est rencontré seul dans un cas de gangrène gazeuse, il a peu de tendance à progresser rapidement, au moins au début, car les tissus sains avoisinant la plaie constituent pour lui un milieu de culture peu favorable. La gangrène reste donc primitivement localisée et ne s'étend que lorsque la toxine du *B. perfringens* a suffisamment altéré les muscles entourant le foyer primitif. Les formes pures ont donc peu de tendance à une extension rapide.

Au contraire, lorsque le *B. perfringens* est associé à des aérobies pyogènes, ceux-ci lui préparent le terrain et il développe alors ses ravages avec une grande rapidité. Les cas d'infection mixte sont caractérisés par leur tendance envahissante et par leur haute gravité.

WELCH (1900), sur 44 des cas qu'il a réunis, compte 30 infections mixtes où le *B. perfringens* était associé à divers organismes (streptocoque, staphylocoque, *B. proteus*, *B. coli*, bacille aérobie de SANFELICE, *B. tetani*, bacilles sporulés incultivables), et 14 infections pures à *B. perfringens*. Dans les deux séries de cas, il note des formes à évolution rapide et des formes à évolution plus lente. Sans nier l'importance des causes secondaires qui favorisent l'infection en diminuant la vitalité des tissus et la résistance du malade, WELCH n'admet cependant pas la conception de MUSCATELLO et GANGITANO d'après qui le *B. perfringens* ne peut se développer dans les tissus sains. Chez les animaux (pigeon, cobaye), l'inoculation sous-cutanée ou intramusculaire de culture pure de *B. perfringens* est suivie de lésions typiques ;

chez l'homme, après amputation, on observe souvent des récidives fatales, causées par le développement du seul *B. perfringens* dans les muscles sains du moignon.

II. En ce qui concerne les lésions produites par le Bac. de l'œdème malin (ou le Vibrion septique), les désaccords sont beaucoup plus profonds que pour le *B. perfringens*; en fait, la controverse est insoluble en l'état des connaissances de l'époque.

La raison en est d'abord que l'on ne sait pas ce qu'est le *B. œdematis maligni;* comme l'a montré Albrecht, on a rangé sous ce nom un grand nombre de germes différents : duquel est-il question ? En outre, les observations cliniques, relativement anciennes pour la plupart, sont en général entachées d'une assez grande imprécision.

L'on discute avec d'autant plus de passion sur le point litigieux fondamental : *l'œdème malin* — la maladie humaine causée par le (?) Bacille de l'œdème malin — *peut-il être distingué cliniquement de la gangrène foudroyante* (gangrène gazeuse, Gasgangrän,...) dont l'agent principal est le bacille de Fraenkel ?

En l'absence de toute définition précise du *B. œdematis maligni*, la question ne peut avoir qu'une signification : Les cas humains *décrits jusqu'à ce jour* comme œdèmes malins présentent-ils un tableau clinique qui leur soit propre ?

Hitschmann et Lindenthal répondent nettement : non ; dans leur symptomatologie, ces cas ne diffèrent de la gangrène gazeuse par rien d'essentiel.

Albrecht est tout aussi catégorique. Il admet cependant qu'il puisse y avoir exception pour le cas de Brabec (voir ci-après).

Welch garde une grande réserve. Les cas décrits ne lui paraissent pas démonstratifs.

Fraenkel (1899, 1902) se défend d'émettre une opinion précise. Il devra, en fin de compte, répondre aussi par la négative.

Certains auteurs, toutefois, prétendent avoir observé des cas d'infections à *B. œdematis maligni* qui diffèrent essentiellement de la gangrène gazeuse par l'absence totale ou relative de gaz dans l'œdème.

Brabec, par exemple, décrit en 1900 un cas d'œdème hémorragique sans la moindre trace d'infiltration gazeuse. [Mais la description bactériologique de l'auteur n'exclut pas la possibilité qu'il ait eu à faire à un germe différent de ceux qu'on prendra plus tard comme types de *B. œdematis maligni* (GHON-SACHS, v. HIBLER)].

MUIR et RITCHIE publient de même une observation où l'emphysème était si peu développé qu'on le reconnaissait seulement à la section des tissus altérés. [Il est hautement vraisemblable que le bacille des auteurs est identique au Bac. de GHON-SACHS. On aurait ici le seul cas à peu près certain d'œdème malin humain qui soit un véritable œdème malin clinique].

Dans les traités classiques — MUIR et RITCHIE, KOLLE et WASSERMANN (1re édition, article de JENSEN), etc. — l'on admet assez généralement l'opinion que l'œdème malin, tout en ayant une symptomatologie variée, ne diffère pas essentiellement de la gangrène gazeuse, et l'on attribue sa diversité clinique à l'influence des infections secondaires par le Streptocoque, le Staphylocoque, le *B. coli*, etc.., qui modifient l'aspect des lésions.

Pour conclure : On ne peut jusqu'ici distinguer dans les infections gazeuses des formes cliniques différentes produites chacune par un agent spécifique (*B. perfringens* ou divers Bacilles de l'œdème malin). — Dans un cas d'infection gazeuse, on ne peut déterminer, par le seul examen des symptômes, la nature de l'agent infectieux qui ne peut être reconnu que par le bactériologiste. — Tous les cas étudiés rentrent dans un grand type clinique, conservant une certaine unité dans sa diversité, qui est la gangrène gazeuse ou gangrène foudroyante, etc. — Ce type a pour *agent principal* un germe bien déterminé : le *B. perfringens*. — On ne connaît encore aucun microbe défini qui produise avec certitude chez l'homme le tableau typique de l'œdème malin du cobaye.

Ces conclusions s'affermiront encore lorsque GHON et SACHS proposeront, comme type *bien déterminé* de Bac. de l'œdème malin, un germe identifié à la souche originelle du vibrion septique et qui produit chez l'homme une gangrène gazeuse aussi caractéristique que celles qui proviennent du *B. perfringens*.

III. Il y a enfin lieu de citer quelques discussions à propos de l'action pathogène exercée chez l'homme par le *B. proteus* et le *B. coli*.

FRÆNKEL, WELCH ne croient guère que ces germes puissent produire chez l'homme des infections gazeuses. Pour WELCH, le *B. coli* a dû être confondu avec le *B. pseudo-œdematis maligni* de SANFELICE, lequel peut causer chez les animaux l'infiltration gazeuse des organes (Schaumorgane).

HITSCHMANN et LINDENTHAL pensent que le *B. coli* et le *B. proteus* ne peuvent produire la gangrène gazeuse que chez les diabétiques.

MUSCATELLO et GANGITANO soutiennent, au contraire, que le diabète n'est pas une condition nécessaire à leur développement.

Malgré toutes ces discussions, un point restait hors de doute : c'est qu'il fallait renoncer à la conception uniciste de CHAUVEAU et ARLOING et que l'on ne pouvait plus tenir la septicémie gangreneuse (= œdème malin) pour une maladie causée par un seul germe.

3° *Discussions à propos de la terminologie : Le Gasbrand.*

Les discussions qui précèdent ont leur retentissement dans la terminologie.

HITSCHMANN et LINDENTHAL, comprenant qu'il faut écarter cette source de confusion qu'est le nom d'œdème malin, proposent d'abandonner ce terme et de désigner, « s'il est nécessaire d'employer un mot allemand », la gangrène foudroyante (= gangrène gazeuse = Gasgangrän, etc...) par la dénomination de « Gasnekrose » ou de « Gasbrand ». *On « tiendrait compte de la pathogénie » variée des différents cas* (on les distinguerait entre eux) *« par l'indication du nom de l'agent »*.

ALBRECHT se rallie à la même opinion.

Le terme Gasbrand, presqu'aussitôt accepté par la majorité des auteurs, s'introduit ainsi dans la bibliographie allemande avec l'acception purement clinique que lui ont donnée HITSCHMANN et LINDENTHAL.

FRÆNKEL, malheureusement, dans une suite de publications qui ne seront pas sans influence, défend avec insistance une thèse opposée, appuyée sur une argumentation spécieuse.

Il soutient que, parmi les cas de Gasbrand, il faut distinguer *par le nom d'œdème malin* tous les cas causés par le Bac. de l'œdème malin [lequel ?] — et cela, même s'ils ont l'allure clinique du plus typique Gasbrand à *B. perfringens*.

[Certes, il faut distinguer ces cas de ceux qui sont causés par d'autres microbes, et HITSCHMANN et LINDENTHAL l'ont déclaré expressément comme on vient de voir. Mais là n'est pas la question. Il s'agit uniquement de savoir si cette distinction doit être faite *par le nom d'œdème malin*. Or, il n'est pas douteux que ce nom est à rejeter].

En outre, d'après Fraenkel, *il faut* réserver le nom de Gasbrand aux cas de Gasbrand clinique qui sont produits par d'autres germes que le Bac. de l'œdème malin. Comme, de tous ces germes, le *B. perfringens* est le plus important, il devient ainsi « l'agent κατ' εξοχην du Gasbrand ».

Plus tard même, tirant argument de ce fait que son bacille est le seul qui produit le Gasbrand chez l'animal, Frænkel en arrivera à dire : *il ne faut* appeler Gasbrand que la maladie à Bac. de Fraenkel. Celui-ci restera donc, en fin de compte, le seul agent du Gasbrand : ce sera *le* « Gasbranderreger ».

Et ainsi, l'œdème malin de Frænkel et le Gasbrand de Frænkel deviennent deux maladies humaines caractérisées par les symptômes qu'elles présentent chez l'animal.

Les idées de l'auteur, manifestement arbitraires et trop certainement inspirées par le souci de faire du bacille de Frænkel l'agent spécifique d'une certaine maladie, n'ont pas peu contribué à embrouiller les conceptions allemandes ultérieures sur les infections gazeuses. On avait déjà les œdèmes malins bactériologiques qui ne sont pas de véritables œdèmes malins cliniques ; on possède en plus, maintenant, les Gasbrand cliniques qui ne sont pas toujours, pour Frænkel, de véritables Gasbrand bactériologiques.

La première définition précise du Bacille de l'œdème malin : Ghon et Sachs. — En 1903, Ghon et Sachs découvrent, dans un cas d'infection gazeuse humaine, un bacille dont ils font une étude très remarquable.

1. En vue de définir sa position systématique, ils le comparent aux germes qui ont été décrits comme vibrions septiques ou bacilles de l'œdème malin.

Et il faut dire tout d'abord que, par une comparaison directe, sur échantillons, leur bacille est identifié à la souche originelle du vibrion septique de Pasteur envoyée par Metchnikoff à Grassberger et Schattenfroh.

En ce qui concerne les comparaisons faites d'après la littérature, GHON et SACHS arrivent aux conclusions suivantes :

Les descriptions premières de PASTEUR, KOCH, GAFFKY, ne sont pas assez précises pour permettre d'identifier un microbe avec le Vib. septique ou le Bac. de l'œdème malin. L'on ne peut repousser l'hypothèse qu'elles aient permis de ranger sous la même désignation plusieurs *espèces* différentes. [Donc, le cadre délimité par ces descriptions est trop large ; donc *il serait possible que le vibrion septique de* PASTEUR *et le bacille de l'œdème malin de* KOCH *ne fussent pas identiques*].

Les germes décrits sous ces deux noms sont à ranger en trois catégories :

Les uns ont été identifiés d'une manière manifestement erronée.

D'autres sont étudiés trop sommairement pour qu'on puisse émettre quelque opinion à leur sujet.

Enfin, un troisième groupe de microbes possèdent les caractères fondamentaux indiqués par les précurseurs, mais ils présentent des *différences dont on ne peut dire encore si elles valent pour établir entre eux des distinctions spécifiques*. Tous ces germes, notamment, *peuvent être* le *véritable* bacille de l'œdème malin, mais il est impossible d'en donner aucune preuve en raison de l'absence de toute souche initiale.

GHON et SACHS estiment qu'en s'en tenant à la seule base de la littérature, leur bacille est à rapprocher des microbes de ce groupe, mais qu'on ne peut, avec certitude, l'identifier à aucun ni le séparer d'aucun d'eux : « la littérature seule ne permet pas de décider ».

Heureusement, leur microbe a été *identifié à la souche originelle de vibrion septique ; aussi*, « n'hésitent-ils pas à le nommer... Bacille de l'œdème malin ».

Quelque étrange que paraisse cette conclusion, probablement inspirée par le désir de conserver à la fois le nom créé par KOCH et l'égalité : *B. œdematis maligni* = vibrion septique, l'on a maintenant une description très précise du Bac. de l'œdème malin, et l'égalité précédente, admise jusque-là de confiance, devient correcte désormais... jusqu'à VON HIBLER.

II. Par la partie clinique de leur travail, GHON et SACHS confirment les conclusions auxquelles étaient arrivés HITSCHMANN et LINDENTHAL et ALBRECHT.

D'une part, l'étude des cas attribués jusqu'à eux au Vib. septique (?) ou au Bac. de l'œdème malin (?) ou au *B. perfringens* les amène à conclure que : l'on n'est pas fondé à considérer comme *caractères distinctifs* les différences cliniques insignifiantes signalées entre ces divers cas.

D'autre part, ils montrent qu'on peut *définir* un Bacille de l'œdème malin qui produit chez l'homme un tableau clinique tout à fait identique à celui que provoque le *B. perfringens*, c'est-à-dire la gangrène foudroyante ou gangrène gazeuse (Gasgangrän, Gasbrand) ou septicémie gangreneuse. Le cas qu'ils ont étudié est, en effet, un cas absolument typique de Gasbrand.

III. Au point de vue de la terminologie, la position prise par GHON et SACHS manque de fermeté.

Avec HITSCHMANN et LINDENTHAL, avec ALBRECHT, ces auteurs reconnaissent qu'il faut parler seulement, au sens de la pathogénie, « d'infections à *B. œdematis maligni* » ou « d'infections à Bac. de FRÆNKEL » (Ils accepteraient d'ailleurs pour ces dernières le nom « d'infections à *B. emphysematis maligni* »). Toutefois, ils n'osent pas proscrire tout à fait le terme d'œdème malin. Et ainsi, ils laissent la porte ouverte à toutes les équivoques.

En raison des inconséquences qu'il présente au point de vue de la terminologie, le travail de GHON et SACHS n'aura pas l'influence qu'il aurait pu exercer.

Une autre définition du Bacille de l'œdème malin : von Hibler. — En 1908, dans son livre sur les Anaérobies pathogènes, VON HIBLER définit comme Bac. de l'œdème malin un germe (Espèce X v. HIBLER) différent du Bac. de GHON et SACHS (Espèce III v. HIBLER) et qui possède notamment des propriétés protéolytiques très marquées. (Voir l'indication des souches à l'article Vibrion septique, tableau VI, p. 83).

On comprend mal les raisons qui ont déterminé l'auteur : car on ne saura jamais si le Bac. de l'œdème malin étudié par KOCH était le Bac. X v. HIBLER ou le Bac. de GHON et SACHS, et il n'y a que des inconvénients à repousser la proposition faite par ces derniers de s'accorder sur leur définition du *B. œdematis maligni*.

La position prise par v. HIBLER paraît d'autant plus curieuse après les remarques suivantes de l'auteur.

1. Il faut proclamer expressément qu'en raison de l'insuffisance des travaux antérieurs, aucun des cas d'œdème malin signalés dans la littérature ne peut être rapporté avec certitude au Bac. X v. HIBLER ou au Bac. de GHON et SACHS ; on ne peut même pas exclure la possibilité qu'ils aient été causés par un autre germe voisin tel que le Bac. de FRÆNKEL [*B. perfringens*], le Bac. de NOVY ou le Bac. XI v. HIBLER.

2. L'auteur n'a étudié aucun cas d'œdème malin humain (infection à Bac. X) ; dans tous les cas d'infections humaines présentant « le tableau clinique habituellement désigné comme œdème malin », il n'a jamais trouvé que le Bac. de GHON et SACHS.

Les opinions classiques sur les infections gazeuses vers 1914. — En France, la question des infections gazeuses n'a guère progressé depuis plusieurs années. L'on s'en tient à peu près à la septicémie gangreneuse de CHAUVEAU et ARLOING, maladie produite par le vibrion septique de PASTEUR. Malgré le grand nombre de cas publiés dans la littérature et attribués au *B. perfringens* (175 cas réunis dans la monographie de P. SIMONDS, 1915), ce germe n'est encore considéré que comme un microbe d'importance secondaire. Il serait l'agent des formes les moins graves et les moins typiques d'infection gazeuse, lesquelles pourraient également être produites par d'autres germes comme le bacille de LECÈNE et LEGROS, le *B. coli*, le *B. proteus*, etc. (Traités de Chirurgie de FORGUES (1906), de LE DENTU et DELBET, etc.).

En Allemagne, les conceptions ne se sont pas modifiées sensiblement depuis la période de controverses de 1900 et l'on argumente encore autour du Gasbrand et de l'Œdème malin, celui-ci, toutefois, considéré maintenant comme infection à Bac. X de v. HIBLER.

En effet, le livre de v. HIBLER a fait autorité ; les auteurs adoptent sa définition du *B. œdematis maligni*, et cela d'autant mieux qu'elle est introduite par v. WERDT dans le grand traité de

KOLLE et WASSERMANN, qui exprime l'opinion classique sur les infections gazeuses.

v. WERDT, suivant aussi en cela les idées de FRAENKEL, distingue dans les infections gazeuses deux maladies : 1° l'Œdème malin, causé par le *B. œdematis maligni*, c'est-à-dire par le Bac. X de v. HIBLER); 2° le Gasbrand, produit par des « Gasbranderreger » nombreux, au premier rang desquels se place le Bacille de FRÆNKEL [*B. perfringens*] ; après lui viennent de nombreux anaérobies :

Bac. de GHON et SACHS [Vib. septique],
B. œdematis maligni II NOVY,
Bac. XI de v. HIBLER,
Bac. VI et VII de v. HIBLER,
B. emphysematis maligni WICKLEIN,
B. enteritidis sporogenes KLEIN,
B. cadaveris sporogenes KLEIN [*B. putrificus* BIENSTOCK],
Pseudo-œdembacillus LIBORIUS,
Bac. II de GHON et SACHS, etc.,

et aussi des aérobies :

B. coli,
B. proteus,
Bac. de l'œdème malin aérobie de KLEIN,
Bac. d'UFFENHEIMER.

v. WERDT maintient en outre qu'il existe des différences cliniques entre l'œdème malin (défini bactériologiquement) et le Gasbrand. Notons en passant que ces différences n'apparaissent guère dans ses descriptions.

Cette conception de WERDT est passible de plusieurs critiques graves ; une seule suffira à démontrer qu'elle est insoutenable :

Si l'on analyse les cas d'œdème malin humain retenus par v. WERDT et sur lesquels il appuie sa description, *il n'en est pas un seul que l'on puisse rapporter avec quelque probabilité au Bac. X de* v. HIBLER ; ce sont tous des cas (habituellement très anciens) dans lesquels l'agent supposé a été identifié sans preuve suffisante avec le Vib. septique ou avec un Bac. de l'œdème malin encore mal défini ; la *description de l'œdème malin de* v. WERDT — synthèse de caractères observés uniquement dans des cas douteux — *ne correspond à aucune réalité connue*.

En effet, si après ALBRECHT, GHON et SACHS, v. HIBLER, l'on

procède à une révision sérieuse de tous les cas humains d'infections gazeuses attribués au vibrion septique ou aux divers Bacilles de l'œdème malin, on aboutit aux conclusions suivantes (Tableau II) :

I. Le plus grand nombre des cas ne peut être attribué avec quelque chance de certitude à un germe défini.

II. Il y a d'assez grandes probabilités pour que les quelques cas restants aient eu pour agent le vibrion septique PASTEUR = Bac. de GHON et SACHS.

III. Il n'existe aucun cas certain ou probable d'infection humaine à Bac. X de v. HIBLER.

Ainsi donc, en Allemagne, on conçoit et l'on décrit un *œdème malin-maladie de l'homme* dont on n'a encore observé chez l'homme aucun cas.

TABLEAU II

Révision des Cas d'Infections gazeuses humaines attribués au Vib. septique ou aux divers Bac. de l'œdème malin

Cas dont l'attribution à un germe défini est impossible		Cas certainement ou vraisemblablement imputables au B. de GHON-SACHS = Vib. septique	Cas imputables au B. œdem. mal. v. HIB. (Bac. X)
* BRIEG. et EHRL. * BRAATZ * BREMER VERNEUIL * HŒGH * GIGLIO * WITTE * NEKAM * CAMPENON MONOD	* MENEREUL * HONL HLAVA) PACINOTTI TUBBY et WRIGHT * GRIGOR. et UKKE MASON * HAEMIG et SILB. BRABEC * de BESCHE	* CHAUV. et ARL. GÉR. MARCHAND MUIR et RITCHIE EISENBERG GOULD + GHON et SACHS + v. HIBLER (Bac. III)	0

* Cas cités par WERDT : chap. « Œdème malin ».
+ Cas cités par WERDT dans le chap. « Gasbrand ».

En résumé, avant la guerre, les conceptions sur les Infections gazeuses se présentent avec l'un ou l'autre caractère : ou simplicité fallacieuse, ou confusion inouïe.

Pourtant, une notion paraît établie. Dans l'ensemble des microbes incriminés, *deux espèces (?) seulement semblent jouer un rôle notable* : le *B. perfringens* et le Vib. septique (= *B. œdematis maligni?*).

Toutefois ces deux germes ont toujours été rencontrés séparément, on ne les a jamais vus agir en association, et *un cas d'infection gazeuse est considéré dans son essence comme une maladie monomicrobienne.*

CHAPITRE II

Connaissances actuelles sur les infections gazeuses

La guerre a été l'occasion d'un grand nombre de recherches sur les infections gazeuses : travaux de chirurgiens, travaux de bactériologistes.

Nous ne pouvons pas utiliser dans cet ouvrage les nombreux documents cliniques ou anatomo-pathologiques, publiés depuis la guerre par les chirurgiens d'armée. Sans doute, des observations comme celles de CHALIER, OMBRÉDANNE, LEMAITRE, GROSS, etc. ; ou, dans la littérature allemande, celles de PAYR, FRANZ, BIER, HAGEMANN, etc., constituent des acquisitions précieuses, tant par l'exactitude des descriptions que par le grand nombre des cas observés. Mais on ne peut tirer de ces travaux aucune lueur nouvelle sur la pathogénie des infections gazeuses.

De leur côté, les bactériologistes nous ont apporté beaucoup d'observations; mais celles-ci, par suite de circonstances peu favorables aux recherches de laboratoire, sont demeurées trop souvent fragmentaires ou imprécises. Le nombre est relativement rare des travaux de bactériologie poursuivis et étendus.

En dehors de leurs découvertes personnelles, certains auteurs (SACQUÉPÉE, ASCHOFF, Eug. FRAENKEL, etc.) ont voulu exprimer des vues générales sur les infections gazeuses, mais aucun d'eux n'utilise tous les résultats obtenus au cours de la guerre ; la plupart limitent leurs regards au domaine qu'ils ont exploré; aucune de leurs conceptions ne peut prétendre à être une conception d'ensemble. Nous en dirons quelques mots à la fin de ce chapitre.

A la suite de recherches longtemps poursuivies et d'une étude de la littérature aussi complète que possible, nous pensons avoir assez de documents pour soutenir l'opinion que nous allons formuler ici sous une forme purement didactique afin d'éclairer les voies de notre argumentation future.

Avant de l'exposer avec quelque détail, signalons qu'elle diffère assez profondément de la conception d'avant guerre en ses deux points essentiels :

D'une part, la liste des agents d'infections gazeuses n'est plus absolument la même ; elle s'est allégée de certains microbes et s'est enrichie de nouveaux éléments. Et l'on a trois bacilles, maintenant, qui se montrent particulièrement dangereux : le *B. perfringens*, le *B. œdematiens* et le Vib. septique ; ce dernier est peu à peu détrôné par un nouveau venu, le *B. œdematiens*, de la place qu'il semblait encore occuper dans la pathogénie des infections gazeuses.

En outre, ces agents ne doivent plus être considérés comme agissant toujours isolément ; ils sont fréquemment associés par 2, 3 et davantage, en groupements de compositions diverses dont le nombre est élevé. *On ne peut plus concevoir un cas d'infection gazeuse comme étant nécessairement une maladie monomicrobienne* ; très souvent il est provoqué par une association de microbes, ordinairement anaérobies.

En définitive, *la pluralité des agents et la multiplicité de leurs groupements entraînent pour les infections gazeuses une pathogénie d'une grande variété.* De ce fait, une classification bactériologique de ces maladies est pratiquement irréalisable.

Une conception des infections gazeuses de la guerre — et d'une guerre aux conditions très spéciales — pourra-t-elle demeurer comme conception générale quand la guerre aura pris fin ? C'est ce que diront les recherches de l'avenir.

I. — PATHOGÉNIE DES INFECTIONS GAZEUSES EN GÉNÉRAL

Toute maladie est définie par un ensemble de symptômes qui apparaissent : ou bien avec netteté dans les formes *typiques* de l'affection, ou bien d'une manière moins caractérisée dans les formes *atypiques* (formes larvaires, frustes, bénignes, etc.). Le domaine de toute maladie renferme de la sorte une zone frontière où il est parfois difficile de tracer avec précision une ligne de démarcation.

Si la maladie est causée par un organisme, sa délimitation devient plus aisée. L'agent découvert dans les formes types constitue alors le caractère le plus précis de la maladie, celui qui, reconnu, ne permet aucune hésitation. Et sa présence constatée dans une forme indécise permet d'identifier celle-ci avec toute certitude.

Les infections gazeuses n'échappent ni à cette loi clinique ni à cette méthode de définition.

Elles comprennent des formes types, dont la symptomatologie est tracée depuis très longtemps et dont les noms variés n'ont pas empêché de reconnaître qu'elles présentent une certaine unité : elles définissent la maladie qu'on a appelée gangrène foudroyante, gangrène gazeuse, septicémie gangreneuse, etc.

A ces formes bien caractérisées, la clinique permet dans une certaine mesure de rattacher d'autres formes aberrantes (phlegmons gazeux, abcès gazeux, etc.). Mais le domaine des « infections gazeuses » ne saurait être défini avec netteté que par le bactériologiste.

Toutefois, ici, la pathogénie se présente avec un tel caractère de complexité que même le bactériologiste est impuissant à tracer une limite précise.

C'est qu'en effet, même une forme typique de gangrène gazeuse :

1° *n'est pas toujours produite par un même microbe :*

2° *est fréquemment causée par plusieurs agents associés ;*

3° *est souvent, au surplus, le résultat complexe de l'action combinée de ses agents principaux avec d'autres germes nombreux au rôle accessoire ou indéterminé.*

Par exemple, il existe des gangrènes gazeuses à *B. perfringens*, d'autres à *B. œdematiens*, d'autres à Vib. septique, etc.

Il y en a qui sont produites :

par le *B. perfringens* et le *B. œdematiens* à la fois,

par le *B. perfringens*, le *B. œdematiens* et le Vib. septique, etc.

Et, en plus de ces agents de gangrène gazeuse, on trouve fréquemment, dans un même cas, d'autres germes secondaires :

anaérobies comme : *B. sporogenes*, *B. putrificus*, *B. tetani*, etc. ;

aérobies comme : *B. coli*, *B. proteus*, Streptocoques, etc.

tous organismes dont le rôle subordonné est encore à préciser.

Ainsi donc, il existe des *convergences cliniques* qui ont fait ranger sous le même nom, gangrène gazeuse par exemple, des maladies microbiennes absolument distinctes par leurs agents. C'est ainsi que le *B. perfringens* et le Vib. septique peuvent donner, comme on l'a reconnu depuis longtemps, des tableaux cliniques tout à fait semblables, et ces convergences s'observent aussi dans les gangrènes gazeuses produites par des germes associés : nous dirons plus loin dans quelle mesure.

En définitive, la « gangrène gazeuse », malgré son apparente unité, n'est, au point de vue pathogénique, ni *une* maladie ni même un ensemble de 2 ou 3 maladies; c'est un état morbide causé par des flores microbiennes extrêmement variées. A nous en tenir aux seuls anaérobies, nous avons trouvé 40 types de flore pour les 91 cas de gangrène gazeuse que nous avons étudiés.

Le problème de délimitation qui est parfois si délicat pour une maladie monomicrobienne spécifique prend donc ici un caractère de difficulté qui le rend presque insoluble.

Déjà, l'analyse exacte d'un cas déterminé d'infection gazeuse, l'étude du rôle qu'y joue chacun des nombreux germes qu'on peut y rencontrer, se montre quelquefois extrêmement délicate; elle nécessite une exploration bactériologique complète, l'étude du pouvoir pathogène de chacune des souches isolées; faute de ces précautions, on peut être amené à considérer comme agent de l'infection un microbe qui n'y aura joué qu'un rôle accessoire. De telles erreurs de méthode laissent planer un doute sérieux sur les résultats obtenus par certains auteurs.

Mais en outre, une synthèse des observations présente de grandes difficultés car un même germe peut ne pas jouer le même rôle suivant les circonstances : tel se comportera dans une plaie comme un saprophyte, et, dans une autre, exercera une action pathogène notable ou même importante. Ainsi, dans une plaie superficielle, le *B. perfringens* ne manifestera souvent sa présence par aucun symptôme particulier en dehors de la suppuration ; dans une plaie profonde ou anfractueuse, au contraire, il pourra provoquer des lésions considérables.

En particulier, les interactions qui s'exercent entre les espèces en présence peuvent modifier considérablement la manière d'agir habituelle d'une ou plusieurs d'entre elles.

Il résulte de cet ensemble de difficultés que ni la pathogénie ni le domaine des infections gazeuses ne peuvent être définis aujourd'hui avec toute certitude. Mais si le rôle de certains des germes qu'on y rencontre est encore très mal précisé, il nous semble dès maintenant établi qu'on peut considérer comme agents d'infections gazeuses :

Six espèces anaérobies : *B. perfringens*, *B. œdematiens*, *Vib. septique*, *B. fallax*, *B. aerofœtidus*, *B. sporogenes ;*

et peut-être deux aérobies : *B. coli* et *B. proteus*.

*
* *

Les agents des infections gazeuses. — Des six anaérobies que nous venons de nommer, les trois premiers ont une importance de tout premier plan. Le rôle du *B. perfringens* était déjà bien connu avant la guerre ; celui du Vib. septique, tout en paraissant considérable, était moins bien précisé en raison des obscurités qui régnaient dans la définition de l'espèce ; au cours de la guerre, nous avons pu montrer que le *B. œdematiens* devait être considéré comme un des principaux agents de la gangrène gazeuse.

Ces trois espèces peuvent produire, chacune isolément, des gangrènes gazeuses extrêmement graves. On les y rencontre très fréquemment associées par deux ou par trois, ou bien associées avec les autres germes dont nous parlerons plus loin. Il n'est presque pas de gangrène gazeuse où l'on ne trouve l'un ou l'autre de ces microbes.

Inoculés aux animaux, ils se montrent extrêmement pathogènes et produisent des lésions analogues ou identiques à celles qu'on observe chez l'homme.

Leur pouvoir pathogène peut varier dans des proportions assez étendues. Quand ils sont affaiblis, ils provoquent alors des infections gazeuses moins graves, moins bien caractérisées dans leurs symptômes, telles que des Phlegmons gazeux.

Le *B. fallax* (nov. spec.), le *B. aerofœtidus* (nov. spec.), le *B. sporogenes*, sont également capables de provoquer isolément des infections gazeuses. Celles-ci, pourtant, sont ordinairement peu graves : gangrènes gazeuses pseudo-graves ou bénignes, phlegmons gazeux.

Ils sont fréquemment pathogènes pour les animaux de laboratoire, chez lesquels ils produisent l'infection gazeuse.

D'habitude, on les rencontre associés avec les trois espèces précédentes ou avec d'autres germes.

Le *B. coli* et le *B. proteus* ont été autrefois incriminés comme agents de gangrène gazeuse ; ce rôle est encore douteux. Nous ne les avons jamais rencontrés seuls dans des gangrènes gazeuses. Nous les avons trouvés quelquefois dans des phlegmons (associés à des aérobies indifférents). Le plus souvent, ils existent en association avec les six anaérobies que nous venons d'examiner; dans ces conditions, leur rôle se rapproche de celui des germes accessoires que nous étudions plus loin.

Les six anaérobies qui précèdent ont tous pu être isolés dans notre laboratoire et nous en avons fait une étude complète d'après de nombreuses souches. Ils ont d'ailleurs été aussi rencontrés par d'autres auteurs.

En dehors d'eux, d'autres anaérobies ont été présentés au cours de la guerre comme agents importants d'infections gazeuses. Il s'agit là, le plus souvent, de germes considérés par leurs auteurs comme espèces nouvelles et nous n'avons pu les connaître que par la littérature. Mais déjà nous pensons ne pas pouvoir leur attribuer une place propre parmi les agents que nous avons étudiés.

Pour les uns, il est absolument impossible de se prononcer : soit qu'il s'agisse de recherches insuffisamment poussées (Tietze et Korbsch, Bingold, Selter, etc.). soit que les auteurs aient manifestement travaillé avec des souches impures (Conradi et Bieling).

D'autres sont décrits d'une manière assez précise, mais nous croyons leur détermination incertaine pour des raisons diverses qui seront longuement développées en leur temps. Ce sont :

le *B. Bellonensis* Sacquépée,

le Bac. du Gasœdem d'Aschoff,

le Bac. de l'œdème malin Gram négatif de Fraenkel,

le Bac. de l'œdème malin de Pfeiffer et Bessau.

Le *B. Bellonensis* nous paraît renfermer au moins deux espèces. Il est possible que l'une d'elles soit le *B. œdematiens*.

Le bacille du Gasœdem d'Aschoff est au moins très voisin du *B. œdematiens*. Nous admettons la possibilité que les deux germes soient identiques.

Le bacille de l'œdème malin de Fraenkel est distingué par son auteur du Bac. de Ghon et Sachs (= Vib. septique). Les raisons invoquées pour cette séparation ne paraissent pas démonstratives; l'on ne peut affirmer qu'il s'agisse là de deux espèces.

Enfin, le Bac. de l'œdème malin de Pfeiffer et Bessau est à la fois très voisin du Bac. de Ghon et Sachs et du Bac. Gram négatif de Fraenkel; nous ne trouvons dans les indications des auteurs aucune raison suffisante pour le distinguer du vibrion septique.

Ajoutons que Wehrsig et Marwedel ont incriminé un streptocoque anaérobie dans deux cas de gangrène gazeuse. Cette découverte n'a pas encore été confirmée.

Les microbes associés aux agents d'infections gazeuses. — La liste est longue des microbes trouvés dans les infections gazeuses et qui ne peuvent pas (au moins jusqu'ici) être considérés comme des agents de ces infections; jamais rencontrés à l'état pur dans les maladies, ils semblent n'y jouer qu'un rôle subordonné qui parfois, sans doute, va jusqu'au saprophytisme complet.

Leur action, quand elle se révèle, se manifeste de deux manières.

Ou bien, sans entraîner des lésions caractéristiques, elle favorise celle des agents de l'infection gazeuse, soit en leur préparant le terrain, soit par tout autre mécanisme d'interaction microbienne. Ainsi, nous avons pu montrer que certains germes qui, par leur action protéolytique marquée, contribuent à la destruction des tissus, sont des auxiliaires précieux pour les agents d'infections gazeuses. Au premier plan, se place le *B. histolyticus* (nov. spec.); il faut citer aussi divers anaérobies putrides : *B. putrificus*, *B. bifermentans*, etc., et des aérobies comme : *B. proteus*, etc.

D'autres fois, l'action des germes associés se manifeste par la production d'états morbides spéciaux, bien définis, véritables maladies surajoutées à l'infection gazeuse. C'est ainsi qu'agissent ordinairement les streptocoques, qui déterminent la streptococcie, le *B. tetani* qui peut provoquer un tétanos aigu, etc.

*
* *

En définitive, si l'on compare les deux listes — la nouvelle et l'ancienne, celle de WERDT par exemple — des microbes susceptibles de jouer, dans les infections gazeuses, un rôle essentiel ou accessoire (voir tableaux III et IV), nous faisons les constatations suivantes :

I. Nombre de germes, anaérobies ou aérobies, figurant dans l'ancienne liste n'ont pas été retrouvés au cours de la guerre : 1° Comme anaérobies : le bacille de WICKLEIN, le pseudoœdembacille de LIBORIUS, le bacille de STOLZ, les bacilles VI et VII de v. HIBLER, etc., ne seront probablement jamais retrouvés car il est impossible de leur identifier avec certitude un microbe quelconque en utilisant les descriptions insuffisantes données par les auteurs; nous ne saurons jamais, en l'absence de comparaisons directes sur souches, si les bacilles VI et VII de v. HIBLER constituent une ou deux espèces ou si elles doivent être identifiées au *B. fallax*.

Le bacille X de v. HIBLER, type classique en Allemagne de bacille de l'œdème malin, n'a été certainement retrouvé par aucun bactériologiste au cours de la guerre. M. ROBERTSON, et avec elle quelques auteurs anglais, ont cru pouvoir appliquer ce nom à un germe fréquent dans les plaies de guerre... mais qui est le *B. sporogenes*.

Nous aurons l'occasion d'indiquer longuement les raisons qui nous font penser que le bacille X de v. HIBLER n'est qu'une culture impure, mélange de Vib. septique de PASTEUR et de *B. sporogenes*.

Notons enfin que certaines dénominations anciennes ont disparu, soit qu'elles aient été remplacées par des dénominations modernes (le Bac. IX de v. HIBLER et le Bac. III de RODELLA devenant le *B. tertius* H. HENRY ; le bacille de BUDAY devenant identique au *B. perfringens*) soit qu'elles aient été appliquées à des germes ne constituant pas une espèce définie (le *B. enteritidis sporogenes* KLEIN est un mélange de *B. perfringens* et d'un

Tableau III

Microbes trouvés dans les infections gazeuses au cours de la guerre.		
ANAÉROBIES		AÉROBIES
Espèces déterminées	Espèces incertaines	
* *B. perfringens* Veillon et Zuber	*B. sarc. hom.* Conradi/Bieling	* *B. coli*
* Vib. septique Pasteur = Bac. de Ghon/Sachs	B. de l'œd. mal. Gram nég. Fraenkel B. de l'œd. mal. Pfeiffer/Bessau	* *B. proteus*
B. œdematiens (W. et S.) = (?) Bac. de Novy	Bac. du Gasœdem d'Aschoff *B. Bellonensis* Sacquépée	*B. pyocyaneus*
B. fallax (nov. spec.)		
B. aerofœtidus (nov. spec.)		
B. sporogenes Metchnikoff	Uhrzeigerbacillen Pfeiffer, Bessau Paraœdembacillen Pfeiffer/Bessau	
* *B. putrificus* Bienstock		
B. bifermentans Tissier	Strepto-anaér. Wehrsig/Marwedel	Streptocoques
* Bac. II de Ghon/Sachs		
B. histolyticus (nov. spec.)		Diplocoques
* *B. tetani* Nicolaïer		etc.
B. tertius H. Henry		*Coccobacillus Verdunensis*

* Indique les espèces déjà incriminées autrefois.

TABLEAU IV

Révision de certains Microbes incriminés autrefois dans les infections gazeuses

ANAÉROBIES	
B. enteritidis sporogenes KLEIN Bac. IV de VON HIBLER	= *B. perf.* + *B. sporog.* ou *B. putr.*
B. cadaveris butyricus BUDAY	= *B. perfringens*
Bac. III de RODELLA Bac. IX de v. HIBLER	= *B. tertius* H. HENRY
Bac. VI de v. HIBLER Bac. VII de v. HIBLER Bacille de STOLZ	? (*B. fallax*)
B. œdematis maligni (Bac. X) v. HIBLER Bac. XI de v. HIBLER	? (Vib. septique + *B. sporog*).
Fäulniserreger de GRASSBERGER/SCHATTENFROH	? (*B. sporog.* ou *B. putrif.*)
B. emphysematis maligni WICKLEIN	?
Pseudoœdembacille de LIBORIUS Bacille VII de SANFELICE	?
AÉROBIES	
Nouveau bac. de l'œd. malin KLEIN *B. pseudo-œdematis maligni* SANFELICE Bacille aérobie de CHAVIGNY	?
Bacille septique aérobie de LEGROS et LECÈNE	?
B. aerogenes aerophilus agilis UFFENHEIMER	?

microbe putride qui peut être le *B. putrificus* ou le *B. sporogenes*).

Il faut dire un mot particulier du bacille de Novy. Sur la foi des travaux publiés, nous avons d'abord pensé que ce germe n'avait pas été retrouvé pendant la guerre. Mais récemment, le prof. Novy, sur notre demande, nous a envoyé un échantillon de la souche qu'il a autrefois isolée et que nous avons comparé au *B. œdematiens*. Nous devons admettre aujourd'hui la possibilité que ces deux bacilles soient identiques (Voir l'argumentation, p. 150).

2° Pour les aérobies, ceux qui avaient été signalés autrefois, sans preuves convaincantes, comme agents d'infections gazeuses, n'ont pas été rencontrés pendant la guerre : *B. pseudo-œdematis maligni* (Sanfelice, Klein, Chavigny), *B. aerogenes aerophilus agilis* Uffenheimer, bacille de Lecène et Legros. Ces germes sont probablement appelés à disparaître comme agents d'infections gazeuses.

II. La liste actuelle comprend un certain nombre de microbes anciens et quelques éléments nouveaux.

Le *B. perfringens* demeure comme agent important ; le rôle mal défini du Vib. septique est confirmé ; un nouvel agent fondamental est introduit dans la liste : le *B. œdematiens*, peut-être déjà décrit par Novy, mais non incriminé jusqu'à nous dans des infections gazeuses humaines.

A ces microbes fondamentaux s'ajoutent quelques espèces moins importantes comme *B. fallax*, *B. aerofœtidus*, *B. sporogenes*, etc..., et des germes rencontrés en dehors de nous que nous ne pouvons encore classer définitivement.

Comme on voit, le rôle essentiel est encore dévolu aux anaérobies.

Beaucoup d'aérobies ont été rencontrés dans les infections gazeuses. Leur rôle est mal connu. Aucun d'eux ne peut être pris jusqu'ici pour un agent important. Peut-être le *B. coli* et le *B. proteus* peuvent-ils produire des phlegmons gazeux.

Un seul aérobie nouveau intéressant a été signalé au cours de la guerre dans des plaies gangreneuses : le *Coccobacillus Verdunensis* Besredka. Son rôle exact dans la pathogénie des infections gazeuses est encore mal défini.

Cette conception du rôle essentiel des anaérobies s'oppose manifestement à celle de certains auteurs, tels TISSIER, qui n'attribuent aux anaérobies qu'un rôle subordonné.

TISSIER a défendu l'idée que les anaérobies des infections gazeuses sont constamment dépourvus de pouvoir pathogène et ne peuvent se développer qu'à l'abri de microbes aérobies, en particulier du streptocoque. A eux seuls, le *B. perfringens*, le Vib. septique, par exemple, n'exerceraient aucune action pathogène marquée. Cette hypothèse, déjà soutenue autrefois par MUSCATELLO et GANGITANO et, à l'époque, réfutée par WELCH, présente l'intérêt, malgré sa forme outrée, d'attirer l'attention sur les effets encore mal connus des interactions microbiennes.

C'est l'étude de ces interactions qui nous donnera l'explication de bien des points encore obscurs dans la pathogénie des infections gazeuses.

II. — FORMES CLINIQUES DES INFECTIONS GAZEUSES. DESCRIPTIONS ET PATHOGÉNIES PARTICULIÈRES

Sous leur apparente unité, les infections gazeuses montrent pourtant une assez grande variété d'aspects, dont, déjà, les chirurgiens ont proposé de nombreuses classifications.

Nous laisserons aux cliniciens le soin de décider quel est leur intérêt pour l'établissement du diagnostic, du pronostic et des règles thérapeutiques. Pour nous, elles nous suggèrent les deux remarques suivantes.

D'une part, nous ne croyons pas qu'elles puissent atteindre le fond des choses qui est, ici, la bactériologie : La diversité d'action, suivant les circonstances, d'un même agent d'infection gazeuse, les phénomènes de convergence clinique qui s'observent dans les actions d'agents différents nous paraissent rendre assez illusoire le bénéfice de ces classifications.

Deux cas identiques par leur symptomatologie peuvent constituer deux maladies essentiellement différentes par leur origine ; et inversement, deux cas d'origine identique présentent souvent des aspects absolument dissemblables.

A ne nous en tenir qu'aux grands groupes cliniques qui peuvent être distingués, et sans même entrer dans le détail de leurs subdivisions, nous sommes convaincus qu'il n'existe pas un parallélisme absolu entre la symptomatologie et la pathogénie des infections gazeuses. Aucune forme clinique n'a une origine unique; pas plus que la gangrène gazeuse en général, elle n'est une maladie spécifique : c'est un syndrome.

D'un autre côté, nous ne pensons pas qu'on puisse établir, dans la série continue des cas observés, des cloisons étanches séparant des formes cliniques nettement distinctes.

Assurément, il existe des formes d'infections gazeuses cliniquement bien reconnaissables. Mais le domaine de chacune d'elles s'auréole d'une zone mal limitée, atteignant les domaines voisins, et il est tels cas dont on peut douter s'ils se rapprochent davantage de l'une ou l'autre des formes centrales.

La classification que nous présentons ici a peut-être comme intérêt principal de montrer le bien fondé des deux observations qui précèdent.

Nous envisagerons d'abord les formes graves, typiques d'infections gazeuses, désignées dès longtemps sous les noms de gangrène gazeuse, gangrène foudroyante, Gasbrand,... Nous dirons ensuite quelques mots des formes bénignes, atypiques (phlegmons gazeux, etc...) que seule la bactériologie peut rattacher aux premières d'une manière certaine.

A. — Gangrène gazeuse

Nous conservons pour désigner l'ensemble des formes typiques le terme de gangrène gazeuse proposé par les chirurgiens lyonnais. Cette appellation a fini par être presque unanimement adoptée en France et à l'étranger. Elle présente l'avantage de rappeler deux des lésions cardinales de l'affection qui sont l'une et l'autre d'une certaine constance. Constance seulement relative il est vrai, puisqu'il existe des gangrènes gazeuses sans foyer initial de gangrène, voire même sans gaz; mais l'existence de telles formes cliniques ne peut suffire à discréditer un terme que les chirurgiens se sont décidés à adopter entre vingt autres et qui, exactement défini, reste parfaitement convenable.

Le tableau clinique général de la gangrène gazeuse a été tracé bien des fois. Il importe moins de le reproduire ici que de décrire les diverses formes que l'on peut distinguer dans cette affection.

Classification des formes cliniques de la gangrène gazeuse

Ces formes se différencient par les caractères particuliers que présentent leurs deux symptômes cardinaux, l'œdème et l'emphysème, symptômes manifestes et qui s'opposent souvent l'un à l'autre.

Tous les anaérobies qui causent la gangrène gazeuse peuvent produire l'emphysème ; mais ils ne le font pas tous au même degré. Certains germes : *B. perfringens*, *B. fallax*, *B. aerofœtidus* sont de grands producteurs de gaz. D'autres : Vib. septique, *B. œdematiens* en produisent habituellement beaucoup moins. Pour une espèce donnée, la quantité de gaz formée dans les tissus dépendra le plus souvent de l'intensité du développement du bacille dans l'organisme, autrement dit de sa virulence.

Tous les anaérobies de la gangrène gazeuse peuvent également produire de l'œdème. Mais celui-ci sera d'autant plus marqué que l'espèce incriminée sera plus toxique. Ainsi l'œdème sera-t-il ordinairement plus prononcé dans les gangrènes gazeuses produites par le *B. œdematiens* ou le Vib. septique que dans celles produites par le *B. perfringens*. Mais ceci n'a rien d'absolu car, pour une espèce donnée, la toxicité est des plus variables, et un *B. perfringens* très toxique peut produire un œdème aussi marqué qu'une race toxique de *B. œdematiens*.

En fin de compte, un cas de gangrène gazeuse peut, suivant les propriétés des germes qui le produisent, se présenter avec les caractères suivants :

I. Ou bien l'emphysème est manifeste et l'emporte nettement sur les lésions œdémateuses. Ces formes sont produites par des anaérobies virulents et habituellement grands producteurs de gaz. Nous leur réservons le nom de formes classiques ou emphysémateuses.

II. Ou bien, au contraire, l'œdème est au premier plan et l'infiltration gazeuse des tissus est peu marquée ou nulle. Ces formes sont causées par des anaérobies toxiques. Nous les désignons sous le nom de formes toxiques ou œdémateuses.

III. Enfin l'œdème et l'emphysème peuvent être l'un et l'autre nettement apparents. Ces formes sont habituellement déterminées par une association de bacilles virulents et de bacilles toxiques. Nous proposons pour elles le nom de formes mixtes.

Forme classique ou emphysémateuse. — Sous le nom de forme classique, nous désignons des gangrènes gazeuses caractérisées par une *infiltration gazeuse marquée des tissus à partir d'un foyer de gangrène plus ou moins étendu ; les téguments présentent habituellement une teinte bronzée ; les phlyctènes sont apparentes.* Dans les cas les plus sévères, l'état général est d'emblée très grave : à noter alors la dyspnée, la fréquence et l'irrégularité du pouls. Dans d'autres cas, au contraire, où l'infiltration gazeuse est extrêmement marquée, la guérison peut survenir après l'intervention chirurgicale (formes pseudo-graves causées par des microbes grands producteurs de gaz mais peu toxiques).

Le tableau général de notre forme classique est, dans les cas les plus sévères, celui de la gangrène foudroyante de Maisonneuve, de la septicémie gangreneuse de Chauveau et Arloing, de la gangrène emphysémateuse de Welch, du Gasbrand des auteurs allemands.

Les cas de gangrène gazeuse que nous avons observés et qui répondaient à ce tableau clinique ont été produits par différents anaérobies ou associations d'anaérobies :

B. perfringens,
Vib. septique,
B. perfringens et Vib. septique,
B. perfringens et *B. œdematiens*, etc...

Forme toxique ou œdémateuse. — Dans le groupe des formes toxiques, nous rangeons des gangrènes gazeuses caractérisées par une *infiltration œdémateuse progressive et étendue. La gangrène tantôt très marquée, tantôt peu apparente, fait dans certains cas totalement défaut. Les téguments sont pâles et distendus : les veines superficielles dilatées. La crépitation est nulle ou seulement perceptible autour du foyer de gangrène. On n'observe pas de phlyctènes.* Dans ces formes, l'état général est habituellement des plus graves. La face du malade est pâle, les traits tirés, le pouls petit et irrégulier. La mort est de règle et survient le plus souvent avant que les bacilles anaérobies aient passé dans le sang.

Le tableau général de cette forme correspond à la variété d'œdème gazeux malin » considérée comme typique par SACQUÉPÉE, à ce que HULL a proposé d'appeler « white gangrene », au plus grand nombre des cas de Gasœdem d'ASCHOFF et de ses collaborateurs.

Il y a cependant tout lieu de penser que les formes toxiques ou œdémateuses de gangrène gazeuse ne sont pas l'apanage exclusif de la guerre actuelle. Nous avons eu l'occasion de citer dans notre historique les cas de BRABEC et de MUIR et RITCHIE où l'œdème était extrêmement marqué et où l'infiltration gazeuse était nulle (BRABEC) ou peu marquée (auteurs anglais).

Nous reproduisons ici, à titre documentaire, la curieuse description, donnée par PIROGOFF, d'une complication post opératoire des blessures que le chirurgien russe rangeait dans sa « Localstupor », et où l'on retrouve le tableau exact de la forme toxique de gangrène gazeuse.

« Dans les premières 24 heures (qui suivent l'amputation) se développe presque soudain une forte enflure du moignon, accompagnée ordinairement d'une douleur significative et de frissons. La peau du moignon est blanche, un peu luisante, l'enflure est élastique, presque dure, chaude, douloureuse. Elle intéresse tout le moignon jusqu'à la racine du membre, aucune crépitation... pas de gaz.... Les traits du malade se décomposent tout à coup ; en peu de temps, on ne le reconnaît plus. Il souffre profondément. Il est blafard, les yeux sont enfoncés, le front couvert de sueur froide ; le pouls est petit, fréquent, la respiration pénible.

Tantôt le malade gémit constamment et est agité, tantôt il est apathique et ne se plaint que si l'on touche à son moignon. La mort survient en quelques heures et sans signe de gangrène dans le moignon.

A l'autopsie, on trouve dans les organes les signes d'une décomposition rapide ; tous les tissus sont imbibés de sérosité » [1].

Les cas de forme toxique de gangrène gazeuse que nous avons observés étaient causés par :

Le *B. œdematiens*,

Le *B. perfringens*,

et diverses associations microbiennes :

B. œdematiens et *B. perfringens*,

B. œdematiens, Vib. septique et *B. fallax* ; etc.

Formes mixtes. — Nous faisons rentrer dans le groupe des

[1] *Loc. cit.*, p. 122.

formes mixtes les cas de gangrène gazeuse où l'*œdème et l'infiltration gazeuse des tissus sont l'un et l'autre très marqués*. Dans ces formes, les symptômes de la forme classique : crépitation gazeuse, phlyctènes, parfois érysipèle bronzé, se superposent à un œdème toxique, progressif, extrêmement apparent.

Dans les cas que nous avons observés, il s'agissait presque toujours d'une association d'anaérobies :

B. œdematiens et *B. perfringens*,
B. œdematiens et *B. fallax* ; etc.

Variétés putrides. — Nous devons enfin terminer cet essai de classification en indiquant que chacune de ces formes de gangrène gazeuse : classique, toxique ou mixte, peut présenter des variétés putrides.

La putridité est liée au développement de germes habituellement peu pathogènes par eux-mêmes, mais qui superposent leurs effets à ceux des agents principaux de l'affection. Le plus fréquent d'entre eux est le *B. sporogenes*.

B. — Les infections gazeuses atténuées (phlegmons gazeux ; abcès gazeux ; etc...)

En dehors des cas typiques de gangrène gazeuse, on rencontre nombre d'autres états morbides mal caractérisés que déjà la clinique permet, dans une certaine mesure, de rattacher à la gangrène gazeuse; mais seule, la bactériologie peut définir leur nature exacte et délimiter ainsi le domaine des infections gazeuses. Ce sont les phlegmons gazeux, les abcès gazeux, etc...

Nous avons étudié la flore de 32 phlegmons gazeux et de 3 plaies graves avec gaz. Nous avons pu nous convaincre qu'elle ne diffère pas essentiellement de celle de la gangrène gazeuse et qu'elle est constituée fondamentalement par les mêmes éléments microbiens.

Mais ici, ces éléments se montrent doués d'un faible pouvoir pathogène. Ce sont en général : ou bien des souches affaiblies d'agents de gangrène gazeuse habituellement très actifs, ou bien des représentants d'une espèce qui possède ordinairement un pouvoir pathogène peu élevé.

On s'explique de la sorte, que, dans ces formes d'infections gazeuses, les caractères propres de la maladie (œdème, emphysème) soient plus ou moins atténués ; qu'ils ne montrent pas de tendance à l'extension ; qu'ils soient souvent masqués par les phénomènes de suppuration causés par des germes secondaires ; que les lésions offrent un caractère de bénignité relative et qu'elles puissent céder aux traitements chirurgicaux les plus simples.

Toutefois, il ne faut pas perdre de vue qu'un phlegmon gazeux par exemple, en raison de la nature de ses agents, peut, s'il est insuffisamment traité, être le point de départ d'une infection gazeuse beaucoup plus grave et aboutir à une véritable gangrène gazeuse.

* * *

Pour conclure :

1. La gangrène gazeuse n'est pas une entité morbide à pathogénie spécifique. Sous une apparente unité des symptômes, elle est produite par de nombreux types de flore aux nombreux éléments, dont les agents essentiels sont des anaérobies.

2. Elle présente des formes cliniques reconnaissables, déterminées par le mode d'action varié de ses agents. Chacune de ces formes, pas plus que la gangrène gazeuse en général, n'est une entité morbide à pathogénie spécifique ; elle résulte de phénomènes de convergence clinique ; c'est un syndrome.

3. Au premier rang des agents de gangrène gazeuse, se placent le *B. perfringens*, le *B. œdematiens* et le Vibrion septique. Ces germes sont avant tout dangereux par les toxines qu'ils secrètent. C'est principalement en préparant des sérums antitoxiques actifs que le bactériologiste pourra apporter sa part efficace dans la lutte contre ces redoutables complications des plaies.

4. En dehors de la gangrène gazeuse, il existe des formes frustes que seul le bactériologiste peut incorporer au domaine des infections gazeuses.

Examen de quelques conceptions produites au cours de la guerre

Sacquépée. — Sacquépée distingue deux modalités de gangrène gazeuse.

« La première est due au Vib. septique. Chez l'homme atteint « de même que chez l'animal inoculé, elle est caractérisée essen- « tiellement, au point de vue des lésions locales, par de l'œdème « accompagné d'infiltration gazeuse, cette dernière très étendue, « souvent autant que l'œdème lui-même; le tout rapidement « envahissant. L'œdème est le plus souvent bronzé par places. « Ce type clinique répond à la septicémie gazeuse des anciens « auteurs » (*305*, p. 218).

La deuxième modalité est l'œdème gazeux malin; elle est causée par un germe spécifique : le bacille de l'œdème gazeux malin (?).

L'œdème gazeux malin de l'homme comporte des particularités fidèlement reproduites par l'expérimentation sur le cobaye : foyer gangreneux initial, œdème considérable, infiltration gazeuse plus ou moins marquée des tissus.

Cette modalité clinique se présente chez l'homme sous deux aspects principaux :

La forme « typique » est caractérisée avant tout par l'œdème; l'infiltration gazeuse est absente ou peu marquée. Il faut noter l'absence de généralisation du bacille et la mort survenant « sans doute par intoxication ». Cette forme est toujours produite par le Bac. de l'œdème gazeux malin (?) seul.

La deuxième forme montre, en plus de l'œdème, une infiltration gazeuse considérable. « Elle ressemble beaucoup, cliniquement, à la septicémie gazeuse ». Elle est causée : soit par le bacille de l'œdème gazeux malin seul, soit par ce microbe associé au *B. perfringens* ou à un germe « analogue ou identique au *B. sporogenes* ».

En somme, Sacquépée distingue, parmi les gangrènes gazeuses, les trois formes suivantes :

I. *La septicémie grangreneuse de Chauveau et Arloing* : maladie spécifique monomicrobienne, définie cliniquement et bactériologiquement, et dont l'agent est le Vib. septique.

II. *L'œdème gazeux malin 1re forme ou typique* : maladie spécifique monomicrobienne, définie aux points de vue clinique et bactériologique, et dont l'agent est le Bac. de l'œdème gazeux malin (?).

III. *L'œdème gazeux malin 2e forme (atypique)* : état pathologique mal déterminé dans sa symptomatologie et sa pathogénie ; voisin, cliniquement, de la septicémie gangreneuse à Vib. septique, il peut être provoqué par différents agents.

Cette classification, dont la clef n'est ni purement bactériologique ni purement clinique, n'est pas une classification.

En fait, Sacquépée a simplement extrait du domaine des gangrènes gazeuses, deux maladies spécifiques monomicrobiennes et qu'il oppose l'une à l'autre. En dehors d'elles, il laisse un ensemble désordonné de formes non classées.

Quant aux deux maladies distinguées, elles suggèrent les remarques suivantes.

On conçoit très bien que Sacquépée ait pu réunir tous les cas de gangrène gazeuse causée par le Vib. septique (groupe I). Mais cette méthode bactériologique de groupement ne correspond à aucun groupement clinique réel, ainsi que nous l'avons démontré dans les pages précédentes ; le Vib. septique, quand il est seul, peut provoquer soit une forme emphysémateuse soit une forme purement œdémateuse.

D'autre part, l'auteur peut légitimement rassembler dans sa forme II (œdème gazeux malin typique) toutes les infections gazeuses purement œdémateuses : cette catégorie clinique correspond très exactement à notre propre forme œdémateuse ou toxique. Mais il est impossible de prétendre qu'elle soit produite par un agent unique et l'on ne saurait la considérer comme une maladie spécifique.

Eug. Fraenkel. — Au cours de la guerre, Fraenkel a maintenu et renforcé sa conception ancienne.

Nous avons donné sa définition du Gasbrand, maladie causée par le seul bacille de Fraenkel.

Sa définition de l'œdème malin s'est élargie.

L'on a en effet, aujourd'hui, plusieurs bacilles *bien définis* produisant des infections gazeuses et qui provoquent, chez le cobaye, des lésions plus ou moins semblables à celles de l'œdème malin de Koch :

Il y a le Bac. de Ghon et Sachs proposé comme type de *B. œdematis maligni*;

Il y a le Bacille d'Aschoff, trouvé dans de nombreux cas de gangrène gazeuse, et pour lequel l'auteur « pourrait revendiquer le nom de véritable Bac. de l'œdème malin » ;

Il y a le bacille Gram négatif que Fraenkel a découvert dans quelques cas d'infections gazeuses et qu'il « n'hésite pas à considérer comme le véritable bacille de l'œdème malin » ;

[Il y aurait aussi le Bac. X de v. Hibler, type classique de *B. œdematis maligni* ;

Et encore, peut-être, le Bac. de l'œdème malin décrit récemment par Pfeiffer et Bessau.]

Tous ces germes « appartiennent au groupe du bacille de l'œdème malin » ; tous produisent chez l'homme des lésions qui n'ont rien de particulier et qui rentrent dans le type de la Gangrène gazeuse ou Gasbrand ; mais puisque tous provoquent l'œdème malin *du cobaye*, les cas qu'ils déterminent *chez l'homme* doivent être appelés des œdèmes malins.

En définitive, l'œdème malin est une maladie qui n'a plus ni unité clinique ni unité bactériologique.

La conception de Fraenkel ne résiste pas à la critique. Nous pensons que la seule manière de libérer la question des infections gazeuses de l'effroyable confusion qu'y introduit Fraenkel est de renoncer aux expressions d'œdème malin et de Bacille de l'œdème malin qui n'ont plus aujourd'hui aucun sens.

Deuxième partie

LES MICROBES
des Infections gazeuses

CHAPITRE III

Technique

L'étude bactériologique complète d'un cas de gangrène gazeuse est longue et compliquée. Il est pourtant d'une grande importance pour le blessé que le bactériologiste puisse poser aussitôt que possible un diagnostic bactériologique exact, c'est-à-dire, déterminer quels sont le ou les microbes les plus dangereux du cas qu'il est appelé à étudier et dont il doit surveiller le traitement.

Pour résoudre ce problème, nous donnons les indications suivantes :

I. — PRÉLÈVEMENT DES MATÉRIAUX D'ÉTUDE

Il est nécessaire d'opérer des prélèvements :

1° Au niveau de la plaie ;

2° Dans la profondeur des muscles gris ou visiblement altérés ;

3° Dans la sérosité sous-cutanée ou intermusculaire, prélevée à distance de la plaie lorsque le chirurgien procède aux débridements ;

4° Dans la phlyctène (brûler la surface de la phlyctène avec une tige de fer ou une baguette de verre chauffée et retirer par ponction du liquide laqué et transparent : ce liquide renferme presque toujours en abondance les microbes les plus pathogènes de la flore de la gangrène gazeuse) ;

5° Pratiquer l'hémoculture par ponction de la médiane basilique au pli du coude ;

6° Si le malade vient à succomber, ponctionner aseptiquement le cœur aussitôt que possible après la mort et recueillir stérilement une petite quantité de sang. Pour ce faire, il suffit de pratiquer une petite incision sur le bord gauche du sternum, de faire sauter un ou deux cartilages costaux, d'inciser le péricarde et de ponctionner le cœur après en avoir brûlé la surface au thermocautère.

II. — EXAMEN MICROSCOPIQUE : GOUTTES PENDANTES ET FROTTIS COLORÉS

Cet examen peut fournir quelques précieux renseignements. Insuffisant à lui seul pour assurer un diagnostic bactériologique sérieux, il donne déjà, cependant, des indications utiles.

C'est ainsi que l'on pensera immédiatement au *B. perfringens* si l'examen de la sérosité musculaire ne révèle la présence que de gros bacilles trapus, courts, immobiles prenant le Gram et non sporulés.

On pourra présumer la présence du *B. œdematiens* si l'on observe exclusivement, dans la sérosité musculaire ou dans celle de l'œdème, prélevée à distance de la plaie, des bacilles épais, à bouts arrondis, immobiles, groupés habituellement par deux, parfois incurvés, prenant le Gram et formant de grosses spores qui apparaissent d'ordinaire au voisinage d'une des extrémités du bacille (spores subterminales, formes en raquettes).

Si, au contraire, la sérosité des muscles ne contient que des bacilles mobiles prenant le Gram on éliminera les deux premières espèces et l'on pensera au *B. sporogenes*, au *B. fallax*, au Vib. septique, etc...

Il ne faut cependant pas oublier que des anaérobies comme le Vib. septique peuvent paraître immobiles ou présenter une mobilité douteuse. De plus il n'est pas rare de rencontrer, dans la sérosité de la plaie, des bacilles aérobies, prenant le Gram, sporulés ou non, mobiles ou immobiles, non pathogènes, et qui peuvent être confondus avec les agents de l'affection gazeuse si l'on s'en tient à un simple examen microscopique.

Enfin, dans nombre de cas, la complexité même de la flore enlève une grande partie de sa valeur à cet examen. Très souvent, on observe à la fois, dans une même sérosité, la présence de bacilles immobiles et de bacilles mobiles de diverses épaisseurs, les uns sporulés, les autres non sporulés, et les frottis ne deviennent interprétables que lorsqu'on a pu isoler les diverses espèces qui constituent cette association.

III. — EPREUVES D'AGGLUTINATION

Il est intéressant d'essayer d'établir un diagnostic bactériologique précoce en mettant en contact la sérosité musculaire prélevée sur le blessé avec des sérums agglutinants convenablement dilués.

Il est nécessaire, pour obtenir des résultats interprétables, que la sérosité contienne un nombre suffisant de bacilles et que la flore ne soit pas d'une trop grande complexité. Il faut également s'assurer que les microbes n'autoagglutinent pas dans la sérosité même, comme cela se produit parfois pour le *B. œdematiens*, le *B. fallax*, etc...

En pratique, sur une lame porte-objet de dimensions appropriées, nous disposons successivement quatre gouttes espacées de sérosité musculaire, numérotées de gauche à droite 1, 2, 3, 4. A la goutte 1, on ajoute une goutte de sérum agglutinant anti-*perfringens* dilué au 1/20; à la goutte 2, une goutte de sérum agglutinant anti-vibrion septique dilué au 1/20; à la goutte 3, une goutte de sérum agglutinant anti-*sporogenes* dilué au 1/20; et à la goutte 4, une goutte de sérum de lapin normal dilué au 1/20. On recouvre chaque goutte avec une lamelle porte-objet et l'on surveille l'agglutination au microscope.

Ce procédé nous a permis dans quelques cas d'établir très rapidement un diagnostic bactériologique exact.

Néanmoins, il est toujours nécessaire de contrôler ces résultats par d'autres procédés.

IV. — INOCULATIONS EXPÉRIMENTALES

Il est très important, chaque fois que l'on dispose d'un nombre suffisant d'animaux (cobayes, souris), d'inoculer un ou plusieurs d'entre eux dans les muscles de la cuisse avec la sérosité prélevée dans les muscles du blessé ou dans l'œdème avoisinant la lésion.

Très souvent, les animaux succombent en quelques heures en présentant des lésions simples ou mixtes, caractéristiques. Leur étude et celle de la flore qui les produit (gouttes pendantes, frottis colorés, agglutination) fournissent des indications complémentaires qui permettent, dans beaucoup de cas, d'établir un diagnostic bactériologique sérieux en moins de vingt-quatre heures.

Lorsqu'un examen rapide fait soupçonner la présence soit du *B. perfringens*, soit du Vib. septique, soit du *B. œdematiens*, on peut immédiatement tenter une expérience de neutralisation en inoculant deux animaux l'un avec la sérosité seule, l'autre avec le mélange sérosité + sérum spécifique (sérum anti-*perfringens*, anti-*œdematiens* ou anti-vibrion septique, suivant le cas).

V. — ENSEMENCEMENT ET ISOLEMENT DES GERMES

Les produits prélevés sont ensemencés en conditions aérobies et anaérobies.

A. — Séparation des aérobies

La séparation des aérobies est faite sur gélose inclinée. On ensemence par stries plusieurs tubes de gélose. Il y a lieu d'ensemencer très pauvrement ou assez richement, suivant que l'examen microscopique fera présumer l'abondance ou la rareté des germes aérobies. Nous ensemençons toujours la gélose inclinée dans le fond du tube pour l'isolement du *B. proteus* (Technique de Choukewitch).

B. — Séparation des anaérobies

1° **Milieux utilisés**. — Nous n'utilisons pour les séparations que les trois milieux suivants :

Gélose de Veillon : gélose profonde glucosée à 2 p. 1000, nitratée à 2 p. 1000 ;

Bouillon Martin glucosé à 2 p. 1000;

Bouillon Martin non glucosé, additionné d'un cube de blanc d'œuf.

2° **Ensemencement des sérosités.** — Nous employons les trois procédés suivants :

a) *Technique de Veillon.* — Cette technique rend de grands services à la condition que les séparations soient bien réussies. On ne peut espérer isoler des germes en cultures pures, en partant de colonies obtenues en gélose profonde, qu'autant que l'on ne repiquera que celles qui sont parfaitement bien séparées. Nous ne sommes satisfaits d'une séparation que si nous avons réussi à obtenir quelques colonies au plus par tube de gélose, et de préférence une seule. Dans ces conditions, le repiquage de la colonie unique donne, le plus souvent, une culture pure.

L'ensemencement des tubes de gélose profonde doit être réglé d'après l'abondance des germes dans les prélèvements. Si l'examen microscopique révèle un grand nombre de microbes, il est indiqué de procéder à des dilutions avant d'ensemencer. Si les bacilles sont très rares, il y a lieu d'ensemencer directement la sérosité et, parfois même, assez richement. Cette indication de bon sens prend une grande valeur lorsqu'on cherche à isoler le *B. œdematiens* qui pousse beaucoup moins facilement dans la gélose que d'autres anaérobies, comme le *B. perfringens* ou le *B. sporogenes*.

b) *Chauffage du bouillon préalablement ensemencé.* — Cette technique est des plus utiles pour faciliter la séparation des germes sporulés. Nous ensemençons richement une série de tubes de bouillon Martin glucosé à 2 pour 1.000 et de bouillon additionné d'un cube de blanc d'œuf. Les tubes ont été préalablement régénérés par 30 minutes d'ébullition et refroidis à 40°.

Après l'ensemencement, on les soumet à l'ébullition pendant 3, 5, 10, 20, 30 minutes et on fait le vide.

Il arrive parfois que les cultures obtenues par chauffage sont pures d'emblée. Le plus souvent, ou bien elles renferment manifestement plusieurs germes, ou bien elles paraissent pures mais des ensemencements successifs montrent qu'elles renfermaient plusieurs espèces. C'est ainsi que telle culture pourra donner chez le cobaye les lésions caractéristiques du *B. œdematiens*, être neutralisée par le sérum spécifique, et montrer néanmoins, après plusieurs repiquages, du *B. sporogenes*, du *B. tetani*, etc...

Les cultures obtenues en bouillon par chauffage sont repiquées en gélose profonde pour la séparation des germes.

c) *Procédé de Choukévitch*. — Lorsqu'on a à faire à une sérosité riche en microbes variés où dominent les aérobies ou les anaérobies facultatifs, l'isolement des anaérobies est extrêmement difficile. C'est le cas habituel pour la sérosité des plaies. Il est alors indiqué d'ensemencer la gélose au sortir du bain-marie à l'ébullition (entre 90 et 95°). On arrive ainsi, habituellement, à conserver toutes les espèces sporulées.

Repiquage des cultures. — Quand on veut repiquer une culture de bouillon en bouillon, il est toujours nécessaire de régénérer le bouillon à ensemencer par une ébullition prolongée.

Lorsqu'on repique les colonies de gélose en bouillon, il est presque obligatoire, au moins pour certains germes comme le *B. œdematiens*, le *B. tetani*, etc.., d'utiliser un bouillon absolument frais, préparé le jour même et ensemencé tiède (bouillon Martin glucosé à 2 p. 1000). Malgré cette précaution, on a fréquemment des insuccès. C'est ainsi que pour 33 cas où nous avons eu le *B. œdematiens* en culture impure, nous n'avons pu isoler ce germe que 15 fois, par repiquage de gélose en bouillon.

3° **Hémocultures**. — L'hémoculture, pratiquée sur le vivant ou après la mort, doit, naturellement, être faite aussi stérilement que possible. Nous ensemençons de six à huit tubes de bouillon Martin glucosé à 2 p. 1000, régénéré par trente minutes d'ébullition. Dans chaque tube, on introduit un à deux centimètres cubes de sang et l'on fait le vide aussitôt que possible après l'ensemencement.

VI. — CULTURE DES ANAÉROBIES

Chaque souche obtenue en culture pure est réensemencée en de nombreux tubes de bouillon Martin additionné de blanc d'œuf qui sont conservés à la glacière. On la repique également dans les milieux suivants qui permettent de préciser ses principaux caractères culturaux et biochimiques.

Milieux liquides. — Les milieux liquides doivent être utilisés quand ils viennent d'être préparés. Les ensemencements seront faits richement et le vide aussi parfaitement que possible. Nous avons utilisé les milieux suivants :

Bouillon ordinaire,

Bouillon Martin non sucré,

Bouillon Martin glucosé à 2 p. 1000,

Bouillon Martin non sucré additionné d'un cube de blanc d'œuf,

Bouillon à la viande,

Bouillon à l'œuf de Besredka et Jupille,

Lait tournesolé,

Eau peptonée.

Milieux solides. — Les milieux solides sont ensemencés soit en profondeur soit en surface.

1. Ensemencement en profondeur. — Nous nous servons des deux milieux suivants :

Gélose glucosée à 2 p. 1000, *nitratée* à 2 p. 1000,

Gélatine glucosée à 2 p. 1000.

Les milieux sont ensemencés liquides, agités, et rapidement refroidis.

2. Ensemencement en surface. — Nous le pratiquons sur :

Gélose glucosée à 2 p. 1000, *inclinée*,

Sérum de cheval coagulé incliné.

Aussitôt après l'ensemencement, on fait le vide, on lave à l'Hydrogène et l'on ferme.

Nous avons également souvent employé, pour obtenir des cultures en surface, la technique de Pinoy qui consiste à faire absorber l'oxygène du milieu par le Bac. pyocyanique.

VII. — IDENTIFICATION DES ESPÈCES PRÉSENTES DANS LES CULTURES OBTENUES

Il peut arriver que l'examen direct, les épreuves d'agglutination et l'inoculation expérimentale ne donnent pas d'indications bactériologiques suffisamment précises. Il faut alors étudier rapidement les premières cultures obtenues, soit en gélose profonde, soit en bouillon chauffé ou non chauffé.

A. Cultures en gélose. — Les caractères des colonies en gélose profonde donnent des renseignements intéressants. Mais nous savons combien sont variables les formes des colonies en gélose profonde pour une espèce donnée. Il arrive souvent qu'une seule et même espèce soit représentée par des colonies d'aspects différents et que, au surplus, plusieurs espèces poussent en donnant en gélose profonde des colonies morphologiquement presque identiques.

C'est ainsi que nous avons insisté au début de nos recherches sur une forme de colonie, que nous avons désignée sous le nom de « cœur jaune », et dont nous n'avons pu dire, à l'époque, si elle appartenait à une ou à plusieurs espèces microbiennes. Depuis, nous avons pu reconnaître qu'il s'agissait d'un aspect banal, habituel pour le *B. fallax* et le *B. aerofœtidus*, et que nous avons observé aussi pour quelques races de *B. perfringens* et de Vib. septique.

Dans de tels cas, les épreuves d'agglutination permettent parfois de résoudre la difficulté. Une colonie aspirée dans une pipette stérile est émulsionnée dans l'eau physiologique ; on se sert de cette émulsion pour pratiquer diverses épreuves d'agglutination entre lame et lamelle suivant la technique indiquée plus haut.

B. Cultures en bouillon. — Des épreuves d'agglutination croisée pratiquées avec les sérums anti-*perfringens*, anti-*sporogenes*, anti-vibrion septique, etc..., rendent de grands services pour l'identification rapide des cultures en bouillon, même lorsqu'elles sont impures.

Voici quelques indications sur l'emploi des sérums agglutinants.

Les sérums de lapins préparés sont les plus convenables ; il est en effet exceptionnel que le sérum de lapin possède des propriétés agglutinantes non spécifiques.

Pour l'identification du *B. perfringens* nous utilisons le sérum des chevaux immunisés. Il faut noter toutefois que le sérum de cheval est parfois capable de donner des agglutinations non spécifiques, surtout avec le *B. sporogenes*. Ainsi, sur 9 échantillons de *B. sporogenes* étudiés avec le sérum de 9 chevaux normaux, 3 souches ont agglutiné à 1/20, à 1/50 et parfois même à 1/100 avec la plupart des sérums. Par contre le sérum normal de cheval n'a agglutiné ni le *B. perfringens* (10 souches) ni le Vib. septique (8 échantillons).

Lorsque les cultures utilisées pour les épreuves d'agglutination sont impures, il y a lieu de signaler les points suivants :

L'agglutination est totale, si l'impureté est à l'état de traces ou ne constitue qu'une petite fraction de l'émulsion microbienne, par exemple 1/4 ou 1/5. Ainsi dans le mélange suivant : Vib. septique, 4 parties, *B. perfringens*, 1 partie, le sérum agglutinant anti-vibrion septique agglutine la totalité des microbes, et le liquide qui surnage le dépôt bactérien est parfaitement clair.

Si, au contraire, l'on utilise une émulsion microbienne comprenant un mélange à parties égales de Vib. septique et de *B. perfringens*, le sérum agglutinant anti-vibrion septique n'entraînera, avec les vibrions, qu'une partie des *B. perfringens*, et le liquide qui surnagera le culot bactérien restera opalescent.

L'on pouvait espérer que la réaction de fixation pourrait être d'un grand secours pour l'identification des anaérobies. Les expériences que nous avons entreprises avec un de nos sérums antitoxiques, le sérum *anti-œdematiens*, ne nous ont malheureusement donné que des résultats inutilisables. En effet, notre sérum antitoxique a fixé l'alexine de cobaye non seulement en présence de divers échantillons de *B. œdematiens*, mais également avec des antigènes non spécifiques : cultures de *B. perfringens*, de Vib. septique, etc.

Il n'y a donc pas lieu d'utiliser la réaction de fixation (pratiquée avec les sérums antitoxiques) pour l'identification des diverses espèces anaérobies.

En définitive, le meilleur procédé d'identification rapide reste la neutralisation des propriétés pathogènes des cultures par les sérums spécifiques correspondants.

L'étude complète des caractères biologiques et culturaux des cultures pures est un travail long et minutieux. Il ne devient nécessaire de l'entreprendre que lorsqu'on a affaire à des espèces qui paraissent nouvelles ou à des variétés particulièrement intéressantes d'espèces déjà connues.

*
* *

En résumé, il est possible dans certains cas de gangrène gazeuse de déterminer rapidement par l'examen bactériologique et par les épreuves d'agglutination croisée à quels germes anaérobies il faut imputer la complication gazeuse.

Dans les cas difficiles, l'inoculation expérimentale, l'étude des premières cultures, les épreuves de neutralisation par les sérums spécifiques permettront le plus souvent d'établir un diagnostic bactériologique en 24 à 36 heures.

Par contre, l'obtention des cultures pures et l'étude bactériologique complète de tous les microbes isolés, même dans un seul cas, est un travail long et souvent difficile.

CHAPITRE IV

Les anaérobies des infections gazeuses

Nous étudions successivement dans ce chapitre :

1° Des bacilles anaérobies que nous avons isolés et dont nous avons pu faire une étude personnelle;

2° Des microbes isolés au cours de la guerre et dont nous donnons la description d'après leurs auteurs;

3° Des germes anciennement incriminés et qui n'ont pas été retrouvés dans la flore des blessures de guerre.

PREMIÈRE SECTION

ANAÉROBIES ÉTUDIÉS PAR LES AUTEURS DE CE LIVRE

Nous décrivons ici dix espèces anaérobies :

B. perfringens, VEILLON et ZUBER,
Vibrion septique, PASTEUR,
B. sporogenes, METCHNIKOFF,
B. putrificus, BIENSTOCK,
B. tertius, H. HENRY,
B. bifermentans, TISSIER et MARTELLY,
B. œdematiens, W. et S.,
B. fallax, W. et S.,
B. aerofœtidus, W. et S.,
B. histolyticus, W. et S.

Nous dirons quelques mots du Bac. II de GHON et SACHS (1909) à propos de ses rapports avec le Vib. septique. Quant au

B. tetani nous avons cru inutile d'en donner une description personnelle.

I. BACILLUS PERFRINGENS

(Veillon et Zuber)

Pour nous conformer à la nomenclature usitée par la majorité des auteurs français, nous désignons sous le nom de *B. perfringens* Veillon et Zuber (1898) un bacille identique aux germes suivants :

Bacille d'Achalme (1891),

B. aerogenes capsulatus Welch et Nuttal (1892),

B. phlegmonis emphysematosæ Eug. Fraenkel (1893),

B. Welchii Migula (1900) [1].

Rappelons d'abord que le rôle du *B. perfringens* dans les infections gazeuses a été depuis longtemps établi par Eug. Fraenkel (1893) — Guillemot (1898) — Hitschmann et Lindenthal (1899) — Welch (1900) — Albrecht (1902) — Kamen (1904), etc. C'est ainsi que P. Simonds, dans une monographie récente (1915/*319*), a pu réunir 175 cas de gangrène gazeuse ou de phlegmon gazeux d'avant-guerre (mortalité 45 o/o environ) imputables au *B. perfringens*.

Ce chiffre élevé nous explique l'importance qu'a prise le *B. perfringens* dans la littérature actuelle sur les infections gazeuses. En fait, depuis que l'un de nous a montré le rôle joué par ce bacille dans les premiers cas de gangrène gazeuse observés après la bataille de la Marne, les observations où l'on a signalé le *B. perfringens* se sont multipliées.

Dans la littérature française, nous trouvons celles de : Doyen et Yamanouchi *(199)* — Steinhardt-Harde *(322)* — Reverchon et Vaucher *(296)* — Orticoni *(279)* — Sartory et Spillmann *(314)* — Lévy, Fourcade et Bollack *(268)* — N. Fiessinger *(208)*.

(1) Migula a proposé le nom de *B. Welchii* pour le *B. aerogenes capsulatus* de Welch et celui de *B. emphysematosum* (Kruse) pour le bac. de Fraenkel.

Dans la littérature anglaise, celles de : WRIGHT *(370)* — DUDGEON, GARDNER et BAWTREE *(201)* — FLEMING *(213)* — M. ROBERTSON *(298)* — K. TAYLOR *(328)* — PENHALLOW *(284)* — GOADBY *(229)* — HARTLEY *(239)* ;

Dans la littérature russe, celles de : MARGOULIÈS-AITOFF et BRAILOWSKY *(271)* — CHOUKÉVITCH *(181)* ;

Dans la littérature italienne, celles de : G. DE ANGELIS *(161)* ;

Enfin, dans la littérature allemande, celles de : FRANZ *(222)* — SUDECK *(325)* — DERGANZ *(196)* — Eug. FRAENKEL *(218)* — KLOSE *(254)* — RUPP *(301)* — RANFT *(293)* — etc...

Tous ces auteurs sont d'accord pour attribuer au *B. perfringens* un rôle capital dans la pathogénie des infections gazeuses.

Nous avons eu l'occasion d'isoler ce microbe un grand nombre de fois et nous en avons étudié avec soin une vingtaine de souches. Nous avons principalement porté nos investigations sur les échantillons les plus pathogènes, qui provenaient de cas très graves ou mortels de gangrène gazeuse.

Nous croyons cependant inutile de donner ici une description absolument complète de ce microbe, renvoyant pour la documentation d'avant la guerre à l'excellente et très complète monographie de P. SIMONDS.

A. MORPHOLOGIE

Bacille épais, à bouts à peine arrondis, immobile, encapsulé, ne sporulant que dans certaines conditions de culture, prenant le Gram.

Forme et dimensions. — Dans les sérosités pathologiques ou dans les cultures très jeunes en bouillon, ce microbe est habituellement remarquable par ses formes courtes et trapues. A noter les extrémités à peine arrondies (sub-carrées) dont les angles sont légèrement émoussés. Fréquemment les bacilles sont groupés par paires, les deux éléments restant dans le prolongement l'un de l'autre ou formant un angle à 45 degrés (fig. 1, A). Dans les cultures âgées, on rencontre parfois des formes longues ou sinueuses.

Ce type fondamental comporte cependant quelques variantes :

Deux fois nous avons observé des échantillons à bacilles habituellement et nettement incurvés, même dans les cultures très jeunes en bouillon glucosé (fig. 2).

Quelques souches forment de même des filaments extrêmement longs.

Enfin de grandes variations sont à noter dans l'épaisseur du

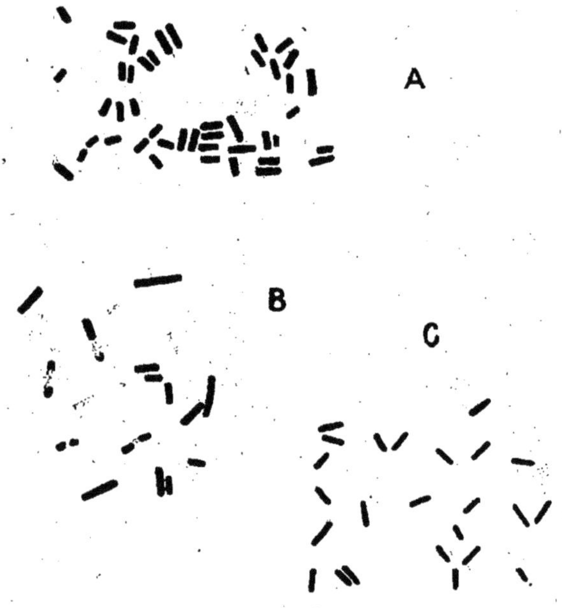

Fig. 1. — Deux échantillons de *B. perfringens* en bouillon glucosé à 2 p. 1000. — A, Echantillon *Am 7*, culture de 24 heures. — B, Le même, culture de 8 jours. — C, Echantillon *A 13*, culture de 24 heures. (Grossissement : Obj. Zeiss 1/12, Oc. 4).

bacille. Si la plupart des germes étudiés ont une épaisseur de 1 µ 2 à 0 µ 8, nous avons parfois rencontré des échantillons plus grêles, dont l'épaisseur moyenne ne dépassait pas 0 µ 8 à 0 µ 6. A noter que ces formes grêles ont des extrémités beaucoup plus nettement arrondies (v. fig. 1, C).

Ces variations de formes expliquent la grande difficulté qu'il y a à reconnaître le *B. perfringens* sur les frottis colorés.

Mobilité, cils, capsule. — Tous les échantillons de *B. perfringens* que nous avons étudiés étaient strictement immobiles.

Il nous est arrivé quelquefois de colorer très nettement la capsule de ce microbe (mordançage par l'encre de fuschine et coloration par le Ziehl à chaud) en utilisant des cultures jeunes sur gélose inclinée.

Nous n'avons jamais pu colorer de cils.

Spores. — La question de la sporulation du *B. perfringens* a été très étudiée et reste encore controversée. Les spores ne se

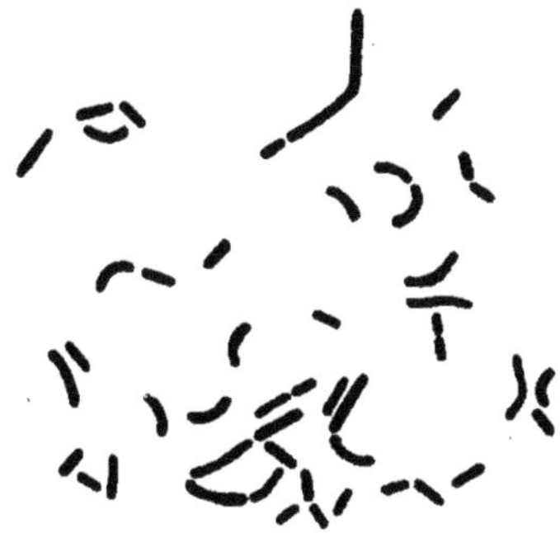

Fig. 2. — Un échantillon de *B. perfringens* où dominent les formes incurvées. Souche *Lech.*; bouillon glucosé à 2 p. 1000; culture de 24 heures. (Grossissement : Obj. Zeiss 1/12, Oc. 4).

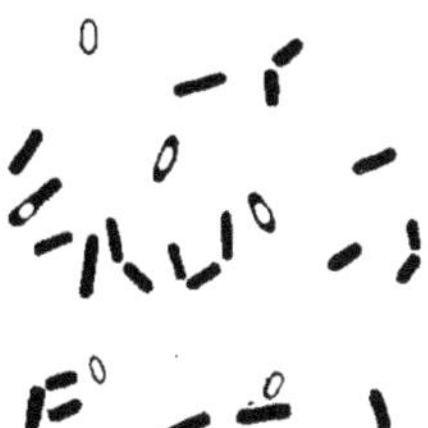

Fig. 3. — Spores de *B. perfringens*. Souche *Lech.*; culture de 3 jours sur sérum de cheval coagulé.

rencontreraient pas dans les milieux où le microbe produit de l'acidité ; il semble bien établi qu'il ne peut sporuler que dans les milieux neutres ou alcalins.

Dans les sérosités, on n'observe habituellement pas de spores.

Dans nos cultures, nous n'avons généralement pas pu en déceler, même dans des cultures en bouillon blanc d'œuf non sucré, âgées de plus d'un an. Toutefois, nous avons eu quelques souches qui sporulaient plus ou moins rapidement dans ce milieu ; d'autre part, certains de nos échantillons ont sporulé abondamment sur sérum de cheval coagulé.

Pour démontrer la présence des spores, l'examen direct est souvent insuffisant. Il est exceptionnel que l'on puisse en observer sur des préparations colorées au Gram. Elles sont, de plus, très difficiles à colorer par le Ziehl. Dans beaucoup de cas, on ne peut guère démontrer leur existence que par le chauffage (v. ci-dessous).

Examinées dans les milieux où la sporulation est abondante (par exemple, pour certains échantillons, le sérum de cheval coagulé), les spores se montrent ovalaires, elles atteignent de grandes dimensions, sont presque toujours libres. Lorsqu'elles sont incluses dans le corps bacillaire, elles sont médianes ou subterminales et débordent largement le corps du bacille (v. fig. 3).

Les spores du *B. perfringens* sont, en général, peu résistantes au chauffage. On sait qu'elles sont habituellement tuées à l'ébullition. Il nous est cependant arrivé d'obtenir encore des cultures positives après chauffage à 100 degrés, pendant 3 et même 5 minutes, de milieux richement ensemencés en partant de vieilles cultures en bouillon blanc d'œuf.

Pour les sérosités, le chauffage à 100 degrés, pendant 1 à 3 minutes, de tubes de bouillon largement ensemencés avec celles-ci, élimine presqu'à coup sûr le *B. perfringens*. Cependant, nous avons parfois obtenu des cultures de ce bacille dans des tubes ensemencés avec des sérosités pathologiques et soumis à l'ébullition pendant 3 à 5 et même 11 minutes. Il est possible que certaines souches possèdent des spores plus résistantes encore, puisque Rodella et v. Hibler (d'après P. Simonds) ont signalé des échantillons de ce microbe dont les spores résistaient à 1 h. 1/2 d'ébullition.

En résumé, s'il est exact que, dans certaines conditions, certains échantillons de *B. perfringens* puissent sporuler et que ces spores soient parfois très résistantes à la chaleur, dans l'immense majorité des cas, ni l'examen direct, ni le chauffage à 100 degrés des milieux préalablement ensemencés, ne peuvent démontrer la présence des spores dans les cultures en bouillon ou dans l'organisme.

B. — Caractères culturaux

Nous insisterons peu sur les caractères culturaux du *B. perfringens* qui sont bien connus. Rappelons simplement ses principaux caractères dans les milieux usuels.

Bouillon Martin glucosé à 2 p. 1000. — Culture abondante avec production d'une grande quantité de gaz. Trouble persistant. La culture dépose lentement et progressivement en quelques jours dans le fond du tube. Le dépôt est bien tassé et l'on y observe la présence de pigment noir. Odeur butyrique. Réaction acide au tournesol.

Bouillon Martin non glucosé additionné d'un cube de blanc d'œuf. — Mêmes caractères de culture. Le blanc d'œuf n'est pas ou est seulement un peu attaqué sur les bords. Après plusieurs mois de séjour d'étuve, il peut devenir complètement transparent ; odeur forte, désagréable, mais non putride.

Bouillon au sang. — Hémolyse ; le milieu prend une coloration brunâtre. Odeur butyrique prononcée.

Gélose profonde glucosée nitratée. — Développement avec grand dégagement de gaz et fragmentation de la gélose. Pousse parfois jusque dans l'eau de condensation à la surface du tube.

Colonies à bord limité, lenticulaires.

Nous avons observé certaines variations dans la forme des colonies. Souvent celles-ci débutent par le stade « cœur jaune », puis, de l'encoche du cœur, naît une protubérance qui donne à la colonie une forme de brioche. Nous avons représenté fig. 4 divers aspects de colonies de *B. perfringens*.

Gélose en surface. — Colonies bien limitées arrondies, grises au centre, plus transparentes sur les bords.

Gélatine glucosée. — Colonies de même type qu'en gélose profonde. La liquéfaction est lente et incomplète. Il faut parfois des mois de séjour à l'étuve pour que la gélatine soit liquéfiée dans le 1/3 ou le 1/4 inférieur du tube.

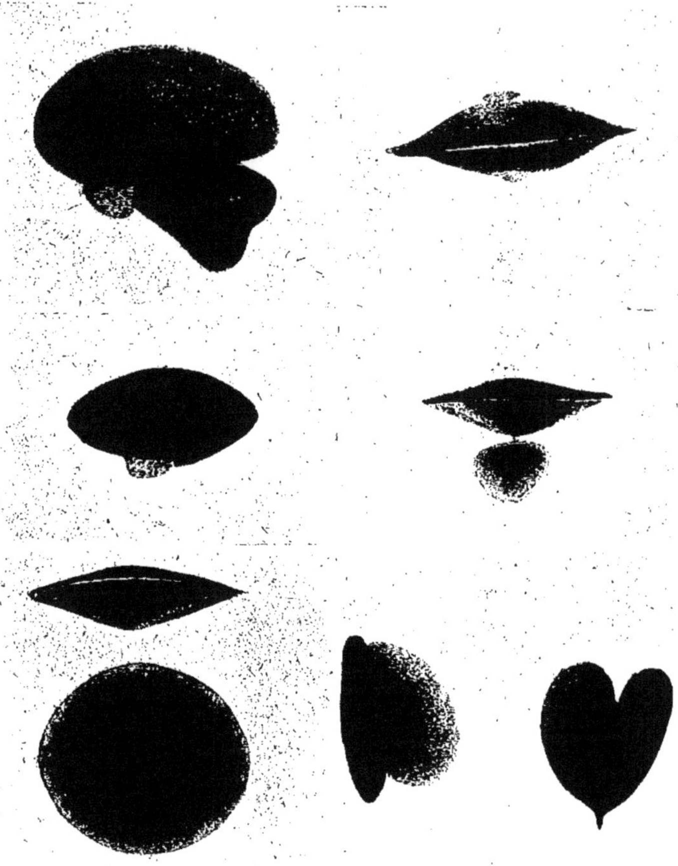

Fig. 4 — Colonies de *B. perfringens* en gélose profonde glucosée nitratée ; différents aspects d'une même souche *(Chaz...)*.

Lait tournesolé. — Tantôt le tournesol rougit, tantôt il se décolore complètement. La coagulation est rapide, en masse ; puis le caillot se contracte, devient spongieux, criblé de bulles de gaz et surnage dans le petit lait clair. Cette réaction dans le lait est caractéristique.

Le milieu a une odeur acide, butyrique.

Sérum coagulé. — Très faiblement attaqué par quelques souches. Habituellement l'attaque est nulle même après plusieurs jours d'étuve.

Sporulation quelquefois assez abondante dans ce milieu. On voit des formes renflées et des spores libres ; quelques bacilles prenant le Gram renferment des spores (fig. 3).

Bouillon à la viande. — Culture peu abondante. Le milieu a une odeur faiblement butyrique. Sporulation.

C. — Propriétés biochimiques

1° **Propriétés saccharolytiques.** — Ferment saccharolytique puissant, le *B. perfringens* attaque les substances hydro-carbonées avec dégagement de gaz et production d'une forte acidité.

P. Simonds, qui a étudié à ce point de vue 20 échantillons provenant de diverses origines, distingue quatre groupes de *B. perfringens*.

Groupe I. — Fait fermenter l'inuline et la glycérine avec production de gaz et acidification du milieu. Pas de sporulation.

Groupe II. — Fait fermenter la glycérine avec production de gaz et acidification du milieu, mais pas l'inuline. Sporulation seulement dans les milieux à l'inuline.

Groupe III. — Fait fermenter l'inuline, mais pas la glycérine. Sporulation dans les milieux à la glycérine.

Groupe IV. — Ne fait fermenter ni l'inuline, ni la glycérine. Sporulation dans les deux milieux.

Cette classification a été reconnue exacte par H. Henry *(246)* qui a étudié de nombreux échantillons de *B. perfringens* provenant des blessures de guerre.

D'après cet auteur le *B. perfringens* fait fermenter constamment : glucose, lévulose, galactose, saccharose, maltose, lactose, raffinose, mannose, amidon, dextrine et glycogène.

2° **Propriétés protéolytiques.** — Les propriétés protéolytiques du *B. perfringens* sont extrêmement controversées. Nous avons vu qu'il liquéfie lentement la gélatine, très faiblement et très lentement l'ovalbumine, pas du tout la caséine. Certains échantillons attaquent très lentement le sérum coagulé. TISSIER et MARTELLY *(119)* considèrent le *B. perfringens* comme un agent protéolytique énergique, surtout dans les milieux sucrés. P. SIMONDS trouve qu'il produit peu d'ammoniaque, même si on l'ensemence en bouillon glucosé.

La recherche de l'indol a donné des résultats contradictoires. Il nous paraît bien qu'à ce point de vue les propriétés du *B. perfringens* sont très variables suivant les échantillons étudiés.

Ajoutons que d'après TISSIER et MARTELLY le *B. perfringens*, outre une trypsine et une amylase, secrète une stéapsine qui saponifie les graisses.

D. — POUVOIR PATHOGÈNE

Le pouvoir pathogène du *B. perfringens*, comme celui de tous les anaérobies rencontrés dans la gangrène gazeuse, est des plus variables.

Presque toujours, les souches isolées dans des cas mortels de gangrène gazeuse ont été très pathogènes pour le cobaye et ont conservé pendant des mois leur virulence.

Nous conservons le *B. perfringens* à la glacière en bouillon blanc d'œuf non glucosé. Le pouvoir pathogène est titré en injectant dans les muscles de la cuisse du cobaye des cultures de 24 heures en bouillon peptoné glucosé à 2 p. 1000.

1° **Culture totale.** — COBAYE. — Dans les conditions d'injection précisées ci-dessus, 1/4 à 1/10 de cc. de culture de 24 heures en bouillon glucosé de nos souches les plus pathogènes tuent le cobaye en 12 à 48 heures.

L'inoculation intramusculaire est suivie de la formation locale d'un gros phlegmon gazeux. La peau est tendue, brun verdâtre ou rouge violacé, humide; les poils se détachent quelquefois sur toute la surface de la lésion, ce qui s'explique par l'action de l'hydrogène sulfuré produit par le microbe. A la palpation on perçoit la crépitation. A distance, dans la paroi abdominale décollée, existe une poche fluctuante distendue par les gaz. A l'incision, les gaz s'échappent en émettant souvent une odeur d'hydrogène sulfuré, parfois très prononcée.

Les muscles de la cuisse, dissociés par les gaz, dépouillés de leurs aponévroses, sont souvent partiellement digérés. Ils s'effritent et s'écrasent sous le dos du scalpel. Cette myolyse est particulièrement remarquable lorsqu'on opère avec certains échantillons de *B. perfringens*. Les muscles, les vaisseaux, les débris d'aponévroses, sont baignés par une sérosité rouge acajou où pullulent les microbes. La paroi abdominale forme une grande poche limitée par les muscles qui sont clivés par les gaz. Les muscles abdominaux sont gris sale, en état de myolyse avancée. La surface péritonéale est rugueuse et couverte de gouttelettes de graisse. Une sérosité rouge acajou abondante occupe le bas-fond iliaque de la poche. Des débris d'aponévrose et de tissu adipeux nagent dans ce liquide rougeâtre qui tient en suspension de grosses gouttes de graisse. Un œdème rouge rosé, infiltré de fines bulles de gaz, limite la périphérie de la lésion qui s'étend à la cuisse opposée, remonte jusqu'au sternum et atteint parfois la cavité axillaire du côté injecté (voir pl. color. I).

L'infection se généralise toujours ; les microbes, avant la mort du cobaye sont abondants dans la cavité péritonéale, le foie, la rate et les reins. L'hémoculture est toujours positive.

Il arrive souvent que les animaux inoculés avec de faibles doses de *B. perfringens* meurent en deux à trois jours ; ils présentent fréquemment alors des signes d'obstruction intestinale. Des matières non évacuées s'accumulent dans l'ampoule rectale. Cette paralysie du gros intestin explique le passage fréquent dans la cavité péritonéale et dans le sang du cobaye de microbes d'origine intestinale. Chez ces animaux à mort retardée, il est en effet de règle de trouver dans le sang du cœur de tels microbes associés au *B. perfringens*.

Ce tableau, qui correspond aux lésions produites par la plupart des *B. perfringens* que nous avons isolés, se complète par l'apparition de phlyctènes localisées surtout au niveau de la mamelle inguinale du côté injecté.

Des lésions à caractère un peu différent ont été produites par l'injection au cobaye de cultures provenant de souches toxigènes. Si l'on injecte dans la cuisse de cet animal 1/4 de cc. d'une culture toxique de *B. perfringens*, la tuméfaction du membre s'accompagne de la formation rapide (déjà nettement perceptible au bout de 4 à 5 heures) d'un gros œdème sous-cutané, localisé à la partie inférieure de l'abdomen. Cet œdème, mou, dépressible, progresse rapidement et remonte souvent jusqu'à la fourchette sternale. Les cobayes présentent précocement des signes d'intoxication (hérissement des poils, adynamie, hypothermie). A l'incision, l'œdème est rouge rosé et se résout rapidement en une sérosité laquée.

Quant au phlegmon gazeux local, il évolue et aboutit à la formation des lésions précédemment décrites.

L'injection de la culture totale sous la peau du cobaye produit des lésions assez comparables à celles qui suivent l'inoculation intramusculaire. Elle est pourtant moins sévère. Mlle Raphael *(159)* en a donné une excellente description, ainsi que des lésions viscérales produites par le *B. perfringens*.

Lapin. — Il est classique d'admettre que le lapin est plus résistant que le cobaye à l'infection par le *B. perfringens*.

C'est ainsi que G. Bull et I. Pritchett *(174)* ont montré tout récemment que pour provoquer la mort foudroyante du lapin par inoculation intraveineuse de culture totale il faut en injecter de 7 à 10 cc.

En injectant 1 à 2 cc. de culture par kilo d'animal, le lapin meurt dans la nuit.

A noter les altérations du sang (destruction d'un grand nombre de globules rouges consécutive aux injections intraveineuses de culture totale).

Les inoculations sous-cutanées ou intra-musculaires ne provoquent pas habituellement la mort de l'animal. Elles sont suivies de la formation d'un œdème, accompagné ou non d'infiltration gazeuse. Le plus souvent les animaux se rétablissent ; parfois ils succombent au bout de plusieurs jours.

Souris. — La souris est très sensible à l'injection intraveineuse de la culture totale. 1/2 à 1/4 de cc. amène la mort en quelques minutes ; 1/10-1/20 en quelques heures. A noter souvent des symptômes d'hémoglobinurie.

L'injection locale, sous-cutanée, de 1/2 cc. de culture amène en général la mort de la souris en 24 à 48 heures. Les lésions locales diffèrent de celles produites chez le cobaye. On observe un important œdème local, sans crépitation gazeuse et sans décollement de la peau. Celle-ci est humide, un peu verdâtre, et souvent tachée de sang au voisinage du méat urinaire. Dans les frottis de sérosité les microbes sont peu abondants.

Il semble que le *B. perfringens* soit peu virulent pour la souris; par contre cet animal est très sensible à son action toxique (probablement hémotoxique).

Pigeon. — G. Bull et I. Pritchett ont repris récemment l'étude du pouvoir pathogène du *B. perfringens* sur le pigeon. Cet animal paraît être extrêmement sensible; 0,05 à 0,01 cc. de culture totale, inoculés dans les muscles pectoraux, tuent le pigeon en 6 à 20 heures. Localement il y a production d'un phlegmon gazeux comparable à celui que l'on observe chez le cobaye. Les microbes sont très abondants dans les muscles.

2° **Toxines.** — a) *Hémotoxines* — Les propriétés hémotoxiques du *B. perfringens* sont mises en évidence par les lésions que l'on observe chez l'homme et chez les animaux (anémie extrême, coloration verdâtre des téguments, hémoglobinurie, etc...) et également par l'action qu'exerce *in vitro* sur les globules rouges les produits de sécrétion du bacille.

C'est ainsi que Schultze *(138)* signale l'hémoglobinurie chez les lapins infectés par le *B. perfringens*. Ouranoff *(280)*, qui a repris cette étude, en utilisant des souches de *B. perfringens* isolées par Choukewitch, note les mêmes symptômes chez les jeunes chiens et les lapins morts à la suite d'injections d'hémotoxine du *B. perfringens* (filtrat de cultures sur milieu à la viande).

De même, tout récemment, C. G. Bull et Ida W. Pritchett observaient une diminution intense des globules rouges et d'importantes lésions sanguines chez les lapins et les pigeons inoculés dans la veine avec la culture totale ou le liquide centrifugé ou filtré provenant de cultures jeunes de *B. perfringens*.

Nous avons eu l'occasion d'observer, inconstamment il est vrai, les mêmes symptômes chez les souris inoculées soit avec la culture totale, soit avec le liquide centrifugé provenant de cultures très jeunes de *B. perfringens*.

L'action *in vitro* de l'hémotoxine de *B. perfringens* sur les globules rouges de diverses origines est très différente suivant les souches utilisées.

Korentchewsky *(143)* trouve que le *B. perfringens* secrète peu ou pas d'hémotoxine.

Herter *(132)*, Hewlet *(148)*, démontrent l'existence de l'hémotoxine en cultivant le microbe dans un bouillon au sang.

Kamen *(126)* obtient l'hémotoxine dans des cultures en bouillon glucosé.

Mc. Campbell *(140)* rapporte cette action hémolytique à l'acide butyrique produit.

P. Simonds a étudié l'action hémolytique de 17 échantillons de *B. perfringens*. Le pouvoir hémolytique de certains échantillons est très marqué ; pour d'autres il est faible ou nul.

Costa et Troisier *(189)* ont noté l'action hémolytique du *B. perfringens* isolé des plaies de guerre.

Il en est de même d'Ouranoff, qui l'étudie sur des globules rouges de différentes origines (homme, chien, porc, bœuf, mouton, cheval, cobaye, lapin, rat blanc, souris blanche, poule et pigeon). Pour certains animaux, l'hémoglobine seule est dissoute (cobaye, lapin, poule, pigeon). Pour les autres, l'érythrocyte est totalement détruit. Le pouvoir hémolytique est variable suivant les souches. L'hémotoxine est détruite par chauffage à 60 degrés pendant 1/2 heure. Ce fait, qui est d'accord avec les observations de Costa et Troisier, est en contradiction avec celles d'Herter. Cet auteur n'a pu détruire complètement l'hémotoxine par un chauffage prolongé.

Ajoutons que, d'après Ouranoff, des cultures dépourvues de propriétés hémolytiques possèdent souvent des propriétés hémo-agglutinantes.

Nous avons pu nous convaincre que les cultures de *B. perfringens* (cultures jeunes de 15-16 heures en bouillon glucosé) étaient fortement hémotoxiques. Ainsi sur 9 de nos souches, 7 possédaient des propriétés hémolytiques marquées pour les hématies d'homme, de mouton et de cobaye. 1/10 de cc. de culture totale hémolysait de 1/2 à 1 cc. d'une dilution à 1 : 20 des globules rouges utilisés. Par contre, les cultures âgées de 48 heures possèdent des propriétés hémotoxiques beaucoup plus faibles. Le tableau ci-dessous montre que sur les 7 échantillons utilisés, un seul a conservé un index hémolytique élevé.

TABLEAU V

Propriétés hémotoxiques du B. perfringens (*globules humains*)

ÉCHANTILLONS étudiés	INDEX HÉMOLYTIQUE des cultures jeunes	INDEX HÉMOLYTIQUE des cultures de 48 h.
Am 22	5	0
125	5	0
Selib.	10	0,5
Am 8	10	0,5
Am 7	5	1
Lecb.	10	1
Nett.	10	10

b) *Toxine soluble.* — La toxine soluble du *B. perfringens* semble avoir été assez rarement obtenue.

HITSCHMANN et LINDENTHAL *(92)* — KAMEN *(126)* — JUNGANO et DISTASO *(145)* — H. TISSIER *(332)* n'ont pas réussi à la préparer.

La toxine étudiée par PASSINI *(127)* — METCHNIKOFF *(137)* — KORENTCHEWSKY *(143)* — d'AGATA *(144)* — LORIS MÉLIKOF *(155)* était, semble-t-il, asssez faible.

En filtrant sur bougie de Chamberland des cultures jeunes en bouillon glucosé à 2 p. 1000 de certains échantillons de *B. perfringens*, nous avons obtenus une toxine soluble.

COBAYE. — L'injection intraveineuse de 2 cc. de cette toxine détermine la mort rapide du cobaye. La mort est brutale et est accompagnée de symptômes qui rappellent ceux provoqués par la toxine du V. septique. Le cobaye titube, est pris de hoquets, présente de violents soubresauts convulsifs, tombe paralysé et meurt par arrêt respiratoire en 30 secondes à quelques minutes. Parfois l'animal se relève, se rétablit passagèrement et ne meurt qu'au bout de quelques heures.

Un à un demi-centimètre cube de cette toxine tue le cobaye en 12 à 24 heures. Les animaux, immédiatement après l'injection, sont tristes; leur poil est hérissé ; puis ils se rétablissent jusqu'à ce que survienne une crise de dyspnée et de convulsions qui les emporte. Fréquemment les femelles gravides avortent.

L'injection sous-cutanée de la toxine (2 à 5 cc.) détermine l'apparition locale d'un œdème mou, séreux, auquel succède une large escarre (2 à 5 francs). Celle-ci guérit en quelques semaines.

Souris. — L'animal est très sensible à l'inoculation intraveineuse du *liquide centrifugé* provenant des cultures *jeunes* de *B. perfringens*. On peut provoquer la mort de la souris en 5 minutes par l'inoculation dans la veine de 1/4 à 1/10 de ce liquide. Après une minute d'incubation l'animal est pris d'une forte dyspnée, puis tombe et meurt daus une violente crise de convulsions. Les yeux sont exorbités. Fréquemment, mais non constamment, un peu d'urine sanguinolente s'écoule du méat urinaire.

Mouton. Cheval. — De fortes doses de toxine centrifugée injectées sous la peau du mouton et du cheval provoquent des phénomènes généraux (élévation de température) et l'apparition d'un œdème.

Un mouton ayant reçu quelques injections de toxine de *B. perfringens* a donné un sérum antitoxique qui neutralisait la toxine et la culture de *B. perfringens*. Nous reprendrons ce point dans notre chapitre de sérothérapie expérimentale.

Ajoutons ici que Klose *(254)* a isolé dans un cas de gangrène gazeuse mortelle un échantillon toxigène de *B. perfringens*. Les lésions produites par la culture totale de ce germe sont semblables à celles que nous avons précédemment décrites. La toxine obtenue (filtrat de bouillon glucosé) tuait le cobaye à la dose de 1,5 à 2 cc. en injection intraveineuse. L'auteur a préparé sur cheval un sérum antitoxique faiblement actif.

Enfin, plus récemment encore, G. Bull et I. Pritchett ont étudié l'action de la toxine du *B. perfringens* sur le lapin et sur le pigeon.

Leurs échantillons toxigènes provenaient d'infections gazeuses observées sur le front franco-britannique et leur avaient été communiqués par P. Simonds. Bull et Pritchett obtiennent leur toxine par centrifugation de cultures de 24 heures en bouillon glucosé à 1 p. 1000 additionné de morceaux de muscles frais de cobaye. La filtration sur bougie ou une centrifugation trop prolongée diminuent fortement la toxicité du liquide.

Il faut noter que si l'on neutralise l'acidité du liquide de centrifugation, celui-ci conserve toutes ses propriétés toxiques et presque toutes ses propriétés hémotoxiques. Il est intéressant de confronter ce résultat avec l'hypothèse soutenue par WRIGHT *(369)* pour qui l'intoxication, dans les infections gazeuses, serait avant tout une acidémie.

BULL ET PRITCHETT ont cherché à dissocier les propriétés toxique et hémotoxique des cultures centrifugées de *B. perfringens*. Lorsque la toxine est inoculée dans la veine, la mort de l'animal (pigeon, lapin) survient rapidement et l'on note de graves altérations sanguines. Quand la toxine est inoculée dans les muscles (pigeon), l'animal meurt sans présenter d'altérations globulaires importantes. La toxine du *B. perfringens* serait un complexe constitué par deux substances : une hémotoxine et une autre substance toxique.

La toxicité est détruite par un chauffage de 30 minutes à 70°. Ajoutons que BULL ET PRITCHETT ont immunisé le lapin contre la toxine du *B. perfringens*. Le sérum obtenu est doué de propriétés anti-toxiques et anti-hémotoxiques ; il possède également des propriétés anti-infectieuses.

E. — ANTICORPS SPÉCIFIQUES

1° **Agglutinines**. — Il est très difficile de préparer sur le lapin un sérum agglutinant contre le *B. perfringens*. KAMEN *(126)*, PICCHI *(134)* n'ont pas réussi à le préparer. WERNER *(130)*, ROCCHI *(150)*, ont obtenu un sérum qui n'agglutinait que l'échantillon ayant servi à immuniser le lapin. P. SIMONDS n'a guère été plus heureux. Le meilleur sérum qu'il ait obtenu agglutinait au 1/80 l'échantillon homologue. Dix échantillons de *B. perfringens* n'ont pas été agglutinés par ce sérum, dix autres ont agglutiné à 1/20, et un seul à 1/40.

On comprend bien la raison de ces échecs relatifs, si l'on songe qu'il faut injecter de grandes quantités de corps microbiens aux animaux avant d'obtenir un sérum agglutinant convenable. Ainsi, les chevaux que nous avons immunisés contre le *B. perfringens* n'ont donné un bon sérum agglutinant qu'après avoir reçu plusieurs litres de culture en plusieurs mois d'immunisation. Le sérum de l'un agglutinait au 1/500, celui d'un autre agglutinait à 1/2000 l'échantillon homologue.

La difficulté qu'il y a à obtenir des agglutinines spécifiques explique également ce fait que le sérum des malades atteints ou guéris d'infection gazeuse n'agglutine pas les cultures de *B. perfringens*. Cette observation a été confirmée par K. Taylor (*328*).

2° **Sérums anti-microbien et anti-toxique.** — Nous traiterons plus en détail cette question dans notre chapitre de sérothérapie expérimentale. Voir seulement ci-dessous : Identification.

F. — Identification

En dehors des caractères morphologiques, culturaux, et des propriétés biochimiques indiqués, les échantillons de *B. perfringens* que nous avons isolés ont été identifiés entre eux par des épreuves d'agglutination croisée. Il faut noter que, si tous les échantillons étudiés ont agglutiné avec nos sérums agglutinants, ils l'ont fait à des taux très variables. Certains agglutinent au même taux que les souches homologues (1/500, 1/1000); d'autres à des taux beaucoup plus bas (1/20, 1/50).

Les échantillons pathogènes ont, de plus, été neutralisés par les sérums anti-microbien et antitoxique.

G. — Position dans la systématique

Le *B. perfringens* semble constituer un groupe microbien comprenant des formes assez variables. De nombreuses variations ont été signalées dans la morphologie, les conditions de sporulation, les propriétés fermentatives, le pouvoir hémolytique, l'action pathogène, les réactions d'agglutination. Toutefois, malgré l'étendue de ces variations, il nous est impossible de suivre les auteurs qui admettent que le *B. perfringens* puisse se présenter comme un bacille mobile et cilié.

Ainsi, Grassberger et Schattenfroh (*96*) ont voulu l'englober dans le groupe du *B. butyricus* mais leurs recherches n'ont pu être vérifiées et ne sont pas concluantes.

Passini (*129*) a signalé des coagglutinations entre le *B. putrificus* et le *B. perfringens*, mais nous n'avons jamais observé de tels phénomènes.

Plus récemment, CONRADI ET BIELING (*185*) ont été conduits à admettre une très grande variabilité du *B. perfringens*. Nous discuterons leur hypothèse en temps opportun.

Ajoutons que le *B. enteritidis sporogenes* KLEIN (*65*) est un mélange de *B. perfringens* et d'un microbe putride qui est le *B. sporogenes* ou le *B. putrificus*.

Quant au bacille de BUDAY (*79*), il faut sans doute le considérer comme un *B. perfringens* capable de se développer en longs filaments articulés.

II. — VIBRION SEPTIQUE

(PASTEUR)

L'histoire du Vibrion septique a été longuement retracée dans notre premier chapitre. Nous avons dit à cette place comment elle débute avec les travaux de PASTEUR, de KOCH et de GAFFKY, et comment elle se poursuit durant une vingtaine d'années dans la plus inextricable confusion. Nous avons spécialement insisté sur la source d'équivoques qui naissent de la terminologie adoptée en Allemagne où, après KOCH, on désigne sous le nom de Bacille de l'œdème malin un germe que l'on considère, sur la foi d'une description insuffisante, comme identique au Vibrion septique de PASTEUR. Nous ne ferons, ici, que résumer cette histoire à grands traits.

Après les publications des précurseurs apparaissent de nombreux travaux sur le Vibrion septique (ou le Bac. de l'œdème malin et ce (?) germe est presque aussitôt incriminé en pathologie humaine ou vétérinaire.

Dès 1882, BRIEGER et EHRLICH isolent, dans deux cas d'infections gazeuses chez l'homme, un microbe qu'ils considèrent comme Bac. de l'œdème malin. Ils pensent avoir observé une maladie nouvelle : l'œdème malin de l'homme.

En 1884, CHAUVEAU et ARLOING proclament que le Vib. septique de PASTEUR est l'agent spécifique de la gangrène gazeuse humaine (septicémie gangreneuse).

Ces travaux entraînent la publication de nombreuses observations d'infections gazeuses humaines que les auteurs désignent tantôt comme œdèmes malins ou tantôt comme grangrènes gazeuses, et qu'ils rapportent soit au Bac. de l'œdème malin de Koch, soit au Vib. septique de Pasteur.

Citons à cet égard les travaux de Braatz (1887) — Bremer (1888) — Verneuil (1890) — Hoegh (1891) — Nekam (1892) — Campenon (1892) — Gérard Marchand (1892) — Ménereul (1895) — Monod (1895) — Honl (1896) — Paginotti (1896) — Tubby et Wright (1898) — Mason (1899) — Eisenberg (1899) — von Hibler (1899) — Haemig et Silberschmidt (1900) — Brabec (1900) — Silberschmidt (1902) — Gould (1903) — Ghon et Sachs (1903/04) — de Besche (1908).

En pathologie vétérinaire, les observations sont encore plus nombreuses et certaines affections du cheval, du bœuf, du mouton, du porc, du chien — décrites sous des noms différents : septicémie gangreneuse, œdème malin, charbon du part des bovidés (Geburtsrauschbrand), bradsot du mouton, etc... — sont attribuées soit au Vib. septique, soit au Bac. de l'œdème malin.

Malgré ces multiples travaux, la question du Vibrion septique-Bacille de l'œdème malin reste, comme nous l'avons dit, durant une vingtaine d'années, toute pleine d'obscurités.

Pour n'en indiquer qu'une raison (voir p. 8), c'est que les études de Pasteur et de Koch n'ont pas été assez poussées pour définir avec certitude une espèce microbienne. Leurs descriptions délimitent seulement un cadre très large où l'on a pu faire entrer des germes nouveaux très dissemblables et l'on a maintenant une série de vibrions septiques différents (1) et une série de Bacilles de l'œdème malin différents [1]. Comme l'on continue

[1] Il va de soi que les différences entre les éléments de chacune de ces séries portent principalement sur des caractères (culturaux, biochimiques) que n'avaient pu étudier les précurseurs.

Ainsi, on peut citer, dans la série des Bac. de l'œdème malin :

le *B. œdematis maligni* de v. Hibler qui liquéfie le sérum coagulé, la caséine, l'ovalbumine ;

le *B. œdematis maligni* de Ghon et Sachs : ne liquéfie ni le sérum, ni la caséine, ni l'ovalbumine ;

le *B. œdematis maligni* de Schlemmer : liquéfie le sérum, non la caséine ;

le *B. œdematis maligni* d'Eug. Fraenkel : liquéfie lentement la caséine, non le liquide d'ascite coagulé.

De même :

le Vib. septique de l'Inst. Pasteur ne liquéfie ni le sérum, ni la caséine, ni l'ovalbumine ;

à appliquer de confiance l'égalité : Vibrion septique = Bac. de l'œdème malin, l'on en arrive à ne plus savoir ce qu'il faut entendre par cette double désignation.

Aussi, après deux décades d'indécision, certains auteurs, frappés des contradictions accumulées par les recherches, soupçonnant l'insuffisance des descriptions des précurseurs et soucieux d'introduire un peu de clarté dans cette question difficile, entreprennent une étude plus poussée sur la façon dont il y a lieu de définir ou le « Vibrion septique », ou le « Bacille de l'œdème malin ».

Faut-il continuer à admettre l'identité spécifique de tous les germes désignés sous ces deux noms, et considérer, sous l'appellation : Vibrion septique = *B. œdematis maligni*, une espèce très large, comprenant des formes très variables?

Faut-il, au contraire, démembrer ce groupe étendu de microbes et y pratiquer des coupures spécifiques?

Albrecht pose la question le premier, en 1902, et soutient la dernière opinion. Mais c'est le travail de Ghon et Sachs, paru en 1903-1904, qui apporte les premières clartés dans le débat.

Ces auteurs observent chez l'homme une gangrène gazeuse de la paroi abdominale, consécutive à une pérityphlite avec perforation intestinale, et ils isolent de ce cas un bacille anaérobie dont ils font une étude qui dépasse de beaucoup, comme précision et comme étendue, tout ce qui avait été fait avant eux.

Leur bacille est identifié à la « souche originelle du Vibrion septique de Pasteur », envoyée par Metchnikoff à Grassberger et Schattenfroh (*Centralbl. f. Bakt.*, vol. 35, p. 182). Nous avons donc, dans le travail de Ghon et Sachs, la première description précise du Vibrion septique de Pasteur.

D'autre part, le bacille de Ghon et Sachs rentre dans le cadre très large délimité par la description première du bacille de l'œdème malin ; par suite, il n'est pas impossible que ce germe soit identique à la souche de Koch, mais ce point ne saurait être résolu, toute comparaison directe des souches étant impossible.

le *B. septicus* de Macé liquéfie rapidement le sérum, précipite incomplètement la caséine ;

le vib. septique de Jungano et Distaso liquéfie sérum, caséine, ovalbumine ;

etc., etc.

En conséquence, il eut été logique que GHON et SACHS donnassent à leur microbe ou bien le nom de Vibrion septique, ou bien, tout au moins, un nom nouveau. La dénomination Vibrion septique serait tombée en synonymie de ce nom nouveau, mais sans créer, désormais, aucune ambiguité. L'appellation « bacille de l'œdème malin » aurait conservé sa signification douteuse qu'on eût pu préciser par la suite.

GHON et SACHS ont-ils voulu résoudre l'équation : Vib. septique = *B. œdematis maligni?* Ont-ils seulement désiré conserver le nom choisi par KOCH ? En tous cas, ils « n'hésitent pas à donner à leur microbe le nom de bacille de l'œdème malin », et ils proposent, puisqu'il est le mieux étudié de tous ceux qui portent ce nom, de le prendre pour type de *B. œdematis maligni.*

La position prise par GHON et SACHS, quelque critique qu'on puisse leur adresser, avait néanmoins l'intérêt d'apporter une définition précise du germe à désigner comme *B. œdematis maligni* = Vib. septique.

GHON et SACHS s'attachent d'ailleurs, par l'étude et la critique de la littérature, à réviser les travaux concernant les germes décrits comme bacille de l'œdème malin.

D'abord, ils montrent qu'un premier groupe de ces microbes ne rentrent pas dans la définition de KOCH : Bacille de NOVY (*62*), de KLEIN (*42*), de PENZO (*44*), de SILBERSCHMIDT (*117*).

Pour un deuxième groupe, ils déclarent ne pouvoir se prononcer; il s'agit de microbes étudiés d'une façon trop incomplète (BRIEGER et ERLICH, etc...).

Enfin, un troisième groupe de bacilles méritent tout autant que le bacille de GHON et SACHS d'être appelés « bacilles de l'œdème malin KOCH ». Ils ressemblent au germe de ces auteurs, tout en présentant avec lui certaines différences : tel est le cas pour les germes décrits par KITASATO (*34*) — SANFELICE (*58*) — EISENBERG (*89*) — KITT (*27*) — GOULD (*122*) — et dans les traités de MUIR et RITCHIE (*94*) — JENSEN (*123*) — etc.... Au sujet de ces différences, GHON et SACHS déclarent ne pouvoir dire « en l'état actuel des connaissances », si elles sont ou non suffisantes pour établir des distinctions spécifiques ; toutefois « il ne leur paraît pas invraisemblable que certains de ces bacilles (et, avant tout, ceux de SANFELICE, de EISENBERG et de GOULD) constituent avec leur bacille une seule et même espèce ».

Arrivée à ce point, la question du *B. œdematis maligni* commence à s'éclairer. Elle va de nouveau s'obscurcir avec von Hibler.

En 1899, v. Hibler avait fait paraître un travail sur les Anaérobies pathogènes (*91*). Il y décrivait, sous le n° II, trois souches de « véritable bacille de l'œdème malin » au sujet de l'identification desquelles Ghon et Sachs firent quelques réserves (Voir tableau VI).

Tableau VI

Le Bacille de l'œdème malin de v. Hibler

En 1899			En 1908	
Noms des Espèces	Nos des souches	Provenance des souches	Nos des souches	Noms des Espèces
		Vache (cas de Charbon du Part)	3	Espèce X : Bacille de l'œdème malin
Espèce II : « véritable Bacille de l'œdème malin »	3	Terre de Jardin	2	
	1	Mulet (« mort d'œdème malin ») .	1	
	2	Enfant (mort de tétanos) . .	1	Espèce III Bacille de : Ghon-Sachs [= Vib. septique]
		Gangrène de la jambe. « tableau clinique habituellement désigné comme œdème malin » .	2	
		Gangrène des testicul. « tableau clinique habituellement désigné comme œdème malin »	6	
		Cadavre d'une femme .	3	
		Veau (Charbon symptomatique).	4	
		Bœuf (Glossite traumatique).	7	

En 1908, dans son traité des Anaérobies pathogènes, v. HIBLER démembre son ancienne espèce II. L'une des souches (enfant mort de tétanos) passe à l'espèce III qui est le bacille de GHON et SACHS. Les deux autres deviennent l'espèce X. Celle-ci se distinguerait du bacille de GHON-SACHS surtout par son pouvoir protéolytique ; elle est prise par v. HIBLER comme type de *B. œdematis maligni*.

En l'absence de toute mention faite par KOCH d'un pouvoir protéolytique chez son bacille, on ne comprend pas très bien pourquoi v. HIBLER considère son bacille protéolytique comme plus véritable bacille de l'œdème malin que son bacille non protéolytique ou de GHON-SHACHS. On ne comprend pas davantage pourquoi v. HIBLER se refuse à accepter la définition du *B. œdematis maligni* au sens que GHON et SACHS lui ont donné les premiers avec précision. Enfin, il est assez curieux de noter avec v. HIBLER (qui le fait expressément remarquer) que le bacille X n'a jamais été trouvé chez l'homme ; qu'en revanche, dans tous les cas humains présentant « le tableau clinique habituellement désigné comme œdème malin », l'auteur a toujours trouvé le bacille de GHON et SACHS (tableau VI).

Quoi qu'il en soit, avec v. HIBLER la question s'embrouille à nouveau. On a maintenant le *B. œdematis maligni* au sens de GHON-SACHS et le *B. œdematis maligni* au sens de v. HIBLER, qui sont cependant deux espèces différentes ; et la formule : Vibrion septique = *B. œdematis maligni* ne peut plus être admise.

L'étude des cas de gangrène gazeuse observés au cours de cette guerre allait remetre d'actualité cette question difficile.

Nous devons dire tout d'abord que la plupart des auteurs qui ont signalé, au cours de ces trois années de guerre, des cas de gangrène gazeuse à Vib. septique ou à *B. œdematis maligni*, ont donné, tout comme les auteurs anciens, des descriptions bactériologiques très imprécises. Ces travaux ne peuvent donc être discutés.

Beaucoup d'auteurs ont également confondu, ainsi que nous l'établirons ultérieurement, le Vib. septique, avec le *B. sporogenes* (Metchnikoff).

L'un de nous a été le premier à signaler, au cours de la guerre actuelle, un cas indiscutable de gangrène gazeuse où la mort a été provoquée par le Vib. septique PASTEUR (septicémie mortelle). Depuis, nous avons isolé encore neuf échantillons de Vib. septique, dont trois provenaient de septicémies mortelles. Nos 10 souches ont été identifiées avec certitude à un Vib. septique de la collection de l'Institut Pasteur, et ils ne diffèrent en rien du bacille décrit par GHON et SACHS en 1903 et du bacille n° III de v. HIBLER.

EUG. FRAENKEL, dans un travail récent (*219*), signale avoir trouvé dans un cas de gangrène gazeuse humaine un germe identique au bacille de GHON et SACHS.

Enfin, Miss HEMPL a isolé dans le laboratoire de Miss ROBERTSON (Lister Institute) deux échantillons de Vib. septique provenant de blessés atteints de gangrène gazeuse, et qu'elle a pu identifier aux nôtres, grâce aux sérums agglutinant et antitoxique que nous avons préparés.

Si nous réunissons maintenant toutes les observations précises, anciennes ou récentes, que nous avons signalées, il se trouve que le Vib. septique PASTEUR (= Bac. de GHON et SACHS = Bac. III de v. HIBLER 1908) a été incontestablement isolé chez l'homme :

Une fois par GHON et SACHS : gangrène gazeuse consécutive à une perforation intestinale ;

Quatre fois par v. HIBLER : *a*) muscle et sang du cœur d'un homme mort d'une gangrène gazeuse de la jambe,

b) gangrène des testicules,

c) plaie du pouce d'un enfant mort de tétanos,

d) muscle psoas d'une vieille femme trouvée morte dans son lit ;

Au cours de la guerre actuelle, il n'a été, à notre connaissance, rencontré incontestablement que treize fois.

Chez les animaux, les observations authentiques d'infection naturelle causée par ce microbe sont encore moins nombreuses :

Cheval : cas de SCHLEMMER (*156*) (le germe de S. liquéfie le sérum coagulé) ;

Bovidés : 2 souches de MARKOFF (*149*) (souches D et E, « charbon du part ») ;

2 souches de v. HIBLER (veau abattu pour charbon symptomatique, muscles d'un bœuf atteint de glossite) ;

Porc : 2 cas récents de K. F. MEYER (*274*) (charbon symptomatique du porc) ;

cas récent de Kœwes (charbon symptomatique du porc) [cité d'après Meyer].

Ainsi, il a été obtenu au total, à partir d'infections naturelles, 26 souches microbiennes (18 de l'homme, 8 des animaux) identifiées directement ou de proche en proche avec les échantillons de Vib. septique de l'Institut Pasteur, et constituant une espèce maintenant bien définie.

Dans la suite de notre travail, nous désignerons cette espèce sous le nom de « Vibrion septique Pasteur » ; nous pensons en effet qu'il y aurait actuellement plus d'inconvénients que d'avantages à lui appliquer la terminologie latine [1].

Nous croyons utile de décrire ce microbe au moins brièvement, en nous appuyant sur les travaux de Ghon et Sachs et de v. Hibler, sur ceux, plus récents, de M. Nicolle et de ses collaborateurs (*277*) — dont les souches, extraites de cadavres d'animaux, ont des caractères correspondant à ceux de nos propres souches — enfin sur l'intéressante monographie de K. F. Meyer (*274*);

Nous apporterons incidemment notre contribution personnelle à cette description synthétique. Il nous sera ensuite possible de discuter plus utilement la position du Vib. septique dans la systématique des anaérobies pathogènes.

A. — Morphologie

Le Vib. septique se présente toujours comme un *bacille à bouts arrondis, de dimensions assez variables, mobile, cilié, prenant le Gram et sporulant.*

Forme. — Les extrémités sont nettement arrondies ; à ce point de vue le Vib. septique se distingue assez bien du *B. perfringens* dont les extrémités sont ordinairement sub-carrées.

[1] Les auteurs qui ont tenté de latiniser le nom choisi par Pasteur n'ont pas été suivis : cf. *B. septicus gangrenæ* d'Arloing (*47*), *B. septicus* de Macé (*109*). Le nom de *B. septicus* prêterait du reste à confusion, le microbe décrit par Macé n'étant pas absolument semblable à notre « vibrion septique Pasteur ». Il y aurait enfin quelques inconvénients à créer un nom nouveau, tant que les bactériologistes ne se seront pas mis d'accord sur les relations existant entre le vib. septique et le *B. Chauvaei*.

Dimensions. — Les dimensions du Vib. septique sont naturellement un peu variables suivant les souches, mais plus encore suivant les conditions de culture.

On peut s'accorder pour attribuer au Vib. septique une épaisseur de 0,6 μ à 0,8 μ lorsqu'on l'observe en cultures jeunes ou dans les sérosités pathologiques. Il est donc un peu plus grêle que le *B. perfringens*.

Dans les cultures jeunes ou dans les sérosités musculaires, il se

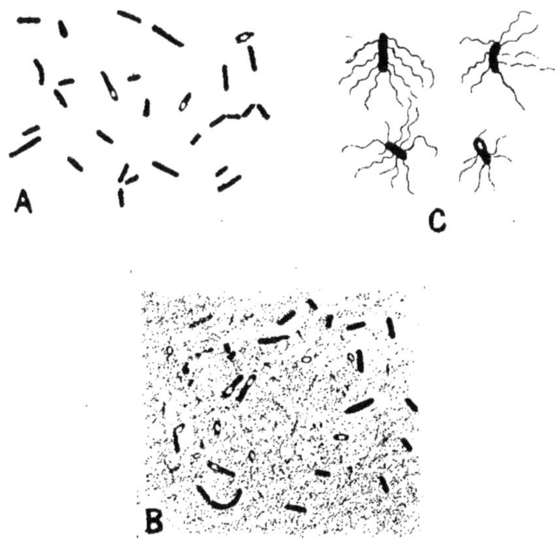

Fig. 5. — Vibrion septique (souche *Saïs*). — A, Culture de 24 heures en bouillon glucosé à 2 p. 1000. — B, Culture de 3 jours ; beaucoup d'éléments sont dégénérés. — C, Cils, colorés par la méthode de Löffler.

présente le plus souvent en articles droits, isolés ou groupés par deux, plus rarement par trois et par quatre (fig. 5). Les articles sont inégaux et ont une longueur moyenne de 3 à 5μ. Dans les cultures âgées, on rencontre des formes plus longues, filamenteuses, souvent dégénérées.

Dans la sérosité péritonéale du cobaye, du rat et de la souris, ou mieux encore sur la surface du foie des animaux, ce microbe se présente classiquement sous forme de longs filaments constitués par des articles inégaux (v. HIBLER, *loc. cit.*, pl. I, fig. 3 ; K. F. MEYER, *loc. cit.*, fig. 2 ; ce volume, fig. 6, A). Cependant, sur les dix échantillons que nous avons étudiés, trois ne formaient pas

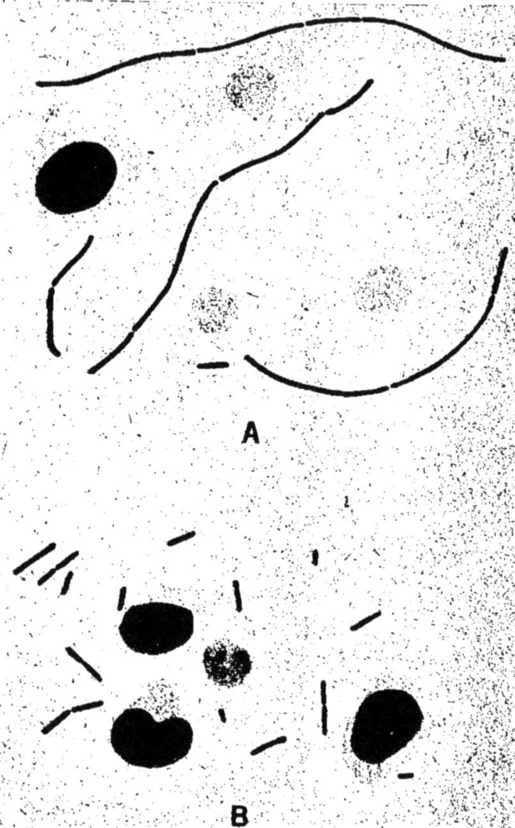

Fig. 6. — Vibrion septique ; frottis de foie de cobaye. — A, formes filamenteuses (souche *Larde*). — B, Formes courtes et diplobacilles (souche *Am.*).

de longs filaments sur la surface du foie de cobaye (fig. 6, B). De même, un des deux échantillons isolés par Miss HEMPL ne donnait pas de longs filaments sur la surface du foie de la souris.

Nous reviendrons sur ce point intéressant en discutant les affinités, du Vib. septique et du *B. Chauvaei.*

Les bacilles isolés ou groupés par deux ne dépassent pas, en moyenne, 5-8 μ.

Mobilité. — Dans les sérosités pathologiques, le Vib. septique se comporte de façon variable au point de vue de la mobilité.

Par exemple, chez l'homme, la mobilité dans la sérosité musculaire peut être peu marquée, voire même absente (dans les conditions ordinaires d'examen). Dans le liquide de phlyctènes, au contraire, le bacille est ordinairement animé de mouvements d'ondulation extrêmement nets. Il en est de même chez les animaux. La sérosité musculaire du cobaye, examinée en goutte pendante, peut ne montrer par champ que un ou deux bâtonnets animés de mouvements d'oscillation peu actifs. Au contraire, dans la sérosité péritonéale, les mouvements d'ondulation sont le plus souvent actifs.

Dans les cultures, la mobilité est généralement moins apparente que dans les exsudats.

Ainsi, dans le bouillon glucosé à 2 p. 1000, les microbes ne sont mobiles qu'autant que l'on examine une culture très jeune d'un échantillon fraîchement isolé.

Dans un milieu riche en substances protéiques (milieu à l'œuf de Besredka), la mobilité dans les cultures jeunes est encore plus active.

D'après K. F. Meyer, les microbes cultivés en bouillon glucosé ou sur gélose glucosée sont toujours peu mobiles. Sur gélose-ascite, la mobilité est nette.

Il semble bien, comme l'avait déjà indiqué v. Hibler, qu'une certaine acidité du milieu entrave la mobilité. Cette question est du reste difficile et demande des recherches supplémentaires.

Cils. — La mobilité du Vib. septique se rattache naturellement à la présence de cils. Les cils du Vib. septique sont relativement faciles à colorer, spécialement par la méthode de Loeffler. On peut ainsi mettre en évidence un grand nombre de cils péritriches (Ghon et Sachs, v. Hibler (*loc. cit.* pl. VII, fig. 12 et 13) et nous-mêmes (fig. 5, C).

K. F. Meyer a coloré les cils par la méthode de Zettnoff. Il donne une figure (*loc. cit.* fig. 3) qui nous rappelle beaucoup les images que nous avons obtenues.

Les cils (4-16 d'après Meyer) sont assez raides et présentent des tours de spire lâches et peu nombreux, pas plus de 4 à 5.

Eug. Fraenkel a observé des cils très longs et fréquemment réunis en houppes.

Les bouquets de cils géants ont été vus par v. Hibler ; Meyer n'en a pas observé. Nous avons eu l'occasion d'en rencontrer quelquefois (culture sur gélose glucosée en tubes Pinoy, coloration par la méthode de Löffler). Ces formations sont cependant moins développées et moins fréquentes que celles que nous avons observées sur le *B. œdematiens*.

Gram. — Le Vib. septique se colore aisément par les couleurs d'aniline et *prend le Gram*.

Comme beaucoup de bacilles anaérobies, ce germe prend le Gram lorsque il est en culture jeune (dans les milieux artificiels et dans les tissus). Les formes âgées perdent progressivement la propriété de fixer le violet de gentiane.

C'est ainsi que Ghon et Sachs, K. F. Meyer, v. Hibler signalent dans les cultures ou dans les tissus, à côté de formes prenant le Gram, des bacilles qui se colorent par la couleur de contraste. Dans les cultures âgées, les formes dégénérées ne prennent plus le Gram.

v. Hibler insiste sur ce point qu'il ne faut pas laisser agir trop longtemps l'alcool absolu, autrement le microbe se décolore.

Nous avons vérifié l'exactitude de l'ensemble de ces faits sur les dix souches que nous avons eu l'occasion d'étudier.

Capsules. — Nous sommes d'accord avec les auteurs cités pour constater que le Vib. septique ne possède pas de capsule colorable.

Spores. — Dans l'organisme de l'homme et des animaux, les spores se forment tout d'abord et principalement dans le tissu musculaire. Le bacille se renfle, présente une forme de navette, de pierre à aiguiser les couteaux, de barillet, de poire, etc... et la spore apparaît tantôt au centre du bacille (forme clostridienne), tantôt au voisinage d'une extrémité (forme sub-terminale) ; les formes clostridiennes sont les plus fréquentes.

Dans les muscles récemment infectés, dans les sérosités sous-cutanées distantes du foyer primitif, dans les liquides des cavités séreuses ou des phlyctènes, les spores sont rares ou absentes (à moins que l'on ne soit en présence d'un cadavre déjà putréfié).

Dans les cultures, les spores apparaissent d'autant plus vite que le milieu est plus riche en substances protéiques et plus pauvre en hydrates de carbone. En bouillie de cervelle — « Hirnbrei » (v. Hibler, K. F. Meyer), en milieu à la viande, en bouillon non glucosé au blanc d'œuf, etc., la sporulation est précoce et intense.

En lait, les spores se forment irrégulièrement et en petit nombre (v. Hibler).

En bouillon glucosé, la sporulation ne se produit d'habitude qu'après 24 et 48 heures pour atteindre son maximum vers le troisième ou le cinquième jour.

B. Caractères culturaux

Facile à cultiver ; anaérobie en somme peu exigeant ; pousse abondamment et facilement dans les tubes privés d'air par le vide. L'atmosphère d'hydrogène n'est pas nécessaire ; il est plus important de disposer de milieux de culture fraîchement préparés ou régénérés par l'ébullition.

Bouillon Martin glucosé à 2 p. 1000. — Culture rapide et trouble abondant avec développement de gaz et acidification du milieu. Les microbes tombent au fond du tube en 24 à 48 heures en formant un dépôt de hauteur variable suivant l'abondance de la culture. Le dépôt peut atteindre jusqu'à 1 cm. et plus de hauteur. Il se tasse progressivement dans le fond du tube au fur et à mesure que les microbes se désagrègent.

Odeur acide, butyrique, assez forte, mais pas répulsive ni putride (Ghon et Sachs, v. Hibler, Meyer et nous-mêmes).

Bouillon Martin non glucosé. — Cultures beaucoup plus pauvres, parfois misérables.

Bouillon Martin non glucosé, additionné d'un cube de blanc d'œuf. — Le blanc d'œuf coagulé n'est pas attaqué, même après des mois de séjour à l'étuve.

Bouillon au sang. — Dans ce milieu de culture, sporulation rapide; hémolyse; le sang laqué prend une teinte brunâtre. Le milieu a une forte odeur butyrique.

Gélose profonde glucosée nitratée (milieu de Veillon). — Les microbes se développent en formant des colonies qui occupent les 2/3 ou les 3/4 inférieurs du tube. Il y a acidification du milieu (tournesol) et production de gaz (moins abondante que pour le *B. perfringens*).

Les colonies ont un aspect arborescent, floconneux, classique depuis les travaux Roux, 1887. L'accord est complet avec les descriptions de Ghon et Sachs, de v. Hibler et de K. F. Meyer (Ghon et Sachs *loc. cit.*, 1 pl. fig., v. Hibler, *loc. cit.*, pl. II, fig. 12 et 13).

Cependant, v. Hibler note que le Vib. septique peut produire, dans des conditions qu'il essaie de préciser, mais qui restent pourtant mal définies, des colonies atypiques qui, primitivement arrondies, à contours nets et limités, développent secondairement une couronne de filaments buissonneux (*loc. cit.*, pl. III, fig. 20).

La plupart de nos souches nous ont donné régulièrement en gélose profonde des colonies arborescentes à centre plus ou moins flou, ou formant des arborescences plus ou moins délicates suivant la souche étudiée. Ces aspects sont conformes aux aspects classiques (Pl. I).

Trois souches, par contre, donnent en gélose Veillon des colonies nettement lenticulaires ou échancrées en cœur (cœur jaune); secondairement, d'un point de la colonie ou de l'échancrure du cœur part une touffe de filaments enchevêtrés (Pl. II). Nous reviendrons sur ce point en discutant les affinités du V. septique et du *B. Chauvaei*.

Planche I. — Colonies de Vib. septique en gélose profonde glucosée nitratée.

En haut, souche 141 ; 2 aspects différents de colonies. En bas, souche *Am*... ; colonies de 48 heures.

Planche I

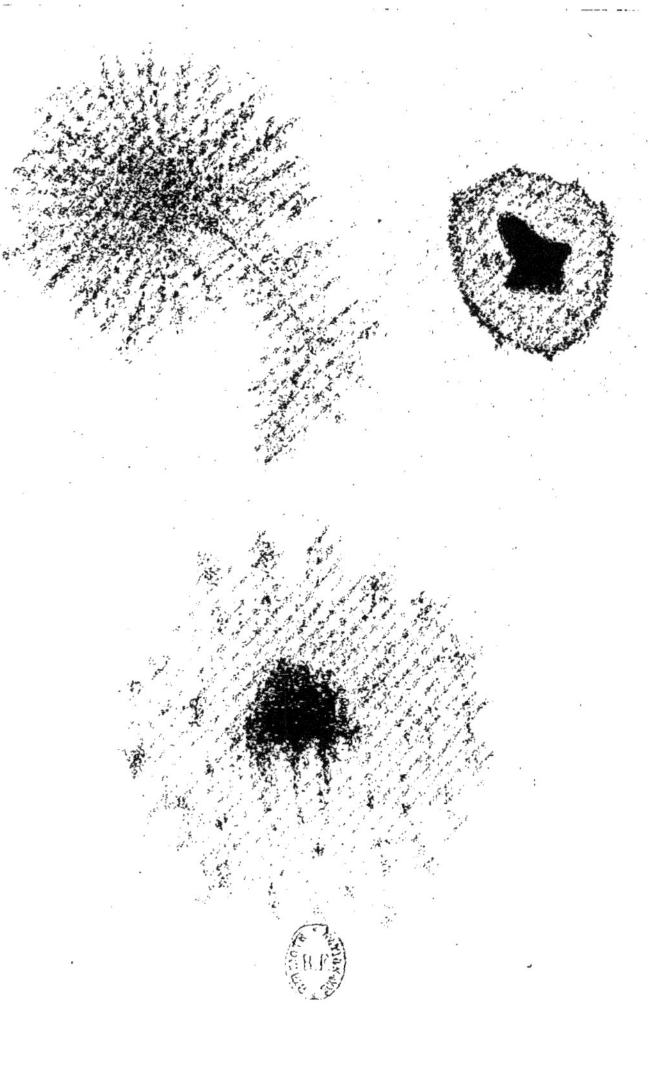

Gélatine. — En gélatine glucosée, l'aspect des colonies est plus flou qu'en gélose. Les colonies sont délicates et se présentent comme de fins flocons d'ouate. La gélatine est lentement et progressivement liquéfiée.

Sérum coagulé. — Le Vib. septique ne liquéfie pas le sérum coagulé (GHON et SACHS, v. HIBLER, K. F. MEYER). Il se développe dans ce milieu en donnant une réaction acide.

Lait. — Le microbe se développe dans le lait en dégageant du gaz, en produisant de l'acidité, et en amenant la coagulation en un temps variable (quelques jours à plusieurs semaines) qui paraît dépendre de l'abondance de l'ensemencement et surtout de la date de préparation du lait ensemencé (le lait anciennement préparé se coagulant beaucoup plus lentement). Ce fait, indiqué par MEYER, a été fréquemment vérifié par nous.

Le caillot, massif, lisse, laisse sourdre une petite quantité de petit lait, d'abord trouble, puis qui devient clair. Fréquemment, le caillot se rétracte un peu et est perforé de quelques bulles de gaz.

Lait tournesolé. — Le tournesol est décoloré en 24 heures avant que la coagulation ne se produise. Le caillot est blanc. Le petit lait reste indéfiniment clair et la caséine n'est pas digérée. Aucune des dix souches étudiées à ce point de vue n'a digéré la caséine.

Bouillon à l'œuf (Besredka et Jupille). — Pousse abondamment en ce milieu en développant une certaine acidité. L'ovalbumine est progressivement et totalement précipitée. Elle forme un dépôt abondant dans le fond du tube. Le liquide qui surnage reste indéfiniment jaune clair, transparent, limpide.

Bouillie de cervelle (Hirnbrei). — D'après v. HIBLER et MEYER, le Vib. septique pousse en bouillie de cervelle en y développant une réaction acide et sans noircir le milieu.

Bouillie à la viande. — La culture est abondante et a une odeur acide, butyrique. Les fibres musculaires sont gonflées, rouges, un peu dissociées mais non digérées. Dans ce milieu, il se forme très rapidement un grand nombre de spores.

C. Propriétés biochimiques

Le Vib. septique est donc un microbe assez faiblement protéolytique. Il digère la gélatine, mais ne liquéfie ni l'ovalbumine, ni la caséine, ni le sérum coagulé.

Par contre, il développe de l'acidité dans tous les milieux, spécialement dans les milieux glucosés. Il coagule la caséine, précipite l'ovalbumine.

Il attaque fortement les sucres, si nous nous en rapportons au tableau de Meyer, qui classe ce germe dans le groupe I de Bahr. En particulier, il fermente activement : glucose, lactose, maltose.

Il ne forme pas d'indol ou seulement des traces ; sur dix souches étudiées par nous, aucune ne produisait d'indol.

Il décolore le rouge neutre, le tournesol, le bleu de méthylène, l'indigosulfate de soude (K. F. Meyer).

D. Pouvoir pathogène

1° **Culture totale.** — Le Vib. septique Pasteur est fortement pathogène pour les animaux de laboratoire. L'échantillon de Ghon et Sachs était très actif vis-à-vis du cobaye, de la souris, et du pigeon. Il était faiblement pathogène pour le lapin ; les auteurs n'ont pu tuer cet animal qu'une fois par injection intraveineuse de 3 cc. de culture de 48 h. en gélatine glucosée.

Pour v. Hibler, ce germe tue le cobaye, le lapin, le rat blanc et le rat gris. Le cobaye et le lapin semblent avoir une sensibilité égale.

Pour K. F. Meyer, le cobaye et le lapin sont extrêmement

Planche II. — Colonies de Vib. septique en gélose profonde glucosée nitratée.

En haut, souche *Trac..* ; « cœurs jaunes » vus de face et de profil. — En bas, souche *Saïs..* ; aspect « en grenade » ; le bouquet de filaments part d'un des pôles de la colonie.

Planche II

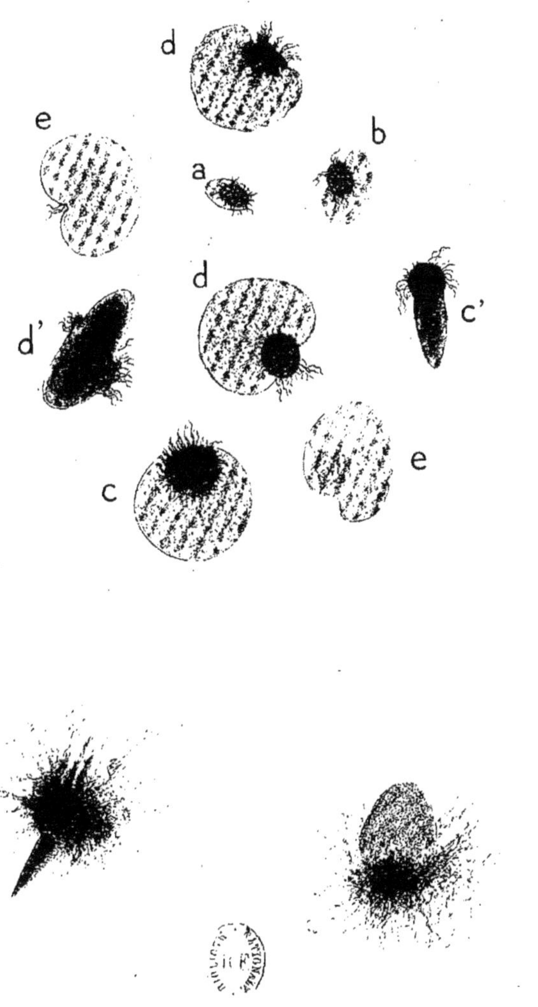

sensibles. L'auteur a infecté expérimentalement le rat, la souris, le pigeon, la poule et le porc.

NICOLLE, CÉSARI et RAPHAËL ont étudié comparativement le pouvoir pathogène de quatre échantillons de Vib. septique (sang putride de vache : un échant. ; cadavre de lapin : un échant. ; cadavres de cobayes : deux échant.) et de six échantillons de *B. Chauvaei*. Les échantillons les plus pathogènes de l'un et l'autre germe se sont montrés pareillement actifs pour les animaux de laboratoire.

Le cobaye est particulièrement sensible à l'injection sous-cutanée :

1/10 à 1/20 cc. de culture totale en bouillon glucosé à 2 p. 1000 tue le cobaye en 12-36 heures ;

1/30 cc. tue un cobaye sur deux en 24-36 heures ;

1/50 cc. cause rarement la mort.

L'inoculation intra-musculaire serait moins dangereuse; l'injection dans le muscle de 1/50 cc. de culture totale ne produit jamais la mort du cobaye.

Le lapin, par contre, est plus sensible à l'injection intra-musculaire qu'à l'inoculation sous-cutanée; 1 à 1/10 cc. peuvent tuer le lapin en moins de 24 heures (inoculation intra-musculaire).

TABLEAU VII. — **Vibrion septique :**

Pouvoir pathogène pour le cobaye *(Animaux de 300-400gr)*

Culture totale de 36h (souche F) en bouillon glucosé à 1/2 p. 1000.

INOCULATIONS SOUS-CUTANÉES		INOCULATIONS INTRA-MUSCULAIRES (cuisse)	
Doses	Résultats	Doses	Résultats
1/10cc	† en 14 heures.	1/10cc	† en 19 heures.
1/20	† en 24 heures.	1/20	† en 18 heures.
1/20	Survit.		
1/50	† en 50 heures.	1/50	† en 18 heures.
1/50	Survit.	1/50	Survit.
1/100	Survit.	1/100	† en 30 heures.
		1/100	† en 50 heures.
		1/100	Survit.

Nos expériences de titrage, pratiquées avec les échantillons les plus toxiques de Vib. septique que nous avons pu isoler, ont donné des résultats très voisins. Nous en avons résumé quelques-uns dans le tableau ci-dessus qui montre que le cobaye ne paraît pas plus sensible à l'inoculation sous-cutanée qu'à l'inoculation intra-musculaire de culture totale.

La souris blanche est extrêmement sensible à l'inoculation de très faibles doses de culture. Un de nos échantillons, après cinq passages par souris, tuait cet animal à la dose de 1/1000 de cc. (inoc. intra-musculaire).

Lésions. — Nous n'insistons pas sur la description des lésions qui sont magistralement décrites dans le travail de NICOLLE, CÉSARI et RAPHAEL. Rappelons, pour le cobaye, la constance de l'œdème rouge séreux, la coloration rouge des muscles abdominaux, la production locale d'une faible quantité de gaz, l'absence d'odeur putride (v. pl. color. II).

A noter la décoloration du foie et des reins (symptômes constants), la rupture de l'estomac (que nous avons parfois observée), et la présence de fines bulles de gaz à la surface du foie.

Enfin, l'un de nous a observé, en collaboration avec E. NICOLAS (*350*), chez un cheval injecté avec une petite dose de toxine centrifugée, une gangrène gazeuse à Vib. septique qui rappelle tout à fait celle que nous avons observée chez l'homme. Nous donnons en détail cette observation dans notre chapitre *Reproduction expérimentale.*

2° **Toxines.** — NICOLLE et ses collaborateurs ont bien montré que le pouvoir pathogène du Vib. septique était étroitement dépendant de son pouvoir toxique. Ce germe secrète des hémotoxines, des hémoagglutinines et une toxine soluble.

a) Hémotoxines. — NICOLLE CÉSARI et RAPHAEL ont étudié l'action qu'exerce *in vitro* des filtrats de culture de Vib. septique et de *B. Chauvaei* sur les hématies de cobaye, lapin, mouton, cheval, homme.

Deux échantillons, un de Vib. septique (lapin) et un de *B. Chauvaei* (Institut Pasteur), hémolysaient les cinq variétés de globules.

Pour tous les les autres échantillons, les actions hémolytiques étaient inconstantes. Ces expériences servent d'argument aux auteurs pour montrer que, par l'étude de ces caractères, on ne peut pas trouver de différence entre le Vib. septique et le *B. Chauvaei*.

Nous avons étudié l'action hémotoxique de cultures jeunes de 8 échantillons de Vib. septique (cultures de 16 heures en bouillon glucosé à 2 p. 1000); 1/10 de cc. de culture totale hémolysait les globules rouges (homme, mouton, cobaye) à peu près au même titre.

Un échantillon hémolysait 3/10 de globules dilués à 1 : 20.

Trois échantillons hémolysaient 5/10 de globules dilués à 1 : 20.

Quatre hémolysaient 1 cc. de la même dilution.

L'action hémotoxique du Vib. septique est donc très prononcée. Contrairement au *B. perfringens*, les cultures de 48 heures restent en général très fortement hémotoxiques.

b) *Hémoagglutinines* (M. Nicolle, Césari, Raphael). — Les hématies de lapin et de cobaye sont agglutinées par les filtrats de Vib. septique et de *B. Chauvaei*.

c) *Toxine soluble*. — On peut également mettre en évidence une toxine soluble (Leclainche et Morel (*107*) — Jouan [1] — Nicolle, Césari et Raphael).

Cette toxine, inoculée dans la veine des animaux, détermine leur mort en un temps très court, en provoquant des symptômes de paralysie et de convulsion ; les animaux meurent par arrêt respiratoire.

Sous la peau, elle se comporte comme une toxine nécrosante, amenant la formation d'une escarre humide.

Nous donnons plus en détail, dans notre chapitre de sérothérapie, ce qui a trait à la préparation et au titrage de la toxine du Vib. septique.

E. — Anticorps spécifiques

Agglutinines. — Leclainche et Vallée (*99*) ont été les premiers à préparer un sérum agglutinant contre le Vib. septique.

[1] Cité dans le travail de M. Nicolle, Césari et Raphaël.

Markoff (*149*) a étudié à ce point de vue une quinzaine de souches qui lui avaient été envoyées par Kitt et qui provenaient :

1° De charbon symptomatique : souches, 1, 2, 3, 4, 5 ;

2° De charbon du part : souches A, B, [C]*, D, E ;

3° De cadavres d'animaux : souches [I]*, II, III, IV, V.

Par l'étude comparée des caractères culturaux et par les réactions d'agglutination croisée, Markoff croît pouvoir grouper ainsi ces échantillons :

Les souches 1, 2, 3, 4, 5, A, sont des *B. Chauvaei* au sens de Kitt, Leclainche et Vallée, Foth.

Les souches II, III, IV, V, B, sont des *B. œdematis maligni* au sens de v. Hibler. [La description correspond effectivement au bacille X de celui-ci].

Les échantillons D et E seraient intermédiaires entre le *B. Chauvaei* et le *B. œdematis maligni*. [La description correspond complètement à celle du bacille de Ghon et Sachs ; il s'agirait donc du Vib. septique Pasteur].

Pour rendre plus claire la lecture des résultats obtenus par Markoff nous avons tiré de son mémoire les faits qui ont trait aux réactions d'agglutination croisée et les avons réunis dans le tableau ci-contre. L'on y distingue 3 groupes de sérums :

a) trois sérums anti-*Chauvaei* : 2 de mouton (souches de charbon symptomatique) et 1 de lapin (souche A).

b) deux sérums-lapin anti-vibrion septique (souches D et E).

c) un sérum-lapin préparé avec la souche B.

Les sérums anti-*Chauvaei* agglutinent à un titre élevé les échantillons classés, d'après leurs caractères culturaux, comme *B. Chauvaei*; ils n'agglutinent ni les souches D et E (Vib. septique de Pasteur) ni les souches B, II, V (*B. œdematis maligni* Koch, v. Hibler).

Les sérums préparés avec les échantillons D et E (Vib. septique Pasteur) agglutinent faiblement le *B. Chauvaei*; ils agglutinent à un titre élevé les souches homologues et les échantillons B, II, V (*B. œdematis maligni* Koch, v. Hibler).

Le sérum souche B agit comme les 2 précédents.

* L'auteur n'identifie pas cette souche, au sujet de laquelle il ne donne d'ailleurs que peu de renseignements.

Tableau VIII *(Établi d'après le travail de Markoff).*
Identification par agglutinations croisées.

Souches étudiées	Pouvoir agglutinant des sérums préparés avec des souches provenant de :										Identification des souches
	Charbon symptom.		Charbon du Part								
	Sérum — souche ** (mouton)	Sérum — souche ** (mouton)	Sérum — souche A (lapin)	Sérum — souche D (lapin)		Sérum — souche E (lapin)		Sérum — souche B (lapin)			
	* 8 h.	* 8 h.	* 8 h.	* 2 h.	* 10 h.	* 2 h.	* 10 h.	* 1/2 h.	* 2 h.	* 10 h.	
	1 sur :	1 sur :	1 sur :	1 sur :	1 sur :	1 sur :	1 sur :	1 sur :	1 sur :	1 sur :	
1	3840	3200	2560	. . .	40	. . .	60	. . .	. . .	30	B. *Chauvaei*
2	3840	3200	2560	. . .	40	. . .	60	. . .	. . .	30	
3	3840	3200	2560	. . .	40	. . .	60	. . .	. . .	30	
4	3840	3200	2560	. . .	40	. . .	60	. . .	. . .	30	
5	3840	3200	2560	. . .	40	. . .	60	. . .	. . .	30	
A	3840	3200	3840	. . . . pas d'indications							
D	0	0	0	15360	. .	. . . .	. .	640	10240	. .	V. septique (Pasteur)
E	0	0	0	. . .	. .	20480	. .	1280	10240	. .	
B	0	0	0	5120	. .	10240	. .	10240	20480	. .	B. œd. mal. (v. Hibler)
H	0	0	0	5120	. .	10240	. .	10240	20480	. .	
V	0	0	0	5120	. .	10240	. .	10240	20480	. .	

* Temps au bout duquel l'agglutination est obtenue.
** L'auteur n'indique pas lesquelles des souches 1 à 5 lui ont servi à préparer ces deux sérums.

De ce travail, se dégagent avec clarté les relations d'agglutinations croisées entre le Vib. septique et le *B. Chauvaei*. Nous indiquerons plus loin ce qu'il faut penser des résultats relatifs au *B. œdematis maligni* v. Hibler.

K. F. Meyer, ayant préparé un sérum agglutinant avec un Vib. septique isolé du charbon symptomatique du porc, a obtenu des résultats qui sont par certains points exactement superposables à ceux de Markoff (voir Tableau IX).

TABLEAU IX *(d'après K. F. Meyer).*
Pouvoir agglutinant du sérum d'un lapin immunisé contre le Bac. du charbon symptomatique du Porc.

MICROBES ÉTUDIÉS *	DILUTION DU SÉRUM produisant une agglutination complète en 24 heures
Bacille isolé des porcs.	1/20000
Vib. septique de l'Institut Pasteur .	1/10000
B. *Chauvæi* (Inst. Pasteur).	1/60
B. *Chauvæi* (Kitt, Munich)	1/100
B. *Chauvæi* (California I)	1/40
B. *Chauvæi* (California II)	1/80
B. *Chauvæi* (California III).	1/40
B. *Chauvæi* (Mohler IV)	1/20
B. *œdematis maligni* (Koch I). . .	1/10
B. *œdematis maligni* (Koch II) . . .	0

* En dehors du Bacille de l'auteur, tous les microbes étudiés proviennent du Muséum d'Histoire naturelle américain de New-York.

Nous avons obtenu très facilement un sérum qui agglutine le Vib. septique en préparant le lapin par trois injections hebdomadaires de cultures jeunes, désintoxiquées par le lugol.

Le résultat de nos expériences est résumé dans le tableau ci-dessous.

TABLEAU X. — **Agglutination du Vibrion septique** *
(Une croix indique une agglutination légère ; deux croix une agglutination forte.)

SOUCHES étudiées	SÉRUM D'UN LAPIN préparé contre le Vib. septique (souche S)				SÉRUM D'UN LAPIN préparé contre le B. *sporogenes* (Den.)
	Dil. 1/10	Dil. 1/100	Dil. 1/500	Dil. 1/1000	Dilution 1/10
Vib. septique S	+	++	++	+	0
V. sept. (coll. Inst. Pasteur).	++	++	++	0	0
V. sept. 133.	++	++	++	0	0
V sept. Tr.	+	++	++	0	0
V. sept. Lard	++	++	++	0	0
V. sept. 144	++	++	++	0	0
V. sept. Feun.	++	++	++	+	0
V. sept. Am.	++	++	++	+	0
V. sept. 141	++	++	++	+	0
V. sept. Mans	+	0	0	0	0
B. *Chauvæi* (Inst. Pasteur) .	+	0	0	0	0

* Lecture des résultats après une heure d'étuve à 37°.

Ainsi, la plupart de nos souches et un échantillon de Vib. septique de l'Institut Pasteur, agglutinent au même taux en présence de notre sérum agglutinant.

Un échantillon de *B. Chauvaei* (Institut Pasteur) et un de nos échantillons de Vib. septique agglutinent à un taux beaucoup plus faible.

Nous reviendrons sur ce point à propos des rapports du Vib. septique et du *B. Chauvaei*.

Antitoxine. — Nous avons immunisé le cheval contre la toxine du Vib. septique d'origine humaine.

L'antitoxine obtenue a neutralisé régulièrement les toxines et les cultures des échantillons de Vib. septique que nous avons isolés. Il est recommandé cependant, surtout si l'on expérimente sur souris, de ne pas utiliser pour l'expérience une dose trop considérable de culture. Il ne faut pas dépasser 1/10 cc. de culture, ce qui représente pour certaines souris 10 à 100 doses mortelles. Une forte dose d'antitoxine ne neutralise pas toujours complètement 1/4 cc. de culture et n'empêche pas alors la mort de la souris.

F. — Identification

Chacun des échantillons que nous avons isolés a été étudié au point de vue de ses caractères morphologiques, culturaux, et de son pouvoir pathogène.

Nous avons utilisé les agglutinines et les antitoxines. Nous avons de même vérifié qu'aucune souche n'était neutralisée par des sérums antitoxiques non spécifiques : sérum anti-*œdematiens*, sérum anti-*perfringens*, sérum anti-*histolytique*.

G. — Position du vib. septique Pasteur dans la systématique

Il nous est maintenant possible de discuter la parenté du microbe que nous venons de décrire avec les autres germes catalogués dans la littérature comme bacilles de l'œdème malin.

Nous le comparerons successivement aux germes suivants ;

1° Bacille de l'œdème malin ne prenant pas le Gram (EISENBERG, EUG. FRAENKEL, PFEIFFER et BESSAU.).

2° Bacille de l'œdème malin protéolytique (Bacilles X et XI v. HIBLER).

3° *B. emphysematis maligni* WICKLEIN.

4° Bacille II de GHON et SACHS (1909).

5° *B. Chauvaei.*

1° **Rapports du Vib. septique Pasteur et du Bacille de l'œdème malin ne prenant pas le Gram.** — GHON et SACHS ont rapproché leur bacille de 1903 d'un échantillon de *B. œdematis maligni* isolé par EISENBERG (*89*) dans un cas de gangrène gazeuse humaine. Presque tous les caractères donnés par EISENBERG correspondent à ceux indiqués par GHON et SACHS, mais la description de l'auteur n'est malheureusement pas assez complète pour que l'on puisse affirmer l'identité des deux bacilles. Enfin, une différence est à noter : le bacille d'EISENBERG ne prend pas le Gram ; de même le bacille de MUIR et RITCHIE, etc.

Il n'y aurait peut-être pas lieu d'insister sur cette différence, qui peut ne tenir qu'à des variantes dans la technique de coloration, si EUG. FRAENKEL (*217*) n'avait déclaré avoir isolé, au cours de cette guerre, dans un cas mortel d'infection gazeuse, un « bacille de l'œdème malin ne prenant pas le Gram ». Ce germe — que FRAENKEL considérerait volontiers comme le « véritable bacille de l'œdème malin » — paraît être, à la réaction de Gram près, assez voisin du Vib. septique.

C'est un bacille anaérobie strict, nettement mobile et cilié ; les spores, médianes, plus rarement terminales, apparaissent en quelques jours dans les cultures, même dans les milieux glucosés. Ce germe croît abondamment dans les milieux glucosés en produisant une grande quantité de gaz. Il se développe dans le lait qu'il coagule, puis peptonise lentement. Il liquéfie la gélatine. L'odeur des cultures, bien qu'un peu putride « n'est pas directement désagréable ».

Le microbe est fortement pathogène pour le lapin et le cobaye. Il produit un œdème le plus souvent sanguinolent, infiltré de fines bulles de gaz.

FRAENKEL a eu, dans un autre cas, l'occasion d'isoler un autre bacille de l'œdème malin qu'il considère comme identique au

Bac. de GHON-SACHS (= Vib. septique PASTEUR) et il a fait une étude comparée des deux souches (*219*). Il retient les différences suivantes :

Le Bac. de GHON-SACHS prend le Gram (que ne prend pas la 1re souche).

L'aspect des cils est différent pour les deux microbes. Les cils du bacille de GHON et SACHS sont plus longs et disposés en houppes.

Les deux échantillons poussent différemment en gélatine glucosée (piqûre profonde). Le bacille Gram négatif forme une simple strie ; le Bac. de GHON et SACHS pousse en « écouvillon ».

Le Bac. de GHON-SACHS ne digère pas la caséine. Le bacille Gram négatif dissout lentement la caséine.

Le Bac. de GHON-SACHS n'est pas pathogène pour le lapin. Le bacille Gram négatif est pathogène pour le lapin.

Enfin, des sérums agglutinants (de lapin) préparés avec l'un et l'autre microbe ont agglutiné seulement les échantillons homologues. FRAENKEL n'a pas observé d'agglutination croisée.

Y a-t-il lieu de séparer du Vib. septique PASTEUR ce microbe qui ne prend pas le Gram, liquéfie lentement la caséine et ne coagglutine pas? Il serait intéressant de savoir si le pouvoir pathogène de cet échantillon est neutralisé par l'antitoxine du Vib. septique. Nous n'avons malheureusement pas rencontré de germe semblable.

Nous devons faire exactement les mêmes remarques à propos du bacille de l'œdème malin de PFEIFFER et BESSAU (*287*). Ce germe, Gram-labile, pathogène pour le cobaye et le lapin, et dont les cultures ont une odeur butyrique marquée, paraît très voisin du Vib. septique. Cependant tous les échantillons isolés par PFEIFFER et BESSAU liquéfient le sérum coagulé.

2° Rapports du Vib. septique Pasteur et du Bacille de l'œdème malin protéolytique. — GHON et SACHS avaient déjà noté, dans le groupe du bacille de l'œdème malin, une série de germes à pouvoir protéolytique marqué et dont les cultures présentaient souvent une odeur putride. Tels sont les microbes de JENSEN et SAND (cheval), de KITT, etc..

v. HIBLER a cru devoir séparer du bacille de GHON et SACHS ces bacilles protéolytiques : il en a fait deux espèces. L'une, Bac.

N° X, qu'il considère tout à fait arbitrairement comme le véritable *B. œdematis maligni* Koch ; l'autre, Bac. N° XI, qui ne diffère du précédent que par des caractères de peu d'importance.

Nous donnerons à titre de document les descriptions d'après v. Hibler de l'un et l'autre de ces germes (v. ce chapitre, section III). Soulignons ici les points essentiels qui les différencient du Vib. septique Pasteur.

Ces microbes, morphologiquement semblables au Vib. septique Pasteur, en diffèrent principalement par des caractères culturaux et des propriétés bio-chimiques. Ils sont activement protéolytiques, liquéfient le sérum coagulé, l'ovalbumine et la caséine. Leur pouvoir pathogène est aussi développé que celui du Vib. septique. Ils tuent tous les animaux de laboratoire en produisant des lésions qui ne se différencient pas de celles produites par le Vib. septique Pasteur. Mais alors que le bacille X produit des filaments à la surface du foie du cobaye, le bacille XI n'en produit jamais.

Notons que v. Hibler a établi sa description du *B. œdematis maligni* d'après trois échantillons dont aucun ne provenait de gangrène gazeuse humaine (voir tableau VI, p. 83). Le bac. XI, au contraire, a été isolé par lui dans un cas de gangrène gazeuse chez l'homme.

Miss Robertson a déclaré avoir rencontré fréquemment dans la flore des plaies de guerre le *B. œdematis maligni* Koch compris au sens de v. Hibler, mais nous croyons que cette identification est inexacte. D'une part, en effet, le microbe de Miss Robertson est beaucoup moins pathogène que le Bac. X de v. Hibler. (Miss Robertson note elle-même ce fait, mais elle considère qu'elle peut avoir rencontré des germes n'ayant qu'une faible virulence). D'autre part, les lésions observées (gangrène perforante) n'ont rien de commun avec celles que produit le Bac. X de v. Hibler.

Nous pensons que Miss Robertson a eu à faire au *B. sporogenes* Metchnikoff. En effet, la description qu'elle donne correspond dans tous les détails à celle de cette espèce. Au reste Miss Robertson nous a fait parvenir un échantillon du *B. œdemamatis maligni* conservé dans les collections du Lister Institute, et nous y avons isolé le *B. sporogenes*, associé au *B. bifermentans*.

Il est remarquable que les bacilles X et XI de v. HIBLER n'aient pas été retrouvés au cours de la guerre [1].

Deux hypothèses sont possibles. Ou bien ces espèces existent réellement, et seuls les procédés d'agglutination et de neutralisation de leurs propriétés pathogènes par l'antitoxine du Vib. septique permettront de les identifier avec certitude, lorsqu'elles auront été retrouvées. Ou bien, et nous nous rattacherions plus volontiers à cette seconde hypothèse, ces espèces n'existent pas et représentent seulement des cultures impures de Vib. septique contaminées par le *B. sporogenes*.

Cette hypothèse, qui peut paraître audacieuse, a pour elle les arguments suivants :

1° Il faut noter d'abord que des échantillons étiquetés *B. œdematis maligni* et conservés dans les collections de plusieurs instituts bactériologiques sont bien certainement des cultures impures contaminées par le *B. sporogenes*.

Tel est le cas pour un échantillon de *B. œdematis maligni* provenant de la collection du Lister Institute (Voir ci-dessus, cas de Miss ROBERTSON).

Tel est sans doute encore le cas pour la souche de la collection de l'Institut bactériologique de Zurich qui a servi à HAEMIG et SILBERSCHMIDT (voir l'article *B. sporogenes*).

2° Ce fait ne doit pas surprendre, car nous savons que lorsqu'une culture est contaminée par le *B. sporogenes* il est parfois extrêmement difficile d'éliminer définitivement ce bacille du mélange. Dans le cas particulier du mélange avec le Vib. septique, les deux microbes sont d'autant plus difficiles à séparer que l'impureté de la culture n'apparaît pas d'emblée, le Vib. septique et le *B. sporogenes* étant morphologiquement semblables [2].

3° Nous avons établi (voir chap. *Reproduction expérimentale*) que si l'on inocule aux animaux un mélange de culture de Vib. septique et de *B. sporogenes*, ce mélange reste extrêmement pathogène, même si le Vib. septique n'est représenté que par une dose minime de culture. Les lésions observées ne diffèrent ordinairement pas de celles que produit le Vib. septique seul, ni, par

[1] Cependant, CHIARI (*180*) signale avoir rencontré deux fois le Bac. XI, mais il ne donne pas de description bactériologique.

[2] Comparer par exemple la fig. 8, A (*B. sporogenes*) et les fig. B et F de la Pl. VII (Bacilles X et XI de v. HIBLER).

conséquent, de celles qu'occasionne le Bac. X de v. HIBLER. Ce n'est que lorsqu'on opère avec de très fortes doses de *B. sporogenes* (3 à 5 cent. cubes de culture) que l'on peut obtenir des lésions franchement putrides, très différentes alors de celles produites par le Vibrion septique seul ou le Bacille X.

4° Notre hypothèse permet encore d'expliquer les résultats des expériences d'agglutination pratiquées par MARKOFF. Cet auteur a montré que le sérum agglutinant préparé avec du Vib. septique (souches D et E) agglutine presque au même titre les bactéries protéolytiques qu'il classe dans le groupe du Bac. de l'œdème malin (souches B, H, V). Si ces dernières souches sont réellement un mélange de Vib. septique et de *B. sporogenes*, on conçoit que le sérum agglutinant employé ait agglutiné le Vib. septique du mélange si ce microbe y était prédominant.

5° K. F. MEYER a observé, par contre, que les deux souches de *B. œdematis maligni* KOCH — protéolytiques — conservées à l'Institut d'Histoire naturelle de New-York n'agglutinaient pas en présence de sérum anti-vibrion septique. Ces résultats s'expliqueraient aussi si les échantillons de New-York agglutinaient, comme celui du Lister Institute de Londres, en présence de notre sérum anti-*sporogenes*.

6° On comprend enfin que le bacille XI lui aussi puisse être une culture impure de Vib. septique + *B. sporogenes* puisqu'il existe des échantillons de Vib. septique qui ne produisent pas de filaments à la surface du foie du cobaye.

Nous n'avons pas entre les mains tous les éléments pour débrouiller complètement ce problème. Nul doute qu'il ne soit un jour résolu grâce aux propriétés des sérums agglutinants et du sérum antitoxique.

3° **Rapports du Vib. septique Pasteur et du B. emphysematis maligni Wicklein.** — WICKLEIN (*46*) a décrit dans deux cas de gangrène humaine un microbe qu'il distingue de *B. œdematis maligni* KOCH et qu'il désigne sous le nom de *B. emphysematis maligni*.

Les caractères différentiels invoqués résident principalement dans l'absence de pouvoir pathogène pour le cheval, le mouton et le lapin. Ce germe est inconstamment pathogène pour le cobaye.

Par ses caractères culturaux, le bacille de WICKLEIN paraît se rapprocher du bacille protéolytique de v. HIBLER. Il liquéfie la gélatine et le sérum coagulé. Cependant, la description de WICKLEIN n'est pas assez précise pour que l'on puisse à coup sûr identifier son microbe au bacille X de v. HIBLER. Si WICKLEIN a travaillé avec une culture pure, la position de son microbe dans la systématique reste encore indéterminée.

4° **Rapports du Vib. septique Pasteur avec le Bac. II de Ghon et Sachs** (1909). — GHON et SACHS (*142*) ont isolé des organes spumeux d'un cadavre (Schaumorgane) un bacille qui diffère du Vib. septique par quelques caractères morphologiques (grand polymorphisme, disposition en longues chaînettes dans les cultures liquides) et par l'absence presque complète de tout pouvoir pathogène.

Par contre, les caractères culturaux et les propriétés biochimiques des deux bacilles sont identiques. A noter, par exemple, que le Bac. II de GHON et SACHS liquéfie la gélatine, coagule le lait sans digérer la caséine, ne liquéfie pas le liquide d'ascite coagulé.

Nous avons eu l'occasion d'obtenir, en pratiquant avant la mort une hémoculture chez un de nos malades, une culture pure d'un microbe qui nous a paru identique au Bac. II de GHON et SACHS.

Notre bacille, comme celui des auteurs allemands, se présentait, dans les cultures en bouillon, sous forme de longues chaînettes constituées par de nombreux articles ; certains de ceux-ci renfermaient de grosses endospores terminales (*loc. cit.*, Pl. VII, fig. 4).

Les caractères culturaux de notre échantillon ne différaient ni de ceux du bac. II de GHON et SACHS, ni de ceux du Vib. septique.

Notre microbe était dépourvu de tout pouvoir pathogène pour le cobaye.

Ajoutons qu'il n'a pas agglutiné en présence de notre sérum agglutinant anti-vibrion septique.

5° **Rapports du Vib. septique Pasteur avec le B. Chauvaei.** — Il s'agit là d'une des controverses les plus épineuses de la littérature bactériologique. Le Vib. septique PASTEUR ne diffère en effet du *B. Chauvaei* que par un petit nombre de caractères dont l'importance prête à la discussion. Rappelons les suivants :

1° Aspect différent des deux bacilles à la surface du foie du cobaye (Leclainche et Vallée);

2° Aspect différent des colonies en gélose profonde;

3° Les animaux sensibles ne sont pas les mêmes;

4° Différence dans les réactions d'immunité.

Voici quelques remarques relatives à ces caractères.

Nous avons eu l'occasion de montrer que des bacilles ayant tous les caractères du Vib. septique pouvaient, soit ne pas donner de filaments à la surface du foie du cobaye, soit donner en gélose profonde des colonies lenticulaires (type cœur jaune) semblables à la forme typique du *B. Chauvaei* (fig. 7).

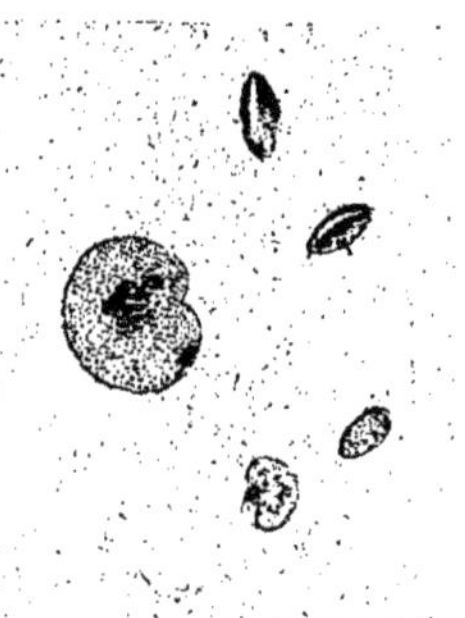

Fig. 7 — Colonies en gélose profonde de *B. Chauvaei*. Les colonies (typiques) sont lenticulaires ou échancrées en cœur (d'après v. Hibler).

L'exemple du lapin montre également que l'échelle de sensibilité des différents animaux varie grandement suivant les échantillons considérés. Ainsi le Vib. septique est tantôt très pathogène, tantôt faiblement pathogène pour le lapin.

Les bovidés ne sont certainement pas complètement réfractaires à l'infection par le Vib. septique Pasteur, puisque deux échantillons de v. Hibler provenaient d'infections naturelles chez les bovins et, de même, les échantillons D et E de Markoff (charbon du part). Il serait intéressant de vérifier si les échantillons les plus pathogènes de Vib. septique isolés chez l'homme sont pathogènes pour les bovins.

Nous avons vu (expériences de Markoff, K. F. Meyer et les nôtres), que le *B. Chauvaei*, en présence de sérum agglutinant anti-Vib. septique, agglutine à un taux très faible. Le Vib. septique n'agglutine pas en présence d'un sérum agglutinant le *B. Chauvaei* (Markoff).

Les réactions d'agglutination n'ont évidemment qu'une importance relative ; il s'agit là de différences d'ordre quantitatif plutôt que qualitatif; elles témoignent cependant d'une certaine différenciation des deux bacilles.

Les réactions d'immunisation croisée ont donné des résultats contradictoires. Rappelons les travaux de Roux (*32*), Kitasato (*34*), Duenschmann (*60*), Leclainche et Vallée (*99*), Foth (*141*), Markoff (*149*), K. F. Meyer (*274*), etc.

M. Nicolle pense que la toxine du Vib. septique et celle du *B. Chauvaei* sont identiques et que, par conséquent, ces deux germes appartiennent à la même espèce.

Notons ici que Fürth (*226*) a isolé récemment, dans un cas de gangrène gazeuse foudoyante, un bacille anaérobie qu'il a pu identifier au *B. Chauvaei*. Ce germe était agglutiné par un sérum anti-charbon symptomatique au même taux que deux autres échantillons de *B. Chauvaei*. La culture était neutralisée par ce sérum (Expérience sur souris).

Si l'on admet l'identité du *B. Chauvaei* et du Vib. septique Pasteur, le cas de Fürth devrait être ajouté aux cas de gangrène gazeuse humaine imputables au Vib. septique.

Il reste cependant un point qui pourrait encore prêter à discussion. Grassberger et Schattenfroh (*133*) ont obtenu une toxine de *B. Chauvaei* extrêmement active, tuant le cobaye à la dose de 0,01 cc. et après une longue période d'incubation. Cette toxine possède ainsi des caractères très différents de celle obtenue par les auteurs français.

On pourrait se demander si le *B. Chauvaei* étudié par Grassberger et Schattenfroh est bien le même que celui des auteurs français. D'ailleurs, il est vraisemblable que l'on a désigné comme *B. Chauvaei* plusieurs anaérobies différents et que le charbon symptomatique est, comme la gangrène gazeuse humaine, une affection à pathogénie variée.

Il serait, à cet égard, intéressant d'étudier l'action des antitoxines du Vib. septique et du *B. œdematiens* dans le traitement préventif du charbon symptomatique.

III. — B. SPOROGENES

(Metchnikoff)

Le *B. sporogenes* est un des microbes les plus fréquents de la flore des plaies de guerre. C'est le principal agent de la fétidité des plaies et son pouvoir pathogène n'est certainement pas négligeable.

La révision des observations anciennes d'infections gazeuses nous permet de penser que ce microbe avait déjà été rencontré dans les plaies gangreneuses avant la guerre, mais qu'il était resté méconnu.

C'est ainsi que, pour choisir une des observations les plus typiques, Haemig et Silberschmidt (*97*) puis Silberschmidt (*117*) ont décrit, dans deux cas de gangrène gazeuse putride chez l'homme, la présence d'un bacille mobile, sporulé, à odeur désagréable, qui liquéfiait la gélatine, digérait le sérum coagulé et la caséine et n'était pas pathogène. Les auteurs ont identifié ce microbe au bacille de l'œdème malin ; il était en effet identique à un échantillon étiqueté *B. œdematis maligni* et conservé dans la collection de l'Institut bactériologique de Zurich. Nous pensons que les auteurs ont vraisemblablement rencontré le *B. sporogenes* et que le principal agent pathogène de l'infection leur a vraisemblablement échappé.

P. Albrecht (*110*), dans deux cas d'infection gazeuse putride, a isolé un bacille qu'il considère comme identique au « Fäulniserreger » de Grassberger et Schattenfroh et qui pourrait être le *B. sporogenes* ou le *B. putrificus*.

Pendant la guerre, Miss Robertson (*298*) a déclaré avoir trouvé fréquemment, dans la flore des infections gazeuses, un bacille qu'elle a identifié au *B. œdematis maligni* Koch (sens de v. Hibler). Nous avons indiqué, en étudiant le vibrion septique, les raisons qui nous font penser que Miss Robertson a rencontré le *B. sporogenes*.

A l'exemple de Miss Robertson, beaucoup d'auteurs, et spécialement des auteurs anglais, ont décrit comme *B. œdematis maligni* Koch des germes très voisins du *B. sporogenes*.

Ainsi, le bacille décrit par Barger et Dale (*164*) est certainement le *B. sporogenes*.

Dean et Mouat (*194*) ont décrit comme *B. œdematis maligni* un bacille qui, entre autres caractères, digère le milieu à l'œuf de Dorset, a une odeur putride (extremely powerfull and offensive) et liquéfie le sérum coagulé. Il n'est pathogène ni pour le lapin, ni pour le cobaye. Ce germe (qui n'est certainement pas le Vib. septique), possède quelques caractères du *B. sporogenes*.

Goadby (231) désigne également comme *B. œdematis maligni* Koch un bacille qui possède tous les caractères du *B. sporogenes*. A noter entre autres la sporulation rapide, l'odeur infecte des cultures, la digestion du sérum coagulé et du blanc d'œuf.

Lardennois et Baumel (259) considèrent comme Vib. septique incontestable un germe qui digère rapidement le cube de blanc d'œuf et le sérum coagulé ; les cultures ont une odeur putride. Ce germe était très inconstamment pathogène ; pourtant, certains échantillons tuaient le lapin et le cobaye avec production de longs filaments à la surface du foie. Il n'est guère douteux que Lardennois et Baumel aient utilisé des cultures impures où le *B. sporogenes* était présent.

Il est possible, enfin, qu'il s'agisse du *B. sporogenes* dans les travaux de beaucoup d'auteurs qui, au cours de la guerre, faute de pouvoir faire une étude bactériologique complète, ont parlé du Vib. septique chaque fois qu'ils observaient sur frottis de sérosité la présence de bacilles mobiles et sporulés.

En dehors de nous, le *B. sporogenes* a été retrouvé dans la la flore des plaies et des infections gazeuses par Choukevitch (181), Distaso (197), E. Sacquépée (376), H. Tissier (332) qui le considère comme une variété du Vib. septique, H. Henry (246), Vaucher (gangrènes pleuro-pulmonaires, 379). Miss Hempl l'a également décelé dans quelques cas de gangrène gazeuse [1].

Ajoutons que Pfeiffer et Bessau (287) ont signalé récemment dans la flore de la gangrène gazeuse des bacilles en aiguilles de montre (Uhrzeigerbacillen) dont la description correspond tout à fait à celle du *B. sporogenes*.

Enfin, tout dernièrement, Donaldson et Joyce (373) ont décrit sous le nom de « Reading bacillus » un germe qui nous paraît être également identique au *B. sporogenes*.

Nous avons isolé le *B. sporogenes* une trentaine de fois, le plus souvent dans des infections gazeuses putrides. Lorsque ce microbe provoque la putridité, il est tellement abondant dans les tissus que son isolement est des plus faciles ; par contre, il devient très difficile de séparer les autres anaérobies auxquels il est associé et de les obtenir en cultures pures. Même dans les cas où le *B. sporogenes* se trouve à l'état d'unités, on peut encore

[1] Communication verbale.

souvent le déceler par le chauffage, ses spores étant très résistantes à la chaleur.

Nous avons pu étudier une quinzaine d'échantillons de *B. sporogenes*. C'est sur l'étude de nos souches que nous nous appuyons pour donner de ce microbe une brève description.

A. — Morphologie

Bacille à bouts arrondis, mobile, cilié, sporulant, prenant le Gram.

Formes et dimensions. — Morphologiquement très voisin du Vib. septique Pasteur dont il possède l'aspect et les dimensions. Sans doute est-il parfois plus épais, sporule-t-il plus rapidement dans les tissus et dans la plupart des milieux ; de plus, les endospores sont-elles plus fréquemment situées au voisinage d'une des extrémités (spores subterminales) que dans le milieu du bâtonnet (formes clostridiennes (fig. 8, A) ; il est cependant impossible, sur frottis de sérosité, de distinguer morphologiquement les deux espèces.

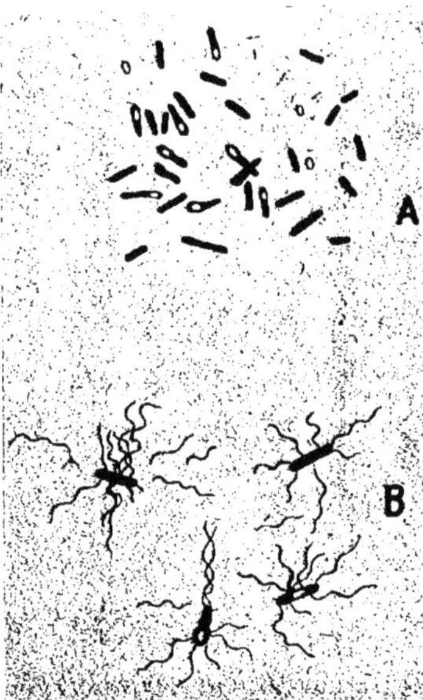

Fig. 8. — *B. sporogenes*. — A, Culture de 24 heures en bouillon glucosé (souche *Osw.*). — B, Cils ; coloration par la méthode de Löffler.

Cependant, il faut noter que sur les frottis de foie d'animaux morts d'une infection due au *B. sporogenes* on n'observe pas de formes filamenteuses ; les bacilles sont peu nombreux, le plus souvent isolés, parfois sporulés.

Mobilité. — Le *B. sporogenes* est activement mobile (sérosité, cultures). Certaines souches ne sont cependant mobiles qu'à 37 degrés.

En général la mobilité, surtout dans les cultures jeunes, est des plus active.

Cils, capsule. — Les cils ne diffèrent en rien de ceux du Vib. septique (fig. 8, B). Pas de capsule colorable.

Spores. — Les spores, ovalaires, ont les dimensions de celles du Vib. septique ; pour certaines races, elles sont un peu plus grosses.

Elles se libèrent rapidement du protoplasme bacillaire; dans les cultures de quelques jours on observe des amas de spores libres, facilement colorables par le Ziehl à chaud.

Les spores sont extrêmement résistantes à la chaleur; elles résistent à plus d'une heure d'ébullition.

B. — Caractères culturaux

Les caractères culturaux du *B. sporogenes* ont été définis par les travaux de Metchnikoff (*137*), Choukévitch (*147*), etc. Nous les passerons rapidement en revue.

Bouillon Martin glucosé. — Trouble abondant en 24 heures avec dégagement de gaz. Les microbes s'agglomèrent en constituant de grands filaments qui tombent lentement au fond du tube. Le bouillon s'éclaircit lentement (en quelques jours). Odeur infecte.

Bouillon Martin non glucosé, additionné d'un cube de blanc d'œuf. — Mêmes caractères de culture. Le cube de blanc d'œuf est plus ou moins rapidement liquéfié, parfois en 24 à 48 heures, parfois seulement en quelques jours. Dépôt brunâtre au fond du tube.

Gélose profonde glucosée nitratée. — A noter une certaine variation des colonies. Centre opaque, irrégulier, d'où s'échappe une couronne de filaments enchevêtrés. Parfois, les filaments n'apparaissent qu'à un pôle de la colonie. Formation de gaz. Odeur fétide.

Les colonies isolées sont susceptibles d'atteindre un grand développement; elles dépassent parfois le diamètre d'un pois. Elles se présentent tantôt sous forme d'une boule d'ouate, tantôt sous forme de grenade (v. Pl. III.).

Gélose inclinée. — Colonies grises au centre, blanchâtres sur les bords, assez régulièrement arrondies. A un fort grossissement, elles présentent des ramifications irrégulières.

Gélatine. — Rapidement liquéfiée, parfois en moins de 24 heures. Si l'ensemencement est abondant, la liquéfaction est totale avant que le microbe n'ait commencé à cultiver.

Colonies floconneuses, tombant dans le fond du tube.

Lait tournesolé. — Le lait tournesolé devient rouge violacé; dégagement de gaz.

Parfois, le bacille digère le lait sans le coaguler; parfois il le coagule en fins grumeaux qui tombent au fond du tube et sont progressivement digérés. Le petit lait devient jaune clair, transparent.

Sérum coagulé. — Noircit et est totalement liquéfié.

Bouillon à la viande. — Digestion progressive de la fibre musculaire qui est gonflée, puis progressivement digérée. Production d'un pigment noir abondant.

C. Propriétés biochimiques

Propriétés protéolytiques. — Germe fortement protéolyti-

Planche III. — Colonies de *B. sporogenes* en gélose profonde glucosée nitratée. Souche *Osw.* — En haut, colonies normales de 24 et de 48 heures. — En bas, colonies présentant l'aspect « en grenade ».

PLANCHE III

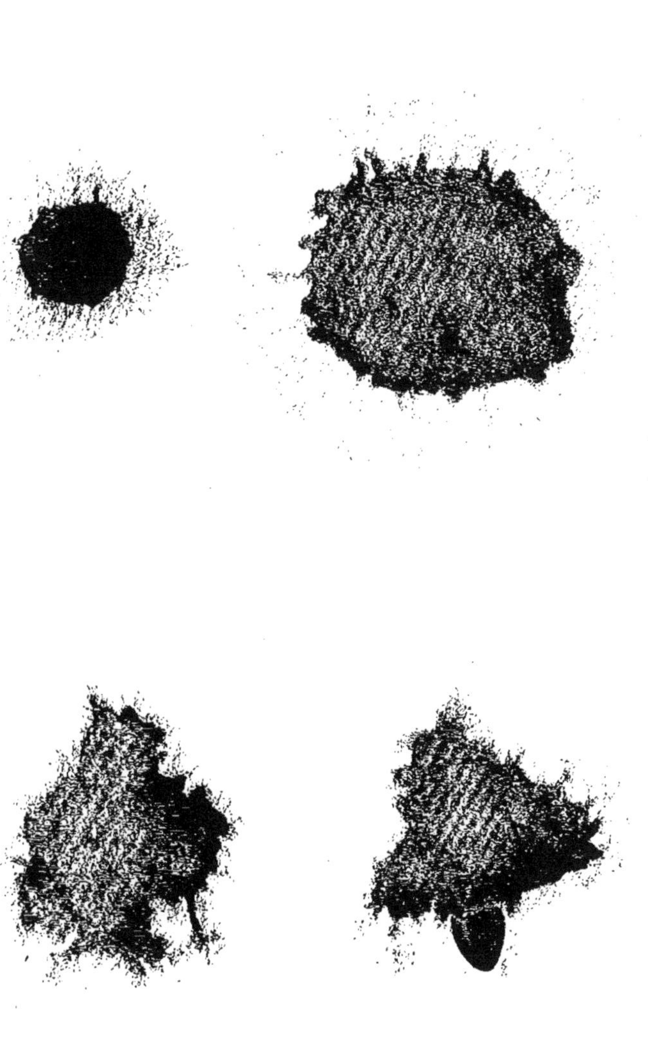

que; liquéfie la gélatine, la caséine, le sérum coagulé, digère la viande.

Pousse très loin la destruction des substances protéiques, jusqu'aux sels ammoniacaux. Réaction alcaline.

Forme de l'hydrogène sulfuré et donne des traces d'indol.

Propriétés saccharolytiques. — Moins intenses. Pourtant, le bacille attaque glucose, lévulose et maltose (H. Henry) et même galactose et mannite (A. Berthelot).

Nous reviendrons sur ces propriétés qui ont permis à A. Berthelot de séparer les deux variétés A et B décrites par Metchnikoff.

D. — Pouvoir pathogène

Le pouvoir pathogène du *B. sporogenes* était mal connu ; nous avons eu l'occasion d'en rencontrer des échantillons virulents et d'étudier les lésions produites sur le cobaye.

1° **Culture totale.** — Cobaye. — L'inoculation sous-cutanée de 3 à 5 cc. de culture en bouillon glucosé de 24 à 48 heures détermine chez le cobaye l'apparition d'une importante lésion locale. La peau soulevée et distendue forme une grosse phlyctène gris-verdâtre atteignant parfois la taille d'un œuf de pigeon (voir Pl. color. III, fig. 1). Si l'on incise, on constate que cette phlyctène est remplie d'une sérosité putride, grisâtre, où pullule le microbe. Le derme est gris sale, altéré, infiltré de fines bulles de gaz. L'évolution normale de la lésion aboutit à la formation d'une large escarre qui guérit lentement.

L'inoculation des mêmes doses dans les muscles de la cuisse provoque la formation d'un phlegmon gazeux putride. Le plus souvent, celui-ci évolue vers la guérison ; d'autres fois le cobaye succombe en 24 à 36 heures en présentant les lésions suivantes :

La cuisse est tuméfiée, humide, crépitante. Les poils se détachent et mettent à nu la peau livide, gris-verdâtre, parfois teintée de brun. La chute des poils provoquée par le *B. sporogenes* est encore plus intense que celle causée par le *B. perfringens*. Ce fait s'explique par la production locale constante d'une grande quantité d'hydrogène sulfuré.

Le tissu conjonctif de la paroi abdominale est envahi par un œdème grimpant, dur, qui remonte souvent jusqu'au sternum et le dépasse quelquefois.

A l'autopsie, on constate que l'œdème abdominal est rouge foncé, séreux. Une énorme poche de gaz à paroi gris-verdâtre sépare la cuisse de l'abdomen. Les muscles de la cuisse, disséqués par les gaz, sont partiellement détruits et liquéfiés ; leur teinte est gris sale, parfois rouge-noirâtre. La lésion dégage une odeur infecte.

Rappelons que ces lésions ne diffèrent pas de la gangrène perforante que Miss Robertson a produit chez le cobaye par l'inoculation intra-musculaire de 8 cc. de culture de son *B. œdematis maligni*. Il faut cependant noter que les cobayes inoculés par cet auteur ont toujours survécu.

Homme. — Les souches de *B. sporogenes* que nous avons isolées des plaies de guerre sont capables de provoquer chez l'homme des troubles intestinaux. Plusieurs de nos aides, qui s'étaient contaminés par mégarde, ont présenté des accidents caractérisés surtout par de violentes crises de coliques ne durant du reste qu'un jour ou deux. Il est intéressant de rapprocher ce fait des deux suivants : le *B. sporogenes* de Metchnikoff a été isolé dans un cas de colique chronique ; les échantillons de *B. enteritidis sporogenes* Klein (*B. perfringens* + *B. sporogenes ?*) provenaient d'entérite aiguë et de choléra nostras.

2° **Toxine.** — Nous avons pu obtenir la toxine soluble du *B. sporogenes* en filtrant sur bougie de Chamberland des cultures jeunes (24 à 48 heures) en bouillon glucosé. Trois centimètres cubes de filtrat injectés dans la veine du cobaye tuent l'animal en quelques secondes (30 à 60). Le cobaye tombe comme une masse, est agité de quelques soubresauts et meurt par arrêt respiratoire. Des doses plus faibles provoquent des crises passagères de dyspnée accompagnée de secousses violentes des muscles de la tête et de la nuque et de ténesme. L'animal se rétablit assez rapidement.

L'injection sous-cutanée de toxine (sous la peau de l'abdomen) détermine la formation d'un gros œdème piqueté de taches hémorragiques. Celui-ci se résorbe lentement et il se forme au point d'injection une large escarre (2 francs à 50 centimes). De fortes doses (5 cc.) peuvent amener la mort du cobaye en quelques jours.

Ajoutons que BARGER et DALE, en cultivant leur *B. œdematis maligni* (?) qui n'est certainement autre chose que le *B. sporogenes*, dans un milieu à la viande (cœur de bœuf), ont obtenu une toxine (filtrée) produisant chez le cobaye un œdème hémorragique (inoculation sous-cutanée). Trois centimètres cubes peuvent amener la mort d'un cobaye de 200 gr. en 10 à 15 minutes avec les symptômes suivants : tremblements, adynamie, convulsions.

Cette toxine résiste à une courte ébullition, mais est détruite par une ébullition prolongée. Il s'agirait, d'après les auteurs, de sels ammoniacaux toxiques.

D'après A. BERTHELOT (*139*), en cultivant le *B. sporogenes* (souche B de METCHNIKOFF) dans une bouillie à la viande, on observe dans les filtrats sur bougie de porcelaine la présence de produits toxiques qui tuent le lapin en injection intra-veineuse. Le filtrat additionné de 10 fois son volume d'alcool forme un précipité dont la solution est toxique. Le résidu d'évaporation (à 100 degrés) repris par l'eau tue également les animaux par injection intraveineuse.

BERTHELOT pense que la portion soluble dans l'alcool appartient au groupe des bases toxiques (ptomaïnes) signalées depuis longtemps dans la putréfaction des matières albuminoïdes.

Il faut enfin noter que le *B. sporogenes* ne secrète qu'exceptionnellement une petite quantité d'hémotoxines. Sur 10 souches étudiées, une seule (souche Baj.) hémolysait faiblement les hématies d'homme, de mouton et de cobaye. 1/10 de cc. de culture totale détruisait la même dose de globules dilués à 1/20.

E. — ANTICORPS SPÉCIFIQUES

Agglutinines. — Il est très facile de préparer un bon sérum agglutinant en injectant à des lapins des doses croissantes de culture iodée, sous la peau ou dans la veine.

On peut obtenir en quelques semaines un sérum qui agglutine

l'échantillon homologue à 1/500 (agglutination macroscopique après une heure d'étuve).

Nous cherchons actuellement à immuniser le cheval contre la toxine de ce microbe.

F. — Identification

En dehors des caractères morphologiques et culturaux, des essais d'agglutination croisée nous ont permis d'identifier entre eux les divers échantillons de *B. sporogenes* que nous avons isolés. Ainsi quinze de nos échantillons ont agglutiné au moins au 1/100 en présence de notre sérum. Aucun d'eux n'a agglutiné, même à 1/10, en présence d'un sérum agglutinant anti-vibrion septique (agglutinant la souche de Vib. septique homologue à 1/1000). De même, le sérum agglutinant anti-*sporogenes* n'a agglutiné aucune de nos souches de Vib. septique (10 échantillons).

Ajoutons enfin que le sérum préparé contre la toxine de Vib. septique, mélangé à une dose pathogène de *B. sporogenes*, n'enraye pas l'évolution des lésions produites par ce microbe. Nous pouvons ainsi affirmer que le *B. sporogenes* constitue une espèce distincte du Vib. septique.

G. — Position dans la systématique

Les caractères culturaux, les propriétés biochimiques, le pouvoir pathogène, les lésions produites expérimentalement, enfin les réactions obtenues avec les sérums agglutinants et antitoxiques différencient nettement le *B. sporogenes* Metchnikoff du Vib. septique Pasteur. Il ne nous semble pas que l'on puisse simplement considérer, comme le fait Tissier, le *B. sporogenes* comme une variété putride de Vib. septique.

Faut-il maintenant admettre que le *B. sporogenes*, tel que nous l'avons décrit, constitue une espèce étroitement limitée ou bien un groupe englobant divers anaérobies putrides ? Cette question est beaucoup plus délicate. Metchnikoff a distingué deux variétés de *B. sporogenes* : variété A et variété B. En dehors de quelques particularités morphologiques, elles se distinguent principalement par des réactions biochimiques qui ont été étudiées par A. Berthelot.

Toutes deux sont nettement protéolytiques, mais la variété B l'est beaucoup plus que la variété A. Toutes deux, par exemple, liquéfient le lait sans le coaguler, mais alors que la variété A ne digère que partiellement la caséine, la variété B la digère totalement.

La variété B produit dans ce milieu une quantité notable de tyrosine ; le A n'en produit que des traces.

Les deux variétés digèrent la gélatine et le blanc d'œuf.

Les propriétés saccharolytiques sont étudiées en eau peptonée (2 o/o) additionnée de 3 o/o de divers hydrates de carbone. Les deux variétés A et B attaquent le glucose, le lévulose, le galactose, le maltose et la mannite. Elles sont sans action sur le saccharose et l'amidon. La variété A attaque plus fortement le lactose.

Choukewitch, dans son étude sur la flore bactérienne du gros intestin du cheval, distingue trois formes de *B. sporogenes* :

B. sporogenes A = *B. saprogenes carnis* Salus (*128*),

B. sporogenes B = *B. liquefaciens magnus* Luderitz (*35*),

B. sporogenes fœtidus Choukewitch = *Clostridium fœtidum* Liborius (*29*).

Aucun de ces microbes n'étant fortement pathogène, il serait intéressant d'étudier ces diverses formes par la réaction de l'agglutination.

Les rapports du *B. sporogenes* avec le *B. putrificus* seront indiqués dans l'article suivant.

IV. — BACILLUS PUTRIFICUS

(Bienstock)

Décrit pour la première fois par Bienstock (1884) sous le nom de *B. putrificus coli*. Ce germe provenait de l'intestin d'un cadavre.

Le *B. putrificus* a fait l'objet de nombreux travaux dont les plus marquants sont ceux de Tissier et Martelly (1902) sur la putréfaction de la viande de boucherie et de METCHNIKOFF (1908) sur la flore intestinale.

KLEIN (*106*) a décrit sous le nom de *B. cadaveris sporogenes* un germe très voisin du *B. putrificus*. BIENSTOCK (*131*) déclare que les deux germes sont identiques. v. HIBLER admet l'identité et décrit le *B. putrificus* comme Bac. n° XIV; il en étudie six souches dont une provenait de la sérosité d'un membre amputé.

RODELLA (1903) a incriminé le *B. putrificus* dans un phlegmon gazeux.

Au cours de la guerre, le *B. putrificus* a été signalé plusieurs fois. TISSIER (*332*) note sa fréquence dans la flore des plaies de guerre. GOADBY (*231*) décrit, comme bacille identique au B. IX de v. HIBLER, un germe qui nous paraît être semblable au *B. putrificus*. Nous-mêmes avons quelquefois rencontré ce germe dans des gangrènes gazeuses putrides.

Nous donnons sa description en nous appuyant sur les travaux de TISSIER et MARTELLY, METCHNIKOFF, v. HIBLER et nos observations personnelles.

A. — MORPHOLOGIE

Bacille à bouts arrondis, mobile, cilié, sporulant prenant le Gram.

Forme et dimensions. — Dans les cultures de 24 heures en bouillon, ce germe se présente comme un bacille droit de 5 à 6 μ de long et 0,6 à 0,8 μ de large. Il est très activement mobile. Les mouvements se ralentissent pendant la sporulation.

Cils. — Ce bacille est cilié (voir, par exemple, v. HIBLER, *loc. cit.*, pl. VIII, fig. 11).

Sporulation. — Ce germe sporule très vite dans toutes les conditions de culture. v. HIBLER explique ce fait parce que le *B. putrificus* produit dans les milieux une réaction alcaline qui favorise la sporulation.

Les bacilles sporulés se présentent sous la forme de baguettes de tambour (fig. 9). Les spores sont arrondies ou légèrement ovalaires, terminales, souvent plus petites que celles du B. tétanique. Elles résistent à un chauffage prolongé.

B. — Caractères culturaux

Anaérobie strict. Le microbe pousse facilement dans tous les milieux.

Bouillon ordinaire. — Le bouillon est troublé en 24 heures ;

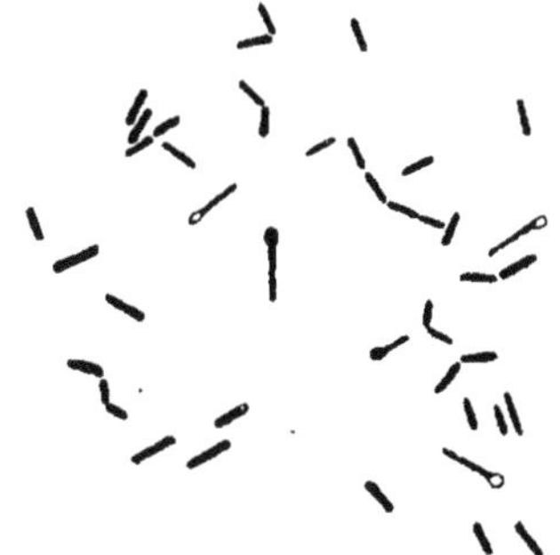

Fig. 9. — *B. putrificus*, souche W. ; culture de 48 heures en bouillon glucosé à 2 p. 1000.

Fig. 10. — *B. putrificus* ; colonie en gélose profonde glucosée ; aspect de 48 heures.

il se forme un dépôt granuleux peu abondant. Le milieu a une odeur fétide.

Bouillon non sucré, additionné d'un cube de blanc d'œuf. — Mêmes caractères de culture. Le cube de blanc d'œuf est fortement attaqué. Il peut être détruit en quelques jours d'étuve. Certaines races sont cependant moins actives et ne digèrent totalement le blanc d'œuf qu'après des semaines d'étuve.

Gélose profonde glucosée. — Les colonies, au bout de 24 heures d'étuve, sont petites, peu apparentes. Après 48 heures, elles se présentent comme de petites masses opaques, irrégulièrement mamelonées, qui, secondairement, s'entourent souvent de filaments enchevêtrés (fig. 10). Elles prennent alors l'aspect floconneux.

Les colonies bien isolées n'atteignent jamais les grandes dimensions des colonies de *B. sporogenes*.

Il y a formation de gaz dans la gélose. Le milieu a une odeur putride.

Gélose inclinée. — Sur gélose inclinée, les colonies sont fines, blanchâtres, transparentes, à contours irréguliers.

Gélatine. — Les colonies sont blanches, chevelues. Le milieu est d'abord ramolli, puis liquéfié en 5 à 6 jours.

Lait. — Le lait est digéré sans coagulation massive. Les grains de caséine sont progressivement liquéfiés ; le milieu prend une teinte jaunâtre et dégage une odeur caractéristique de vieux fromage.

Bouillie de cervelle (Hirnbrei). — Ce milieu prend une réaction alcaline et noircit. Il y a une abondante formation de gaz et l'odeur est un peu putride (v. Hibler).

Sérum coagulé. — Le sérum coagulé devient alcalin et se liquéfie sans production de gaz.

C. — Propriétés biochimiques

1° **Propriétés protéolytiques.** — Le *B. putrificus* est un ferment protéolytique puissant. Il liquéfie la gélatine, la caséine, l'ovalbumine, le sérum coagulé. Il produit de l'hydrogène sulfuré, mais pas d'indol. Il décompose les substances protéiques en acides aminés (leucine, tyrosine) et en ammoniaque.

2° **Propriétés saccharolytiques.** — Par contre, ses propriétés saccharolytiques sont minimes. Il n'attaque pas ou à peine le glucose et le lactose (Tissier, Jungano et Distaso), ne fait fermenter ni le saccharose, ni la dextrine. Ajoutons que, d'après Tissier, il secrète une lipase.

D. — Pouvoir pathogène

Comme la plupart des auteurs, nous n'avons pas trouvé de souches pathogènes de *B. putrificus*. v. Hibler le décrit comme pathogène pour la souris (pas de protocole d'expérience).

Metchnikoff (*137*) a obtenu, en milieu à la viande, une toxine tuant le lapin à la dose de 7-8 cc. par kilo d'animal (inj. intrav.). Korentchewsky (*143*) a provoqué la mort du même animal par des injections rectales, quotidiennes et rejetées, de la même toxine.

Les échantillons que nous avons isolés ne sécrétaient pas d'hémotoxines.

E. — Anticorps spécifiques

Le sérum des lapins préparés par Passini (*127*) agglutinait non seulement le *B. putrificus*, mais aussi, à un titre plus faible, des échantillons sporulés de *B. perfringens*. Cette expérience nous rappelle celle de Conradi et Bieling ; nous y reviendrons.

F. — Identification

Les souches que nous avons étudiées n'agglutinent pas en présence d'un sérum agglutinant anti-*sporogenes*.

G. — Position dans la systématique

Le *B. putrificus* présente beaucoup d'analogies avec le *B. sporogenes*. Il s'en différencie cependant par quelques caractères importants.

1° Sa morphologie : les spores sont terminales ;

2° Les dimensions des colonies en gélose profonde. Ce caractère a une grosse importance d'après Choukéwitch ;

3° Le *B. putrificus* n'attaque que très faiblement ou même pas du tout les sucres ;

4° Il n'agglutine pas en présence du sérum agglutinant anti-*sporogenes*.

Bienstock a signalé que, à côté du *B. putrificus*, il existe un microbe, le *B. paraputrificus*, qui s'en distingue parce qu'il coagule le lait sans le digérer, alors que le *B. putrificus* digère le lait sans le coaguler.

Choukévitch (*153*), dans la flore de l'intestin des bovidés, décrit une troisième variété qui coagule d'abord le lait et le peptonise ensuite.

Tissier et Martelly (*119*) pensent que le *B. putrificus* est identique aux Bacilles II et III de Rodella (*115*). D'un autre côté, Miss Robertson (*298*) considère le Bac. III de Rodella comme identique au Bac. IX de v. Hibler (*B. tertius* de H. Henry). Il existe en effet certaines ressemblances morphologiques entre ces microbes qui se différencient surtout par leurs propriétés fermentatives. Il y aurait lieu d'étudier ces germes en présence de différents sérums agglutinants.

Ajoutons enfin que certains microbes décrits, comme le *B. pseudotetanicus* de Tavel (*84*), peuvent être rapprochés soit du *B. putrificus*, soit du *B. tertius* (= Bac. IX v. Hibler).

Le microbe récemment décrit par Adamson et Cutler (*160*) comme ressemblant au B. tétanique possède certains caractères du *B. putrificus* et certains caractères du *B. tertius*. Nous le rapprocherions plutôt du second.

V. — BACILLUS TERTIUS

(H. Henry)

v. Hibler a isolé, dans les muscles emphysémateux de l'avant-bras d'un jeune homme atteint de fracture compliquée de l'humérus, un bacille anaérobie qu'il a désigné anciennement par le N° XI, et ultérieurement, dans son traité sur les anaérobies pathogènes, comme Bac. N° IX.

Miss Robertson (*298*) affirme avoir rencontré fréquemment dans la flore des plaies de guerre un bacille semblable. Ce germe a été également rencontré par J. Dalyell chez les blessés atteints d'infection gazeuse et traités à l'hôpital écossais de Royaumont.

H. Henry (*245*) le trouve si fréquemment dans la flore des blessures de guerre qu'il propose de le nommer *B. tertius* : ce serait, après le *B. perfringens* et le *B. sporogenes*, le bacille anaérobie le plus commun dans les plaies.

Goadby (*231*) dit encore l'avoir fréquemment rencontré ; mais sa description se rapporte plutôt au *B. putrificus* qu'au *B. tertius*.

Nous-mêmes avons isolé dans quelques cas le *B. tertius* de la flore de la gangrène gazeuse. Etant donné l'absence de son pouvoir pathogène, nous n'en avons pas fait une étude extrêmement détaillée.

Nous donnerons sa description d'après v. Hibler et les auteurs anglais, en ajoutant quelques détails provenant de nos observations personnelles.

A. — Morphologie

Bacille de longueur variable, à bouts arrondis, sporulant, prenant le Gram.

Forme et dimensions. — Ce bacille, en cultures jeunes, a à peu près l'aspect et les dimensions du *B. tetani* (fig. 11). Il est assez grêle (0,4 à 0,6 μ de large), de longueur variable (4 à 8 μ). Formes incurvées et filamenteuses, surtout dans les cultures âgées de quelques jours.

Mobilité. — Il est mobile mais irrégulièrement, dit v. Hibler ; les échantillons isolés par Miss Robertson sont, d'après cet auteur, en général moins activement mobiles que la souche décrite par v. Hibler.

Cils. — Les cils ont été colorés par v. Hibler (*loc. cit.*, pl. VIII, fig. 5).

Spores. — Les spores sont caractéristiques : terminales, rondes, rappelant celles du B. tétanique. Chez certains échantillons, cependant, les spores sont ovalaires, un peu plus longues que larges. Leurs dimensions sont très irrégulières, les grosses pouvant avoir un diamètre double des plus petites.

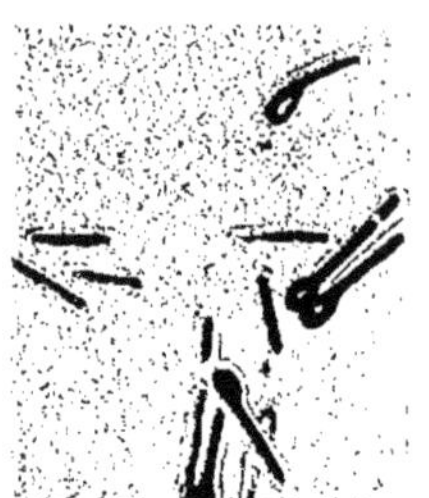

Fig. 11. — *B. tertius* (Bac. IX de v. Hibler). Formes sporulées (d'après v. Hibler, pl. XI, fig. 12).

D'après v. Hibler, ce germe sporule mal dans les milieux ordinaires, faiblement alcalins et susceptibles de s'acidifier ; il ne sporule pas dans le lait ; on observe au contraire des spores en milieu à la cervelle, en gélose-ascite et sur pomme de terre alcalinisée par 0,5 à 1,5 de soude.

Nous avons observé que les spores sont rares en bouillon glucosé. Par contre, nous en avons trouvé en bouillon non sucré au blanc d'œuf et en milieu à la viande.

Elles seraient peu résistantes à la chaleur et tuées par un chauffage de 97° à 98° en huit minutes (v. Hibler).

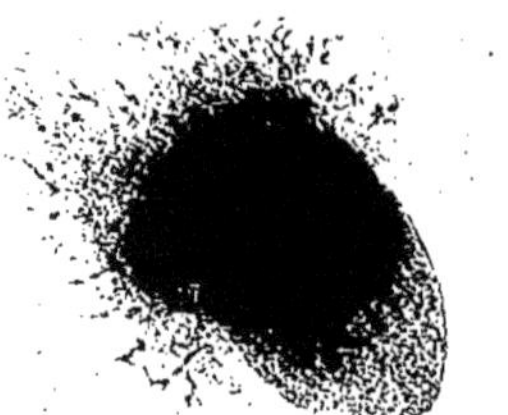

Fig. 12. — *B. tertius*. Aspect des colonies en gélose profonde ; d'après v. Hibler. — A gauche, colonie atypique [forme en grenade]. — A droite, colonie typique (*loc. cit.*, pl. III, fig. 2 et 26).

B. — Caractères culturaux

Bouillon ordinaire glucosé à 2 p. 1000. — Le bouillon se trouble abondamment. Dépôt granuleux ; peu de formes sporulées ; gaz et acidité.

Bouillon non glucosé. — Culture très pauvre.

Bouillon non glucosé, blanc d'œuf. — Mêmes caractères de culture, mais production abondante de formes sporulées. Le cube de blanc d'œuf n'est pas attaqué même après des semaines d'étuve.

Gélose profonde glucosée — Production de gaz et acidité. Colonies lenticulaires ou bourgeonnantes (Miss Robertson). Les colonies typiques décrites par v. Hibler sont arborescentes (fig. 12). Nos échantillons donnent des « cœurs jaunes » avec production de filaments partant de l'échancrure du cœur.

Gélose inclinée. — Colonies plates, arrondies (v. Hibler) ou légèrement irrégulières (Miss Robertson), pas filamenteuses.

Gélatine. — Colonies arborescentes (v. Hibler), pas de liquéfaction.

Sérum coagulé. — Réaction acide, pas de liquéfaction.

Lait. — Pousse pauvrement en lait ; acidification et coagulation très lente (8 à 10 jours d'étuve). La caséine n'est pas digérée.

Milieu à la cervelle. — Réaction acide. Pas de noircissement. Odeur de petit lait. Développement de gaz.

Milieu à la viande. — Formation de gaz ; pas de noircissement (Miss Robertson).

C. — Propriétés biochimiques

H. Henry a étudié les propriétés biochimiques de ce germe. C'est un ferment saccharolytique puissant. Il fait fermenter : glucose, lévulose, maltose, saccharose, lactose, mannite, salicine, amygdaline et glycogène. Il ne fait pas fermenter l'inuline, non plus que la glycérine.

Par contre, son action protéolytique est nulle. Il ne liquéfie ni la gélatine, ni le sérum coagulé, ni l'ovalbumine, ni la caséine.

D. — Pouvoir pathogène

Pas pathogène pour le cobaye (v. Hibler, Miss Robertson et nous-mêmes).

E. — Position dans la systématique

Morphologiquement, le *B. tertius* ressemble beaucoup au *B. putrificus*, mais ses propriétés biochimiques sont rigoureusement inverses.

Miss Robertson le rapproche du Bac. III de Rodella, dont il est en effet très voisin. A noter cependant que les échantillons du Bac. III isolés par Rodella (*115*) des selles de nourrissons, et ceux rencontrés par Choukévitch dans l'intestin des bovidés ne coagulent pas le lait.

Le microbe d'Adamson et Cutler, dont nous avons parlé, ressemble beaucoup au *B. tertius*; il s'en sépare principalement par le fait qu'il ne coagule pas le lait, mais le peptonise légèrement.

Enfin, H. Henry considère le *B. tertius* comme identique au bacille Y de Fleming. Ce germe nous paraît cependant posséder des propriétés protéolytiques plus marquées que le *B. tertius*.

VI. — BACILLUS BIFERMENTANS

(Tissier et Martelly)

Tissier et Martelly (1902) ont isolé fréquemment dans la viande de boucherie, aux premiers stades de la putréfaction, un bacille anaérobie, qui, par certains caractères, se rapproche du *B. perfringens*, et pour lequel ces auteurs ont proposé le nom de *B. bifermentans sporogenes*.

H. Tissier (*332*) a retrouvé ce microbe dans la flore des plaies.

Il est probable que le bacille anaérobie immobile et sporulé signalé par DUPÉRIÉ (*204*) dans quelques cas de gangrène gazeuse et que l'auteur tient pour une forme intermédiaire entre le Vib. septique et le *B. perfringens* n'est autre chose que le *B. bifermentans*.

Nous avons quelquefois rencontré ce germe dans des formes putrides de la gangrène gazeuse, associé à des anaérobies pathogènes.

Miss HEMPL a isolé d'un cas de gangrène gazeuse un microbe qui est, pour nous, très voisin du *B. bifermentans*.

A. — MORPHOLOGIE

Bacille épais, à bouts faiblement arrondis, immobile, non cilié, sporulant et prenant le Gram.

Forme et dimensions. — En culture jeune (24 heures) dans le bouillon ordinaire, ce bacille se présente sous forme de bâtonnets isolés et droits, de 5 à 6 μ de long et 0,8 à 1 μ de large. Il a donc les dimensions moyennes du *B. perfringens*. Les chaînettes de 5 à 6 articles ne sont pas rares.

Dans les milieux solides, les bacilles sont plus longs mais non filamenteux.

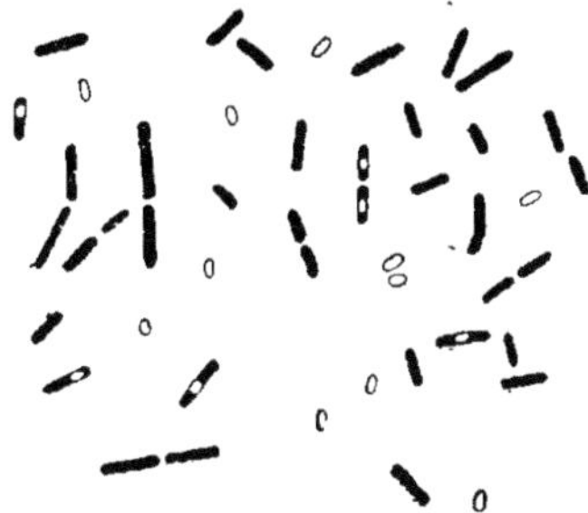

Fig. 13. — *B. bifermentans*. Culture en bouillon glucosé à 2 p. 1000 ; (culture de 48 heures).

Mobilité. Cils. — Ce microbe est immobile, non cilié.

Spores. — Le *B. bifermentans* sporule rapidement dans tous les milieux, plus lentement toutefois dans les milieux glucosés. Les spores apparaissent habituellement dans la partie centrale du bâtonnet, parfois au voisinage d'une extrémité. Ce sont de grosses spores ovalaires, qui ont les dimensions de celles du *B. perfringens* (fig. 13).

9

Dans les cultures âgées, on observe, à côté de bâtonnets dégénérés, ne prenant pas le Gram, un grand nombre de spores libres.

Les spores sont résistantes à la chaleur. Elles résistent une minute et demie à la température de 100° (TISSIER).

B. CARACTÈRES CULTURAUX

Bouillon Martin glucosé à 2 p. 1000. — Trouble abondant en 24 heures avec dégagement de gaz. Les microbes tombent au

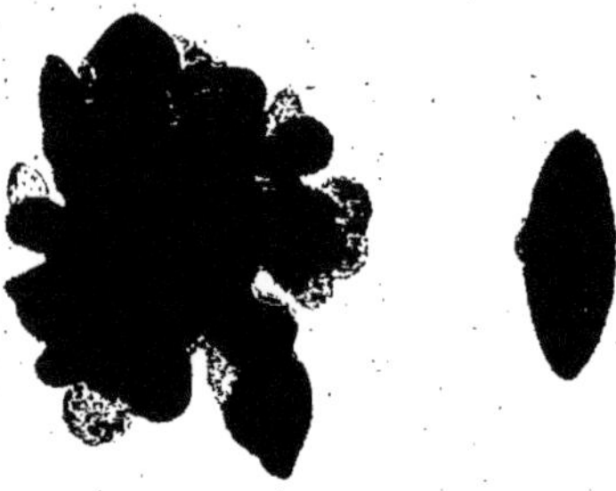

Fig. 14. — *B. bifermentans*. Colonies en gélose glucosée nitratée. A droite, colonie lenticulaire ; à gauche, colonie bourgeonnante.

fond du tube en formant un dépôt muqueux, adhérent, qui se détache par agitation sous forme de masses zoogléiques (TISSIER).

Bouillon Martin non glucosé. — Culture plus pauvre, formant une masse visqueuse.

Bouillon Martin non glucosé, additionné d'un cube de blanc d'œuf. — Mêmes caractères de culture. Le cube de blanc d'œuf est progressivement digéré ; la digestion est totale en quelques jours d'étuve.

Dans tous les milieux précédents, l'odeur de la culture est putride, comparable à celle des cultures de *B. sporogenes*.

Gélose profonde glucosée. — Le microbe se développe en formant des gaz ; la gélose a une odeur désagréable.

Les colonies sont lenticulaires, à bords réguliers (aspect du *B. perfringens*) ; au bout de 24 heures ou de quelques jours, elles donnent naissance à des bourgeons secondaires ; leur aspect est alors caractéristique (fig. 14).

Gélatine sucrée. — Même aspect des colonies. Formation de gaz. La gélatine est ramollie puis lentement liquéfiée.

Lait. — Après quelques jours d'étuve (4 à 5), la caséine est précipitée en fins grumeaux, puis liquéfiée. Le beurre surnage. Le sérum prend une teinte jaunâtre.

Sérum coagulé. — Le sérum est digéré.

Bouillon à la viande. — Formation de gaz ; odeur putride. Digestion progressive de la viande.

C. — Propriétés biochimiques

1° **Propriétés saccharolytiques.** — Le *B. bifermentans* attaque énergiquement un certain nombre de sucres : glucose, maltose, lévulose. Il n'a pas d'action sur le lactose ni sur l'amidon.

2° **Propriétés protéolytiques.** — C'est un ferment protéolytique puissant, comparable au *B. sporogenes*. Il digère la gélatine, la caséine, l'ovalbumine, le sérum coagulé.

Il donne de l'indol, de l'hydrogène sulfuré, des acides aminés et de l'ammoniaque.

D. — Pouvoir pathogène

Le *B. bifermentans* est dépourvu de pouvoir pathogène. Nous avons pu cependant constater qu'associé au *B. perfringens* il pouvait donner naissance, chez le cobaye, à des lésions putrides comparables à celles que l'on obtient lorsqu'on associe le *B. perfringens* au *B. sporogenes*.

Le *B. bifermentans* ne secrète pas d'hémotoxines.

E. — Position dans la systématique

Morphologiquement très voisin du *B. perfringens*, il s'en distingue par les conditions de sa sporulation, son grand pouvoir protéolytique, l'odeur putride de ses cultures et l'absence de pouvoir pathogène.

Il faut toujours craindre, en présence d'une culture de *B. perfringens* donnant un grand nombre de spores dans les milieux ordinaires, d'avoir entre les mains un mélange de *B. perfringens* et de *B. bifermentans*. La grande ressemblance des colonies en gélose rend la séparation difficile.

Tissier rapproche ce germe du *B. sporogenes* Metchnikoff. Il s'en distingue par sa morphologie, l'absence de mobilité et de cils. Le sérum agglutinant anti-*sporogenes* n'agglutine pas les cultures de *B. bifermentans*.

VII. — BACILLUS ŒDEMATIENS

(nov. sp).

Nous avons désigné sous ce nom un nouveau bacille anaérobie, très pathogène pour l'homme et les animaux de laboratoire.

La description des premières souches isolées (bacilles B et C) a été donnée dans les Comptes Rendus de la Société de Biologie (séance du 29 mai 1915). Quelques mois plus tard, ayant isolé quatre autres souches voisines du B et du C, nous avons identifié entre eux ces six échantillons, donné une description détaillée de l'espèce et proposé pour elle le nom de *B. œdematiens*. Depuis, nous avons fréquemment rencontré ce microbe et avons pu réussir à obtenir de nouvelles souches.

En dehors de nous, le *B. œdematiens* a été retrouvé par Legros (*264*), par Vaucher (*334*) et par J. Dalyell (*191*).

Un certain nombre de germes qui semblent être voisins du *B. œdematiens* ont été également décrits par d'autres auteurs. C'est ainsi que Costa et Troisier (*188*) ont décrit comme Bac. neigeux (Jungano) un germe qui était vraisemblablement le

B. œdematiens (¹). De même le *Gasœdembazillus* d'Aschoff et de ses collaborateurs présente de nombreux caractères communs avec notre bacille. Nous discuterons à leur place les affinités de ce germe avec le *B. œdematiens* ainsi que les caractères qui peuvent rapprocher ce microbe des bacilles décrits par Sacquépée, Conradi et Bieling, etc.

La description que nous donnons ci-dessous repose sur l'étude détaillée de quinze échantillons de *B. œdematiens*.

A. — Morphologie

Bacille à bouts arrondis, immobile, cilié, sporulant, prenant le Gram.

Forme et Dimensions. — Le *B. œdematiens* est aussi épais que le *B. perfringens* (1 à 0,8 μ) mais plus long (de 4,5 à 8 et 10 μ). Exceptionnellement, on observe des éléments très courts (2,5 μ), surtout parmi ceux qui constituent les filaments articulés. Les extrémités du microbe sont nettement arrondies, sauf chez les formes courtes qui ont parfois les bouts carrés.

Nous avons figuré (pl. color. IV) les différents aspects de plusieurs échantillons de *B. œdematiens* dans des cultures de 24 heures en bouillon glucosé. Le type le plus commun (fig. 10, 11, 12) est constitué par des bacilles légèrement incurvés en C ou en S, souvent groupés par deux. Les formes droites sont relativement rares. En 7, nous avons représenté un échantillon dont les éléments sont très fortement incurvés et disposés en chaînettes de 3 à 4 articles. Ce type nous conduit à celui que nous avons représenté figure 4 : le germe se présente sous forme de filaments articulés, sinueux, constitués souvent par vingt articles et même davantage. Cet aspect est relativement rare (rencontré deux fois) ainsi que celui que nous avons représenté dans la figure 1. Ce

(¹) Le bacille isolé par ces auteurs provenait en effet d'une forme de gangrène gazeuse dont le principal symptôme était un œdème envahissant très étendu. Les colonies obtenues en gélose profonde avaient l'aspect neigeux caractéristique de celles du *B. œdematiens*. Les auteurs, en repiquant ces colonies, n'ont pu obtenir de culture en milieu liquide, ce qui est de règle pour le *B. œdematiens* lorsqu'on ne s'astreint pas à suivre une technique particulière.

dernier échantillon se présente le plus souvent sous forme de bâtonnets droits groupés par deux et parfois trois articles. Les formes incurvées sont rares.

Dans les sérosités de l'homme et des animaux, le *B. œdematiens* présente le plus souvent sous forme de bacilles droits ou faiblement incurvés, disposés habituellement par paires ou, plus rarement, en chaînettes de 4 à 5 articles.

Dans l'exsudat péritonéal du cobaye, on ne voit presqu'exclusivement que des diplobacilles. On n'observe pas de formes filamenteuses sur les frottis de foie.

Cils et mobilité. — Le *B. œdematiens* possède un très grand nombre de cils ; très souvent plus de vingt, et tellement enchevêtrés qu'il est impossible de préciser leur nombre (voir pl. color. IV) ; ce sont des cils à tours de spire larges, réguliers, au nombre de trois ou quatre, rarement davantage. Les cils sont isolés ou disposés en bouquets. Ils sont facilement colorables par la méthode de Löffler (mordançage à l'encre de fuchsine, coloration à chaud par le Ziehl aniliné, alcalinisé avec une solution de soude à 1 p. 1000).

Nous avons observé fréquemment (pl. color. IV, fig. 8) des bouquets de cils géants tels que les auteurs en ont décrit pour le Vib. septique et le *B. Chauvaei*. Ces curieuses formations étaient particulièrement abondantes lorsqu'on colorait des frottis préparés avec des cultures sur gélose inclinée qui étaient restées exposées à l'action de l'air pendant 24 à 36 heures.

Examinés entre lame et lamelle, même à 37°, les microbes restent toujours immobiles, qu'ils proviennent de cultures ou de sérosités pathologiques. Si un examen prolongé des bacilles observés entre lame et lamelle peut faire soupçonner la mobilité, jamais, dans de telles conditions, on n'observe de véritables mouvements de translation, et l'on ne peut pas affirmer qu'on a observé des mouvements propres du bacille et non des mouvements transmis.

Notre expérience nous a montré que chaque fois que nous avions cru nous trouver en présence d'un échantillon très activement mobile de *B. œdematiens* (dans les conditions ordinaires d'examen), il s'agissait d'un autre germe ou d'une culture impure.

On peut cependant mettre en évidence la mobilité de ce microbe si l'on a soin de le soustraire complètement à l'action de l'oxygène.

Un bon procédé, d'ailleurs classique, consiste à prélever la sérosité ou le bouillon des cultures très jeunes (avant l'auto-agglutination) dans de fins tubes capillaires que l'on ferme aux extrémités. Au bout d'une dizaine de minutes d'examen, on peut observer des mouvements très actifs, au moins pour certains échantillons de *B. œdematiens*. Ces mouvements rappellent de près ceux du Vib. septique. Les bacilles progressent plus ou moins rapidement en présentant des mouvements d'ondulation. Les diplobacilles et les chaînettes sont souvent animés d'un mouvement giratoire, hélicoïdal, assez lent, caractéristique.

Spores. — Les spores se forment rapidement dans tous les milieux, même glucosés. Elles apparaissent déjà après 24 et 48 heures (pl. color. IV, fig. 6) et sont très nombreuses dans les cultures de quatre à six jours (pl. color. IV, fig. 3). Ce sont de grosses spores ovalaires (longueur 1,5 à 2 μ ; largeur 0,8 à 1,2 μ), à membrane épaisse, qui, dans les cultures, ne se rencontrent que libres ou encore dans les microbes dégénérés à peine colorables. Dans les sérosités musculaires de l'homme et des animaux, on observe assez fréquemment des bacilles sporifères, qui, après la coloration de Gram, ne conservent souvent qu'incomplètement le violet de gentiane. Les spores sont habituellement subterminales (formes en raquettes).

Les spores des cultures âgées en bouillon glucosé résistent à un chauffage à 100° au bain-marie pendant 1/2 heure.

Gram. — Le bacille prend le Gram et tous les articles gardent bien le violet en culture très jeune, dès que le bouillon commence à se troubler. Dans les cultures de 24 heures, la coloration de contraste (Gram-fuchsine diluée) met en évidence beaucoup de bacilles qui ne prennent plus le Gram (voir pl. color. IV, fig. 4). Dans les cultures âgées, le bacille ne prend pas le Gram et se présente sous forme de filaments désagrégés.

B. — Caractères culturaux

Le *B. œdematiens*, ainsi que le font prévoir les conditions de sa mobilité, est un anaérobie strict.

L'anaérobiose est extrêmement prononcée pour la plupart des échantillons. Les cultures sont difficiles à obtenir. Le microbe ne pousse bien qu'en bouillon fraîchement préparé ou régénéré par 15 à 30 minutes d'ébullition ; le vide doit être aussi complet que possible.

L'isolement du *B. œdematiens* à partir des produits pathologiques est, de ce fait, souvent très pénible. Nous tenons à insister sur la difficulté qu'il y a à obtenir une première culture de ce germe en milieu liquide lorsqu'on repique une colonie en gélose profonde. Il est absolument nécessaire de pratiquer le réensemencement en utilisant des tubes de bouillon Martin préparés *le jour même*; faute de prendre cette précaution, l'on court à un échec presque certain.

Ce fait permet de comprendre pourquoi, bien que le *B. œdematiens* soit un germe très répandu, peu d'auteurs aient pu jusqu'ici l'obtenir en culture pure.

Bouillon Martin glucosé à 2 p. 1000. — En bouillon glucosé à 2 p. 1000, on voit apparaître en quelques heures un trouble d'abord léger, ayant l'aspect moiré des cultures typhiques ; puis le trouble s'accentue et, très rapidement, les microbes auto-agglutinent et forment un dépôt abondant dans le fond du tube. Une de nos souches, filamenteuse, dépose en gros flocons en moins de six heures d'étuve. Un échantillon à articles droits tombe en très fins grumeaux visibles seulement à la loupe dans les cultures abondantes. Le dépôt atteint environ un centimètre, parfois beaucoup moins, suivant la souche. La culture s'éclaircit en 48 heures, si bien que, dans les cultures pauvres âgées de quelques jours, il est parfois difficile de reconnaître les tubes qui ont donné une culture positive.

Cet éclaircissement progressif du bouillon s'explique par la dégénérescence rapide des microbes, la culture étant rapidement réduite en poussière de spores.

L'odeur des cultures est caractéristique pour presque toutes les souches. C'est une odeur *sui generis*, fétide, particulièrement forte dans les vieilles cultures.

Les cultures en bouillon glucosé s'accompagnent d'un dégagement gazeux. Le bouillon est nettement acide au tournesol.

En bouillon Martin, non sucré et surtout en bouillon ordinaire non sucré, les cultures sont peu abondantes.

Bouillon Martin non glucosé, additionné de blanc d'œuf. — Le microbe pousse un peu moins abondamment qu'en bouillon sucré ; les caractères du dépôt sont les mêmes. Le blanc d'œuf n'est pas attaqué même après des mois de séjour à l'étuve. Une seule de nos souches, après cinq mois de séjour à l'étuve, a attaqué légèrement le blanc d'œuf sur les bords.

Gélose profonde nitratée. — Nous avons représenté (pl. color. V) l'aspect des colonies en gélose glucosée nitratée (24 à 48 heures) de plusieurs échantillons de *B. œdematiens*. Le plus souvent, les colonies jeunes ont un centre opaque, jaunâtre, irrégulier, entouré d'une fine couronne de filaments courts et inégaux que l'on observe aisément à la loupe ou au microscope. Puis, la colonie s'éclaircit, le centre devient nuageux et, en 48 heures, on observe à sa périphérie une large couronne de filaments enchevêtrés. L'éclaircissement des colonies en gélose correspond au stade de désagrégation des microbes observé dans les cultures de même âge en bouillon glucosé.

Il est intéressant de noter que certains aspects de ces colonies rappellent de très près celui du Vib. septique et du *B. tetani*, etc...

Nous figurons ci-après (fig. 15) un échantillon (souche U) dont les colonies en gélose glucosée présentent l'aspect que nous avons décrit comme aspect « en grenade ». La colonie, d'abord lenticulaire, présente à l'un de ses pôles un gros bouquet de filaments enchevêtrés.

Gélose en surface. — Cultivé en tubes Pinoy, le *B. œdematiens* produit des colonies extrêmement fines, aplaties, gris bleuâtre, transparentes, à contours irréguliers.

Gélatine glucosée. — Le *B. œdematiens* pousse à 22° en

gélatine faiblement glucosée à 2 p. 1000. Il forme des colonies nuageuses constituées par des arborescences de filaments délicats. La gélatine n'est pas liquéfiée. Certains échantillons conservés quatre mois à l'étuve à 22° n'avaient pas même commencé à digérer le milieu.

Au contraire, en gélatine fortement glucosée (à 2 p. 100), la culture est beaucoup plus abondante et le milieu est assez rapidement liquéfié.

Ainsi, suivant la technique employée, le *B. œdematiens* ne liquéfie pas ou au contraire liquéfie la gélatine.

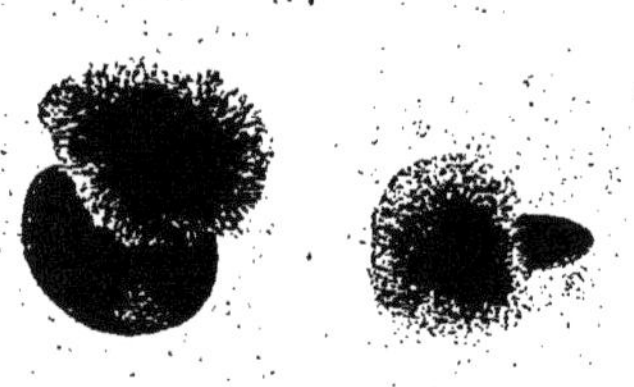

Fig. 15 — Aspect atypique (« en grenade ») des colonies de *B. œdematiens* (souche U) en gélose profonde glucosée nitratée ; culture de 48 heures.

Dans ce milieu, comme en gélose glucosée, il n'y a qu'une faible production de gaz.

Lait tournesolé. — Le lait tournesolé vire au rouge en 24 heures avec dégagement abondant de gaz. La coagulation se produit en un temps variable (5 jours à un mois et plus). Le caillot se désagrège peu à peu en fins grumeaux. Dans des cultures de plusieurs mois, le caillot grumeleux se décolore, devient rose clair, et la caséine subit un début de peptonisation.

Sérum coagulé. — Cultures très pauvres ; colonies plates et irisées ; pas de liquéfaction du milieu.

Bouillon à la viande. — Culture pas très riche ; la viande est un peu ramollie et prend une teinte blanchâtre. Sporulation abondante.

C. — Propriétés biochimiques

1° **Propriétés saccharolytiques.** — H. Henry a eu l'occasion d'étudier le pouvoir fermentatif de deux échantillons de *B. œdematiens* que nous lui avions envoyés.

Ces germes ont attaqué énergiquement le glucose, le lévulose et le maltose, mais aucun autre hydrate de carbone.

2° **Propriétés protéolytiques.** — Le *B. œdematiens* n'est pas un ferment protéolytique actif. Il ne liquéfie pas la gélatine (non sucrée ou sucrée à 2 p. 1000), ne digère ni l'ovalbumine, ni le sérum coagulé. Il attaque très faiblement et très lentement la caséine.

D. — Pouvoir pathogène

Toutes les souches de *B. œdematiens* que nous avons étudiées et qui provenaient de cas mortels de gangrène gazeuse (11) possédaient un pouvoir pathogène élevé. Dans trois cas de gangrène gazeuse non mortelle, nous avons isolé des échantillons plus faiblement pathogènes. Enfin, nous avons rencontré deux fois, dans des plaies gangreneuses, un bacille anaérobie strict dont les caractères morphologiques et culturaux rappelaient de très près ceux du *B. œdematiens*, mais qui était dépourvu de toute virulence.

1° **Culture totale.** — Les échantillons actifs de *B. œdematiens* tuent tous les animaux de laboratoire : cobaye, lapin, rat, souris. Le microbe est aussi pathogène pour le mouton et pour le cheval.

Cobaye. — Le cobaye est un des animaux les plus sensibles. L'injection *intra-veineuse* de culture totale (1/4 à 1 cc. de culture de 24 heures en bouillon glucosé) tue le cobaye en quelques heures : 6 à 18 heures suivant la dose injectée. L'animal ne présente d'accidents graves que quelques instants avant la mort. Les poils se hérissent, les flancs se creusent, le rythme respiratoire est précipité ; l'animal est froid, se retourne difficilement et pousse de petits cris plaintifs. La mort est annoncée par des crises de hoquets et de convulsions. L'animal meurt par arrêt respiratoire.

A l'autopsie, on rencontre des lésions viscérales étendues : placards de nécrose dans le foie, la rate et les reins, hyperémie de l'intestin et des capsules surrénales. Ces lésions se retrouvent chez tous les animaux qui succombent à l'inoculation de culture ou de toxine de *B. œdematiens*.

L'inoculation *intra-musculaire* est des plus sévères. Nous avons tué des cobayes en 24 à 30 heures à la dose de 1/10 à 1/40 de cc.

L'inoculation intra-musculaire de culture de *B. œdematiens* nous a révélé l'existence de deux types de microbes : un type toxique et un type virulent, entre lesquels il existe, du reste, des intermédiaires.

a) Si l'on inocule dans la cuisse du cobaye 1 cc. de culture de 24 heures en bouillon glucosé provenant d'un échantillen toxigène, on constate bientôt une tuméfaction appréciable du membre, laquelle s'accroît d'heure en heure. La cuisse devient froide ; la peau est pâle, bleutée ; un œdème dur, élastique, peu dépressible, envahit de proche en proche la paroi abdominale et remonte jusqu'au sternum ; l'animal se refroidit et meurt par arrêt respiratoire.

En incisant la lésion, on constate que la paroi abdominale est envahie par un œdème gélatineux, lardacé, blanc ou blanc rosé (ressemblant à l'œdème charbonneux), non infiltré de gaz. Au voisinage des muscles, l'œdème est rose, parfois hémorragique. Les muscles œdématiés sont hyperémiés et infiltrés de très fines bulles gazeuses (pl. color. VI). Il ne sont pas nécrosés ; la lésion n'a pas d'odeur putride.

Les microbes sont très rares dans la sérosité musculaire (fig. 16). Ils ne se généralisent pas. On ne retrouve pas de bacilles dans la cavité péritonéale. Les hémocultures faites à l'agonie ou immédiatement après la mort restent constamment négatives.

b) Si on injecte au cobaye 1 cc. d'une culture de 24 heures d'un échantillon virulent de *B. œdematiens* les lésions obtenues sont assez différentes. La peau de la cuisse tuméfiée est souvent brun rougeâtre, humide ; à la palpation du membre, on perçoit une fine crépitation qui s'étend parfois jusqu'au niveau de l'abdomen œdématié. A l'incision, l'œdème gélatineux est rosé, parfois rouge groseille et infiltré de nombreuses bulles de gaz. L'œdème périmusculaire est hémorragique. Les muscles sont fortement hyperémiés, rouge violacé, crépitants, infiltrés de bulles de gaz parfois assez volumineuses. Ils ne sont pas gangrenés et n'ont pas d'odeur putride.

Dans la sérosité musculaire pullulent un grand nombre de bacilles prenant le Gram, diplo-bacilles pour la plupart, droits ou légèrement incurvés. Les éléments sporifères ne sont pas rares dans les muscles des animaux qui succombent 24 à 48 heures après l'inoculation (fig. 16).

Le microbe se généralise ; on rencontre de nombreux bacilles dans l'exsudat péritonéal. Ce sont des éléments ordinairement groupés par deux, droits, assez longs ; il n'y a pas de formes filamenteuses ni de chaînettes à la surface du foie (fig. 16). Les bacilles sont nombreux dans le foie et dans la rate. Les hémocultures pratiquées avant la mort sont régulièrement positives.

Sur 11 échantillons fortement pathogènes pour le cobaye, cinq donnaient des lésions du type toxique, trois des lésions du type virulent ; trois échantillons produisaient des lésions intermédiaires.

L'injection *sous-cutanée* des mêmes doses de culture (1/4 à 1 cc.) produit des lésions qui diffèrent peu de celles que provoque l'injection intra-musculaire. L'injection sous-cutanée est cependant moins sévère.

La paroi abdominale est envahie par un œdème blanc, lardacé, sans infiltration gazeuse et sans généralisation microbienne lorsqu'on inocule une souche toxique ; par un œdème hémorragique, infiltré de nombreuses bulles de gaz, et par la pullulation des bacilles dans l'organisme du cobaye lorsqu'on expérimente avec des échantillons virulents. L'épaisseur de la paroi abdominale œdématiée atteint 3 à 4 centimètres.

Les lésions ne sont jamais putrides. Les muscles abdominaux sont hyperémiés, jamais gangrenés.

Lapin. — Le lapin est au moins aussi sensible que le cobaye au *B. œdematiens*. Nous insisterons peu sur la description des lésions provoquées chez cet animal par l'inoculation sous-cutanée ou intra-musculaire de la culture totale. Elles rappellent de très près celles observées chez le cobaye et sont caractérisées surtout par l'envahissement du tissu conjonctif par un œdème blanc rosé, le plus souvent infiltré de fines bulles de gaz. La paroi abdominale œdématiée atteint souvent 4 à 5 centimètres d'épaisseur.

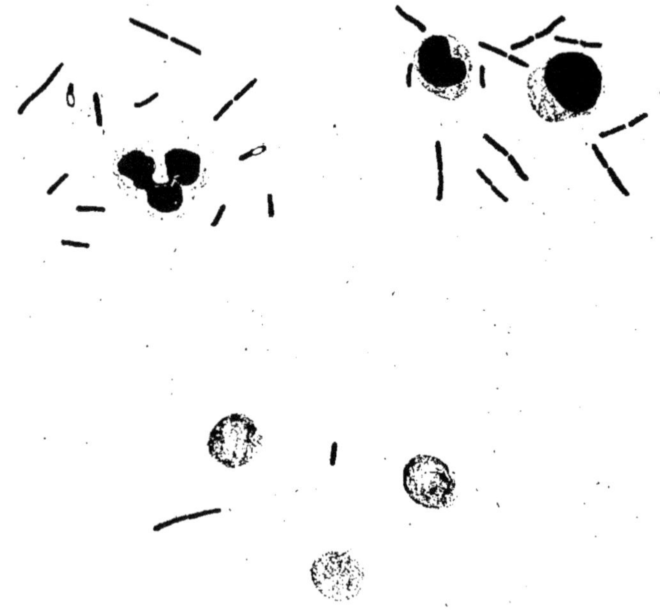

Fig. 16. — *B. œdematiens* dans les sérosités du cobaye. — En haut, type virulent : à gauche, sérosité musculaire avec des formes sporulées ; à droite, sérosité péritonéale, diplobacilles. — En bas, type toxique, sérosité musculaire avec rares bacilles

Les muscles œdématiés et hyperémiés sont infiltrés de bulles de gaz. Un quart de centimètre cube tue le lapin en 24 à 48 heures.

Souris blanche. — La souris blanche est extrêmement sensible à l'inoculation de très faibles doses de culture. Il suffit d'inoculer à cet animal 1/10 à 1/50 de cc. de culture dans les muscles de la cuisse pour déterminer l'apparition des lésions caractéristiques et la mort de l'animal en moins de 48 heures.

Rat blanc. — Le rat blanc est presque aussi sensible que le cobaye, peut-être un peu moins. Cependant les lésions provoquées par l'inoculation sous-cutanée ou intra-musculaire de culture totale ont un caractère un peu spécial. Les lésions, quel que soit l'échantillon inoculé, rappellent toujours celles que produisent chez le cobaye les souches toxiques. Les muscles, hyperémiés, sont extrêmement peu ou même ne sont pas infiltrés de bulles de gaz. Le tissu conjonctif est envahi par un œdème gélatineux, blanc, jamais infiltré de gaz. Les microbes sont peu abondants dans les lésions locales et sont très rares ou absents dans la cavité péritonéale.

Conservation du pouvoir pathogène. — Repiqué en bouillon blanc d'œuf, le *B. œdematiens* conserve bien à la glacière son pouvoir pathogène. Les souches les plus toxiques semblent le conserver pendant un temps considérable : certaines de nos souches toxigènes gardées depuis douze à dix-huit mois à la glacière tuent encore le cobaye en 24 heures à la dose de 1/4 de cc. Les échantillons du type virulent conservent moins bien leur pouvoir pathogène : une souche (bacille C), isolée en février 1915 et qui tuait à cette époque le cobaye à la dose de 1/4 cc., ne tuait plus le cobaye, le 6 avril 1916, qu'à la dose de 10 cc.

Enfin, les échantillons faiblement pathogènes (provoquant des lésions à la dose de 3 à 5 cc.) perdent en deux ou trois mois toute virulence.

2° **Toxine.** — Cobaye. — La première toxine de *B. œdematiens* obtenue en filtrant des cultures en bouillon glucosé âgées de un à six jours tuait le cobaye en 12 à 17 heures, à la dose de 1/40 de cc. injectée dans la veine.

Nous avons pu, depuis, obtenir une toxine beaucoup plus active, tuant le cobaye jusqu'à la dose de 1/400 de cc. en injection intra-veineuse.

Les symptômes provoqués par la toxine injectée dans la veine du cobaye rappellent de très près ceux qui suivent l'inoculation intra-veineuse de culture totale. De fortes doses de toxines (3, 2,

1 cc.) ne déterminent jamais la mort foudroyante. L'animal paraît cependant malade, triste; les poils se hérissent ; au bout de quelques heures il est pris de frissons, de dyspnée progressive, puis, quelques minutes avant la mort, de hoquets et de convulsions. Il meurt en hypothermie par arrêt respiratoire. Les doses de toxine tuant en 8 à 48 heures ne produisent d'accidents que très peu d'heures avant la mort. Le début de la crise est annoncé par la dyspnée, le hérissement des poils et le refroidissement de l'animal. La fin de la crise (secousses musculaires, hoquets et mort) est le plus souvent extrêmement rapide (10 à 15 minutes environ).

Les doses limites (1/400), lorsqu'elles ne provoquent pas la mort du cobaye, déterminent cependant souvent des symptômes appréciables 24 à 48 heures après l'injection : l'animal se hérisse et est pris de dyspnée (flanc creux, accélération du rythme respiratoire). La crise dure 12 à 24 heures, puis le cobaye se rétablit.

La toxine injectée sous la peau du cobaye tue cet animal à des doses variables allant jusqu'à 1/100 de cc. Des doses plus faibles (1/200 à 1/400) causent des lésions locales qui finissent par guérir.

Les doses mortelles produisent un œdème gélatineux caractéristique, semblable à celui que provoque l'injection sous-cutanée de la culture totale d'un échantillon hypertoxique. Cet œdème, blanc, gélatineux, progressif, non infiltré de gaz, envahit peu à peu toute la paroi abdominale. Les lésions progressent jusqu'à ce que l'animal succombe (en deux à trois jours avec la dose limite).

Les doses non mortelles déterminent la production d'un œdème local qui atteint son développement maximum au bout de 2 à 3 jours. Après 24 heures, on aperçoit à la surface de la peau un grand nombre de petites taches hémorragiques superficielles; puis l'œdème se résorbe peu à peu. Souvent il se forme une petite escarre et la guérison survient par sclérose.

Souris blanche. — La souris est encore plus sensible que le cobaye ; cet animal succombe en 24 à 48 heures à la suite de l'injection sous-cutanée de 1/800 à 1/1600 cc. de toxine de *B. œdematiens*.

Lapin. — Le lapin est très sensible à l'action de la toxine. Un centimètre cube de toxine injectée sous la peau de l'abdomen provoque la formation d'un œdème blanc gélatineux qui s'étend à toute la paroi abdominale. L'animal meurt en 24 à 48 heures.

Mouton. — La toxine injectée sous la peau du flanc du mouton produit un œdème considérable au point d'inoculation ou à distance (œdème du poitrail et de la cuisse). Ces lésions locales s'accompagnent de symptômes de dyspnée très accusés. Cinq centimètres cubes de toxine injectés sous la peau d'un gros mouton ont déterminé sa mort en 48 heures par arrêt respiratoire.

Cheval. — Le cheval est également très sensible à l'action de cette toxine. L'inoculation de faibles doses détermine l'apparition d'œdèmes locaux et d'œdèmes à distance qui ne disparaissent parfois qu'après plusieurs semaines. Le cheval présente également des symptômes généraux graves (fièvre, dyspnée, perte de l'appétit, etc..) qui durent plusieurs jours et font craindre pour son existence.

Ajoutons enfin que le *B. œdematiens* secrète des hémotoxines. La culture totale détruit *in vitro* les globules d'homme de mouton et de cobaye. Cependant cette action, bien que constante, est beaucoup plus faible que celle exercée par le *B. perfringens* ou le Vib. septique. 1/10 de cc. de culture totale ne peut détruire que la même dose d'hématies diluées à 1 : 20.

E. — Anticorps spécifiques

1° **Agglutinines**. — Nous avons obtenu assez facilement sur lapin des sérums qui agglutinaient à 1/100 les échantillons de *B. œdematiens* ayant servi à préparer l'animal. Ces sérums n'agglutinaient pas d'autres échantillons de *B. œdematiens*. Il est du reste difficile de pratiquer ces expériences d'agglutination croisée, car la plupart des échantillons de *B. œdematiens* auto-agglutinent avec la plus grande rapidité.

2° **Antitoxine**. — L'on verra dans notre chapitre de sérothérapie expérimentale que nous avons obtenu une antitoxine très active en immunisant différents animaux contre la toxine du

B. œdematiens. Cette antitoxine a neutralisé la toxine et la culculture de tous les échantillons de *B. œdematiens* que nous avons isolés.

F. — Identification

Les caractères morphologiques différents, l'aspect variable des cultures en gélose, certaines variations du pouvoir pathogène et des lésions observées expérimentalement ont rendu nos premières identifications assez difficiles.

Seule, l'antitoxine nous a permis d'identifier entre eux avec certitude les divers échantillons de *B. œdematiens* que nous avions isolés.

Nos divers sérums antitoxiques (sérums de lapin, de mouton et de cheval) ont toujours neutralisé la culture de tous les échantillons de *B. œdematiens* étudiés. Dans beaucoup de cas, des doses minimes de sérum (1/100, 1/200) de cc. ont suffit pour neutraliser totalement jusqu'à 50 doses mortelles de culture.

Des essais de neutralisation des cultures de *B. œdematiens* effectués avec de fortes doses de sérum non spécifiques (sérums antivibrion septique, anti-*perfringens*, anti-tétanique, sérum anticharbon symptomatique de Leclainche et Vallée) sont toujours restés sans résultats ; les cobayes inoculés avec un mélange : culture de *B. œdematiens* + sérum non spécifique succombent en présentant les mêmes lésions que les animaux témoins.

G. — Position dans la systématique

Nous ne comparerons ici le *B. œdematiens* qu'au Vib. septique Pasteur et au *B. Novyi*. Les rapports de ce germe avec d'autres bacilles producteurs d'œdème : Bac. de l'œdème gazeux malin et *B. Bellonensis* de Sacquépée, *B. sarcemphysematodes hominis* de Conradi et Bieling, Bac. du *Gasoedem* d'Aschoff seront étudiés dans le chapitre suivant, après que nous aurons donné la description de chacun de ces microbes.

Rapports du B. œdematiens avec le Vib. septique Pasteur. — Les deux germes possèdent les caractères généraux communs suivants : *bacilles anaérobies, prenant le Gram, ciliés, sporulants, très pathogènes pour les animaux de laboratoire.*

Ils se différencient par de multiples caractères, morphologiques, culturaux, lésions chez les animaux, propriétés des toxines et des anticorps spécifiques.

Le *B. œdematiens* est plus épais et plus long que le Vib. septique. Dans les sérosités des animaux et dans les conditions ordinaires d'examen, le *B. œdematiens* est pratiquement immobile, tandis qu'il est habituel d'observer la motilité du Vib. septique.

Les spores du *B. œdematiens* sont plus grosses que celles du Vib. septique. Elles sont plus constamment subterminales que centrales ; c'est l'inverse pour le Vib. septique.

Les caractères de culture sont différents en bouillon, en lait, en gélatine. Le *B. œdematiens* ne liquéfie pas la gélatine.

Les lésions chez les animaux sont très différentes. L'œdème épais, gélatineux, souvent transparent (comparable à celui produit par le bacille charbonneux), provoqué par le *B. œdematiens*, diffère grandement de l'œdème séreux produit par le Vib. septique.

La toxine du *B. œdematiens* est très active, mais ne tue les animaux qu'après une certaine période d'incubation : trois cents doses mortelles injectées dans la veine du cobaye ne tuent l'animal qu'en deux heures. La toxine de Vib. septique a, au contraire, une action foudroyante : 2 à 3 doses mortelles tuent à coup sûr les animaux en quelques minutes.

La toxine du *B. œdematiens* inoculée sous la peau produit un œdème blanc, gélatineux ; puis la peau se sclérose et il se forme parfois une escarre sèche. La toxine du Vib. septique produit un œdème séreux auquel succède une escarre humide.

Le sérum agglutinant anti-vibrion septique n'agglutine pas le *B. œdematiens* et inversement.

Enfin, les antitoxines correspondant à chacun de ces germes ont des actions strictement spécifiques.

Il n'est pas douteux que le *B. œdematiens* et le Vib. septique sont des germes différents.

Rappelons enfin ici que le sérum anti-charbon symptomatique de Leclainche et Vallée préparé à l'Ecole Vétérinaire de Toulouse n'a pas neutralisé la culture du *B. œdematiens*.

Rapports du B. œdematiens avec le B. Novyi. — Novy a décrit en 1894 sous le nom de *B. œdematis maligni II* un bacille anaérobie provenant de trois cobayes morts à la suite d'une injection de « Milchnuclein ».

Kerry (1894) a isolé des muscles desséchés provenant d'un bœuf mort de charbon symptomatique un bacille qui, d'après les traités, serait semblable au Bac. de Novy. Ainsi, Kruse (in Flügge) réunit les deux germes sous le nom de *B. œdematis thermophilus*, et Migula sous celui de *B. Novyi*.

Enfin v. Hibler, dans son traité sur les anaérobies pathogènes, donne les caractères de ce microbe qu'il désigne comme Bacille n° V. Il en a étudié quatre souches :

1° Souche fournie par Migula (originale ?) ;

2° Sérosité de l'œdème sous-cutané d'un lapin inoculé avec de la terre ;

3° Muscle desséché d'un sanglier mort de charbon symptomatique ;

4° Pus provenant de la lèvre d'une femme morte en présentant des symptômes de septicémie.

Les descriptions données par les auteurs, malgré quelques désaccords portant sur des points de détail, faisaient admettre que ces différents échantillons appartenaient à une même espèce, le *B. Novyi*, dont la position systématique se présentait de la façon suivante.

Il offre un certain nombre de caractères communs avec le *B. œdematiens :*

1° Il en a en effet les dimensions et l'aspect morphologique ; à noter, en particulier, les bouquets de cils géants observés par Novy et v. Hibler (pl. IV, fig. *c*).

2° Les caractères culturaux sont très voisins. Le *B. Novyi* dépose rapidement dans les milieux liquides, acidifie les milieux glucosés, donne en gélose des colonies arborescentes (pl. IV, fig. D, E.), ne liquéfie pas le sérum coagulé.

3° Le *B. Novyi* est très pathogène pour les animaux de labo-

---

Planche IV. — *B. Novyi*. A, frottis de foie de cobaye. — B, Spores (d'après v. Hibler). - C, Bouquets de cils géants (d'après Novy). — D et E, Colonies en gélose profonde, aspect typique ; F, Colonie atypique ; (d'après v. Hibler).

PLANCHE IV

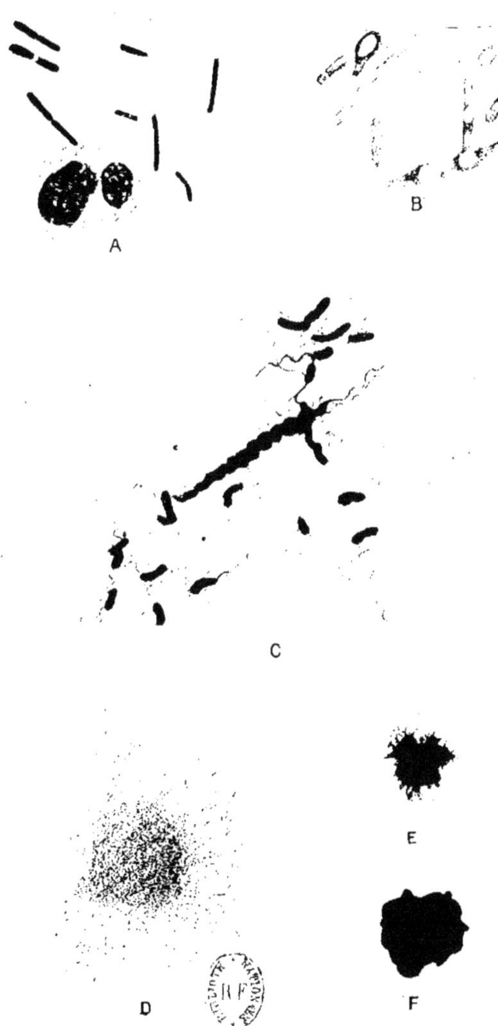

ratoire (cobaye, rat, souris, lapin) et produit souvent un œdème gélatineux blanc. Il ne donne pas de filaments à la surface du foie du cobaye (pl. IV, fig. A).

Cependant, il diffère du *B. œdematiens* par les points suivants :

a. — D'après Novy et Kerry, il ne pousse pas dans la gélatine à 24° [Il est vrai qu'on trouve dans v. Hibler une indication générale d'où il ressort que le *B. Novyi* liquéfierait la gélatine].

b. — Les auteurs n'ont jamais observé de spores dans les sérosités musculaires des animaux (Novy, Kerry, v. Hibler).

c. — Ce germe ne sporule pas en milieu glucosé. Les spores n'ont jamais été observées que par v. Hibler et dans des milieux spéciaux (Hirnbrei, gélose alcalinisée, etc., Pl. IV, fig. B).

On ne pouvait donc, d'après les seules descriptions, identifier les 2 germes et ceci d'autant plus que les auteurs n'ont pas obtenu la toxine si caractéristique de notre microbe.

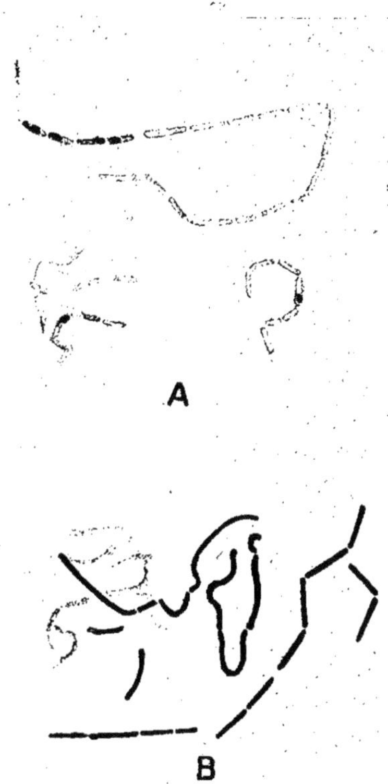

Fig. 17. — Bac. de Novy. A, culture en bouillon glucosé de 3 jours à 2 p. 1000 ; formes sporulées (coloration par le Ziehl à chaud). B, culture de 24 heures dans le même milieu.

Seule la comparaison directe de nos souches et de celles des auteurs pouvait permettre de résoudre ce problème bactériologique.

Tout récemment nous avons demandé au professeur Novy de nous faire parvenir un échantillon du germe qu'il avait autrefois isolé. Le savant américain a très aimablement accédé à notre demande, et nous sommes heureux de lui en témoigner ici notre gratitude.

Nous avons immédiatement entrepris l'étude comparative du *B. œdematiens* et du bacille de Novy et nous avons pu déjà faire les constatations suivantes :

Nous n'avons noté jusqu'ici aucune différence essentielle entre les 2 germes. Les discordances relevées dans la littérature ne résistent pas à la comparaison directe des souches :

a. — Le bac. de Novy comme le *B. œdematiens* pousse dans la gélatine à 24°. Il liquéfie la gélatine sucrée à 2 p. 100, mais non la gélatine sucrée à 2 p. 1000 ou non glucosée.

b. — Dans la sérosité musculaire d'une souris qui avait succombé à l'injection dans la cuisse de culture en bouillon de bac. de Novy additionnée d'acide lactique, nous avons observé des bacilles sporifères. Ceux-ci étaient semblables aux formes sporulées du *B. œdematiens*.

c. — En bouillon Martin glucosé à 2 p. 1000 les 2 germes sont morphologiquement identiques (fig. 17, B); tout au plus peut-on remarquer que le bac. de Novy dégénère moins rapidement que le *B. œdematiens*. Au bout de quelques jours, on observe dans ce milieu la présence de spores, ovalaires, subterminales, que l'on retrouve encore incluses dans les bacilles incomplètement dégénérés (fig. 17, A).

Le bacille de Novy (contrairement aux descriptions anciennes) sporule donc, non seulement dans les tissus, mais encore dans les milieux même glucosés.

Enfin dans tous les milieux de culture utilisés (lait, sérum coagulé, bouillon blanc d'œuf) les caractères biochimiques et culturaux étaient les mêmes.

Malheureusement, en raison sans doute de son origine ancienne, le bacille de Novy s'est modifié en 2 de ses caractères importants :

1° En gélose profonde glucosée nitratée, il ne donne plus des colonies arborescentes, mais des colonies qui primitivement lenticulaires ne produisent que secondairement des bourgeons ou des filaments (colonies atypiques de v. Hibler, cf. pl. VI, F).

2° Il a perdu presque totalement son pouvoir pathogène et sa toxicité; aussi les expériences de neutralisation croisée que nous avons pu faire jusqu'ici ne nous permettent-elles pas d'affirmer encore que le sérum *anti-œdematiens* exerce une action spécifique sur l'échantillon de NOVY. Nous nous efforçons actuellement de renforcer le pouvoir pathogène de ce germe et espérons pouvoir résoudre bientôt ce point particulier.

Quoi qu'il en soit il n'est pas douteux :

1° Que les différences relevées dans la littérature entre le *B. œdematiens* et le bacille de NOVY ne résistent pas à la comparaison directe des souches;

2° Que l'échantillon de NOVY ou bien est identique au *B. œdematiens* ou bien en est extrêmement voisin.

Si nous avions rencontré cet échantillon dans un cas de gangrène gazeuse, nous n'aurions certainement pas hésité à le considérer comme un *B. œdematiens* non pathogène. Mais étant donné qu'il existe dans la littérature un bacille de NOVY et un *B. œdematiens* nous croyons qu'il serait imprudent de ne pas nous entourer de toutes les garanties possibles avant de déclarer que ces 2 germes sont identiques.

VIII. — BACILLUS FALLAX

(NOV. SP.)

Ce microbe, que nous avons désigné antérieurement comme Bacille A, a été identifié et décrit depuis lors. Nous complétons ici sa description en tenant compte des observations nouvelles que nous avons pu faire sur des échantillons récemment isolés.

Le *B. fallax* a été retrouvé par H. HENRY dans un certain nombre de cas de gangrène gazeuse. Il était associé à d'autres anaérobies pathogènes.

A. — MORPHOLOGIE

Bacille à bouts arrondis, mobile, cilié, prenant le Gram; pas de sporulation habituellement observée.

Forme et dimensions. — Le *B. fallax* a les dimensions du Vib. septique (longueur de 1,2 à 5 μ, largeur 0,6). Les extrémités du bacille sont arrondies. Les bacilles sont le plus souvent isolés, rarement groupés par deux ; les formes incurvées sont très rares.

Mobilité. — Ce microbe est faiblement mobile dans les cultures très jeunes, fraîchement isolées, et très mobile dans les sérosités où il présente les mouvements du Vib. septique. Après plusieurs passages en milieux liquides, il perd toute mobilité.

Cils. — Le *B. fallax* possède un très grand nombre de cils (10, 20 et peut-être davantage). Ceux-ci, très longs, droits ou sinueux, ont souvent un grand nombre de tours de spires (fréquemment plus de 20). Les cils sont rarement disposés en bouquets, mais s'enchevêtrent en formant des réseaux inextricables (fig. 18).

Spores. — Nous n'avons jamais observé de spores, ni en milieu glucosé, ni en milieu non glucosé, même dans des cultures de plusieurs mois conservées à l'étuve. Les vieilles cultures en milieu sucré ou non sucré n'ont pas résisté à une minute d'ébullition. Nous n'avons jamais non plus observé de spores dans les sérosités pathologiques.

H. Henry signale avoir observé des spores subterminales dans les cultures sur sérum coagulé. Un de nos échantillons a sporulé pauvrement dans le milieu à l'œuf de Besredka et Jupille. La plupart des spores étaient subterminales.

Capsule. — Dans les cultures jeunes, et surtout dans les sérosités pathologiques, on voit nettement une capsule ; nous avons pu la colorer dans l'exsudat péritonéal de souris inoculée avec le *B. fallax*.

Gram. — Le *B. fallax* prend le Gram et se colore facilement par toutes les couleurs d'aniline. Dans les vieilles cultures, la plupart des éléments se désagrègent et les microbes gardant le Gram son peu abondants.

B. — Caractères culturaux

Bouillon Martin glucosé à 2 p. 1000. — Il pousse richement, surtout après plusieurs repiquages dans le même milieu. Il trou-

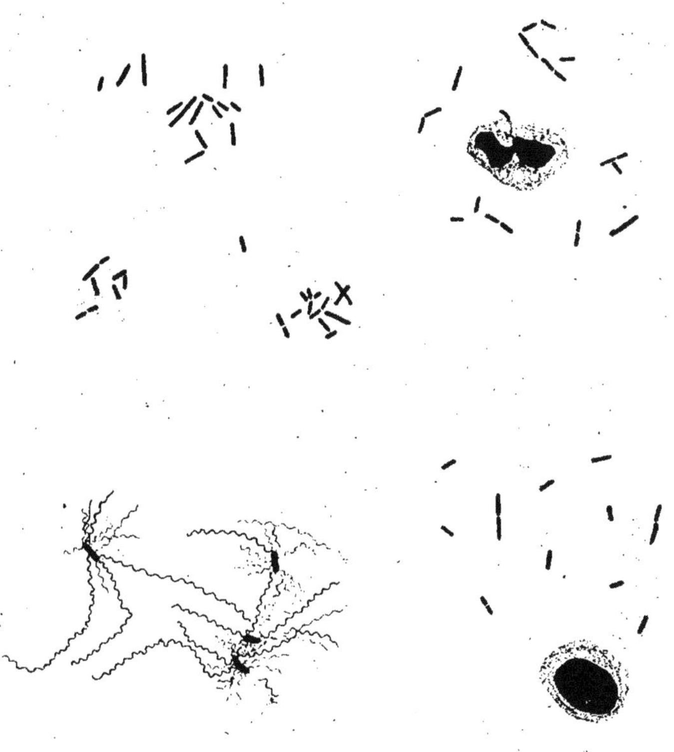

Fig. 18. — *B. fallax.*

En haut à gauche, culture de 24 heures en bouillon glucosé.
En haut à droite, sérosité musculaire du cobaye.
En bas à droite, sérosité péritonéale du cobaye.
En bas à gauche, cils (méthode de Löffler).

ble abondamment le bouillon en dégageant une grande quantité de gaz. Dans les cultures les moins riches, le dépôt est pulvérulent, peu abondant ; dans les cultures exubérantes, le microbe auto-agglutine en 24 heures et forme un dépôt de 1/2 à 1 centimètre de hauteur, qui se tasse peu à peu dans le fond du tube. Le bouillon est toujours éclairci en quelques jours.

La culture n'a pas d'odeur putride, mais une odeur acide, aigrelette, qui rappelle un peu celle des cultures jeunes de *B. perfringens*. Le bouillon est fortement acide au tournesol.

Bouillon Martin non sucré. Bouillon ordinaire non sucré. — Cultures très pauvres, surtout dans le second milieu.

Bouillon Martin non glucosé, additionné d'un cube de blanc d'œuf. — Le *B. fallax* pousse un peu moins richement qu'en bouillon sucré. Le blanc d'œuf n'est pas attaqué, même après des mois d'étuve.

Gélose profonde glucosée nitratée. — Le *B. fallax* donne des colonies semblables à celles que nous avons déjà décrites sous le nom de « cœurs jaunes » : colonies de 24 heures à bords réguliers, ovalaires ou souvent en cœur ; examinées au microscope, elles sont transparentes, ambrées, finement granuleuses. Les colonies plus âgées (48 heures) présentent un bourgeon latéral, qui se développe souvent dans l'encoche du cœur, et qui possède des prolongements très fins, inégaux, parfois chevelus (fig. 19).

Ce microbe donne une grande quantité de gaz. Il fragmente la gélose comme le *B. perfringens*.

Gélose en surface. — En tubes Pinoy, il forme un voile léger, grisâtre ; les colonies isolées sont rondes, peu saillantes, grises au centre, bleutées sur les bords.

Gélatine glucosée. — Dans ce milieu, le *B. fallax* donne des colonies arborescentes, en flocon d'ouate. La gélatine n'est pas liquéfiée.

Lait tournesolé. — Le milieu est rapidement décoloré en 24 à 48 heures. La coagulation du lait se produit en masse après quelques jours d'étuve (3, 5, 8 jours, parfois davantage). Le caillot reste dans le fond du tube ; sa partie supérieure est parfois fragmentée par les gaz.

Sérum coagulé. — Le *B. fallax* pousse assez pauvrement sur sérum en formant une pellicule mince, irisée. Le sérum n'est pas liquéfié.

Bouillon à la viande. — Culture pauvre, le milieu est acidifié. Pas de spores observées.

Bouillon à l'œuf (Besredka et Jupille). — Le milieu est troublé uniformément et acidifié. Puis le blanc de l'œuf est précipité au fond du tube. Le liquide jaune qui surnage reste clair.

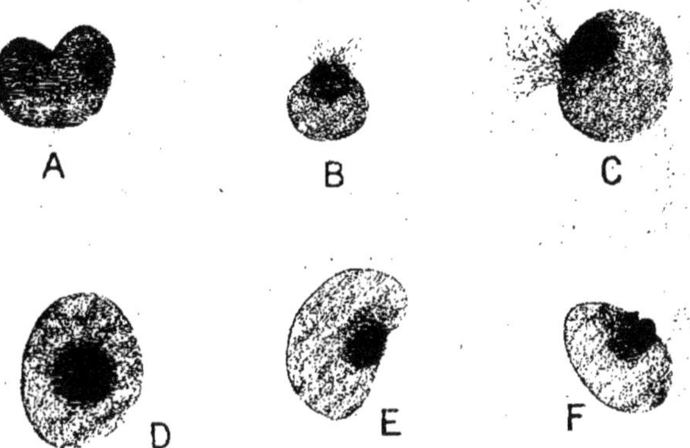

Fig. 19. — *B. fallax*. Colonies en gélose profonde glucosée nitratée ; aspect « cœur jaune ». En B et en C un bouquet de filaments s'échappe de l'encoche du cœur.

Dans ce milieu la souche Trac. a donné quelques formes sporulées (subterminales). Les spores sont allongées, ovalaires et ne sont pas plus épaisses que le corps du bacille.

C. — Propriétés biochimiques

1° **Propriétés saccharolytiques.** — Ce germe est un ferment saccharolytique puissant. D'après Henry, qui a étudié comparativement un échantillon que nous lui avons fait parvenir et ceux qu'il a lui-même isolés, le *B. fallax* ferait fermenter le glucose, le lévulose, le maltose, le saccharose, l'inuline, la salicine et le glycogène. Il serait sans action sur le lactose, la mannite, la glycérine, l'amygdaline.

A noter, dans les milieux glucosés, la forte acidité et l'abondance des gaz.

2° **Propriétés protéolytiques.** — Le *B. fallax* ne liquéfie ni la gélatine, ni la caséine, ni l'ovalbumine, ni le sérum coagulé.

D. — Pouvoir pathogène

Sur cinq échantillons isolés, trois ont été étudiés immédiatement après leur isolement et se sont montrés fortement pathogènes pour le cobaye et la souris; le rat était immun. Les deux autres souches isolées n'ont été étudiées que plusieurs semaines après leur isolement ; elles étaient alors dépourvues de tout pouvoir pathogène.

1° **Culture totale.** — Cobaye. — La culture totale de nos souches pathogènes, injectée dans la veine du cobaye à la dose de 1 cc., tuait cet animal en 12 à 16 heures. L'injection sous-cutanée ou intra-musculaire était aussi sévère.

A la suite de l'injection intra-musculaire, on observe une grosse lésion locale ; les muscles rouges, hyperémiés, sont infiltrés par un nombre considérable de bulles de gaz qui s'échappent de la lésion dès que l'on incise. A distance, on observe un œdème gélatineux, étendu parfois à tout l'abdomen. Cet œdème, rouge, tremblotant, moins consistant que celui provoqué par la toxine de *B. œdematiens*, est infiltré de nombreuses bulles de gaz. A l'incision, il laisse s'écouler une sérosité rouge où les microbes ne sont pas rares. Les bacilles sont extrêmement mobiles : diplobacilles ou bacilles isolés. On ne voit jamais, même *post-mortem*, de bacilles sporifères.

Le *B. fallax*, très abondant dans les muscles, passe dans la cavité péritonéale. Dans l'exsudat péritonéal, les bacilles sont isolés ou groupés en diplo-bacilles, droits ou légèrement incurvés ; les formes filamenteuses sont exceptionnelles. Les microbes sont extrêmement mobiles. Les hémocultures sont positives, même avant la mort. Les lésions viscérales sont les mêmes que celles provoquées par le Vib. septique.

A la suite de l'injection sous-cutanée (1 à 1/4 de cc. de culture totale sous la peau de l'abdomen), on observe la production d'un vaste phlegmon gazeux. La peau est humide, blafarde; les poils se détachent ; sous la peau décollée existe une vaste poche de gaz. Un œdème rouge séreux envahit le tissu conjonctif des aines et des aisselles. Le *B. fallax* se généralise comme à la suite de l'injection intra-musculaire.

Souris. — Les lésions sont les mêmes que chez le cobaye ; 1/4 à 1/10 de cc. de culture injecté dans les muscles de cet animal détermine la production locale d'un phlegmon gazeux. La peau est bleutée ; les muscles hyperémiés sont infiltrés de gaz. La lésion se continue par un œdème séreux, rosé, infiltré de gaz.

Conservation du pouvoir pathogène. — Ce microbe, même conservé à la glacière en bouillon blanc d'œuf, perd extrêmement vite son pouvoir pathogène. Sur trois souches étudiées, deux ont perdu presque toute leur virulence après le second repiquage. La première culture tuait le cobaye en 24 heures à la dose de 1 cc. (injection intraveineuse). La culture fille ne tuait plus le cobaye qu'à la dose de 10 cc.

La troisième souche a conservé son pouvoir pathogène pendant trois mois environ. Au bout de ce temps, cet échantillon ne tuait plus le cobaye mais était encore pathogène pour la souris. Après trois passages sur souris, nous avons obtenu une culture de 24 heures tuant le cobaye à la dose de 5 cc. dans le muscle. Trois passages sur cobaye nous ont permis de rendre au microbe une partie de son activité première. Nous avons ainsi pu l'identifier à l'aide des sérums anti-toxiques.

2° **Toxine.** — Le *B. fallax* secrète une toxine peu active. En injection intra-veineuse il faut de 1 à 2 cc. de toxine pour tuer un cobaye de 300 à 500 gr. L'injection sous-cutanée de 3 à 5 cc. de toxine reproduit l'œdème caractéristique.

Le *B. fallax* ne secrète pas d'hémotoxines. 1/10 de cc. de culture totale n'exerce aucune action sur 1/10 de cc. d'hématies (homme, mouton, cobaye), même diluées à 1 : 80.

E. — Anticorps spécifiques

1° **Agglutinines.** — Nous avons étudié nos divers échantillons de *B. fallax* en pratiquant des épreuves d'agglutination croisée avec des sérums spécifiques. Nous avons utilisé deux sérums de lapin, préparés en injectant à l'animal des bacilles lavés provenant de deux échantillons de *B. fallax*, et un sérum humain provenant d'un blessé qui avait succombé à une infection généralisée à *B. fallax*.

Ces sérums agglutinaient toujours fortement et rapidement les souches homologues. Les épreuves d'agglutination croisées donnent des résultats inconstants, résumés dans le tableau ci-dessous.

Tableau XI. — **Agglutination du B. fallax ***.

(Les fractions indiquent les taux d'agglutination).

SOUCHES ÉTUDIÉES	SÉRUM TRAC. (lapin)	SÉRUM LARD. (lapin)	SÉRUM LOSS.
Trac.	1/500	1/100	1/50
Lafl	1/50	0	1/50
Lard.	0	1/500	0
Loss	0	0	1/100
Br.	0	0	0

* Lecture des résultats après une heure d'étuve à 37°.

Les trois sérums agglutinants n'agglutinaient aucun autre anaérobie pris comme témoin (Vib. septique, *B. œdematiens*, *B. perfringens*, *B. sporogenes*, *B. aerofœtidus*). Les sérums agglutinants anti-microbiens, préparés avec chacune de ces cinq espèces, n'agglutinaient aucun échantillon de *B. fallax*.

2° **Anticorps lytiques.** — Nous n'avons pas préparé de sérum anti-microbien ni anti-toxique de *B. fallax*, nos échantillons ayant perdu trop rapidement leur pouvoir pathogène.

F. — Identification

Les échantillons de *B. fallax* que nous avons étudiés ont été identifiés entre eux par la comparaison des caractères culturaux, morphologiques, et des propriétés biochimiques. Lorsque les souches étaient pathogènes, elles produisaient des lésions semblables.

L'agglutination rend quelques services pour l'identification des souches, mais les résultats en sont inconstants.

Ajoutons que nous avons isolé quelques échantillons de bacilles prenant le Gram, très voisins par leurs caractères du *B. fallax*, mais qui s'en différenciaient par leur absence presque complète de pouvoir pathogène et la propriété de donner des spores en milieux sucrés. Ces échantillons n'ont pas été considérés par nous comme étant certainement des *B. fallax*.

G. — Position dans la systématique

Nous devons comparer le *B. fallax* :

1° au *B. perfringens*,
2° au Vib. septique Pasteur,
3° au *B. œdematiens*,
4° au Bac. de l'œdème malin de Stolz.
5° aux Bacilles VI et VII de v. Hibler.

1° **Rapports du « B. fallax » avec le « B. perfringens »**. — Le *B. fallax* se rapproche par quelques caractères du *B. perfringens* : capsule, forme des colonies en gélose, production de gaz en gélose profonde, etc.

Il s'en différencie surtout par sa petite taille, sa mobilité, les cils et les lésions chez les animaux.

2° **Rapports du B. fallax avec le vib. septique Pasteur.** — Le *B. fallax* a les dimensions et l'aspect du Vib. septique. Les caractères culturaux ne sont pas très différents. Pourtant, le *B. fallax* ne liquéfie pas la gélatine.

La différence principale consiste dans l'absence des spores

(aussi bien dans les milieux culturaux usuels que chez l'animal).

Les lésions sont analogues, mais l'œdème du *B. fallax* est plus gélatineux, moins séreux, souvent plus infiltré de gaz.

Le *B. fallax* ne donne pas de filaments à la surface du foie du cobaye.

3° **Rapports du B. fallax avec le B. œdematiens.** — Ces deux germes sont morphologiquement différents, le *B. fallax* étant plus grêle et encapsulé.

Le *B. fallax* ne sporule pas.

L'aspect des colonies est différent : le *B. fallax* forme en gélose profonde des colonies lenticulaires, le *B. œdematiens* des colonies habituellement arborescentes.

Les lésions du *B. fallax* rappellent d'assez près celles produites par la forme virulente du *B. œdematiens* : œdème gélatineux, rouge, infiltré de bulles de gaz.

Il était intéressant d'essayer de préciser les rapports existants entre les microbes précédents par des expériences d'agglutination et de neutralisation.

a) Les sérums agglutinants anti-*perfringens*, anti-Vib. septique, anti-*œdematiens*, n'agglutinent pas le *B. fallax*.

Les sérums agglutinants anti-*fallax* n'agglutinent ni le *B. perfringens*, ni le Vib. septique, ni le *B. œdematiens*.

b) Les antitoxines du Vib. septique et du *B. œdematiens* ne neutralisent pas la culture du *B. fallax*, non plus que le sérum anti-microbien anti-*perfringens*.

Il n'y a donc pas de doute que le *B. fallax* constitue une espèce indépendante.

4° **Rapports du B. fallax avec le Bacille de Stolz.** — Le bacille isolé par Stolz (*118*) dans un cas de gangrène gazeuse humaine présente quelques ressemblances avec le *B. fallax*. C'est un bâtonnet assez épais, à bouts arrondis, se présentant sous forme de bacilles isolés ou de diplo-bacilles, plus rarement disposé en chaînettes. Ce germe ne sporule pas dans les milieux ordinaires ; il ne produit des spores qu'en gélose fortement alcalinisée ; il donne alors la réaction de la granulose. Activement mobile, il est cilié et possède habituellement 2 cils.

Il prend le Gram en cultures très jeunes, forme beaucoup de

gaz dans les milieux sucrés, coagule le lait en 24 à 48 heures, ne digère pas la gélatine.

Il fait fermenter le glucose, le lévulose, le lactose, mais pas le saccharose. Après 3 repiquages, ce germe était dépourvu de pouvoir pathogène.

La description de STOLZ ne permet pas d'affirmer que son bacille était identique au *B. fallax*, car il manque bien des points de comparaison. A côté de grandes ressemblances notons cette différence : le bac. de STOLZ fait fermenter le lactose et pas le saccharose ; pour le *B. fallax* c'est l'inverse.

5° **Rapports du B. fallax et des Bacilles VI et VII de v. Hibler.** — Nous rapprocherions volontiers le *B. fallax* des bacilles VI et VII de v. HIBLER. Nous discuterons ses rapports avec ces germes quand nous aurons donné la description de ceux-ci (chap. II).

IX. — BACILLUS AEROFŒTIDUS

(NOV. SP).

Nous proposons le nom de *B. aerofœtidus* pour un microbe que nous avions antérieurement décrit comme bacille D. Nous avons rencontré quatre fois ce germe dans la flore des infections gazeuses. H. HENRY a eu l'occasion d'en isoler cinq échantillons dans des cas de gangrène gazeuse. Ce germe était alors toujours associé à d'autres anaérobies pathogènes.

A. — MORPHOLOGIE

Bacille à bouts arrondis, mobile, prenant le Gram ; pas de sporulation observée.

Forme et Dimensions. — Dans la sérosité et dans les cultures de 24 heures en bouillon glucosé, le *B. aerofœtidus* présente les dimensions et l'aspect du *B. fallax*. Il est cependant un peu plus grêle (fig. 20).

Mobilité et cils. — Immobile ou faiblement mobile dans les cultures très jeunes, ce germe est nettement mobile dans les sérosités. Nous n'avons pas encore réussi à colorer ses cils.

Spores. — Nous ne lui avons jamais observé de spores dans aucun milieu ni chez l'animal. Il ne résiste pas à une minute d'ébullition.

Gram. — Dans les vieilles cultures, la plupart des microbes se désagrègent et ne prennent plus le Gram.

B. — Caractères culturaux

Anaérobie strict ; relativement facile à cultiver, il pousse abondamment dans tous les milieux nutritifs habituels.

Bouillon Martin glucosé à 2 p. 1000. — Le *B. aerofœtidus* pousse en bouillon glucosé comme le *B. fallax* : trouble abondant en 24 heures ; dépôt pulvérulent dont l'importance varie suivant la richesse de la culture. Le bouillon s'éclaircit progressivement en quelques jours.

Mais, contrairement au *B. fallax*, dont l'odeur est toujours acide, l'odeur du *B. aerofœtidus* est légèrement fétide dans les cultures jeunes et fortement putride dans les cultures âgées.

Bouillon Martin non glucosé—blanc d'œuf. — Mêmes caractères de culture ; le cube de blanc d'œuf est progressivement attaqué par le microbe et devient transparent après quelques semaines d'étuve. Dans les très vieilles cultures, le cube de blanc d'œuf prend la consistance de la gélatine.

Gélose profonde glucosée nitratée. — Le *B. aerofœtidus* donne des cœurs jaunes caractéristiques : colonies ovalaires, souvent échancrées en cœur, ambrées, transparentes et présentant un bourgeon latéral qui part le plus souvent de l'échancrure du cœur. La gélose est fortement fragmentée par les gaz.

Gélatine glucosée. — Contrairement au *B. fallax*, le *B. aerofœtidus* liquéfie rapidement la gélatine.

Lait tournesolé. — Il est rapidement décoloré et coagulé en 24 heures en formant un caillot spongieux. La caséine est lentement digérée.

Sérum coagulé. — Tous les échantillons liquéfient rapidement et totalement le sérum coagulé. Pas de spores observées.

Bouillon à la viande. — Culture très pauvre, odeur acide, *sui generis ;* pas de spores. La viande est ramollie, mais incomplètement digérée.

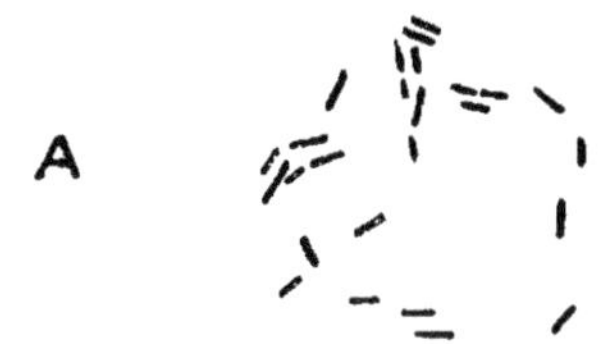

C. — Propriétés biochimiques

1° **Propriétés saccharolytiques**. — D'après H. Henry, le *B. aerofœtidus* fait fermenter le glucose, le lévulose, le maltose, le lactose, la salicine, et le glycogène.

Il n'attaque pas la saccharose, la mannite, la glycérine, l'inuline ni l'amygdaline.

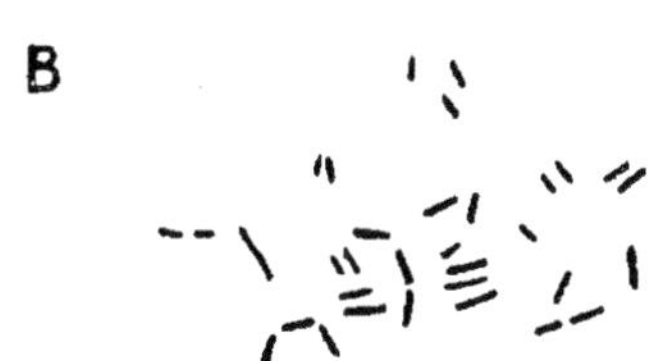

Fig. 20. — *B. aerofœtidus*. Cultures de 24 heures en bouillon glucosé.

2° **Propriétés protéolytiques**. — Par contre, ses propriétés protéolytiques sont assez marquées, puisqu'il liquéfie la gélatine, la caséine et donne à l'ovalbumine coagulée une consistance gélatineuse. Le sérum coagulé est rapidement et totalement liquéfié.

D. — Pouvoir pathogène

Ce microbe n'est que faiblement pathogène et seulement pour le cobaye : 5 cc. de culture en bouillon glucosé, injectés dans les muscles de cet animal, déterminent tout d'abord une série d'accidents qui rappellent ceux provoqués par l'injection de culture de *B sporogenes*. Immédiatement après l'inoculation, le cobaye est pris de secousses de la tête et du cou et de ténesme. L'animal est agité, inquiet et pousse de petits cris. Au bout de quelques heures, la cuisse se tuméfie, puis un œdème toxique envahit peu à peu la paroi abdominale. A l'autopsie, on constate l'existence d'un phlegmon gazeux local, légèrement putride. Les muscles sont rouges, non gangrenés, infiltrés de bulles de gaz. Le tissu périmusculaire et le tissu conjonctif de la paroi abdominale sont fortement œdématiés; l'œdème est blanc, gélatineux, tremblotant et n'est pas infiltré de bulles de gaz.

Les cobayes meurent en 36 heures à trois jours.

Nous n'avons pas obtenu la toxine du *B. aerofœtidus*. Notons en outre que ce germe ne sécrète pas d'hémotoxines.

Conservation du pouvoir pathogène. — Comme le *B. fallax*, le *B. aerofœtidus* ne conserve pas son pouvoir pathogène; après deux ou trois repiquages ce germe est habituellement dépourvu de toute pathogénicité.

E. — Anticorps spécifiques

Agglutinines. — Nous avons préparé sur lapin un sérum agglutinant le *B. aerofœtidus*. Après de fortes injections de corps microbiens traités par le lugol, cet animal nous a donné un sérum qui agglutinait a 1/100 l'échantillon homologue. Ce sérum n'a pas agglutiné nettement l'autre échantillon pathogène de *B. aerofœtidus* que nous possédions. Deux autres souches, très voisines de notre microbe par leurs caractères morphologiques et culturaux, mais dépourvues de tout pouvoir pathogène, n'ont pas été non plus agglutinées par ce sérum.

F. — Identification

Les échantillons de *B. aerofœtidus* que nous avons isolés ont été identifiés entre eux d'après leurs caractères morphologiques, culturaux et leurs propriétés bio-chimiques.

Ainsi qu'on vient de le voir, les épreuves d'agglutination n'ont pu être d'aucun secours.

G. — Position dans la systématique

Le *B. aerofœtidus* est extrêmement voisin du *B. fallax* par sa morphologie et par les lésions qu'il produit chez les animaux. Il en diffère essentiellement par ses propriétés protéolytiques marquées : il digère la gélatine, la caséine, l'ovalbumine.

D'après H. Henry, les propriétés saccharolytiques ne sont pas les mêmes. Le *B. aerofœtidus* fermente le lactose et pas le saccharose ; c'est l'inverse pour le *B. fallax*.

A noter que le *B. aerofœtidus* donne plutôt un œdème gélatineux blanc qu'un œdème gélatineux hémorragique. Il n'est pas pathogène pour la souris.

Le sérum agglutinant anti-*fallax* n'a agglutiné aucun de nos échantillons de *B. aerofœtidus*.

X. — BACILLUS HISTOLYTICUS

(Nov. sp.)

Nous avons décrit sous le nom de *B. histolyticus* un nouvel anaérobie pathogène que nous avons isolé dans huit cas de gangrène gazeuse. Ce germe a encore été rencontré dans la flore de la gangrène gazeuse par Legros et Vaucher (voir p. 318).

A. — Morphologie

Bacille à bouts arrondis, assez polymorphe, mobile, cilié, sporulant, prenant le Gram.

Forme et Dimensions. — Dans les sérosités pathologiques et dans les cultures en bouillon de 24 heures, le *B. histolyticus* se présente habituellement comme un diplobacille aux extrémités arrondies ; entre les deux éléments conjugués on distingue un espace clair (fig. 21, 1).

Les éléments isolés ne sont pas rares ; par contre, on rencontre rarement des chaînettes de plus de trois articles.

Les bacilles sont habituellement droits, les formes légèrement incurvées ou sinueuses étant exceptionnelles.

Les dimensions du microbe sont assez variables : épaisseur 0,5 à 0,8 μ; longueur 3 à 5 μ.

Il n'existe pas de grande différence morphologique entre les

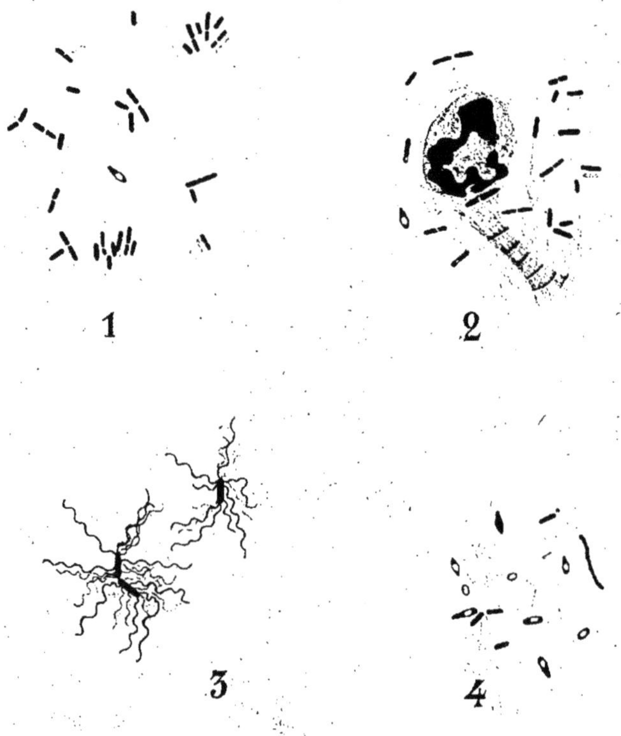

Fig. 21. — *B. histolyticus*. — 1, Culture en bouillon glucosé de 24 heures. — 2, Sérosité musculaire du cobaye. — 3, Cils (coloration par la méthode de Löffler). — 4, Culture en bouillon à la viande de 3 jours; abondante formation de spores; clostridies et spores subterminales.

échantillons étudiés : certains d'entre eux sont cependant plus épais; chez d'autres les diplobacilles sont moins nombreux et d'aspect moins caractéristique.

Mobilité, cils. — La mobilité est facile à observer dans les cultures très jeunes, fraîchement isolées, et surtout dans les sérosités pathologiques. Elle se manifeste par des mouvements d'ondulation comparables à ceux du Vib. septique. Dans les cultures âgées, ou dans les cultures jeunes, obtenues après plusieurs repiquages, la mobilité est difficilement observable ou bien nulle.

Le *B. histolyticus* possède un grand nombre de cils (parfois plus de vingt) souvent enchevêtrés et présentant quatre à cinq tours de spires assez lâches et réguliers (fig. 21, 3). Les bacilles sporifères sont ciliés et mobiles.

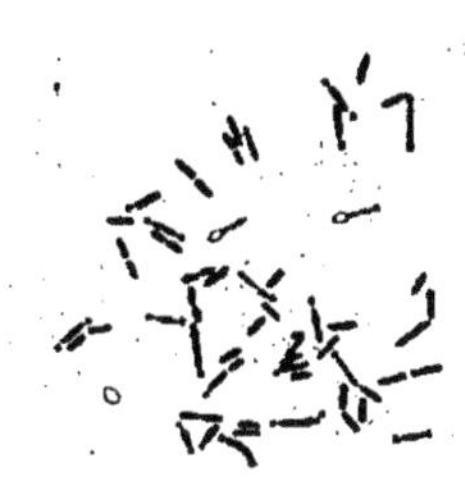

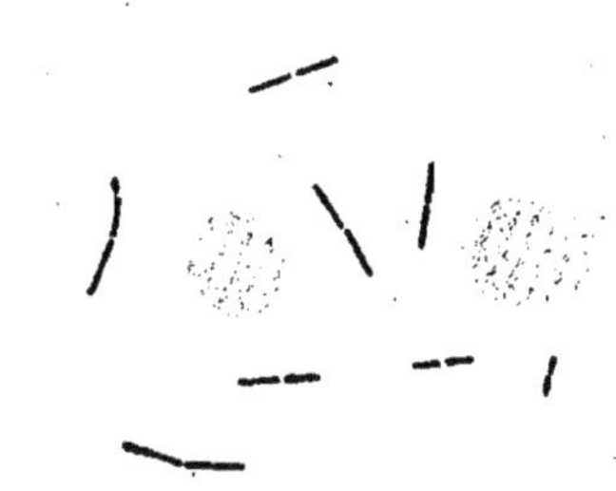

Fig. 22. — *B. histolyticus.* Souche *God...* — En haut, cultures de 48 heures en bouillon glucosé; formes en quilles et spores. — En bas, sérosité péritonéale du cobaye, diplobacilles.

Spores. — Les spores se forment dans tous les milieux, mais avec une rapidité inégale, suivant les souches ou les milieux étudiés.

Dans les milieux à la viande, les spores se forment rapidement à 37°; dans une culture de 2 à 3 jours on en rencontre déjà un grand nombre à tous les stades de leur développement. Ce sont de grosses endospores ovalaires (fig. 21, 4) qui, lorsqu'elles sont complètement développées, débordent largement le bacille qui les contient. Elles se forment rarement au centre du bacille (formes clostridiennes), le plus souvent au voisinage d'une des extrémités (formes subterminales ou en raquettes) ; le manche de la raquette, incomplètement décoloré par la méthode de Gram, contient souvent une ou deux granulations violettes. Dans les vieilles cultures on observe un grand nombre de spores libres.

Les spores sont très facilement colorables par la fuchsine de Ziehl à chaud, même sans mordançage par la solution d'acide chromique.

En bouillon Martin glucosé à 2 p. 1000 ou en bouillon Martin non sucré, les spores apparaissent moins rapidement qu'en bouillon blanc d'œuf, ou, surtout, que dans les cultures sur gélose inclinée ou dans les milieux à la viande.

Gram. — Le bacille prend le Gram. En culture de 24 heures, la plupart des éléments conservent le violet. Dans les cultures plus âgées apparaissent des formes de dégénérescence, bacilles granuleux, formes en quilles, bacilles fusiformes, qui prennent mal le Gram ou se colorent par la couleur de contraste (fig. 22).

B. — Caractères culturaux

Le *B. histolyticus* est un anaérobie strict. Un de nos échantillons est extrêmement difficile à cultiver en bouillon. Les autres races sont moins exigeantes, mais il est cependant préférable de ne les ensemencer qu'en bouillon frais ou régénéré par 15 minutes d'ébullition.

Bouillon Martin glucosé à 2 p. 1000. — On voit apparaître un trouble uniforme qui s'accentue après 24 heures d'étuve. Les microbes tombent et forment un dépôt pulvérulent au fond du tube. Le milieu s'éclaircit en quelques jours ; cependant, un de nos échantillons auto-agglutine en 24 heures et forme un dépôt floconneux qui se tasse peu à peu dans le fond du tube.

L'odeur des cultures est légèrement fétide, *sui generis ;* il n'y a pas de dégagement de gaz dans le bouillon.

Bouillon Martin non sucré. — Le *B. histolyticus* pousse aussi bien en bouillon non sucré qu'en bouillon sucré. Les caractères culturaux sont les mêmes.

Planche V. — *B. histolyticus*. Colonies en gélose profonde glucosée nitratée, Souche *Lév.*. — 1 et 2, Colonies de 24 heures. — 3 et 4, Colonies de 48 heures. — 5, Colonies de 3 jours.

Planche V

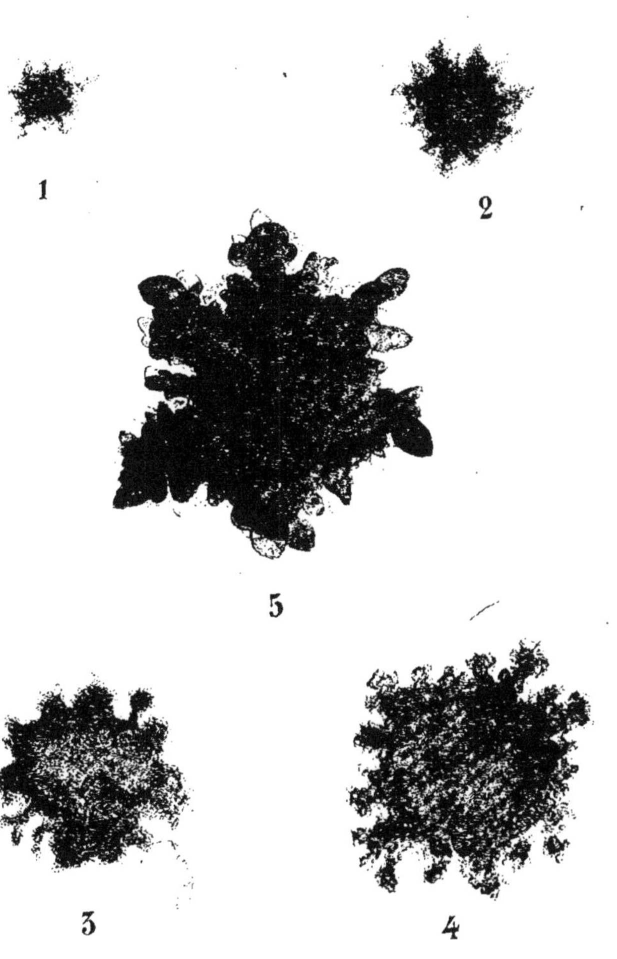

Bouillon Martin non sucré, additionné d'un cube de blanc d'œuf. — Les cultures sont abondantes et rapides ; le cube de blanc d'œuf est lentement attaqué sur les bords et rendu transparent après quelques semaines d'étuve. Il finit par être presque complètement digéré.

Gélose profonde glucosée nitratée. — Cultures d'aspect assez constant. Les colonies jeunes (12 à 24 heures), de couleur gris jaunâtre, ont de 1 à 2 mm. de diamètre. Examinées au micros-

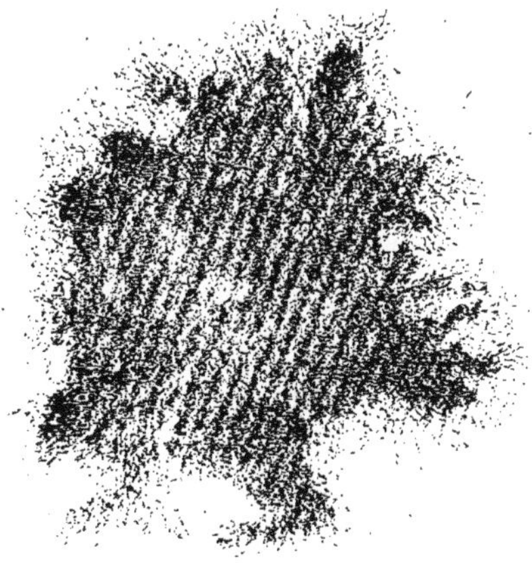

Fig. 23. — *B. histolyticus*, Souche *God..*; Colonie en gélose profonde glucosée, aspect de 48 heures.

cope, elles présentent un noyau central irrégulier, entouré d'une auréole de filaments ramifiés et enchevêtrés (Pl. V). L'aspect de ces colonies rappelle un peu celui des colonies du même âge de *B. sporogenes*. En vieillissant, les filaments périphériques s'accroissent et le centre opaque de la colonie s'éclaircit. Les colonies, nettement du type arborescent, ressemblent alors à celles du *B. œdematiens* (fig. 23).

Il n'y a pas de formation de gaz dans la gélose.

Gélose inclinée. — Le *B. histolyticus* donne un semis de colonies arrondies et transparentes, rappelant les colonies de streptocoque, mais présentant cependant un centre un peu moins transparent, grisâtre.

Gélatine. — Le *B. histolyticus* pousse à 22° dans la gélatine glucosée ou non glucosée. Les colonies en gélatine sont arborescentes, floconneuses (en flocon d'ouate). La gélatine est rapidement et totalement liquéfiée.

Lait tournesolé. — Il est décoloré en 2 à 4 jours d'étuve ; il coagule en fins grumeaux qui tombent au fond du tube et subissent une digestion complète ; en huit à dix jours, il est transformé en un liquide clair, jaune ambré, à odeur à peine perceptible.

Sérum coagulé. — Le *B. histolyticus* attaque le sérum coagulé, mais inégalement suivant les souches. Certains échantillons le digèrent totalement et rapidement ; d'autres beaucoup plus lentement.

Milieux à la viande. — Le *B. histolyticus* pousse facilement en eau physiologique — viande de bœuf et en bouillon Martin — viande de bœuf. Dans ce dernier milieu, la culture est plus rapide et plus abondante ; le cube de viande est rapidement attaqué après deux ou trois jours d'étuve ; les faisceaux musculaires sont divisés, puis, la digestion du tissu conjonctif se poursuivant, les fibrilles sont dissociées à leur tour et tombent dans le fond du tube en formant une bouillie rouge.

G. — Propriétés biochimiques

1° **Propriétés saccharolytiques.** — D'après H. Henry, le *B. histolyticus* fait fermenter le glucose, le lévulose, le maltose. Il ne doit pas attaquer fortement le glucose, car ses cultures sont aussi riches en milieu non glucosé qu'en milieu glucosé. Dans les milieux liquides, pas de dégagement gazeux. De même, pas de gaz en gélose de Veillon.

2° **Propriétés protéolytiques.** — Il liquéfie la gélatine, l'ovalbumine, la caséine, le sérum coagulé. D'après H. Henry, les substances protéiques sont transformées en acides aminés, mais la décomposition n'est pas poussée plus loin, contrairement à ce que l'on observe pour le *B. sporogenes*, le *B. putrificus*, etc...

D. — Pouvoir pathogène

Le *B. histolyticus* est pathogène pour tous les animaux de laboratoire : cobaye, lapin, souris, rat. Ce dernier animal es cependant moins sensible.

Le pouvoir pathogène est très différent suivant les souches étudiées. Sur six souches identifiées, trois se sont montrées fortement pathogènes ; une faiblement ; deux étaient à peu près dépourvues de toute virulence.

1° **Culture totale.** Cobaye. — L'*injection intra-veineuse* de 1 à 2 cc. de culture de 24 heures en bouillon Martin tue le cobaye en quelques minutes : trois à cinq minutes après l'injection, l'animal, qui présente une dyspnée intense, tombe sur le côté, est pris de violentes secousses spasmodiques des membres antérieurs et postérieurs et entre dans le coma ; la mort survient en une dizaine de minutes.

Un demi-centimètre cube détermine une crise semblable, mais plus lente, débutant après une incubation d'une dizaine de minutes ; la mort survient en vingt minutes environ.

Après l'injection d'un quart de centimètre cube de culture totale, l'animal est pris de dyspnée, les poils se hérissent, puis le cobaye se rétablit. La mort survient en 12 à 18 heures. A l'autopsie, on ne trouve que peu de lésions ; à noter surtout l'hyperémie des organes sous-diaphragmatiques.

L'*injection intra-péritonéale* est mortelle aux mêmes doses. Immédiatement après l'injection, l'animal est pris de secousses de la tête dues aux contractions violentes et spasmodiques des muscles du cou. Il est agité et pousse des cris plaintifs. La mort survient dans la nuit. A l'autopsie, on trouve des lésions caractérisées par l'hyperémie intense des organes sous-diaphragmatiques. L'exsudat est hémorragique. La rate est hypertrophiée et friable, d'un rouge noir ; les capsules surrénales sont hémorragiques ; le foie, congestionné et gros ; les poumons sont normaux.

L'injection intra-musculaire (cuisse) de la culture totale provoque les lésions caractéristiques de ce microbe. Immédiatement après l'injection de un à deux centimètres cubes, l'animal est pris de violentes secousses des muscles de la tête et du cou et pousse des cris plaintifs.

Au bout de quelques heures, la cuisse est tuméfiée, la peau est rouge violacée ; un léger œdème, mou et dépressible, envahit une partie de l'abdomen. Si l'on sacrifie le cobaye à ce stade, on constate, en incisant la lésion, l'existence d'une nappe hémorragique dans le tissu conjonctif sous-cutané. De gros caillots rouge-framboise s'échappent de l'incision. Le tissu conjonctif sous-cutané et péri-musculaire est fortement altéré, en voie de digestion intense. La lésion se prolonge par un œdème séreux hémorragique qui envahit le tissu conjonctif de la paroi abdominale.

Si on laisse évoluer la lésion quelques heures encore, la digestion du tissu conjonctif périmusculaire se poursuit ; les muscles, puis les faisceaux musculaires sont dissociés et liquéfiés, ce dont on peut se rendre compte à la palpation du membre. A la suite de cette histolyse, qui atteint tous les tissus depuis le derme jusqu'à l'os, l'épiderme rouge-violacé cède et la lésion s'ouvre spontanément, souvent déjà au bout de 12 à 16 heures. Il s'en échappe une bouillie hémorragique, constituée par les tissus digérés. Le fémur, le tibia et le péroné sont complètement dénudés et le cobaye s'appuie alors sur son squelette (pl. color. VIII, fig. 2). L'articulation du genou est fréquemment atteinte ; parfois même, le revêtement cartilagineux de l'articulation est décollé et le membre se détache spontanément (auto-amputation inflammatoire). Fait curieux, malgré ces lésions locales considérables, le cobaye peut survivre douze à vingt-quatre heures.

Cette histolyse *n'est pas putride* et ne *s'accompagne pas de production de gaz*.

Du côté opposé à la lésion, on constate l'existence dans le tissu conjonctif altéré d'une nappe hémorragique qui est limitée par un œdème rouge, séreux.

Les muscles de la paroi abdominale sont à leur tour détruits ;

l'intestin n'est souvent recouvert que par la fine séreuse péritonéale. Parfois, le péritoine cède, et une partie des anses intestinales fait hernie dans la lésion (pl. color. VII).

Dans la bouillie musculaire pullulent un nombre considérable de bacilles mobiles ; ordinairement, les spores ne se forment pas *in vivo* ou seulement en très petit nombre dans les lésions déjà anciennes.

Le microbe est toujours présent dans l'exsudat péritonéal. Il se présente sous forme de diplobacilles souvent assez longs (fig. 22). Cependant on n'observe pas de filaments à la surface du foie des animaux.

Un à 2 cc. de culture totale tuent le cobaye en 18 à 24 heures, 1/2 à 1/4 de cc. amène la mort de l'animal en 24 à 48 heures. Quelques heures avant la mort le cobaye est déjà froid, son poil se hérisse ; il meurt par arrêt respiratoire.

L'inoculation sous-cutanée de culture totale produit des lésions caractéristiques, mais beaucoup moins graves.

Quatre centimètres cubes de culture injectés sous la peau provoquent la formation d'une ulcération large comme une pièce de deux francs, à bords réguliers, décollés. Le fond de l'ulcération est rouge vif (pl. color. VIII, fig. 1). Autour de la lésion, la paroi abdominale est décollée, hémorragique. Le cobaye survit.

Lapin. — Le lapin est extrêmement sensible au *B. histolyticus*. Deux à cinq centimètres cubes de culture *injectés dans la veine* d'un lapin de deux à trois kilos foudroient l'animal en 10 à 15 minutes. Le lapin présente à peu près les mêmes symptômes que le cobaye : dyspnée intense, paralysie des pattes antérieures, secousses violentes et coma. 1 cc. tue le lapin dans la nuit.

L'injection intra-musculaire de 1 à 5 cc. de culture de 24 heures dans la cuisse du lapin détermine des lésions tout à fait semblables à celles observées chez le cobaye : digestion du tissu conjonctif péri et intramusculaire, hémorragie et petits caillots de sang, puis digestion des muscles qui sont transformés en bouillie hémorragique ; le fémur est dénudé.

La mort survient en 24 heures (5 cc.) ou en 26 à 48 heures (1 cc.). La lésion peut s'ouvrir spontanément avant la mort, comme chez le cobaye.

Souris blanche. — La souris est également très sensible. 1/2 cc. de culture dans la cuisse de cet animal amène la mort en quelques heures; 1/4 de cc. en 24 heures; 1/10 cc. en deux à trois jours. Les lésions sont les mêmes que celles observées chez le cobaye.

Rat blanc. — Le rat est l'animal le moins sensible. L'injection intra-musculaire de 3 à 5 cc. de culture totale tue cet animal en trois à quatre jours. Les lésions sont limitées à la digestion du tissu conjonctif sous-cutané et à l'hémorragie. Les muscles sont peu altérés.

Conservation du pouvoir pathogène. — Dans les cultures en bouillon blanc d'œuf mises à la glacière, le pouvoir pathogène se conserve pendant quelques mois. Une de nos souches, très pathogène pour le cobaye en décembre 1915 (elle tuait le cobaye à la dose de 1/2 cc. dans la cuisse), ne provoqua plus que de faibles lésions chez cet animal en août 1916 : 10 cc. de culture injectés dans les muscles provoquèrent seulement des lésions hémorragiques consécutives à une digestion partielle du tissu conjonctif; l'animal survécut et guérit. Par contre, ce microbe était encore pathogène pour la souris : 2 cc. de culture tuaient cet animal en 15 heures; 1 cc. provoquait des lésions qui se sont ouvertes spontanément au bout de 24 heures.

2° **Toxine.** — Pour obtenir une bonne toxine, il faut utiliser des cultures très jeunes, autant que possible des cultures de de 18-24 heures. Lorsqu'on dépasse ce délai et qu'on laisse plus longtemps la culture à l'étuve à 37°, on constate très rapidement l'affaiblissement et la disparition de son pouvoir toxique et même de sa virulence. Si on place une culture de 18 à 24 heures à la glacière, la toxine peut se conserver intacte pendant 10 à 18 jours au moins.

La toxine du *B. histolyticus* doit être comptée parmi celles qui passent le plus difficilement à travers le filtre de Chamberland, la plus grande partie de la toxine restant sur le filtre.

Ainsi, 1 à 2 cc. de liquide clair centrifugé provenant d'une culture jeune de *B. histolyticus* tuent un lapin de 2 à 3 kilos en moins de 10 minutes par inoculation intraveineuse. Si l'on filtre le liquide sur une bougie de Chamberland, il faut injecter au moins 10 cc. pour obtenir le même résultat.

Cette toxine reproduit aussi bien *in vitro* que *in vivo* tous les phénomènes observés avec la culture.

Ainsi, nous avons déjà mentionné que le *B. histolyticus* digère le blanc d'œuf; or, sa toxine filtrée possède également cette propriété. La digestion du cube de blanc d'œuf *in vitro* à 37° est plus lente, mais aussi complète et aussi constante que celle que l'on observe avec une culture microbienne.

D'autre part, le filtrat de *B. histolyticus* liquéfie rapidement la gélatine comme le microbe lui-même.

Enfin, les lésions que l'on produit chez les animaux injectés avec la culture sont également dues aux produits de sécrétion du microbe. Le cobaye, le lapin, la souris, injectés avec la toxine, présentent des lésions hémorragiques très étendues.

Nous avons observé des lésions analogues chez le cheval qui nous sert à préparer un sérum anti-histolytique.

L'injection sous-cutanée (région du cou) de 30 à 100 cc. de toxine provoque constamment, pendant les trois premiers mois de l'immunisation, de l'œdème et la formation d'une énorme poche liquide, atteignant souvent le volume des deux poings. La peau qui recouvre la poche liquide s'amincit considérablement et, cliniquement, on peut conclure à l'existence d'une poche purulente en imminence de rupture. Cependant la poche ne se rompt pas et le liquide se résorbe petit à petit et finit par disparaître complètement au bout de huit à quinze jours.

Les observations que nous avons faites précédemment chez le cobaye nous ont permis de penser qu'il s'agissait ici tout simplement de collection hémorragique provoquée par la destruction de quelques vaisseaux du tissu sous-cutané produite par la toxine. La ponction de cette poche a montré en effet qu'elle renfermait uniquement des globules rouges intacts, des grains pigmentaires provenant de la destruction des hématies et un nombre considérable de leucocytes, polynucléaires et macrophages.

Ajoutons que le *B. histolyticus* ne secrète pas d'hémotoxines pour les hématies d'homme, de mouton et de cobaye.

E. — Anticorps spécifiques

1° **Agglutinines.** — Nous avons commencé l'immunisation d'un cheval avec les corps microbiens (injection intra-veineuse de bacilles débarrassés de la toxine par centrifugation). Après avoir reçu jusqu'à plusieurs litres de culture, notre cheval donnait un sérum qui ne neutralisait même pas entièrement une dose mortelle de culture totale. Il était, par contre, assez fortement agglutinant vis-à-vis de l'échantillon homologue de *B. histolyticus.*

Nous avons étudié l'action de ce sérum sur quelques autres souches de *B. histolyticus* que nous possédions. Les résultats obtenus ont été consignés dans le tableau XII.

Tableau XII. — **B. histolyticus** :

Agglutination par le sérum du cheval préparé avec la souche Lév. *

(Une croix indique une agglutination légère ; deux croix une agglutination forte)

SOUCHES	DILUTIONS					TÉMOINS
	1/10	1/50	1/100	1/200	1/400	
Lév. . . .	++	++	++	++	++	0
Guén . . .	++	++	++	++	0	0
Deg. . . .	++	++	+	+	0	0
God. . . .	++	+	+	+	0	Autoagglutine en 24h.
Del. . . .	+	+	+	+	0	Autoagglutine en 24h.
Leg. . . .	+	+	+	0	0	Autoagglutine en 24h.

* Lecture des résultats après une heure d'étuve à 37°.

2° **Antitoxine.** — Nous avons immunisé un cheval avec la toxine centrifugée du *B. histolyticus.* Ce sérum neutralise assez activement la toxine et la culture correspondantes.

F. — Identification

Les échantillons de *B. histolyticus* que nous avons isolés ont été identifiés par leurs propriétés morphologiques, leurs caractères culturaux et biochimiques. Les souches pathogènes l'ont été, en outre, par les caractères des lésions.

Les agglutinations croisées ont été d'un certain secours pour identifier entre eux les échantillons qui avaient perdu toute pathogénicité.

Enfin, le sérum antitoxique permet d'identifier avec certitude les échantillons pathogènes.

G. — Position dans la systématique

Le *B. histolyticus* ne peut être rapproché que du *B. sporogenes* et du Vib. septique Pasteur dont il possède la forme et les dimensions.

1° Rapports du « B. histolyticus » avec le Vib. septique Pasteur. — Les germes sont voisins en ce sens que le *B. histolyticus* est un bacille prenant le Gram, cilié, sporulant et pathogène. Il est toxique ; sa toxine, inoculée dans la veine, tue le lapin en produisant des symptômes qui sont très voisins de ceux produits par la toxine du Vib. septique.

Les différences essentielles sont les suivantes : le *B. histolyticus* digère l'ovalbumine, la caséine, le sérum coagulé, et ce germe détermine une digestion complète des muscles sans formation de gaz.

Enfin, l'antitoxine du Vib. septique ne neutralise pas les cultures du *B. histolyticus* et inversement.

2° Rapports du « B. histolyticus » avec le « B. sporogenes ». — Ce germe se rapproche du *B. sporogenes* par ses propriétés protéolytiques. Elles sont pourtant beaucoup moins prononcées. La digestion du blanc d'œuf est moins rapide et moins complète. L'odeur des cultures est différente.

Enfin, ses propriétés pathogènes sont extrêmement dissemblables. Le *B. sporogenes* détermine une destruction putride et gazeuse des tissus, alors que le *B. histolyticus* liquéfie les muscles sans donner de gaz ni de putridité.

Le *B. histolyticus* n'agglutine pas en présence du sérum agglutinant anti-*sporogenes*.

DEUXIÈME SECTION

ANAÉROBIES SIGNALÉS PENDANT LA GUERRE PAR D'AUTRES AUTEURS

Un certain nombre de germes anaérobies isolés au cours de la guerre dans les infections gazeuses ne nous sont connus que par les descriptions qu'en ont données leurs auteurs.

Pour quelques-uns d'entre eux (Bac. de Tietze et Korbsch, de Bingold, de Selter, de Busson et György, etc..., etc...) les descriptions fournies sont si manifestement insuffisantes qu'il n'y a pas lieu de les retenir ; elles ne pourraient servir de base à aucune comparaison.

Pour d'autres microbes nous avons déjà eu l'occasion d'indiquer leurs caractères et nous n'y reviendrons pas.

Voir : bacille Gram négatif de Fraenkel, p. 102.
bac. de l'œdème malin de Pfeiffer et Bessau, p. 103.

Nous ne donnerons ici que les descriptions de quatre microbes qui, en raison de l'importance que leur ont attribuée leurs auteurs, méritent une attention spéciale. Ce sont :

le *B. Bellonensis* Sacquépée,
le Bac. du Gasœdem d'Aschoff,
le *B. sarcemphysematodes hominis* Conradi et Bieling,
le streptocoque anaérobie de Wehrsig et Marwedel.

BACILLUS BELLONENSIS

(E. Sacquépée)

I. — Dans une suite de travaux publiés en 1915-1916, E. Sacquépée a décrit un bacille anaérobie qui serait l'agent pathogène spécifique d'une modalité de la gangrène gazeuse : « l'œdème gazeux malin ».

La première communication sur le « Bacille de l'œdème gazeux malin » consiste en une lecture faite à la Société de Chirurgie le 19 mai 1915. Un mémoire présenté en même temps faisait l'objet d'un rapport du Pr. Quénu à la séance du 26 mai. Une courte note paraissait dans la *Presse médicale* du 27 mai ; le rapport du Pr. QUÉNU dans le *Bulletin de la Société de Chirurgie* du 1er juin. Quelques jours après, SACQUÉPÉE communiquait à la Société de Biologie une description plus détaillée de son bacille (séance du 12 juin) et il en reproduisait les effets pathogènes à la Réunion médicale de la IVe armée le 18 juin (*Presse médicale* du 1er juillet).

Vers la même époque, nous faisions, de notre côté, paraître dans les Comptes-Rendus de la Société de Biologie notre première note sur le germe que nous devions plus tard appeler *B. œdematiens* (C. R..., séance du 29 mai : description des bacilles B et C). Par la suite, une autre communication (C. R..., séance du 9 octobre) fit connaître la description détaillée et définitive de nos souches et leur identification au moyen d'un sérum antitoxique que nous avions préparé.

II. — Cette dernière note — où nous proposions pour notre microbe le nom de *B. œdematiens* — amena une controverse sur l'identité possible de notre germe et du bacille de SACQUÉPÉE. A cette question d'identité était liée une question de priorité.

Pour résoudre la controverse, le Dr ROUX chargea MM. VEILLON et LOISEAU d'étudier comparativement le Bac. de l'œdème gazeux malin et le *B. œdematiens*. SACQUÉPÉE fit parvenir à VEILLON et LOISEAU des tubes de gélose profonde contenant des colonies de son microbe. Nous remîmes de même une ampoule en bouillon-blanc d'œuf d'un de nos échantillons de *B. œdematiens* (souche Del.), qui était, à l'époque, la plus toxique que nous possédions.

Le 7 février 1916, MM. VEILLON et LOISEAU adressèrent au Dr ROUX un rapport où ils relevaient les différences existant entre le Bac. de SACQUÉPÉE et le *B. œdematiens* et qui se terminait ainsi : « Nous croyons donc devoir conclure que ces deux « bacilles appartiennent à des espèces différentes qui ont cha- « cune leur intérêt propre ».

Ce rapport clôturant une controverse qui avait eu des échos dans les Comptes-Rendus de la Société de Biologie, l'un de nous en publia la conclusion (C. R. de la Soc. de Biol., séance du 4 mars).

A noter que VEILLON et LOISEAU établirent encore l'indépendance du Bac. de SACQUÉPÉE vis-à-vis du Vib. septique, l'antitoxine du Vib. septique n'ayant pas neutralisé les cultures du Bac. de SACQUÉPÉE.

Ils avaient donc démontré que le Bac. de l'œdème gazeux malin était indépendant du Vib. septique et du *B. œdematiens.*

III. — Entre temps, SACQUÉPÉE avait continué l'étude et la description du Bac. l'œdème gazeux malin. Il précisait ses premières indications dans plusieurs notes à la Société de Biologie (séances du 23 octobre 1915, du 6 novembre, du 20 novembre). Un mémoire complétant la description et l'illustrant de figures paraissait dans les *Annales de l'Institut Pasteur* (février 1916) au moment où VEILLON et LOISEAU faisaient connaître que le Bac. de l'œdème gazeux malin et le *B. œdematiens* sont deux espèces différentes. SACQUÉPÉE donna sans doute son adhésion à cette conclusion, car il proposa par la suite (*Presse médicale* du 4 mai 1916) de désigner son Bac. de l'œdème gazeux malin sous le nom de *B. Bellonensis*. A cette occasion, il décrivit à nouveau les caractères de son microbe.

Nous donnons ici la description du germe de SACQUÉPÉE telle qu'elle ressort des publications successives de cet auteur.

A. — MORPHOLOGIE

Bacille très polymorphe, à bouts arrondis, mobile dans certaines conditions, cilié, sporulant, prenant le Gram

Forme et Dimensions. — Dans le *Bulletin de la Société de Chirurgie* (1er *juin* 1915) ce bacille est ainsi présenté : « Bacille plus « épais que le Vib. septique, droit ou un peu courbe dans les produits « pathologiques, polymorphe dans les milieux de culture liquides. « On trouve, outre les formes précédentes, des éléments allongés ou « sinueux, parfois de véritables filaments.

« Le plus souvent isolé, le germe affecte parfois la disposition « en chaînettes ».

Le 12 *juin* 1915 l'auteur ajoute les détails suivants : L'association en diplobacilles est assez fréquente, surtout dans les sérosités pathologiques.

Dans son mémoire (*Annales de l'Institut Pasteur, février* 1916), l'auteur insiste sur le polymorphisme du Bac. de l'œdème gazeux malin. Dans les cultures jeunes de moins de 24 heures en bouillon Martin, la longueur oscille entre 3 et 10 μ. Le bacille est généralement un peu plus épais que le Vib. septique mais ce caractère est inconstant.

« Les extrémités sont ordinairement soit émoussées, soit franche-
« ment arrondies ; toutefois, dans les chaînettes, les surfaces d'accole-
« ment peuvent se montrer droites ou presque droites ».

Le mode de groupement et l'aspect des bacilles est des plus variables (disposition en L, F, W, Y). « La majorité des souches présentent
« en nombre prépondérant des bacilles isolés ou des diplobacilles,
« droits ou incurvés, moyens ou longs, avec une proportion variable
« de filaments, de chaînettes, d'ébauches d'amas et de formes sinueu-
« ses ».

L'auteur n'a jamais rencontré de souches exclusivement filamenteuses ou exclusivement en chaînettes.

Dès le troisième et surtout le quatrième jour, on assiste à une véritable involution. Beaucoup de microbes fixent mal les colorants électifs. Cette propriété s'accentue avec l'âge des cultures.

L'auteur note des modifications de détail en bouillon glucosé, bouillon maltosé. etc...

Dans les tissus, le polymorphisme est moins apparent. Dans le péritoine du cobaye, pas de véritables filaments.

Mobilité. — A ce sujet, E. Sacquépée donne les indications suivantes :

27 *mai* et 1er *juin* 1915 : Le bacille est considéré comme peu mobile.

12 *juin* 1915 : « Mobile dans les exsudats pathologiques, il [le Bac.
« de l'œdème gazeux malin] s'est montré jusqu'ici immobile en cultu-
« res liquides ».

6 *novembre* 1915 : « Sur la question de la mobilité il est difficile de
« porter une appréciation univoque : dans les conditions habituelles
« d'observation, tous les échantillons de Bac. de l'œdème gazeux
« malin sont immobiles dans les cultures ; dans les sérosités prove-
« nant de cobayes inoculés, certains échantillons paraissent immo-
« biles, d'autres sont légèrement mais nettement mobiles ».

Février 1916 : « Dans les conditions habituelles d'examen, entre
« lame et lamelle, les bacilles provenant de cultures en milieu liquide
« (y compris les cultures en milieux albumineux) ne se sont jamais
« montrés nettement mobiles. Certains présentent des oscillations sur
« place, d'autres peuvent présenter des déplacements limités et très
« fugaces, d'autres sont tout à fait immobiles ». Dans les produits pathologiques et dans les mêmes conditions d'examen, « certains
« échantillons sont nettement mobiles ; la plupart ne présentent
« qu'une mobilité légère, parfois nulle. »

Cils. — 12 *juin* 1915 : Le bacille possède un petit nombre de cils, 1 à 8, « péritriches, généralement simples, parfois anastomosés ou
« bifurqués, sinueux, tantôt courts, le plus souvent longs ou très
« longs. »

6 *novembre* 1915 : Sacquépée donne les précisions suivantes :
« 1 à 8 cils, chiffre exact pour mes échantillons du début, et encore
« exact en moyenne, mais certains bacilles sont plus ciliés (jusqu'à
« 20 cils) ».

Février 1916 : « Sur les bacilles très jeunes provenant de milieux « liquides, les cils se montrent en nombre variable ; de 4 à 8, « en moyenne, leur nombre est parfois moindre, et inversement peut « s'élever à 20 et même davantage. Il est bien évident que le nombre « des cils est susceptible de varier un peu suivant l'âge des microbes, « la composition des milieux, le dispositif de culture. L'espèce est « nettement et richement ciliée, c'est tout ce qu'il y a lieu de « retenir..... »

Les cils s'insèrent non sur le corps microbien mais sur la capsule (*loc. cit.*, Pl. 1, fig. 2).

Capsule. — Le Bac. de Sacquépée possède une capsule difficilement colorable.

Spores. — 27 *mai* 1915 : Les spores sont présentes dans le foyer de gangrène. Spores ovalaires ou oblongues dans le foyer initial et aussi dans les phlyctènes.

En milieu liquide, les spores résistent au moins 15 minutes à 95° et au moins 2 minutes à l'ébullition.

12 *juin* 1915 : Les spores se forment en bouillon ordinaire ; moins bien en bouillon lactosé, peu ou pas en bouillon glucosé ; dans le foyer gangréneux initial on trouve généralement quelques spores.

Février 1916 : Dans les tissus de l'homme ou des animaux on trouve souvent des spores.

Dans les milieux liquides, les spores se forment avec une abondance et une rapidité très variables.

En bouillon ordinaire et en bouillon Martin, elles apparaissent en 24 à 48 heures et leur nombre augmente dans le milieu. Au quatrième jour on peut ordinairement en trouver sur frottis ; dans les cultures âgées elles sont abondantes.

« En bouillon additionné de 2 p. 100 de glucose, les spores demeu- « rent rares ; après 2 à 3 jours de culture, il faut examiner assez lon- « guement pour en découvrir quelques exemplaires. La présence du « glucose, au moins en quantité notable, semble donc mettre obsta- « cle à la sporulation. »

« En bouillon lactosé, de même que dans le lait, la sporulation est « généralement d'intensité moyenne, intermédiaire entre celle qu'on « observe dans le bouillon Martin et dans le bouillon glucosé. »

« Quel que soit le milieu où elles se sont formées, les spores sont « *généralement oblongues*, plus rarement *ovalaires.* »

Dans les tissus organiques, les spores se montrent incluses dans les corps bacillaires. Dans les cultures, elles se libèrent relativement tôt. « En surveillant journellement les cultures, on arrive toutefois « à trouver des bacilles sporulés, surtout lorsqu'on s'adresse aux « milieux où la sporulation est la plus active (culture en tissus ou « organes). »

Les spores vues dans les corps bacillaires sont ordinairement subterminales. Plus rarement elles sont franchement terminales ou nettement médianes,

Gram. — 27 *mai* 1915 : Ce bacille prend mal le Gram.

12 *juin* 1915 : « il prend le Gram à condition de prolonger très sensi-

« blement l'action des réactifs ; encore, même dans ce cas, beaucoup « d'éléments sont-ils décolorés. »

Février 1916 : « *Il prend le Gram.* Comme la plupart des espèces « gramophiles, il prend d'autant mieux le Gram que les cultures sont « plus jeunes. Mais ce principe est ici porté à l'extrême. D'autre part, « même dans les cultures jeunes, les bacilles ne conservent le Gram « qu'après action prolongée des réactifs. »

Dans les tissus, l'aptitude à prendre le Gram est plus développée que dans les cultures.

B. — Caractères culturaux

Le bacille de Sacquépée est un anaérobie strict.

Bouillon glucosé-blanc d'œuf. — La culture se fait sous forme de flocons suspendus dans la masse liquide, puis le milieu s'éclaircit. Les cultures dégagent une odeur putride.

Bouillon Martin non glucosé-blanc d'œuf. — Nuage autour du cube d'albumine du fond, puis la masse liquide se trouble d'une manière homogène et pendant quelque temps donne par agitation des ondes moirées comme une culture de Bac. typhique.

Rapidement l'aspect change ; la culture se contracte en grumeaux ou en flocons nageant dans un liquide plus clair ; éclaircissement rapide par précipitation.

Bouillon Martin sucré-blanc d'œuf. — Si le bouillon est additionné de glucose, de lévulose ou de maltose, culture luxuriante, plus abondante. Le liquide demeure trouble plus longtemps, pendant plusieurs jours pour certains échantillons.

En milieux additionnés de sucres fermentescibles, l'odeur est surtout celle des acides volatiles dus à la fermentation (odeur aigrelette).

Les cultures en bouillon non additionné de sucres fermentescibles dégagent une odeur différente, *légèrement putride* et un peu fade, cadavéreuse.

Gélose profonde glucosée nitratée. — 27 *mai* 1915. — Colonies généralement en amandes (en 24 heures).

12 *juin* 1915. — « En gélose Veillon, après 24 heures, les colonies « isolées apparaissent comme de petits points, bien visibles à l'œil nu ; « à la loupe, elles se montrent constituées d'une masse centrale brun-« jaunâtre plus ou moins foncé, entourée d'une auréole plus claire, à « contour irrégulier, tantôt franchement dentelé, tantôt simplement « festonné ou bosselé : type de colonie en amande. Après 2 à 3 jours « la colonie devient une masse irrégulière, cuboïde ou globuleuse, de « même teinte que ci-dessus, à bords bosselés. Plus tard, il peut se « produire des excroissances en bourgeons ou en lentilles. Vers le « 8e jour, apparaissent souvent des filaments périphériques de lon-« gueur et de densité très variables ».

Février 1916. — L'auteur distingue les formes normales et les formes d'accoutumance et de dégénérescence.

La description des formes normales correspond à celle donnée le 12 juin ; les colonies dites d'accoutumances ou de dégénérescence ont un aspect différent : noyau central entouré de filaments périphériques. L'ensemble prend une teinte d'un blanchâtre presque neigeux (24 à 48 heures). L'auteur compare ces colonies à celles produites en 24 heures par le *B. sporogenes A* (collection de l'Institut Pasteur).

Gélatine glucosée (Gélatine 10 p. 100, glucose 1,5 p. 100, culture à 15-17°). — « Les colonies apparaissent en 4 à 8 jours, d'abord très dis-« crètes, à peine visibles, n'atteignant leur plein développement « qu'après 10 à 20 jours ».

« Au début, ce sont des masses arrondies ou ovoïdes, blanchâtres « par réflexion ; à la loupe, et par transparence, tantôt l'aspect est « uniforme, tantôt on constate un centre plus pâle et une auréole plus « claire, dont le bord peut être lisse, crénelé ou dentelé... Secondai-« rement, il apparaît fréquemment à la périphérie des expansions « filamenteuses, ordinairement bien visibles mais rares et courtes, par-« fois très étendues, ou même anastomosées avec celles d'autres « colonies ».

« Certaines colonies sont comme floconneuses, formées de gros fila-« ments enchevêtrés, qui ne se séparent qu'à la périphérie ».

« Ramollissement ou liquéfaction tardifs (après quatre semaines) ».

Lait. — 27 *mai* 1915. — Est coagulé tardivement.

12 *juin* 1915. — « Le lait, à condition qu'on l'additionne de sulfure « de calcium, est coagulé en 2 à 3 jours, bien que la culture soit peu « abondante. Le milieu devient acide. Dans la suite, le caillot de « caséine est digéré progressivement ».

Février 1916. — Les cultures ne sont obtenues que si, dans le lait ensemencé en tubes profonds et soumis à une ébullition préalable, on ajoute en outre du sulfure de calcium au moment de l'ensemencement. Dans ces conditions, le lait est coagulé en quelques jours, 3 à 8 dans la très grande majorité des cas, parfois un peu plus tôt ou un peu plus tard.

« Le caillot et le sérum sont nettement séparés. D'abord limitée, la « coagulation s'étend peu à peu à toute la masse ou au moins à la plus « grande partie ».

« Ordinairement le caillot forme un bloc compact; plus rarement il « est moins régulier, creusé de logettes, en éponge, ou effrité en « grumeaux ».

« La réaction devient faiblement acide (au tournesol). Le dégage-« ment gazeux est faible ou nul ».

« A la longue, le sérum peut prendre une teinte légèrement jaunâtre ou ambrée ».

Il y a, pour la plupart des échantillons, attaque très lente, mais réelle de la caséine.

Cube d'albumine dans l'eau physiologique. — Pas de développement apparent.

Sérum liquide. — « Dans le vide, culture légère, sous forme de « flocons nuageux qui se précipitent rapidement au fond du tube ; « quelques bulles de gaz ».

Ascite (en tube profond). — « Culture minime : trouble uni-
« forme à peine perceptible, quelques bulles gazeuses ; précipitation
« rapide ».

C. — Propriétés biochimiques

1° **Propriétés saccharolytiques.** — *Février* 1916. — Le bacille « attaque très énergiquement le glucose et le maltose, encore éner-
« giquement le lévulose. Son action paraît faible sur le lactose, la
« mannite et la dulcite ; elle n'est pas appréciable en présence de la
« glycérine et du saccharose ».

4 mai 1916. — Fait fermenter fortement glucose et maltose, moins fortement le lévulose et le galactose. Attaque faible ou nulle en présence du lactose, de la mannite et du saccharose.

2° **Propriétés protéolytiques.** — Liquéfie lentement la gélatine. Digère la caséine progressivement (12 *juin* 1915). Pour la plupart des échantillons, attaque très lente mais réelle de la caséine (*février* 1916).

Ne digère pas le blanc d'œuf coagulé ; un seul échantillon éclaircit un peu le cube d'albumine après 8 à 10 jours d'étuve.

Pas de renseignements concernant le sérum coagulé.

D. — Pouvoir pathogène

Le Bac. de Sacquépée est pathogène pour le cobaye, le lapin et la souris.

1° **Culture totale.** — Dès le début de ses recherches (27 *mai* 1916) l'auteur insiste sur le point suivant : « Par inoculation intra-muscu-
« laire au cobaye, on reproduit une maladie identique à la maladie
« humaine ; *foyer gangreneux local* [1], œdème brun gazeux dans le
« tissu cellulaire périmusculaire du voisinage, œdème pâle non
« gazeux à distance, peu ou pas de généralisation du bacille ».

Le 12 *juin* 1915, l'auteur définit ainsi le pouvoir pathogène et les lésions produites : « Une dose de 1/2 à 2 cc. de culture en bouillon
« glucosé de 24 heures inoculée dans les muscles de la cuisse tue le
« cobaye en 15 à 36 jours. A l'autopsie on constate : au point inoculé,
« petit foyer gangreneux ; dans l'aine voisine, œdème brun gazeux ;
« plus loin, dans l'aine opposée, les flancs, parfois les aisselles, œdème
« pâle, non gazeux, souvent deux ou trois minimes chapelets de
« quelques bulles gazeuses sur la paroi abdominale. La distribution
« et l'aspect de ces lésions répondent exactement à ce qu'on voit dans
« l'œdème gazeux malin ».

Le 20 *novembre* 1915, Sacquépée distingue deux types de lésions correspondant respectivement à l'inoculation de germes toxiques ou de germes moins toxiques.

Février 1916. — Sacquépée revient avec force détails sur ces deux types de lésions.

Les lésions par germes toxiques comportent « essentiellement de

[1] C'est nous qui soulignons (W. et S.).

« l'œdème, incolore ou à peine coloré, gélatiniforme, étendu, non « gazeux (ou d'une manière insignifiante), avec une lésion locale et « des altérations musculaires effacées ou même imperceptibles ; la « multiplication des microbes dans l'organisme demeure faible et « très limitée ».

Les échantillons moins toxiques produisent les lésions suivantes : « Lésion locale ; altérations musculaires intenses dans le voisinage ; « œdème, infiltration gazeuse, tendance nécrotique, altérations viscé- « rales, multiplication des germes dans l'organisme.... »

En injectant aux animaux des microbes débarrassés de toxine, Sacquépée reproduit les lésions du dernier type.

4 *mai* 1915. — Sacquépée donne une nouvelle description des lésions :

« Une culture virulente en Bouillon Martin 24 heures, inoculée « dans les muscles du cobaye à dose de 0,5 à 2 cc. tue l'animal en « peu de temps (moins de 24 heures). Pendant la vie : œdème dur. « A l'autopsie : œdème considérable, gélatiniforme, le plus souvent « pâle dans toute son étendue, parfois plus ou moins teinté près du « point d'inoculation. Peu ou pas d'infiltration gazeuse. Lésions mus- « culaires minimes au point d'inoculation (cavité gazeuse, hyperémie « du voisinage). *De telles lésions rappellent beaucoup celles du char-* « *bon bactéridien* (1). A distance, de manière inconstante, état pâle « du foie; ecchymoses gastriques. »

« Les échantillons moins virulents, aux mêmes doses ou à doses « plus fortes, peuvent déterminer des lésions un peu différentes, « rappelant un peu celles que provoque le vibrion septique : altéra- « tions musculaires plus étendues (rougeur, ramollissement) ; œdème « coloré, parfois hémorragique ; infiltration gazeuse appréciable ».

2° **Toxine**. — *Le* 23 *octobre* 1915, Sacquépée publie sa première observation sur la toxine de son microbe.

La toxine est préparée en bouillon Martin ; culture de 3 à 6 jours, filtrée.

Dose mortelle 1/4 à 2 cc., inoculation sous-cutanée, cobaye de 200 à 300 gr.

La toxine se conserve à l'obscurité et au frais ; elle est détruite par un chauffage d'une demi-heure à 60 degrés.

Chez les animaux, l'inoculation sous-cutanée détermine l'apparition d'un œdème pâle, incolore, consistant, gélatiniforme, étendu loin du point d'inoculation, *souvent parsemé de quelques fines bulles gazeuses*.

Il n'existe le plus souvent aucune autre altération importante des organes ou tissus.

Février 1916. — La toxine injectée dans les muscles du cobaye tue à la dose de 0,03 à 2 cc. L'animal succombe en 24 à 48 heures.

« Un œdème incolore, gélatiniforme, s'est développé à partir du « point d'inoculation... On ne voit pas d'infiltration gazeuse appré- « ciable ; inconstamment, quelques bulles erratiques... Les altérations « viscérales sont faibles, ordinairement représentées par une légère « décoloration du foie. »

(1) C'est nous qui soulignons (W. et S.).

E. — Anticorps spécifiques

Le 4 *mai* 1916, Sacquépée indique avoir immunisé un lapin contre la toxine de son microbe.

Le sérum de l'animal a neutralisé les propriétés de la toxine et s'est montré également préventif à forte dose.

Un sérum obtenu par inoculation d'une toxine est actif contre les toxines sécrétées par les autres échantillons de l'espèce.

Ce sérum est sans action sur la toxine du Vib. septique, de même que, inversement, le sérum anti-Vib. septique est sans action sur la toxine de *B. Bellonensis*.

Ajoutons enfin que Sacquépée signale avoir identifié entre eux les divers échantillons de *B. Bellonensis* qu'il a isolés, par la réaction de fixation du complément pratiquée avec son sérum *anti-Bellonensis*.

F. — Position dans la systématique

Dans la *Presse Médicale* du 4 mai 1916, Sacquépée donne à son bacille de l'œdème gazeux malin le nom de *B. Bellonensis*. Que faut-il penser de cette désignation ?

A lire les descriptions données par l'auteur ainsi que le rapport de Veillon et Loiseau on peut douter que tous les germes réunis sous le nom de *B. Bellonensis* appartiennent réellement à une même espèce.

Notamment, le germe donné à Veillon et Loiseau est reconnu par ces auteurs comme une espèce différente du *B. œdematiens*, tandis que *certains échantillons* de *B. Bellonensis* décrits récemment par Sacquépée semblent très voisins du *B. œdematiens*.

a) Dans leur rapport, Veillon et Loiseau affirment l'existence de différences essentielles entre les deux souches qui leur avaient été soumises. Ils font état principalement de l'aspect des colonies en gélose profonde et des lésions expérimentales.

1° « Le bacille de Sacquépée donne des colonies opaques, « brunes, à contours bosselés, dont les bords sont nettement « limités par une ligne irrégulière, mais lisse et nette.

« Le bacille de Weinberg donne, dans des conditions identi- « ques, des colonies d'abord constituées par une petite masse « jaunâtre, irrégulière, d'où partent des filaments ; le centre, « d'abord opaque, s'éclaircit, prend un aspect vésiculaire, pen- « dant que les filaments périphériques s'allongent, se multiplient

« et forment une couronne très nette autour de la colonie (aspect « neigeux).

2° « Le Bacille de SACQUÉPÉE donne une infiltration rapide, « partant du point inoculé (région abdominale) et envahissant « rapidement la surface sous-cutanée du ventre et du thorax ; « mais cet œdème envahit et dissocie les muscles qui sont nécro- « sés (¹), la sérosité est rougeâtre et peu abondante.

« Le bacille de WEINBERG donne aussi un œdème infiltrant « rapidement les mêmes régions ; mais les muscles sont moins « dissociés et surtout la sérosité est beaucoup moins rouge ; « c'est presque un œdème blanc.

« Le bacille de SACQUÉPÉE donne des lésions analogues à celles « que provoque le vibrion septique, tandis que le bacille de « WEINBERG entraîne des *lésions se rapprochant de l'œdème « charbonneux* (²) ».

b) Cela étant, on ne peut pas ne pas être frappé de ce fait que *certains échantillons* de *B. Bellonensis* récemment décrits par SACQUÉPÉE produisent des lésions « *qui rappellent beaucoup celles du charbon bactéridien* (²) » : œdème gélatineux incolore, étendu à tout l'abdomen ; les altérations musculaires locales sont minimes ou nulles.

Dans ces conditions, nous faisons les plus expresses réserves sur l'unité spécifique des germes décrits par SACQUÉPÉE sous le nom de *B. Bellonensis*.

BACILLE DU « GASŒDEM »

(ASCHOFF)

ASCHOFF a donné en novembre 1915 (*162*) la brève description d'un bacille qu'il distingue du *B. phlegmonis emphysematosæ* EUG. FRAENKEL (= *B. perfringens*) et du Bac. de l'œdème malin KOCH, v. HIBLER.

Ce microbe a été retrouvé depuis par ASCHOFF, ERNST FRAENKEL, KÖNIGSFELD et FRANKENTHAL (*163*) dans un grand nombre

(¹) Le *B. œdematiens* ne produit ni foyer gangreneux, ni nécrose des muscles.

(²) C'est nous qui soulignons (W. et S).

de cas de gangrène gazeuse. Il serait l'agent pathogène d'une entité clinique : le « Gasœdem », dont la description d'après les auteurs allemands correspond à ce que nous appelons les formes toxiques ou mixtes de la gangrène gazeuse. Aussi, ASCHOFF et ses collaborateurs désignent-ils leur microbe sous le nom de « Gasœdembazillus ».

EUG. FRAENKEL (*219*) a eu l'occasion d'isoler une fois le microbe d'ASCHOFF et il le considère comme étant différent du bac. de GHON et SACHS et du « *B. œdematis maligni* ne prenant pas le Gram » dont il a donné la description (V. cet ouvrage, p. 102).

Voici, d'après ASCHOFF et ses collaborateurs, la description du bacille du « Gasœdem ».

A. — MORPHOLOGIE

Bacille à bouts arrondis, faiblement mobile, cilié, prenant le Gram et sporulant.

Forme et Dimensions. — Les auteurs insistent surtout sur la morphologie du microbe dans les infections humaines et expérimentales.

Dans la flore de la plaie, on le rencontre associé à une quantité de germes. Il se présente comme un bacille épais, court, légèrement arrondi, tantôt disposé en diplobacille, tantôt en petites chaînettes de quatre à six articles ; occasionnellement, on observe des filaments.

Dans la sérosité de l'œdème, les bacilles sont d'autant moins nombreux que la sérosité est prélevée plus loin de la plaie. Dans les muscles, les microbes sont toujours plus nombreux, et très abondants dans les muscles altérés. Dans ceux d'apparence saine, on trouve, loin de la plaie, de petits amas microbiens.

Même constatation chez les animaux : à noter l'absence complète ou relative de filaments à la surface du foie des animaux inoculés. ASCHOFF, dans sa première description, dit que l'on n'observe jamais de filaments. Dans la deuxième description, donnée par ses collaborateurs, il est dit qu'à la surface du foie on rencontre surtout des diplo-bacilles atteignant 5 à 6 fois la longueur de ceux que l'on observe au point d'inoculation, et quelquefois seulement de longs filaments.

Mobilité. — La mobilité du microbe dans les exsudats pathologiques est peu marquée. Le plus habituellement, dans les conditions ordinaires d'examen, les microbes se présentent de prime abord comme immobiles ; mais par une longue observation on peut, dans certains cas, noter quelques éléments nettement mobiles.

Cils. — Le bacille possède de nombreux cils péritriches.

Gram. — Il prend le Gram, mais on trouve toutes les formes de transition entre les éléments prenant et ne prenant pas le Gram.

Spores. — ASCHOFF, dans sa première description, déclare que les spores sont abondantes dans les muscles de l'homme et absentes dans les cultures. Cette constatation a été ultérieurement corrigée et précisée :

Dans les tissus, dans un certain nombre de cas, les spores manquent presque complètement ; d'autres fois, elles sont extrêmement abondantes. Ce sont des spores ovales, qui se forment plus souvent près d'une extrémité du bâtonnet (spores terminales) qu'au centre (clostridies).

Les spores sont plus abondantes dans les muscles que dans la sérosité de l'œdème.

Pour les milieux, les auteurs donnent peu de précisions sur la sporulation. Cependant ils déclarent que le bacille ne sporule pas dans le lait mais sporule occasionnellement en bouillie de cervelle. On peut observer quelques spores, le plus souvent terminales, rarement centrales.

B. — Caractères culturaux

Anaérobie strict.

Bouillon tournesolé. — Il fait virer le milieu au rouge.

Bouillon au sang. — Il produit de l'hémolyse.

Bouillon sucré. — Il donne une odeur butyrique,

Autres milieux. — Il dégage une odeur fade, comparable à une odeur putride.

Gélose profonde. — Les colonies sont étroitement limitées (?).

Gélatine. — Les caractères des colonies sont plus nets : ce sont des colonies à centre arrondi entouré d'une couronne de filaments ; le plus souvent la gélatine est liquéfiée.

Lait. — Il coagule le lait en un temps variable, avec production de gaz ; il ne peptonise pas la caséine.

Bouillie de cervelle. — Il développe des gaz mais ne produit pas de noircissement.

Les auteurs ne donnent pas de renseignements pour le sérum coagulé.

C. — Propriété biochimiques

Ce germe paraît être un producteur d'acide ; il est saccharolytique plutôt que protéolytique.

A noter que la gélatine est liquéfiée inconstamment ; que la caséine n'est pas liquéfiée. On n'a pas de renseignements sur son action sur le sérum. En bouillie de cervelle il n'y a pas de noircissement.

D. — Pouvoir pathogène

Le Gasœdembazillus est pathogène pour le cobaye, le lapin, le rat, la souris, le cheval et le bœuf.

1° **Culture totale**. — Les petits animaux de laboratoire sont extrêmement sensibles. A la suite de l'inoculation sous-cutanée de la culture totale, les auteurs notent chez le cobaye deux séries de lésions :

Parfois, il y a production d'un gros œdème gris clair, gélatineux, rougeâtre, partant du point d'inoculation et s'étendant à tout le tissu cellulaire sous-cutané de l'abdomen, sans formation de gaz.

Parfois, l'œdème est moins marqué et les gaz sont beaucoup plus abondants ; on sent la crépitation.

Les lésions n'ont pas d'odeur putride.

A noter quelquefois l'ascite et les lésions du foie.

Les bacilles sont abondants dans le tissu sous-cutané : diplo-bacilles et présence fréquente de bacilles sporifères.

Sur les frottis de foie, les bacilles sont plus gros et plus longs ; quelquefois il y a des filaments.

Le microbe ne passe habituellement dans le sang qu'après la mort.

Du travail de Frænkel, Frankenthal et Königsfeld nous extrayons l'autopsie d'un cheval et d'un bœuf qui ont succombé à des inoculations expérimentales de Gasœdembazillus.

1° Cheval. — Un cheval en cours de vaccination, inoculé au niveau de l'encolure, est mort en présentant les lésions suivantes :

Tumeur colossale, déformante, du cou, s'étendant jusqu'à l'articulation de l'épaule. Aucune crépitation perceptible extérieurement.

A l'incision : œdème sous-cutané gélatineux, jaune verdâtre. L'œdème atteint jusqu'à 40 cm. d'épaisseur ; muscles imbibés de sérosité, œdématiés.

Gaz au niveau de la piqûre.

2° Bœuf. — Un bœuf a succombé dans les mêmes conditions :

Tumeur du cou et du poitrail qui sont très difformes. L'œdème s'étend jusqu'aux omoplates et atteint 35 cm. d'épaisseur.

Il s'en écoule une sérosité trouble.

Les muscles sont secs au centre de la lésion. A ce niveau, petite quantité de gaz. A la périphérie de la lésion, les muscles sont altérés, en marmelade, œdématiés ; il s'en écoule une sérosité trouble gris-jaune ou rougeâtre.

2° **Toxine**. — Les auteurs n'ont obtenu qu'une toxine relativement faible. La culture en bouillon de Tarozzi, filtrée sur bougie de Chamberland, était peu toxique. Il a fallu injecter au moins 5 cc. de filtrat dans la veine du lapin pour tuer l'animal en plusieurs jours.

E. — Anticorps spécifiques

1° **Agglutinines**. — Le sérum agglutinant obtenu par les auteurs (sur lapin) agglutinait le Bac. du Gasœdem à un taux très faible : 1/20 à 1/40.

Les auteurs n'ont tiré aucun parti de ce sérum pour l'identification de leur germe.

2° **Sérum anti-microbien.** — Les auteurs ont cherché à immuniser le lapin, le bœuf et le cheval en les inoculant avec des cultures chauffées.

Les cultures en bouillon de Tarozzi sont chauffées trois jours de suite à 56° pendant plusieurs heures.

Les meilleurs résultats ont été obtenus avec le cheval. Après avoir reçu deux injections immunisantes, l'animal est saigné partiellement et son sérum est éprouvé : 2, 3, 5 cc. de ce sérum injectés dans le péritoine du cobaye ont préservé l'animal contre 0,1 à 0,5 cc. de culture.

F. — Position dans la systématique

Aschoff avait donné la première description du Gasœdembazillus avant la publication du travail de Conradi et Bieling sur le *B. sarcemphysematodes hominis*. Dans son second mémoire, publié avec Ernst Fræнkel, Frankenthal et Königsfeld et postérieurement aux premiers travaux de Conradi et Bieling, Aschoff admet l'identité du Gasœdembazillus avec le *B. sarcemphysematòdes hominis*.

Après la publication du deuxième mémoire de Conradi et Bieling, l'identité des deux germes n'est plus soutenable.

Aschoff sépare son bacille du *B. perfringens* et du Bac. de l'œdème malin Koch, v. Hibler.

Il le rapproche plutôt du Bac. de Ghon et Sachs et du *B. Chauvœi*. L'acidité que le Gasœdembazillus produit dans les milieux, son faible pouvoir protéolytique autorisent en effet ce rapprochement. Aschoff considère cependant que le Gasœdembazillus diffère de ces deux germes parce qu'il est pathogène à la fois pour le cheval et pour le bœuf.

Nous croyons utile de comparer le Gasœdembazillus :

1° au Vib. septique Pasteur (= Bac. de Ghon et Sachs),

2° au *B. œdematiens*.

1° **Rapports du Gasœdembazillus avec le Vib. septique Pasteur.** — Il est bien certain que le Bac. du Gasœdem présente une grande ressemblance avec le Vib. septique Pasteur. Il s'en différencie surtout par les points suivants :

a. — Le Gasœdembazillus est très faiblement mobile. La

mobilité, même dans les exsudats, demande à être recherchée avec le plus grand soin.

b. — Ce germe sporule difficilement dans les milieux de culture et en particulier en bouillie de cervelle, où l'on n'observe que rarement des spores.

c. — Les lésions chez les animaux sont caractérisées par un œdème clair, gélatineux. L'œdème produit par le Vib. septique est plutôt un œdème séreux hémorragique.

d. — On ne rencontre qu'exceptionnellement des filaments à la surface du foie des animaux.

2° **Rapports du Gasœdembazillus avec le B. œdematiens.** — Nous croirions assez volontiers qu'Aschoff et ses collaborateurs ont eu entre les mains des échantillons de *B. œdematiens*. En voici les raisons principales :

a. — Les formes de gangrène gazeuse où ce germe a été isolé sont certainement, d'après les descriptions anatomo-pathologiques relativement précises d'Aschoff et de ses collaborateurs, des formes toxiques ou mixtes de gangrène gazeuse. Nous montrerons, en étudiant la classification bactériologique des différentes formes de gangrène gazeuse, le rôle important que joue le B. *œdematiens* dans la pathogénie de ces modalités cliniques.

b. — Le Bac. du Gasœdem, très pathogène pour les animaux de laboratoire, produit des lésions qui rappellent de près celles du B. *œdematiens* : œdème relativement étendu, tantôt sans gaz (forme toxique), tantôt avec crépitation marquée (forme virulente).

c. — Les caractères culturaux et les propriétés biochimiques paraissent être à peu près identiques, mais il est vrai que les auteurs allemands ne donnent pas à ce sujet toutes les précisions désirables.

On ne peut cependant pas affirmer l'identité des deux germes :

1. — Parce que les auteurs ne semblent pas avoir observé de spores dans les milieux sucrés (le Bac. du Gasœdem ne sporule pas dans le lait) ;

2. — Parce que les auteurs allemands n'ont pas obtenu de toxine.

Ajoutons enfin que, comme le *B. œdematiens*, le Bac. du Gasœdem ne passerait guère dans le sang qu'après la mort; Klose, cependant, sur 80 hémocultures pratiquées avant la mort, aurait trouvé 48 fois le Bac. du Gasœdem dans le sang des malades.

B. SARCEMPHYSEMATODES HOMINIS

(Conradi et Bieling)

Dans le courant de l'année 1916, Conradi et Bieling (*183*, *184*) ont donné la description d'un bacille anaérobie qu'ils déclarent avoir rencontré dans tous les cas de gangrène gazeuse qu'ils ont étudiés (70 cas). Ce microbe leur a paru être voisin du *B. Chauvœi*. Ils considèrent qu'il faudrait le regarder comme le type humain du Bacille du charbon symptomatique et ils proposent pour lui le nom de *B. sarcemphysematodes hominis*.

Dans des travaux plus récents (*185*, *186*), les auteurs affirment et prétendent démontrer que le *B. sarcemphysematodes hominis* est un véritable bacille protée qui, suivant les conditions de culture, se présente avec les caractères soit du *B. perfringens*, soit du *B. œdematis maligni* Koch, v. Hibler.

Nous faisons toutes réserves sur la valeur de ces travaux. Les procédés d'isolement, les contradictions dans les descriptions et dans l'interprétation des résultats nous ont toujours donné l'impression que Conradi et Bieling avaient travaillé avec des cultures impures.

Nous croyons cependant devoir donner la description du *B. sarcemphysematodes hominis* telle qu'on peut la fixer en résumant les premiers travaux des auteurs.

Nous discuterons les conclusions de leurs derniers mémoires à propos de la position que devrait occuper ce germe dans la systématique.

A. — Morphologie

Bacille de dimensions variables, à bouts arrondis, mobile, cilié, sporulant, prenant le Gram.

Forme et Dimensions. — Ce germe est extrêmement polymorphe ; l'aspect des formes végétatives est des plus variable : il s'agit de bâtonnets tantôt épais et courts, tantôt longs et filamenteux. La disposition en diplobacilles est fréquente ; les bacilles accouplés se disposent souvent en formant un angle obtus.

Dans certaines conditions de culture (défavorables), on rencontre des formes d'involution que les auteurs considèrent comme caractéristiques. On observe des formes longues, plus étroites, formant des boucles irrégulières ; on note parfois, à une extrémité, un renflement du bâtonnet ou une spore.

Mobilité, cils, Capsule. — Les bacilles sont assez vivement mobiles. La mobilité est contrariée par l'oxygène. On l'observe bien dans les cultures (sang de bœuf défibriné), dans les fragments de muscles que l'on a laissés séjourner à l'étuve (pour enrichissement), dans les exsudats.

Les cils sont péritriches, nombreux. Ils se colorent par la méthode de Löffler.

Pas de capsule.

Spores. — Dans les tissus les spores sont abondantes. Les bacilles sporifères sont en forme de massue ou de pierre à aiguiser. Les endospores ont 2 à 3 μ de long et 1,8 à 2 μ de large. Ultérieurement, les bacilles sporifères dégénèrent et les spores deviennent libres.

Pas d'indication sur la sporulation dans les milieux de culture. Les auteurs indiquent cependant la présence de bacilles sporifères dans des cultures en bouillon qui leur ont servi à procéder aux expériences d'agglutination.

Les spores sont très résistantes à la chaleur ; elles résistent jusqu'à une heure d'ébullition.

Gram. — Le Bacille prend le Gram. On trouve beaucoup de formes qui ne prennent pas le Gram ou qui ne retiennent que partiellement le violet.

Granulose inconstante ; parfois très marquée ; parfois absente ; observée surtout dans les morceaux de muscles macérés à l'étuve.

B. — Caractères culturaux

L'isolement de ce germe a été pratiqué en partant de gros fragments de muscles gangreneux, préalablement plongés dans une solution de sublimé à 1 p. 100, puis à 1 p. 1000, et portés à l'étuve à 37° pendant au moins 24 heures. Il se produit une pullulation intense des microbes au centre du bloc musculaire et un enrichissement en bacilles spécifiques.

Des débris de tissu putréfié, prélevés aseptiquement dans la partie centrale des morceaux de muscle, servent à l'ensemencement de divers milieux de culture dans des conditions d'anaérobiose rigoureuse (tubes cachetés en atmosphère d'hydrogène, etc.).

Bouillon de Tarozzi. — Trouble abondant ; gaz et acidité ; le milieu s'éclaircit progressivement.

Gélose profonde. — Colonies blanches, floconneuses, frangées, de la grosseur d'un grain de millet. Par transparence, on voit un centre opaque, entouré d'une zone claire qui se résout en filaments courts et radiés.

Gélatine. — Les colonies ont une structure nettement radiée. La gélatine est progressivement liquéfiée.

Lait. — En 24 heures, ou, plus souvent, en 3 ou 4 jours, formation de gaz, acidification et coagulation du milieu. Le caillot se contracte. Il y a production de petit lait au-dessus du caillot qui occupe le fond du tube. La caséine est attaquée.

Petit lait tournesolé. — Rougit d'abord ; trouble faible et production de gaz. Au bout de 36 heures, le tournesol se décolore mais redevient rouge au contact de l'air.

Sérum de bœuf coagulé. — Le sérum est noirci et progressivement liquéfié (en 48 heures) avec production de gaz ; il est acide au tournesol.

Bouillie de cervelle. — En bouillie de cervelle de bœuf, pas de noircissement. En bouillie de cervelle de lapin et de cobaye, noircissement, production de gaz, forte acidité.

C. — Propriétés biochimiques

1° **Propriétés saccharolytiques.** — Le *B. sarcemphysematodes hominis* a été ensemencé dans un milieu ainsi constitué : eau peptonée à 2 o/o ; hydrate de carbone 1 o/o et teinture de tournesol 10 o/o. Il a attaqué les hydrates de carbone suivants : lactose, saccharose, maltose, glucose, lévulose, galactose, mannose, mannite, xylose, rhamnose, arabinose. C'est donc un ferment saccharolytique puissant. A noter que dans tous les milieux il développe des gaz et une forte acidité.

2° **Propriétés protéolytiques.** — Il digère la gélatine, le sérum coagulé, un peu la caséine, l'ovalbumine. Il donne de l'hydrogène sulfuré dans tous les milieux.

Remarquer qu'il noircit certaines bouillies de cervelles (lapin, cobaye) et non celle de bœuf.

D. — Pouvoir pathogène

Très pathogène pour le cobaye ; beaucoup plus faiblement pour le lapin (10 cc. ne tuent pas). Les auteurs n'ont provoqué chez le veau que des lésions peu importantes ; un porc a succombé à une infection expérimentale.

1° **Culture totale.** — Les lésions chez le cobaye se présentent sous deux aspects différents :

Tantôt les cobayes succombent en présentant un œdème très étendu remontant jusqu'au thorax ; les muscles sont rouge foncé, infiltrés de rares bulles de gaz ; c'est le type toxique.

Tantôt, au contraire, l'œdème est limité au voisinage de la lésion. Les muscles sont partiellement détruits, transformés en une bouillie putride rouge foncé, avec une abondante production de gaz. On observe fréquemment dans les muscles gangrenés une grande cavité traversée par les filets nerveux.

Entre ces deux types de lésions on observe des intermédiaires.

2° **Toxine**. — Les auteurs n'ont pas obtenu de toxine soluble (filtrat de culture). Ils ont étudié la toxicité de sérosités d'œdème filtrées et d'émulsions de muscles broyés en eau physiologique. De fortes doses tuent le lapin.

E. — Anticorps spécifiques

1° **Agglutinines**. — Les auteurs ont préparé sur lapin un sérum agglutinant qui agglutine au 1/7000 les échantillons de *B. sarcemphysematodes hominis;* il n'agglutine le *B. perfringens* qu'à 1/10.

Conradi et Bieling proposent d'utiliser ce sérum pour faire le diagnostic bactériologique rapide dans les cas de gangrène gazeuse humaine.

F. — Position dans la systématique

Conradi et Bieling ont eux-mêmes comparé le *B. sarcemphysematodes hominis* à divers anaérobies pathogènes. Ils le distinguent :

1° Du *B. phlegmonis emphysematosæ* Eug. Fraenkel (= *B. perfringens*). Celui-ci est immobile, non cilié, encapsulé ; les colonies sont à contours limités. Il n'y a pas formation de spores en milieux acides. Le Bac. de Fraenkel ne peptonise pas le lait. Les lésions sont différentes.

2° Du Bac. de Ghon et Sachs. Celui-ci donne des exsudats non hémorragiques (*sic*), ne peptonise ni les muscles, ni le sérum coagulé, ni le lait. Il donne des formes filamenteuses à la surface du foie.

3° Du *B. œdematis maligni* Koch, v. Hibler, qui noircit la bouillie de cervelle et y donne une réaction alcaline, qui forme des filaments à la surface du foie et est très pathogène pour le lapin.

4° Du Bac. XI de v. Hibler, qui alcalinise et noircit la bouillie de cervelle et est très pathogène pour le lapin.

5° Du *B. Chauvœi* qui donne des colonies étroitement limitées et ne peptonise ni le sérum coagulé, ni le lait.

A la lecture des premières communications de CONDARI et BIELING, notre impression fut que ces auteurs avaient utilisé des cultures impures comprenant un mélange de *B. œdematiens* et de *B. sporogenes*; ainsi se seraient expliquées : les variations dans la morphologie et dans les caractères culturaux, les propriétés biochimiques extrêmement étendues, et surtout les lésions expérimentales — gros œdème sans gaz ou œdème avec gaz et destruction putride des muscles.

Mais cette opinion ne peut plus être émise depuis que CONRADI et BIELING ont fait connaître leurs dernières conclusions (*185*, *186*). Ces auteurs considèrent maintenant le *B. sarcemphysematodes hominis* comme une espèce extrêmement polymorphe, transformable à volonté en Bac. de FRAENKEL (= *B. perfringens*) ou en *B. œdematis maligni* KOCH, v. HIBLER. Les chaînons intermédiaires seraient le Bac. de GHON et SACHS, le *B. Chauvœi*, le Bac. d'ASCHOFF, etc.

Le *B. sarcemphysematodes hominis* ainsi défini comprendrait donc tous les anaérobies pathogènes de la gangrène gazeuse.

Cette conception effarante repose sur une série d'observations que nous résumons brièvement.

CONRADI et BIELING déclarent avoir étudié comparativement :
leurs échantillons de *B. sarcemphysematodes hominis*,
trois échantillons de *B. Chauvœi* (Institut d'Hygiène de l'Ecole de Médecine de Berlin),
un échantillon de *B. œdematis maligni* (Institut d'Hygiène de l'Université de Berlin),
un échantillon de *B. phlegmonis emphysematosæ* (envoyé par Eug. FRAENKEL).

Toutes ces souches furent ensemencées sur sérum de bœuf coagulé; elles liquéfiaient le sérum et on observait dans toutes les cultures des bacilles *mobiles* et *sporulés* (!)

Ces bacilles (mobiles, sporulés) étaient ensemencés en bouillon, et le milieu chauffé deux minutes pour tuer les formes végétatives.

Avec ce matériel sporifère, les auteurs ont ensemencé deux séries de tubes :

1° une série sur sérum de bœuf coagulé,

2° une série en gélose glucosée à 1 0/0.

Après plusieurs repiquages (8 à 10), toutes les souches étudiées donnent en gélose glucosée un type A, et sur sérum coagulé un type B.

Voici les principaux caractères de chacun de ces deux types.

CARACTÈRES DU TYPE A	CARACTÈRES DU TYPE B
Germes obtenus par repiquages successifs en gélose glucosée.	**Germes obtenus par repiquages successifs en sérum de bœuf coagulé.**
Bacilles épais, immobiles, non ciliés.	Bacilles grêles, mobiles, cils péritriches.
Pas de filaments.	Filaments.
Prend fortement le Gram.	Prend mal le Gram.
. . . .	Spores subterminales.
Colonies sur agar opaques, blanches, à bords limités.	Colonies sur agar délicates, à bord sinueux.
Gélatine non liquéfiée.	Gélatine liquéfiée.
Donne des gaz ; odeur rance.	Odeur putride.
Lait coagulé en gros grumeaux.	Lait coagulé en fins grumeaux.
Bouillie de cervelle non noircie ; beaucoup de gaz.	Bouillie de cervelle noircie ; pas de gaz.
Sérum de bœuf non liquéfié.	Sérum de bœuf rapidement liquéfié.
Un sérum agglutinant préparé avec un germe de type A agglutine à 1/750 les germes de type A et n'agglutine pas les formes de type B.	Un sérum agglutinant préparé avec un germe de type B agglutine les germes de type B (taux de 1/8000 à 1/25000) ; il n'agglutine les formes A qu'à un taux beaucoup plus faible.
Haute virulence pour le cobaye.	Faible virulence pour le cobaye : tendance à former des gaz putrides.
Lapin insensible à l'inoculation sous-cutanée.	Les lapins ne sont pas insensibles.
Toxine bactériogène et histogène ; action nécrosante locale et phénomènes généraux : convulsions, arrêt respiratoire.	Toxine seulement histogène ; détruite par la chaleur ; pas d'incubation ; les animaux sont protégés par l'injection d'eau salée.

Les auteurs peuvent transformer le type A en type B en réensemencement le type A dans des milieux convenables (sérum de bœuf coagulé, etc.).

La modification inverse est plus difficile et réussit le mieux par le passage des formes B par le cobaye. Si des formes B ont séjourné trop longtemps dans des milieux riches en substances protéiques, leur retour au type A est presque impossible.

Nous ne suivrons pas plus longtemps Conradi et Bieling dans l'exposé de leurs conceptions et de leurs expériences. Il ressort de tout leur dernier mémoire qu'ils n'ont pas cessé de travailler avec des cultures impures ; et l'on ne peut guère douter que leur type A soit une culture impure où domine le *B. perfringens*, leur type B une culture impure où domine le *B. sporogenes*. Nous savons trop combien il est difficile d'obtenir des cultures pures d'anaérobies (voir aussi les observations de M. Robertson et de Zacherl, *372*) pour interpréter autrement leurs résultats déconcertants.

Au reste, les conclusions de Conradi et Bieling n'ont pas obtenu beaucoup d'adhésions.

Eug. Fraenkel (*218*) n'a pas ménagé aux auteurs ses critiques, qui portent autant sur leur technique que sur leurs conceptions.

De même Passini (*282*), qui, pourtant, imprégné des idées de Grassberger et Schattenfroh, avait soutenu autrefois la transformation possible des formes sporulées du *B. perfringens* en *B. putrificus*, s'élève contre la facilité avec laquelle Conradi et Bieling ont obtenu leurs mutations.

Ghon (*228*) ne croit pas non plus à l'unité spécifique des « Gasbranderreger ». Le Bac. de Fraenkel est trop caractérisé pour que l'on puisse en faire une forme évolutive du *B. œdematis maligni* et inversement. Ghon pense pourtant qu'il n'est pas impossible que le Bac. de Fraenkel puisse être mobile.

Quelques auteurs se sont pourtant autorisés de Conradi et Bieling pour prétendre avoir retrouvé le *B. sarcemphysematodes hominis* — 1re manière : Busson et György (*175*) — 2e manière : Vogel (*336*).

Landau (*258*) a repris dernièrement cette question en étudiant par les méthodes de Conradi et Bieling divers anaérobies : un échantillon de *B. œdematis maligni*, deux souches de *B. Chauvœi* et deux souches de *B. perfringens*. Il n'a obtenu que des transformations (?) partielles et peu convaincantes. En particulier, ses expériences d'agglutination croisée donnent des résultats contradictoires et ne lui permettent pas de séparer les formes A des formes B.

Enfin, Pfeiffer et Bessau (*287*) sont, comme nous, persuadés que Conradi et Bieling ont constamment travaillé avec des cultures impures.

Etant donné ce que nous venons de dire du travail de Conradi et Bieling, nous ne pensons pas qu'une critique des travaux de leurs imitateurs puisse avoir quelque signification que ce soit.

STREPTOCOQUE ANAÉROBIE DE WEHRSIG ET MARWEDEL

WEHRSIG et MARWEDEL (*339*) ont isolé, au cours de cette guerre, dans deux cas de gangrène gazeuse, un streptocoque anaérobie qu'ils considèrent comme l'agent pathogène de l'affection.

Dans le premier cas, il s'agit d'une gangrène gazeuse de la jambe avec érysipèle bronzé, crépitation et nécrose locale des muscles. Les auteurs ont isolé le Bac. pyocyanique et le Streptocoque anaérobie.

Dans le deuxième cas, il n'y avait pas de nécrose locale, mais un œdème qui s'étendait de la jambe jusqu'à la fesse. Les muscles étaient comme cuits, crépitants. Le blessé est mort rapidement.

Seul, le streptocoque anaérobie a pu être isolé. Voici les caractères que lui assignent les auteurs :

Morphologie. — Streptocoque prenant le Gram, formant de longues chaînettes (6 à 10 diplocoques).

Caractères culturaux. — Anaérobie strict. Noircit le bouillon au sang et présente dans ce milieu une odeur putride. Donne du gaz en gélose glucosée (préparée avec du placenta humain). Les gaz se forment au dépens des albumines du milieu.

La vitalité du streptocoque est faible. Les cultures abandonnées à elles-mêmes meurent en quinze jours.

Pouvoir pathogène. — 1 cc. de culture de 24 heures inoculé sous la peau du cobaye tue l'animal en 12 heures.

On constate à l'autopsie :

Œdème gélatineux, hémorragique, infiltré de gaz ; les lésions ne sont pas putrides. Exsudat péritonéal abondant. Reins hyperémiés. Le streptocoque se retrouve en culture pure dans les sérosités et dans le sang du cœur.

Après plusieurs repiquages, ce streptocoque perd totalement son pouvoir pathogène.

WEHRSIG et MARWEDEL identifient leur streptocoque au *Streptococcus putridus* SCHOTTMÜLLER.

Le streptocoque anaérobie de WEHRSIG et MARWEDEL n'a pas encore été retrouvé. Il n'est, du reste, pas impossible que dans les cas qu'ils ont étudiés, un bacille anaérobie difficile à isoler, comme le *B. œdematiens* par exemple, ait échappé aux investigations des auteurs. Cette hypothèse est particulièrement soutenable pour leur deuxième cas, qui est une forme toxique de gangrène gazeuse.

TROISIÈME SECTION

ANAÉROBIES ANCIENNEMENT INCRIMINÉES DANS LES INFECTIONS GAZEUZES ET QUI N'ONT PAS ÉTÉ RETROUVÉS AU COURS DE LA GUERRE.

Un certain nombre d'anaérobies, anciennement mis en cause dans les infections gazeuses, n'ont pas été retrouvés jusqu'ici (Voir Chap. II, tableau IV) et sans doute la plupart d'entre eux ne le seront-ils jamais, car ils sont trop imparfaitement caractérisés pour que l'on puisse espérer pouvoir leur identifier un germe quelconque.

Nous avons déjà eu l'occasion d'indiquer les caractères du bacille de Stolz (p. *160*), du bacille de Buday (p. *79*), du bac. de Wicklein (p. *106*), du *B. Novyi* (p. *148*).

Nous donnerons ici avec quelques détails, d'après v. Hibler, les descriptions de quatre bacilles : Les bacilles VI et VII (qui sont intéressants par les ressemblances qu'ils présentent avec le *B. fallax*) et les bacilles X et XI dont nous avons déjà longuement discuté les relations avec le vib. septique de Pasteur.

BACILLE N° VI DE VON HIBLER

v. Hibler a trouvé une fois, dans l'œdème sous-cutané d'un lapin inoculé avec de la terre, un bacille qu'il a décrit dans un premier mémoire comme Bac. n° V. Dans son livre sur les anaérobies pathogènes, ce microbe porte le n° VI.

A. — Morphologie

Bacille à bouts arrondis, mobile, cilié, prenant le Gram et sporulant.

Forme et Dimensions. — Dans les exsudats sous-cutanés des animaux, il se présente sous forme de bâtonnets isolés ou groupés par deux, d'une longueur de 1,2 à 2,4 μ et d'une épaisseur de 0,3 à 0,6 μ. Il est donc plus grêle que le *B. perfringens* et son épaisseur moyenne est même plus faible que celle du Vib. septique.

Sur frottis de foie des animaux, on observe des bacilles isolés ou des diplobacilles.

Mobilité et cils. — v. Hibler décrit ce bacille comme inconstamment mobile dans les sérosités et dans les cultures. Les cils ont été colorés par l'auteur (*loc. cit.* Pl. VII, fig. 20).

Spores. — Les spores sont présentes dans la sérosité musculaire, mais pas dans l'exsudat péritonéal. Dans les cultures, ce microbe ne sporule qu'en milieu faiblement alcalin et peu riche en hydrates de carbone.

Les spores ont été obtenues sur gélose-transsudat-glycogène (?) et sur pomme de terre, ces deux milieux étant alcalinisés par la soude : le premier à 0,5-2 o/o, le deuxième à 2 o/o.

En bouillie de cervelle, beaucoup de spores. Par contre, dans le lait, on n'observe pas de sporulation.

Les spores sont toujours terminales, nettement ellipsoïdes (Pl. VI, fig. B).

Elles sont tuées par la chaleur en 8 minutes à 97-98°.

B. — Caractères culturaux

Il est impossible de tirer du livre de von Hibler les caractères culturaux du Bac. VI en bouillon ordinaire glucosé ou non glucosé.

Gélose profonde glucosée.— Colonies lenticulaires à contours nets réguliers (Pl. VI, fig. C et D).

Gélose superficielle. — Colonies rondes, à contours sinueux.

Gélatine. — Même forme des colonies ; la gélatine n'est pas liquéfiée.

Lait. — La croissance est misérable. En 10 à 15 jours d'étuve, aucune modification du milieu.

Sérum coagulé. — Le sérum est acidifié ; il y a production de gaz quand on additionne le sérum d'hydrates de carbone et spécialement de glucose. Le sérum n'est pas liquéfié.

Bouillie de cervelle. — Le milieu est acidifié et non noirci ; abondante production de gaz ; odeur de petit lait.

C. — Propriétés biochimiques

Ce microbe, autant qu'on peut en juger, semble attaquer fortement les hydrates de carbone, développe à leurs dépens des gaz et produit de l'acidité dans les milieux.

Il ne coagule pas le lait.

Notons qu'il ne noircit pas la bouillie de cervelle, ne liquéfie ni la gélatine, ni le sérum coagulé.

D. — Pouvoir pathogène

Ce microbe est pathogène pour le cobaye, le rat blanc et le rat gris. Le lapin est sans doute sensible, mais nous n'avons pas trouvé dans le livre de v. Hibler une expérience où cet animal ait été inoculé avec des cultures pures. Pas d'expérience sur la souris.

Nous donnons ci-dessous les descriptions des lésions observées chez un cobaye, un lapin et un rat blanc.

1° Cobaye n° 24. — Inoculé dans la patte avec 0,5 cc. d'une culture de huit jours en gélatine. L'animal est mort en 13 heures; l'autopsie est faite trois heures après la mort.

La patte est tuméfiée, infiltrée de gaz. Le tissu cellulaire est œdématié; l'œdème s'étend jusqu'aux hanches et au ventre. La sérosité de l'œdème est rouge pâle, hémorragique par places.

Les muscles sont hyperémiés par endroits; certains points sont ramollis et grisâtres.

10 cc. de sérosité sont recueillis dans la cavité péritonéale et renferment peu de bacilles mobiles; sur le péritoine les bacilles sont isolés ou groupés par deux (Pl. VI, fig. A).

Dans les sérosités sous-cutanées et musculaires, certains bacilles sont mobiles; on note la présence de spores; on rencontre également des formes en fuseau et des bacilles présentant la réaction de la granulose.

2° Lapin n° 7. — Inoculé sous la peau avec 7 gouttes de sérosité musculaire provenant d'un cobaye mort à la suite d'une inoculation de sérosité musculaire. Il s'agit donc d'un troisième passage par l'animal.

Le lapin meurt en 16 heures : œdème étendu aux aines et aux bourses. Infiltration locale de gaz. La sérosité est rouge pâle et contient de nombreux bacilles mobiles.

Dans la sérosité musculaire : bacilles sporulés, formes en fuseau et granulose.

3° Rat blanc n° 10. — Deux gouttes d'une culture de 5 jours en bouillon sont inoculés sous la peau. Le rat meurt en 18 heures. L'autopsie est faite 5 heures après la mort.

On note au point d'inoculation un œdème et une petite quantité de gaz. Le tissu cellulaire est envahi par une sérosité blanc-rosé.

Planche VI. — Bac. VI de v. Hibler (moitié supérieure de la planche). A, frottis de foie de cobaye. B, spores en gélose alcalinisée par la soude. C et D, colonies typiques en gélose profonde. E, colonie atypique en gélose profonde.

Bac. VII de v. Hibler (moitié inférieure de la planche). F, formes sporulées (en sérum de mouton-amidon). G et H, colonies en gélose profonde. Toutes ces figures d'après v. Hibler.

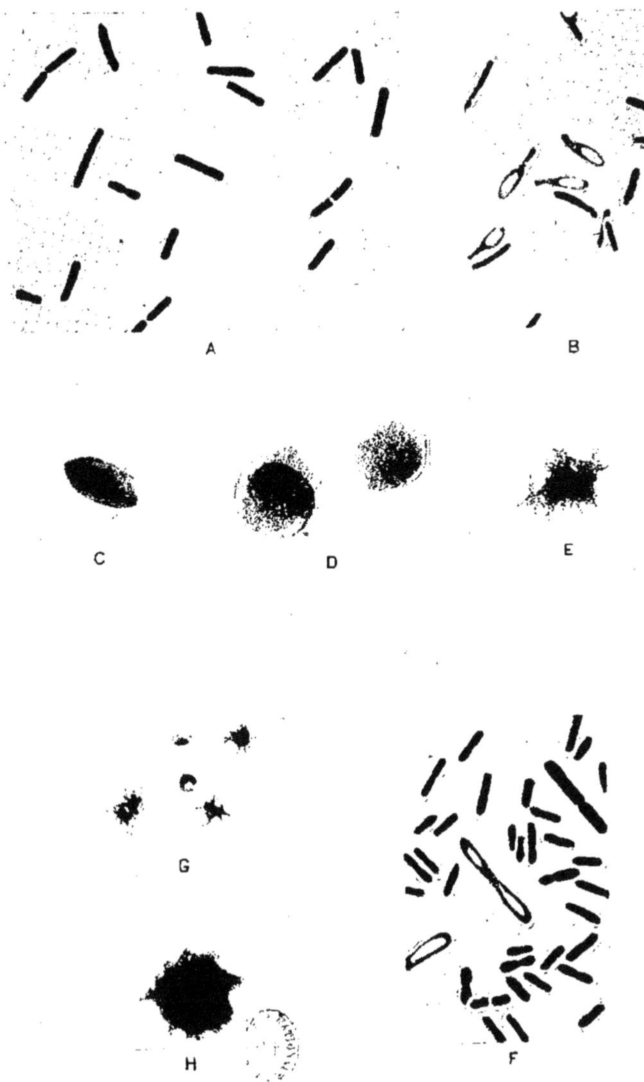
A
B
C
D
E
G
H
F

Œdème contenant des bacilles mobiles.
Dans le péritoine, bacilles peu nombreux isolés ou groupés par deux.

E. — Position dans la systématique

Voir Bacille VII de v. Hibler.

BACILLE N° VII DE VON HIBLER

Ce germe a été isolé par v. Hibler de la rate d'un lapin injecté avec de la terre. D'après v. Hibler, il serait très voisin d'un bacille décrit par Tizzoni et Cattani.

A. — Morphologie

Le Bac. VII de v. Hibler est morphologiquement très voisin du VI. Il s'agit d'un *bacille à bouts arrondis, mobile et cilié, sporulant dans certains milieux et prenant le Gram.*

Forme et Dimensions. — La forme et les dimensions ne permettent pas de le distinguer du Bac. VI. A noter que, comme celui-ci, il ne forme pas de filaments à la surface du foie des animaux inoculés. Il se présente dans ces conditions sous forme de bâtonnets isolés ou groupés par deux.

Mobilité. — Mobile dans les sérosités pathologiques, il est irrégulièrement mobile dans les cultures, sans doute à cause de l'acidité qu'il développe.

Cils. — Ce microbe est cilié (voir ouvrage de v. Hibler, Pl. VIII, fig. 1).

Sporulation. — C'est, avec le Bac. de Novy, un des microbes qui forment le plus difficilement des spores.

Dans l'organisme des animaux, on observe des spores dans la sérosité musculaire au moment de la mort (après 24 heures).

Dans les cultures, les spores ne se rencontrent qu'accidentellement dans la plupart des milieux. Le microbe sporule sur sérum de mouton additionné de 1 o/o d'amidon et de 1 o/o de formiate de soude ; en bouillie de cervelle, la sporulation est très irrégulière ; en lait, jamais de spores observées.

Les spores sont nettement ellipsoïdes, centrales ou presque centrales (Pl. VI, F). Comme celles du Bac. VI, elles ne résistent pas à un chauffage de 8 minutes à 97-98°.

Gram. — Le Bac. VII prend le Gram.
Pas de tendance à la granulose.
Rares corps renflés.

B. — Caractères culturaux

Anaérobie strict. Les caractères de culture ne sont indiqués que pour les milieux suivants :

Gélose profonde. — Les colonies typiques sont irrégulières avec des prolongements arborescents (Pl. VI, G et H).

Gélose en surface. — Colonies plates, de forme irrégulière à contours sinueux.

Gélatine. — Colonies arborescentes ; pas de liquéfaction.

Lait. — Croissance misérable. Pas de modification après 10 à 15 jours d'étuve.

Sérum coagulé. — Acidification du milieu ; abondante formation de gaz quand on ajoute des hydrates de carbone et spécialement du glucose.
Le milieu n'est pas liquéfié.

Bouillie de cervelle. — Réaction acide du milieu et dégagement abondant de gaz ; pas de noircissement ; odeur de petit lait.

C. — Propriétés biochimiques

Elles ne diffèrent pas, autant qu'on en peut juger, de celles observées pour le Bac. VI.

D. — Pouvoir pathogène

Le cobaye, le lapin, le chat, le pigeon sont sensibles ; la souris blanche, le rat blanc et le rat gris n'ont pas été étudiés.
v. Hibler ne donne pas dans son livre de protocole d'expérience ni de description de lésions. Notons qu'un cobaye a été tué en 35 heures par l'injection sous-cutané de 0,25 cc. d'une culture de 24 heures en transsudat-glycogène (?). Un lapin fut tué en 5 jours par l'inoculation de 0,5 cc. d'une culture de trois jours sur le même milieu.

E. — Position dans la systématique des Bacilles VI et VII de v. Hibler

Comme on a pu s'en rendre compte, les bacilles VI et VII semblent très voisins. Ils possèdent aussi, l'un et l'autre, bien des caractères du *B. fallax*, et c'est la raison pour laquelle nous les avons décrits ici, quoiqu'ils n'aient pas été trouvés dans des infections naturelles.

Voici les caractères de ces trois microbes qu'il nous paraît intéressant de rapprocher :

BACILLE Nº VI	BACILLE Nº VII	B. FALLAX
Morphologie :		
Plus grêle que le *B. perfringens*. Mobilité inconstante. Spores dans les muscles et dans quelques milieux. Spores subterminales.	Plus grêle que le *B. perfringens*. Mobilité inconstante. Spores dans les muscles et dans quelques milieux. Spores plutôt centrales.	Plus grêle que le *B. perfringens*. Mobilité inconstante. Pas de spores observées dans les tissus et dans les milieux usuels.
Gélose profonde :		
Colonies lenticulaires.	Colonies arborescentes.	« Cœurs jaunes ».
Lait :		
Culture misérable ; aucun changement en 10 à 15 jours.	Culture misérable ; aucun changement en 10 à 15 jours.	Lait acidifié, puis coagulé en 4 à 15 jours.
Gélatine :		
Non liquéfiée.	Non liquéfiée.	Non liquéfiée.
Pathogènes pour les animaux de laboratoire.		

Comme on le voit, ces trois germes possèdent beaucoup de caractères communs, mais il est impossible de les séparer ou de les réunir définitivement tant qu'on n'aura pas comparé entre elles les souches qui ont servi à leur description.

Rappelons encore que le bacille de STOLZ, qui est voisin du *B. fallax*, peut être aussi rapproché des bacilles VI et VII.

BACILLE Nº X DE V. HIBLER

v. HIBLER décrit sous le nº X un bacille dont il fait le type du *B. œdematis maligni* KOCH, au sens de FLÜGGE, BAUMGARTEN, JENSEN (in KOLLE et WASSERMANN). Nous avons critiqué cette manière de procéder dans notre introduction à l'étude du Vib. septique.

Nous décrivons ce microbe d'après v. HIBLER qui en a étudié trois souches : l'une provenait du sang de la rate d'un mulet mort d'œdème malin ; la seconde fut trouvée dans la terre de jardin ; la troisième, dans le muscle desséché d'une vache morte de septicémie du part.

A. — Morphologie

Bacille anaérobie, mobile, cilié, sporulant, prenant le Gram.

Forme et Dimensions. — Dans la sérosité musculaire des animaux injectés, le Bac. X se présente sous forme de bâtonnets de dimensions différentes, les uns isolés ou groupés par deux, les autres filamenteux et composés d'articles de taille inégale.

Longueur moyenne 2,4 μ ; épaisseur 0,5 à 1 μ.

Dans les cavités séreuses et à la surface des organes, on observe des filaments constitués par des articles inégaux (Cet ouvrage. Pl. VII, fig. A).

Mobilité. — Activement mobile dans les sérosités et mobile dans les cultures.

Cils. — Bacille cilié (v. ouvrage de v. Hibler, Pl. VIII, fig. 6 et 7).

Spores. — Les spores sont très nombreuses dans la sérosité musculaire. Pas de spores dans les cavités séreuses après 12 à 24 heures de développement.

Dans les cultures, le microbe sporule abondamment dans tous les milieux parce que, dit v. Hibler, il donne au milieu une réaction alcaline favorable au développement des spores.

Par exemple, il sporule régulièrement dans le lait, parfois très richement. Il sporule en grande quantité en bouillie de cervelle.

Les spores sont un peu ellipsoïdes, le plus souvent terminales ou subterminales, plus rarement centrales (Pl. VII, B).

Les spores résistent à la chaleur ; elles ne sont pas tuées par une heure de chauffage à 97-98°.

Gram. — Ce microbe prend le Gram, mais le violet de gentiane ne résiste pas à une décoloration prolongée.

Pas de granulose dans les milieux.

Corps renflés rencontrés plus souvent dans les milieux à haut titre alcalin.

B. — Caractères culturaux

Anaérobie strict. Les caractères culturaux ne sont indiqués que pour les milieux suivants :

Planche VII. — Bacille X (A, B, C, D). A, frottis de foie du cobaye ; B, formes sporulées (noter l'abondance des formes subterminales) ; C et D, colonies en gélose profonde.

Bacille XI (E, F, G). E, frottis de foie du cobaye ; F, formes sporulées (noter l'abondance des spores subterminales) ; G, colonie en gélose profonde.

Toutes ces figures d'après v. Hibler.

Planche VII

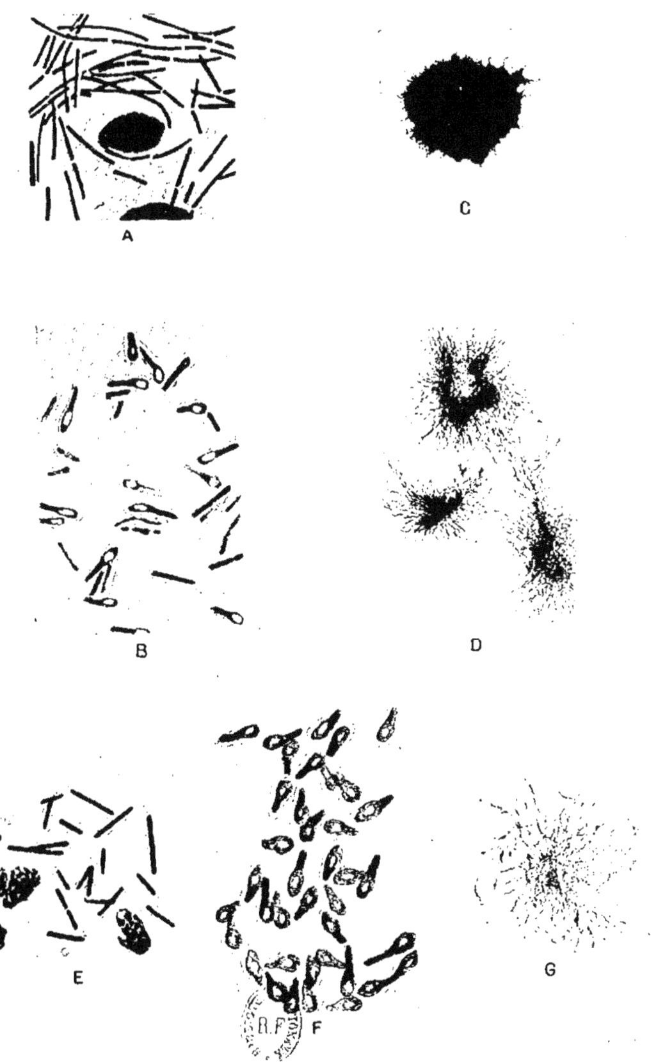

Gélose profonde. — Les colonies typiques sont irrégulièrement arborescentes (Pl. VII, C et D).

Gélose en surface. — Colonies aplaties à contours sinueux, irréguliers.

Gélatine. — Les colonies ont une structure radiée ; la gélatine est liquéfiée.

Lait. — Le lait est alcalinisé après avoir été quelquefois acide pendant un jour ou deux. Pas de gaz.
La caséine est quelquefois précipitée et plus ou moins rapidement digérée. Formation de spores, parfois très richement.

Sérum coagulé. — Réaction alcaline, pas de gaz. Le sérum est liquéfié.

Bouillie de cervelle. — Réaction alcaline ; noircissement ; beaucoup de gaz. Odeur un peu putride.
Très abondante formation de spores.

C. — Propriétés biochimiques

Il est difficile de se faire une idée précise des propriétés biochimiques de ce germe. Notons seulement qu'il digère la gélatine, la caséine et le sérum coagulé ; il noircit la bouillie de cervelle.

D. — Pouvoir pathogène

v. Hibler a démontré le pouvoir pathogène du Bac. X pour le cobaye, le lapin, la souris blanche, le rat blanc, le rat gris, le pigeon. Le bacille X ne serait pas pathogène pour le chat (deux essais, mais pas avec des cultures).
Une très faible dose de culture : 1/2, 1/4, 1/5 de cc. en divers milieux, tue les animaux en 24 à 48 heures.
Voici à titre de document le protocole de quelques expériences :

Cobaye n° 3. — Inoculé sous la peau avec 0,2 cc. d'une culture de 4 jours en agar glycériné. Le cobaye meurt en 27 heures.
Autopsie (4 heures après la mort) : Importante infiltration hémorragique du tissu cellulaire sous-cutané s'étendant à tout un côté du corps. Par places, petits chapelets de bulles de gaz. Muscles rouge sombre.
Dans la cavité péritonéale, bacilles mobiles de forme filamenteuse.
Dans le suc musculaire, formes filamenteuses et formes sporulées.

Lapin n° 20. — Il reçoit sous la peau 1 cc. d'une culture de 48 heures en gélose et meurt en 25 heures.
Autopsie : Œdème sous-cutané étendu ; sérosité pâle, gélatineuse.

Muscles rosés. Gaz au point d'inoculation. Dans les muscles de la cuisse, placards hémorragiques.

Sérosité musculaire : bâtonnets présentant la réaction de la granulose, souvent fusiformes ; des spores.

Surface du foie : le plus souvent : longs filaments.

Rat blanc n° 31. — L'animal reçoit sous la peau 0,3 cc. d'une culture de trois jours en bouillie de cervelle. Il meurt en 25 heures.

Autopsie : Au voisinage de l'inoculation, sérosité sous-cutanée rouge-sang ; muscles hyperémiés ; péritoine rouge.

A la surface du foie, nombreux filaments.

v. Hibler caractérise ainsi les lésions : Œdème hémorragique, le plus souvent sans gaz. Les lésions sont inconstamment putrides. Les muscles sont rouge foncé, parfois infiltrés de sérosité ; le péritoine est injecté de sang. Les organes internes (foie, rate) sont hyperémiés.

E. — Position dans la systématique

Nous croyons inutile de revenir sur cette question que nous avons exposée en détails à propos du vibrion septique.

BACILLE N° XI DE VON HIBLER

Sous le n° XI, v. Hibler décrit un bacille (ancien Bac. IX) qu'il a isolé dans un cas de gangrène gazeuse mortelle (fracture compliquée de l'avant-bras), à partir de la sérosité musculaire et de la rate (prélèvement sur le cadavre).

MORPHOLOGIE. CARACTÈRES CULTURAUX. PROPRIÉTÉS BIOCHIMIQUES

Pour l'ensemble de ses caractères morphologiques et culturaux et de ses propriétés biochimiques, ce microbe ne diffère du Bac. X qu'en ce qu'il ne donne pas de filaments à la surface du foie des animaux (Pl. VII, E). Ce point paraît fondamental à v. Hibler ; nous avons dit ce qu'on en peut penser dans notre étude du Vib. septique.

POUVOIR PATHOGÈNE

v. Hibler a tué avec le Bac. XI les mêmes animaux qu'avec le Bac. X (cobaye, lapin, souris blanche, rat blanc, rat gris et pigeon). Il semble cependant que le Bac. XI ait eu, en moyenne, un pouvoir pathogène un peu moindre. Beaucoup plus d'animaux, en effet, ont survécu aux infections expérimentales provoquées par le Bac. XI qu'à celles produites par le Bac. X.

Les lésions produites semblent être les mêmes. A noter, peut-être, plus de mortification des tissus musculaires souvent ramollis et nécrosés.

Chez un lapin (nº 33), l'auteur note dans la cavité pleurale la présence de bacilles nettement encapsulés.

Enfin, chez tous les animaux pour lesquels le protocole d'autopsie est donné, il faut noter que les frottis de foie ne montrent que des bacilles isolés ou par deux. Pas de formes filamenteuses.

POSITION DANS LA SYSTÉMATIQUE

Voir l'étude du Vibrion septique.

CHAPITRE IV

Aérobies des infections gazeuses

Les travaux entrepris au cours de la guerre ne nous ont apporté jusqu'ici que peu de documents sur les microbes aérobies des infections gazeuses.

Sans doute, beaucoup de germes ont-ils été signalés, mais les descriptions données n'ont été que fragmentaires et les identifications présentent souvent un certain caractère d'incertitude. Ainsi parle-t-on d'une manière vague de diplocoques, de streptocoques, de bacilles du *groupe coli*, du *groupe proteus*, de bacilles diphtéroïdes, etc.... Il y a peu de descriptions et de déterminations précises.

Nous n'avons pu, faute de temps, poursuivre l'étude des aérobies comme nous l'aurions désiré. Aussi nos résultats personnels ne sont-ils pas à l'abri de cette critique.

Des recherches des auteurs [Tissier (*332*), Sacquépée (*376*), Goadby (*231*), Fleming (*214*), etc.] et des nôtres, deux points sont à retenir :

D'une part, la fréquence dans la flore de la gangrène gazeuse de cocci prenant le Gram : streptocoques, diplocoques, staphylocoques, etc., et de bacilles ne prenant pas le Gram : *B. proteus, B. coli, B. pyocyaneus,* etc....

D'autre part, aucun des aérobies anciennement considérés comme agents d'infection gazeuse par Klein (*42*), Sanfelice (*45*), Chavigny (*76*), Legros et Lecène (*108*), Uffenheimer (*120*), etc... n'a été retrouvé au cours de la guerre.

Dans ce chapitre nous nous bornerons à donner la description de quelques germes.

1. Parmi ceux que nous avons isolés, nous ne décrirons qu'un bacille voisin du *B. anthracoïdes* et qu'il est intéressant de bien connaître car, sur frottis, ce germe est pris souvent pour un anaérobie pathogène : Il nous a paru inutile de donner les caractères des autres germes que nous avons étudiés ; le lecteur les trouvera dans tous les traités de bactériologie.

2. BESREDKA a isolé de la flore de la gangrène gazeuse un coccobacille pathogène pour l'homme dont nous reproduirons la description.

3. Enfin nous indiquons, à titre documentaire, les caractères des bacilles de SANFELICE, de LEGROS et LECÈNE et d'UFFENHEIMER.

I. — BACILLUS ANTHRACOIDES

(HÜPPE ET WOOD)

HÜPPE et WOOD (*375*), ont décrit en 1889, sous le nom de *B. anthracoïdes* un bacille provenant du sol et très voisin de la bactéridie charbonneuse. Il en différait principalement par une légère mobilité et l'absence de tout pouvoir pathogène.

Nous avons isolé assez fréquemment dans les plaies gangreneuses un bacille qui nous a paru voisin du *B. subtilis* et du *B. anthracoïdes ;* OSWALD, N. FIESSINGER, J. DALYELL, MAGROU nous ont envoyé des échantillons du même bacille. Nous avons étudié toutes ces souches en les comparant à un *B. anthracoïdes* de la collection de l'Institut Pasteur ; ce dernier échantillon était, à peu de chose près, identique aux nôtres.

Notons enfin que SHEEN et KLEIN (*317*) ont signalé dans la flore des plaies un bacille anthracoïde qui diffère peu de celui dont nous donnons ici la description.

A. — MORPHOLOGIE

Bacille à bouts légèrement arrondis, mobile, sporulant, prenant le Gram

Forme et Dimensions. — Ce bacille a les dimensions et l'aspect du *B. anthracis* ; les extrémités sont cependant plutôt arrondies. Observées sur frottis colorés de sérosité provenant de plaie gangreneuse, les formes courtes du bacille en imposent souvent pour le *B. perfringens*, les formes longues et les formes sporulées pour le *B. œdematiens* (fig. 24).

Mobilité. — Dans les sérosités la mobilité est active. Les bacilles isolés présentent des mouvements d'ondulation. Les diplobacilles et les filaments articulés sont souvent animés d'un mouvement giratoire, caractéristique. Dans les cultures, la plupart des microbes paraissent immobiles. Cependant, après une observation patiente, on peut voir quelques bâtonnets animés de mouvements plus ou moins actifs.

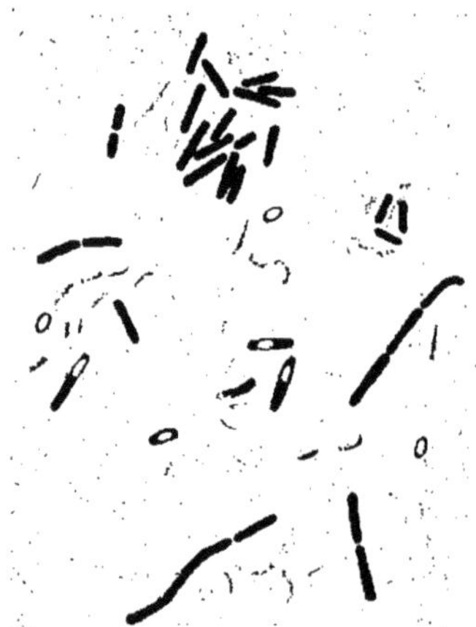

Fig. 24. — *B. anthracoïdes*. — Culture sur gélose de 48 heures. Formes courtes et formes longues ; bacilles sporifères; spores libres.

Sporulation. — Ce germe sporule dans tous les milieux avec plus ou moins de rapidité suivant les souches. Les spores incluses sont le plus souvent subterminales, plus rarement centrales (fig. 24). Dans les cultures âgées les spores libres sont abondantes.

Gram. — Prend le Gram ; dans les cultures âgées beaucoup de bacilles dégénérés ne prennent pas le Gram.

B. — Caractères culturaux

Aérobie et anaérobie facultatif ; pousse dans le vide et en présence de l'air ; développement à 37° et à la température du laboratoire.

Bouillon Martin glucosé à 2 p. 1000. — Trouble abondant ; le germe se développe d'abord dans la profondeur du milieu, puis forme un voile à la surface ; celui-ci se détache et tombe dans le fond du tube ; un second voile se forme alors et tombe à nouveau. Au bout de quelques jours une collerette adhérente témoigne seule de la présence du voile. Le milieu a une odeur aigrelette.

Bouillon Martin non glucosé. — Mêmes caractères de culture ; celle-ci est cependant un peu moins abondante.

Bouillon non glucosé-cube de blanc d'œuf. — Mêmes caractères de culture ; le cube de blanc d'œuf n'est pas attaqué.

Gélose en surface. — Les colonies isolées ont absolument l'aspect de celles de *B. anthracis*. Vu par transparence, le centre en est opaque ; à la périphérie on observe des arborescences constitués par des filaments entrelacés. Certains échantillons de notre germe ont cependant des colonies plus blanches et plus humides que celles de la bactéridie charbonneuse.

Gélose profonde. — Les colonies isolées en gélose profonde présentent un noyau central discoïde d'où partent des arborescences radiées. Les colonies diffèrent peu de celles du Vib. septique, sauf qu'elles sont principalement localisées dans le 1/3 supérieur du tube.

Gélatine en piqûre. — Strie grise autour de laquelle se développe un halo de colonies punctiformes. Liquéfaction progressive du milieu ; voile à la surface.

Lait tournesolé. — Le lait devient alcalin et prend une teinte violacée. La caséine est précipitée en fins grumeaux et progressivement digérée. Dans les cultures âgées, quand la digestion est complète, le sérum a pris une teinte jaune ambré.

Sérum coagulé. — Colonies grisâtres, humides, adhérentes. Le milieu est progressivement liquéfié.

Pomme de terre. — Culture abondante humide ; enduit jaunâtre virant au brun dans les vieilles cultures.

C. — Pouvoir pathogène

Nos échantillons de *B. anthracoïdes* n'étaient pas pathogènes pour le cobaye.

L'inoculation intramusculaire de fortes doses de culture en bouillon n'amenait qu'une tuméfaction passagère de la cuisse.

Cependant l'échantillon que nous a communiqué Magrou était pathogène pour la souris : 2 cc. de culture en bouillon (inoculation intramusculaire) ont tué l'animal en moins de 24 heures. Les muscles étaient rouges, hyperémiés. Un œdème séreux, légèrement hémorragique infiltrait une partie du tissu conjonctif abdominal. Pas de gaz.

Les lésions différaient peu de celles produites par le Vib. septique.

D. — Position dans la systématique

Sur la foi de la comparaison de nos échantillons avec le *B. anthracoïdes* de l'Institut Pasteur, nous ne doutons pas que notre germe ne soit très voisin sinon identique au *B. anthracoïdes*. Il faut cependant noter que quelques-uns de nos échantillons attaquent le sérum coagulé et digèrent la caséine avec plus d'activité que la souche de l'Institut Pasteur.

Le germe rencontré par Sheen et Klein est tout à fait semblable au nôtre ; il était, comme l'échantillon de Magrou, pathogène pour la souris. Il faut cependant noter que le bacille anthracoïde des auteurs anglais ne liquéfie pas le sérum coagulé.

II. — COCCOBACILLUS VERDUNENSIS

(Besredka)

Besredka a rencontré dans les plaies anfractueuses produites surtout par éclats d'obus un coccobacille en navette, ne prenant pas le Gram, qui avait tous les caractères des *Pasteurella*. Ce germe, exceptionnel dans les plaies à *B. perfringens*, accompagnait souvent le Vib. septique et s'observait dans des gangrènes à suppuration abondante. Il était particulièrement fréquent dans les agrégats de leucocytes et de microbes constituant les « grains jaunes ».

L'auteur pense que dans certaines plaies (« plaies en choux-fleurs ») le coccobacille joue un rôle prédominant. Celui-ci est certainement pathogène pour l'homme. En effet, Besredka l'a retrouvé trois fois dans le liquide cérébro-spinal de malades atteints de méningite aiguë (dont un cas mortel). Le coccobacille jouerait également un rôle important dans l'étiologie de certains états fébriles, accompagnés de troubles gastro-intestinaux, ayant l'allure d'infections typhiques.

Morphologie. — Coccobacille ovoïde, ressemblant au microbe de la peste, mesurant environ 2 μ de long sur 1 μ de large, entouré d'un halo à l'état frais, très mobile.

Coloré par les couleurs basiques d'aniline, il se présente comme une navette dont le centre reste clair et dont les extrémités sont nettement colorées. Il ne prend pas le Gram.

Caractères culturaux. — Anaérobie facultatif. Pousse dans tous les milieux usuels, même à la température du laboratoire. Optimum 37°.

Bouillon. — Trouble au bout de 4 à 5 heures. Au bout de 24 heures, culture abondante et dépôt. Au bout de quelques jours, on voit apparaître à la surface un léger voile et une collerette adhérente au verre.

Bouillon-sérum. — Culture aussi abondante qu'en bouillon.

Gélose en surface. — Colonies rondes, transparentes, ressemblant à celles du bacille typhique. En strie, bande mince, blanc-grisâtre, transparente.

Gélose lactosée tournesolée. — Culture abondante sans modification de la couleur du milieu.

Gélose tournesolée non lactosée. — Culture moins abondante.

Gélose lactosée profonde. — Production de gaz et dislocation du milieu.

Gélatine. — Les colonies ont le même aspect qu'en gélose. La gélatine n'est pas liquéfiée.

Lait. — La culture n'est pas bien riche. Pas de coagulation.

Sérum coagulé. — Culture discrète.

Eau peptonée (1/100 à 1/10). — Trouble rapide et prononcé.

Solution de blanc d'œuf. — Trouble très apparent.

Eau physiologique à 8 p. 1000. — Même caractère.

Bile de bœuf. — Culture pauvre. Le milieu n'est pas troublé.

Pomme de terre. — Pas de culture apparente.

Pouvoir pathogène. — Ce germe est très pathogène pour le cobaye en injection intra-péritonéale, et pour le lapin en injection intra-veineuse. L'auteur a préparé un sérum anticoccobacillaire doué d'un haut pouvoir préventif.

III. — BACILLUS PSEUDO-ŒDEMATIS MALIGNI

(SANFELICE)

PETRI (1884) rencontre dans la sérosité d'un œdème survenu spontanément chez un lapin un bacille aérobie. La lésion est considérée comme œdème malin et le bacille, par cela même, rapproché du *B. œdematis maligni* KOCH.

KLEIN (1891), inoculant de la terre de jardin sous la peau d'un cobaye, tue l'animal en 36 heures ; celui-ci présente les lésions typiques de l'œdème malin. De la sérosité de l'œdème, KLEIN isole un bacille aérobie dont il donne une description un peu détaillée. Il considère ce germe comme un nouveau bacille de l'œdème malin.

SANFELICE (1891) isole dans les mêmes conditions un bacille aérobie qu'il identifie au germe de KLEIN et pour lequel il propose le nom de *B. pseudo-œdematis maligni*.

ARLOING (1892) rencontre dans le pus d'un phlegmon gazeux un bacille aérobie, dont il ne fait, du reste, qu'une étude bactériologique très insuffisante. Mais il tire argument de cette observation pour affirmer que certaines infections gazeuses peuvent être causées par des germes différents du *B. septicus gangrenæ* (Vib. septique).

CHAVIGNY (1897), dans un cas de gangrène gazeuse mortelle, incrimine un bacille aérobie qu'il étudie assez brièvement et qui serait, d'après lui, identique au *B. pseudo-œdematis maligni* de SANFELICE.

Enfin, WELCH (1900) indique avoir isolé un germe analogue dans plusieurs cas d'infection gazeuse.

Il est possible que tous ces auteurs aient rencontré une seule et même espèce... mais le caractère généralement très succinct des descriptions qu'ils donnent ne permet pas d'identification certaine.

Il semble cependant que le bacille de KLEIN et celui de SANFELICE, qui sont, du reste, les mieux décrits, soient identiques entre eux. Nous donnons ci-dessous la description du *B. pseudo-œdematis maligni* d'après la description de KLEIN.

Morphologie. — *Bacille à bouts arrondis, mobile, ne sporulant pas, ne prenant pas le Gram.*

Dans les sérosités, les bacilles se présentent comme des éléments isolés ou de courtes chaînettes. Les formes filamenteuses sont rares. La longueur moyenne oscille entre 0,8 et 2,4 μ. L'épaisseur moyenne est de 0,7 μ.

Le microbe ne sporule pas et est tué par chauffage à 70°.

Il se colore facilement par les couleurs d'aniline mais « pas bien par le Gram ».

Caractères culturaux. — *Bouillon*. — Pas de voile : trouble en 24 heures ; la culture tombe en petits et gros flocons. Le bouillon devient fortement alcalin.

Gélose en surface. — Ensemencé en strie, ruban grisâtre d'apparence graisseuse.

Gélatine. — a) *Ensemencement en surface*. — En 24 heures à 20°, on voit apparaître sur la surface de petits points ronds et gris.

Au bout de 48 heures, les colonies se présentent comme des plaques grises et plates dont les bords sont amincis et irrégulièrement dentelés.

b) *Ensemencement en strie*. — Ruban transparent à bord aminci et irrégulier ; en outre le ruban est sec.

c) *Ensemencement en piqûre*. — Le long de la piqûre : ligne blanchâtre, à la partie inférieure de laquelle on voit des colonies punctiformes. A la surface : plaque mince, lisse, transparente, à bords déchiquetés.

Gélatine glucosée. — La croissance ne se fait pas mieux qu'en gélatine non sucrée.

En gélatine glucosée profonde, formation de bulles de gaz.

La gélatine n'est pas liquéfiée.

Pomme de terre (ensemencement en strie). — Ruban visqueux légèrement jaunâtre.

Pouvoir pathogène. — Le bacille est pathogène pour le cobaye, le lapin et la souris.

Le cobaye est tué en 24 heures par 1/4 à 1/2 cc. de culture en inoculation sous-cutanée. Il présente un œdème sous-cutané étendu. Chez le lapin, l'œdème est faible. Chez la souris, pas d'œdème.

Position dans la systématique. — Le *B. pseudo-œdematis maligni* Klein, Sanfelice aurait été retrouvé par Chavigny dans un cas de gangrène gazeuse mortelle observée chez un cavalier qui, à la suite d'une chute de cheval, fit une fracture comminutive *fermée* de la jambe. On désarticule le genou. Le malade meurt en 37 jours.

Dans le pus fétide, l'auteur isole un bacille aérobie facultatif, mobile, ne prenant pas le Gram et ne liquéfiant pas la gélatine.

Remarquer qu'en gélose et en gélatine ce germe forme une grande quantité de gaz.

Inoculé au cobaye et à la souris, 1/10 à 1/20 de cc. de culture provoque la mort en 12 à 24 heures sans lésion apparente.

Le pigeon est réfractaire.

Chez le chien, une forte dose de culture produit *seulement une escarre*. Mais si l'on associe le germe au staphylocoque doré (culture totale ou toxine seule), on produit chez le chien un *phlegmon gazeux* fétide.

La description bactériologique de Chavigny est trop imprécise pour que l'on puisse affirmer qu'il ait rencontré le Bacille de Sanfelice. Il faut noter que son microbe, inoculé sous la peau du cobaye, ne produit pas d'œdème. Il produit en outre une grande quantité de gaz (fragmente la gélose et la gélatine). Ce caractère n'est pas indiqué pour le *B. pseudo-œdematis maligni*.

Pour le Bacille de Petri et le Bacille d'Arloing toute comparaison est impossible.

Notons cependant que le Bacille de Petri ne liquéfie pas la gélatine et que le Bacille d'Arloing ne sporule pas. L'un et l'autre de ces caractères appartiennent au *B. pseudo-œdematis maligni*, mais ne suffisent évidemment pas pour établir une identification.

IV. — BACILLE SEPTIQUE AÉROBIE DE LEGROS ET LECÈNE

Legros et Lecène (*108*) ont signalé un cas mortel de gangrène gazeuse qui serait causée d'après eux par un bacille aérobie.

Il s'agit d'une gangrène gazeuse survenue dans un cas de fracture compliquée de l'extrémité inférieure de la jambe (fracture de Dupuytren). La gangrène gazeuse éclate le lendemain de l'accident ; on procède à l'amputation de la cuisse au tiers moyen. Le surlendemain, récidive dans le moignon, crépitation, érysipèle bronzé qui envahit la cuisse, puis l'abdomen. Mort en trois jours.

L'hémoculture (aérobie), pratiquée 10 heures avant la mort, est négative.

Dans la sérosité, les auteurs rencontrent un colibacille, un diplo-staphylocoque et un bâtonnet aérobie qui leur paraît être l'agent spécifique de l'affection. Ils proposent pour lui le nom de Vib. septique aérobie.

En voici la brève description :

Morphologie. — *Bacille à bouts arrondis, très mobile, sporulant, prenant le Gram.*

Les dimensions sont les suivantes : longueur 3 à 4 μ ; épaisseur 1 μ.

Les bacilles, très mobiles, sont animés d'actifs mouvements d'ondulation.

Les spores médianes apparaissent en 48 heures dans le bouillon peptoné. Elles se libèrent dès le troisième jour ; elles résistent à 1 h. 1/2 d'ébullition.

Caractères culturaux. — Le bacille est aérobie de prédilection.

Bouillon peptoné. — Culture abondante ; odeur fétide ; pas d'indol.

Gélatine en surface. — Colonies blanchâtres, punctiformes ; odeur fétide, liquéfaction de la gélatine.

Sérum coagulé. — Il est liquéfié.

Lait. — Est digéré sans coagulation préalable.

Pomme de terre. — La culture forme un enduit jaunâtre abondant.

Propriétés biochimiques. — 1) *Pouvoir protéolytique.* — Il est très marqué. Le bacille digère la gélatine, le sérum, le lait ; cependant il n'attaque pas le blanc d'œuf.

2) *Pouvoir saccharolytique.* — Fait fermenter le glucose, le galactose, le saccharose, la dextrine, l'amidon, lentement la glycérine. Il n'attaque ni le lactose ni la mannite.

Pouvoir pathogène. — L'inoculation sous-cutanée d'une culture pure au cobaye entraîne la formation d'une tuméfaction crépitante qui disparaît progressivement. Mais si l'on ajoute à 1/2 cc. de culture totale 1/2 cc. d'une solution d'acide lactique à 1/5, les cobayes inoculés meurent en 40 heures en hypothermie : la peau est verdâtre ; la cuisse tuméfiée ; l'abdomen envahi par un œdème gazeux. La lésion est une véritable gangrène gazeuse putride.

La souris et le lapin sont réfractaires.

L'observation de Legros et Lecène, pour intéressante qu'elle soit, ne nous paraît pas démontrer avec évidence que leur cas de gangrène gazeuse doive être nécessairement rapporté au bacille qu'ils décrivent.

Il faut noter, d'abord, que ces auteurs n'ont pas fait de cultures anaérobies, et qu'ensuite, leur bacille prenant le Gram pouvait être confondu sur frottis avec les anaérobies qui causent la gangrène gazeuse.

Il est donc possible que le bacille aérobie pathogène qu'ils décrivent n'ait joué qu'un rôle secondaire dans l'évolution de ce cas, et que le principal agent de la maladie leur ait échappé.

V. — BACILLUS AEROGENES AEROPHILUS AGILIS

(UFFENHEIMER)

UFFENHEIMER (120) a décrit sous le nom de *B. aerogenes aerophilus agilis* un bacille aérobie qu'il considère comme ayant été l'agent pathogène d'une gangrène gazeuse mortelle, survenue à la suite d'une endométrite. L'autopsie, faite environ 24 heures après la mort, a révélé une infiltration gazeuse avancée des organes internes (Schaumorgane).

Le bacille isolé par l'auteur provenait d'un prélèvement du rein droit. Les fragments de tissu, ensemencés en condition aérobie à la surface de plaques de gélose, lui ont donné une culture pure (?) d'un bacille dont voici la description.

Morphologie. — *Bacille très polymorphe, extrêmement mobile, sporulant dans des conditions exceptionnelles, prenant le Gram.*

Sur les frottis colorés provenant du cadavre, ce bacille se présente comme un bâtonnet très polymorphe ; les formes courtes sont cocciformes ; les formes longues sont épaisses, à bouts arrondis.

Dans les cultures, même polymorphisme. Les formes longues ont l'aspect et les dimensions du *B. anthracis*, mais leurs extrémités sont nettement et constamment arrondies.

L'auteur ne signale pas avoir recherché si son bacille était mobile dans les organes du cadavre.

Les bacilles provenant des cultures sont très activement mobiles. Les cils n'ont été que rarement et difficilement mis en évidence.

Le microbe ne sporule jamais dans les milieux de culture. Ce fait explique que les cultures non repiquées ne restent vivantes que quelques semaines.

Cependant, la sporulation fut constatée une fois dans les conditions suivantes : le cœur du cobaye n° II, dont il sera question plus loin, est prélevé aseptiquement, desséché, puis plongé dans de l'eau stérile et porté à l'étuve pendant 24 heures ; au bout de ce temps, presque tous les bacilles observés présentent des spores terminales, ovales ; très peu de spores libres.

Caractères culturaux. — Le bacille est aérobie et anaérobie facultatif. En conditions aérobies, il présente les caractères suivants :

Bouillon ordinaire. — En 24 heures, trouble abondant. Jamais de gaz.

Bouillon glucosé. — Culture très riche. Abondante formation de gaz sans odeur. Acidité marquée au tournesol.

Gélose ordinaire en surface. — Croissance rapide et luxuriante. Les colonies sont peu caractéristiques, gris-blanchâtre, assez régulièrement arrondies.

Gélose ordinaire en piqûre profonde. — Production abondante de grosses et de petites bulles de gaz le long de la piqûre. Le milieu éclate dès le premier jour.

Gélatine en piqûre profonde. — En gélatine ordinaire, peu de gaz ; en gélatine formiatée ou glucosée, abondante production de gaz. L'auteur ne dit rien quant à la liquéfaction de la gélatine.

Lait. — A la température du laboratoire, le lait est acidifié, mais n'est pas coagulé.

A l'étuve, par contre, la coagulation est très rapide (24 à 48 heures). Après 48 heures, on peut observer une coagulation en masse, sans production de gaz. Le bacille se multiplie intensément dans le sérum.

Sérum de cobaye. — Dans ce milieu, les cultures obtenues se montrèrent impures (!)

Pouvoir pathogène. — Des quelques expériences tentées par Uffenheimer, on ne peut retenir que l'observation d'un cobaye (n° II) qui, inoculé sous la peau avec une forte dose de culture en bouillon, mourut onze jours après l'injection, sans avoir présenté de symptômes ni de lésions apparentes. Le cadavre de l'animal est porté à l'étuve à 37° pendant 20 heures. Au bout de ce temps, on observe des lésions typiques d'organes spumeux desquels on extrait le bacille en culture pure.

L'observation d'Uffenheimer est passible de sérieuses critiques qui rendent des plus douteux le rôle attribué par l'auteur au germe qu'il a isolé.

D'abord, Uffenheimer n'a pas pratiqué de cultures anaérobies à partir du cadavre ; l'on n'est donc pas certain qu'il ait isolé tous les microbes susceptibles d'être incriminés comme agents de l'infection observée.

D'autre part, les cultures qu'il a obtenues renfermaient certainement deux germes. L'auteur fait en effet remarquer que, sur les milieux les plus divers, il était extrêmement difficile d'éliminer une « impureté caractéristique » (!), se présentant avec des caractères constants, qu'il aurait même identifiée au *Granulobacillus saccharobutyricus immobilis* de Grassberger et Schattenfroh si ce dernier n'était pas considéré comme un anaérobie strict. Notamment, Uffenheimer ne put jamais obtenir de cultures pures sur sérum de cobaye coagulé.

Enfin, les expériences sur le pouvoir pathogène n'ont aucun caractère démonstratif. Le germe inoculé par Uffenheimer ne reproduit pas les lésions de la gangrène gazeuse. L'infiltration gazeuse des organes — observée chez le cobaye porté à l'étuve pendant 20 heures — ne nous paraît pas suffisante pour établir que le bacille d'Uffenheimer est un agent de gangrène gazeuse.

Troisième partie

LES
INFECTIONS GAZEUSES
dans leur origine et leur évolution

CHAPITRE VI

Pathogénie des Infections gazeuses en général

Dans notre première partie, nous avons insisté sur le fait que les infections gazeuses ne constituent pas une entité morbide. Le premier paragraphe de ce chapitre apportera la preuve bactériologique de cette affirmation en montrant que *la Pathogénie des infections gazeuses n'est pas « une »*, mais qu'elle est, au contraire, extrêmement variée ; la multiplicité des agents capables de produire une infection gazeuse, la diversité de leurs groupements suivant les cas font que nous n'avons personnellement pas rencontré moins de 40 types différents dans la flore anaérobie des cas étudiés.

Dans un deuxième paragraphe, nous grouperons nos résultats dans un ordre propre à montrer le rôle et l'importance relative de chacun des germes qui ont été trouvés dans les infections gazeuses.

Le troisième paragraphe sera consacré à l'étude de deux questions intimement liées : les hémocultures et les infections gazeuses métastatiques.

Nous terminerons par quelques conclusions générales.

I. MULTIPLICITÉ DES AGENTS; DIVERSITÉ DE LEURS GROUPEMENTS

Ce paragraphe comporte l'étude de nos résultats d'ensemble examinés successivement à divers points de vue : *a) modalités générales de la flore des infections gazeuses*, *b*) *éléments de cette flore, multiplicité des types de la flore anaérobie*, *c*) *agents mortels des infections gazeuses*. Cette étude nous permet, en fin de compte, de distinguer, parmi tous les microbes rencontrés dans les infections gazeuses, ceux qui en sont les agents essentiels de ceux qui n'y jouent qu'un rôle subordonné. *d*) Nous terminerons par une *comparaison générale des flores du phlegmon gazeux et de la gangrène gazeuse*.

Pour la commodité de l'analyse, nous avons réunis nos résultats en tableaux établis de manière à mettre en pleine évidence les points sur lesquels nous attirons l'attention.

Rappelons que ces résultats portent sur 126 cas : 91 gangrènes, 32 phlegmons et 3 plaies gazeuses graves. Dans notre exposé, les 35 derniers cas seront groupés sous la dénomination commune de phlegmons.

A. — Modalités générales de la flore des infections gazeuses

Dans le tableau ci-contre, nous avons groupé nos 126 observations de manière à mettre en évidence les modalités générales de la flore des infections gazeuses :

Nous y distinguons les cas à *flore aérobie*, ceux à *flore anaérobie*, ceux à *flore mixte aéro-anaérobie* ;

Nous séparons également les cas où *un seul anaérobie* est présent de ceux où la flore est *poly-anaérobie* ;

Enfin, nous y donnons simultanément les chiffres statistiques se rapportant : aux *infections gazeuses* en général (cercles blancs), aux *gangrènes gazeuses* (triangles rouges), aux *phlegmons gazeux* (triangles bleus).

Ce tableau met en évidence les faits suivants :

1° Répartition générale des cas observés.

a) Cas à flore uniquement aérobie 6
b) Cas à flore uniquement anaérobie 30
c) Cas à flore aéro-anaérobie. 90

TABLEAU XIII. — **Modalités générales de la flore des infections gazeuses**

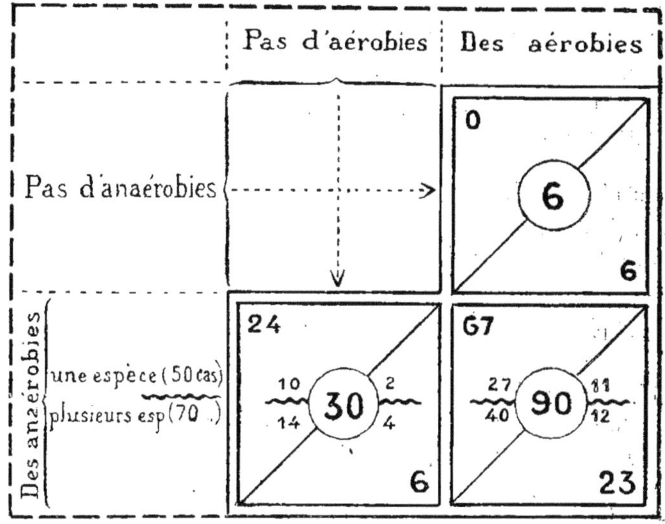

2° **Rôle prépondérant des anaérobies.** — *a*) Les 6 cas à flore uniquement aérobie sont tous des phlegmons gazeux. Il est très important de noter que *nous n'avons pas observé un seul cas de gangrène dont la flore fût uniquement aérobie.*

b) Au contraire, sur 30 cas à flore uniquement anaérobie, nous comptons 24 gangrènes gazeuses, qui furent presque toutes très graves ou même mortelles.

Si nous rapprochons de ces deux constatations ce que nous savons sur le pouvoir pathogène habituel des germes que nous avons rencontrés, nous pouvons conclure que, dans les infections gazeuses, les anaérobies jouent le rôle prépondérant.

Assurément, les aérobies seuls ont pu, dans nos observations, causer 6 fois des phlegmons gazeux ; mais en présence des anaérobies leur rôle est très accessoire ; il se manifeste rarement, nous aurons donc peu d'occasions d'en parler.

3° **Flore monoanaérobie ou polyanaérobie.** — Sur les 120 cas dont la flore renfermait des anaérobies, il en existe 50 où ces anaérobies étaient représentées par une seule espèce et

70 où l'on en trouvait deux ou plusieurs espèces. Dans plus de la moitié des cas la flore est donc polyanaérobie.

Remarquons en passant qu'il existe 12 cas où la flore tout entière est représentée par une seule espèce anaérobie (9 fois le *B. perfringens*, 2 fois le *B. œdematiens*, 1 fois le *B. fallax*). Ce sont les seuls, sur les 126 étudiés, où la flore des muscles gangreneux fût réellement *monomicrobienne*.

En résumé, *la flore des infections gazeuses est ordinairement polymicrobienne, fréquemment polyanaérobie, et les anaérobies y jouent le rôle principal.*

B. — Eléments et types de la flore des infections gazeuses

Nous avons isolé au cours de nos recherches un nombre important de germes aérobies et anaérobies dont nous indiquons plus loin la nature et la fréquence (tableau XIV).

Comme nous l'avons dit, ces germes sont le plus souvent associés et constituent des groupements divers dont nous avons observé un grand nombre.

Nous aurions pu en dresser une liste complète. Il nous aurait suffi, dans le tableau XV qui donne tous les types de flore anaérobie rencontrés, d'établir des subdivisions d'après la flore aérobie.

Mais il n'est pas nécessaire, pour expliquer les caractères cliniques des infections gazeuses, de pousser aussi loin l'analyse de la flore. Comme les aérobies ne jouent apparemment dans les infections gazeuses qu'un rôle subordonné, nous pouvons nous borner à envisager les groupements anaérobies.

Du tableau XIV, nous n'extrairons pour l'instant que les deux remarques suivantes :

1° Il n'y a pas de différence essentielle entre la flore du phlegmon gazeux et celle de la gangrène gazeuse. Nous reviendrons sur ce point spécial en étudiant les caractères comparés des deux flores.

2° En dehors du *B. tetani*, 5 anaérobies sont particulièrement fréquents ; ce sont :

le *B. perfringens*,

Tableau XIV. — **Eléments de la flore des Infections gazeuses.**

ANAÉROBIES	NOMBRE	o/o	AÉROBIES	NOMBRE	o/o
Infections gazeuses en général (126 cas)					
B. perfringens	91	72	Streptocoque	54	43
B. sporogenes	34	27	Diplocoque	48	38
B. œdematiens	33	26	Staphylocoque	16	13
B. fallax	26	21	Entérocoque	6	
Vib. septique	12	9,5	Pneumocoque	1	
B. histolyticus	8		Tétragène	1	
B. aerofœtidus	5		Cocci indéterminés	14	
B. putrificus	2				
B. bifermentans	2		*B. proteus*	33	25
B. tertius	1		*B. pyocyaneus*	8	
Bac. II de Ghon et Sachs	1		*B. coli*	4	
B. tetani	11	9	Bac. du groupe *anthracoïdes*	5	
Gangrènes gazeuses (91 cas)					
B. perfringens	70	77	Streptocoque	36	40
B. œdematiens	31	34	Diplocoque	30	33
B. sporogenes	25	27	Staphylocoque	11	12
B. fallax	15	16,5	Entérocoque	2	
Vib. septique	12	13	Pneumocoque	1	
B. histolyticus	8		Tétragène	1	
B. aerofœtidus	5		Cocci indéterminés	13	
B. putrificus	2				
B. bifermentans	2		*B. proteus*	19	20
B. tertius	1		*B. pyocyaneus*	4	
Bac. II de Ghon et Sachs	1		*B. coli*	2	
B. tetani	9	10	Bac. du groupe *anthracoïdes*	5	
Phlegmons gazeux et Plaies gazeuses (35 cas)					
B. perfringens	21	60	Streptocoque	18	50
B. fallax	11	31	Diplocoque	18	50
B. sporogenes	9	25	Staphylocoque	5	14
B. œdematiens	2	6	Entérocoque	4	
B. tetani	2	6	Cocci indéterminés	1	
			B. proteus	14	40
			B. pyocyaneus	4	
			B. coli	2	

Tableau XV. — **Flore anaérobie des infections gazeuses : Diversité et fréquence des types rencontrés.**

G. g. = Gangrènes gazeuses ; Phl. = Phlegmons gazeux et Plaies graves avec gaz.

DIVERSITÉ DES TYPES	FRÉQUENCE	
	G. g.	Phl.
Pas d'Anaérobies	—	6
* *B. perfringens*	29	8
* *B. œdematiens*	5	1
* Vib. septique	1	—
B. fallax	1	2
B. sporogenes	—	2
B. aerofœtidus	1	—
* *B. perfringens, B. œdematiens*	3	1
* *B. perfringens*, Vib. septique	3	—
* *B. perfringens, B. fallax*	5	6
* *B. perfringens, B. sporogenes*	5	3
* *B. perfringens, B. putrificus*	1	—
* *B. perfringens, B. tertius*	1	—
* *B. perfringens, B. tetani*	2	2
* *B. œdematiens, B. fallax*	1	—
* *B. œdematiens, B. sporogenes*	2	—
* *B. œdematiens, B. histolyticus*	1	—
* *B. œdematiens, B.* anaérobie non identifié	1	—
B. fallax, B. sporogenes	1	2
B. sporogenes, Spirilles	—	1
* *B. perfringens, B. œdematiens*, Vib. septique	2	—
* *B. perfringens, B. œdematiens, B. sporogenes*	6	—
* *B. perfring., B. œdemat.*, Bac. anaérobie non identifié	1	—
* *B. perfringens, B. fallax, B. sporogenes*	1	1
* *B. perfringens, B. fallax, B. tetani*	1	—
* *B. perfringens, B. sporogenes, B. putrificus*	1	—
* *B. perfringens, B. histolyticus, B. bifermentans*	2	—
* *B. œdematiens*, Vib. septique, *B. fallax*	1	—
* *B. œdematiens*, Vib. septique, *B. tetani*	1	—
* *B. œdematiens, B. sporogenes, B. histolyticus*	1	—
* *B. œdematiens, B. sporogenes, B. aerofœtidus*	1	—
* *B. œdematiens, B. sporogenes, B. tetani*	1	—
* *B. œdematiens, B. histolyticus, B. aerofœtidus*	1	—
B. sporogenes, B. aerofœtidus, B. tetani	1	—
* *B. perfring., B. œdemat.*, Vib septique, *B. sporogenes*	1	—
* *B. perfringens*, Vib. septique, *B. fallax, B. sporogenes*	1	—
* *B. perfringens*, Vib. septique, *B. fallax. B. tetani*	1	—
* *B. perfringens, B. sporogenes, B. histolyticus, B. tetani*	1	—
* *B. perfr., B. sporog., B. aerof.*, Bac. II de Ghon-Sachs.	1	—
* *B. perfring., B. œdem.*, Vib. sept., *B. fallax, B. sporog.*	1	—
* *B. perfring., B. œdem., B. fallax, B. histol., B. tetani*	1	—
Totaux	91	35

le *B. œdematiens*,
le *B. sporogenes*,
le *B. fallax*,
le Vibrion septique.

Nous allons montrer par la suite que ces 5 microbes sont précisément les plus importants agents d'infection gazeuse.

Nous voulons insister davantage sur les indications fournies par le tableau XV.

1° Nous n'avons pas rencontré moins de *40 types de flore anaérobie* différents. Leur grande variété explique pour une grande part la *diversité des symptômes cliniques des infections gaseuses*. Nous développerons ce point important dans notre chapitre de bactériologie clinique.

2° Dans les 50 cas où la flore est monoanaérobie, 6 espèces différentes ont été rencontrées :

le *B. perfringens*,
le *B. œdematiens*,
le Vib. septique,
le *B. fallax*,
le *B. aerofœtidus*,
le *B. sporogenes*.

Remarquons que *ces 6 espèces sont les seules, parmi les 12 que nous avons rencontrées, qui aient produit, par inoculation aux animaux, des symptômes d'infections gazeuses.*

D'autre part, nous allons rencontrer l'une ou l'autre — et même, généralement, plusieurs d'entre elles — dans tous les cas à flore anaérobie complexe, sans aucune exception.

Le fait que nous n'ayons point observé d'infection gazeuse à anaérobies sans que l'une ou l'autre ou plusieurs de ces 6 espèces fussent présentes leur confère une importance toute particulière : elles constituent à proprement parler, *les agents anaérobies des infections gazeuses*.

Les 6 autres espèces ne jouent dans les infections gazeuses qu'un rôle subordonné ; nous le préciserons dans le deuxième paragraphe de ce chapitre.

3° Les 70 cas à flore anaérobie complexe se répartissent ainsi :

41	cas à	2 anaérobies	(26	gangrènes,	15	phlegmons)
22	—	3 —	(21	—	1	—)
5	—	4 —	(5	—	0	—)
2	—	5 —	(2	—	0	—)

Ce classement met en évidence deux points importants :

a) *il est exceptionnel de rencontrer plus de deux anaérobies dans la flore du phlegmon gazeux ;*

b) au contraire, *dans un tiers des cas de gangrène gazeuse, la flore renfermait au moins trois anaérobies.*

4° Parmi les 6 anaérobies que nous avons distingués plus haut comme agents des infections gazeuses, il en est trois dont les

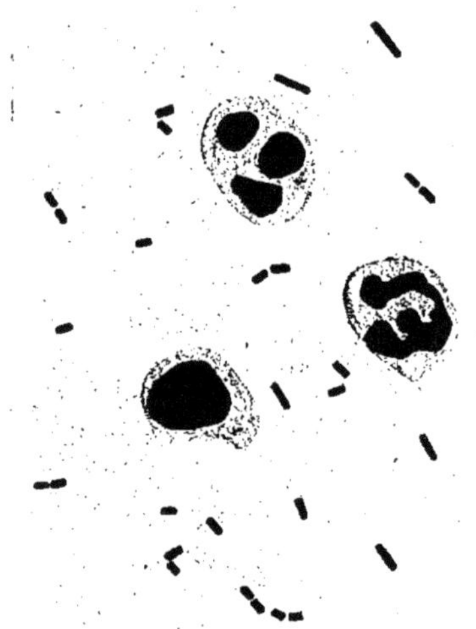

Fig. 25. — Cas de gangrène gazeuse à flore monomicrobienne. Frottis de sérosité musculaire : le *B. perfringens* est seul présent.

remarques suivantes montrent le rôle de tout premier plan ; ce sont le *B. perfringens*, le *B. œdematiens* et le Vibrion septique.

a) En effet, sur les 120 cas à anaérobies, l'on n'en rencontre qu'un très petit nombre (11) où n'existent ni l'un ni l'autre de ces trois germes (et où ne se trouvent, par conséquent que le

B. fallax, le *B. aerofœtidus* et le *B. sporogenes*). Dans les 109 autres cas (marqués d'une astérisque dans le tableau), c'est-à-dire dans l'immense majorité, l'on trouve : ou bien le *B. perfringens*, ou bien le *B. œdematiens*, ou bien le Vib. septique, ou bien deux de ces microbes, ou bien même les trois.

b) D'autre part, les 11 premiers cas sont d'une gravité atténuée : 7 phlegmons gazeux et 4 gangrènes gazeuses à évolution favorable. Au contraire, c'est dans nos 109 autres cas que nous

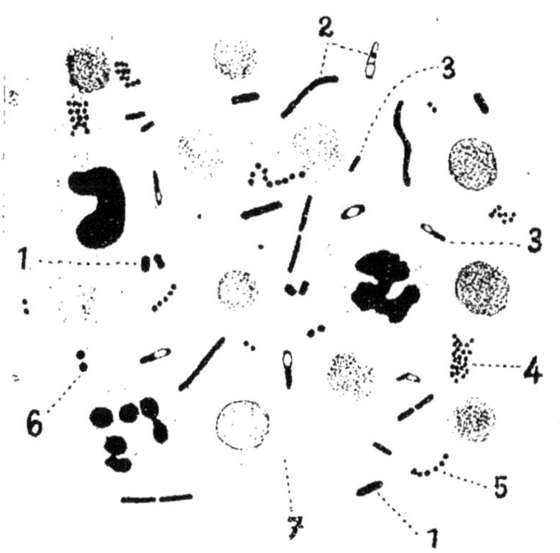

Fig. 26. — Cas de gangrène gazeuse à flore polymicrobienne. Frottis de sérosité musculaire : 1, *B. perfringens*; 2, *B. œdematiens*; 3, *B. sporogenes*. Le *B. histolyticus* a été encore isolé. 4, 5, 6, divers cocci ; 7, *B. proteus*.

avons trouvé les formes les plus graves, et, notamment, nos 39 gangrènes mortelles.

c) Enfin, un troisième argument est fourni par le fait, déjà signalé, que le *B. perfringens*, le *B. œdematiens* et le Vib. septique ont habituellement un pouvoir pathogène extrêmement élevé ; tandis qu'au contraire, le *B. fallax*, le *B. aerofœtidus* et le *B. sporogenes* ont ordinairement un pouvoir pathogène beaucoup moins marqué.

En définitive, les 6 agents d'infection gazeuse peuvent être séparés en deux groupes :

Le premier comprend 3 microbes fortement pathogènes que l'on rencontre dans presque tous les cas, ce sont :

B. perfringens, *B. œdematiens*, Vib. septique.

Le second renferme 3 germes de moindre pathogénicité, existant ordinairement en association avec les précédents et ne causant par eux-mêmes que des infections gazeuses de faible gravité :

B. fallax, *B. aerofœtidus*, *B. sporogenes*.

A un point de vue plus général, en établissant la multiplicité des agents infectieux et la diversité de leurs groupements, nous apportons la preuve de cette affirmation déjà formulée : *la pathogénie des infections gazeuses n'a pas d'unité ; les infections gazeuses ne constituent pas une entité morbide.*

C. — Les agents mortels des infections gazeuses

Les conclusions que nous venons de formuler sont renforcées par l'étude de nos 39 cas mortels.

Dans 13 cas simples où nous n'avons isolé qu'un seul anaérobie, celui-ci était très pathogène et avait évidemment causé la mort.

Dans les 26 autres cas, la flore anaérobie était complexe et seule l'étude comparée du pouvoir pathogène des germes isolés dans chaque cas a pu permettre de présumer le microbe homicide.

Le tableau XVI résume nos observations. Il faut toutefois remarquer que notre statistique ne saurait être comparée avec d'autres statistiques de mortalité. En effet, nos malades n'ont pas tous été traités par des moyens strictement chirurgicaux ; chez 30 d'entre eux, nous avons entrepris un traitement sérothérapique et un certain nombre de blessés gravement atteints en ont bénéficié (voir notre chapitre Sérothérapie). De ce fait, notre statistique accuse un taux de mortalité plus faible qu'il n'eût été si le chirurgien était seul intervenu.

TABLEAU XVI. — **Agents mortels des infections gazeuses.**

NOMBRE DE CAS OU LA MORT A ÉTÉ ATTRIBUÉE aux anaérobies suivants :				NOMBRE total des cas où existaient ces anaérobies
	seul anaérobie	associé à un anaérobie moins pathogène	au total	
B. perfringens . . .	9	10	19	91
B. œdematiens. . . .	3	9	12	33
Vib. septique	1	3	4	12
B. fallax	Le *B. fallax* était associé à des microbes très pathogènes qu'on neutralisa par le sérum.		1	26
B. œdematiens. . . . + *B. perfringens* . .	L'un et l'autre germe très pathogènes.		2	—
B. œdematiens. . . . + Vib. septique . . . + *B. fallax*	Tous trois très pathogènes.		1	—
	Total		39	

Le tableau XVI montre que nous avons attribué la mort :

19 fois au *B. perfringens*,
12 — *B. œdematiens*,
4 — Vib. septique,
1 — *B. fallax* (1).

(1) Le *B. fallax* était associé à des échantillons très pathogènes de

2 fois à l'association *B. perfringens* + *B. œdematiens*,
1 — *B. œdematiens* + Vib. septique + *B. fallax*.

Si nous comparons ces chiffres à ceux qui indiquent la fréquence de ces espèces pour l'ensemble de nos observations, l'on remarque que :

Le *B. perfringens* a tué dans 1/5 à 1/4 des cas où il était présent,
Le Vib. septique, dans 1/3 des cas,
Le *B. œdematiens*, dans la moitié.

Ces faits sont d'accord avec ce que nous savons de la toxicité relative de ces microbes.

D. — Caractères comparés des flores du phlegmon gazeux et de la gangrène gazeuse

Les chirurgiens opposent habituellement le phlegmon gazeux à la gangrène gazeuse. Dans le phlegmon, l'état général n'est pas d'ordinaire alarmant, la suppuration est abondante, les manifestations gazeuses sont localisées, un traitement chirurgical simple amène le plus souvent la guérison. La gangrène, au contraire, a une allure extrêmement grave, la suppuration y est peu marquée ou nulle, les tissus sont profondément envahis par les gaz ou par l'œdème, le pronostic est sévère.

Au point de vue clinique, cette séparation paraît déjà plus apparente que réelle puisque beaucoup de phlegmons gazeux insuffisamment traités sont l'origine de véritables gangrènes gazeuses. Pour le bactériologiste, les deux affections sont inséparables ; le phlegmon gazeux n'est qu'une forme atténuée de gangrène. Nous le montrerons avec évidence en étudiant comparativement les flores de ces deux modalités cliniques (Se reporter aux tableaux XIV et XV).

Nous avons déjà pu observer qu'il n'existe pas de différences fondamentales de nature entre ces deux flores : toutes les espèces trouvées dans celle du phlegmon sont représentées dans celle de la gangrène. Les différences portent principalement sur la *fréquence comparée* de ces espèces, leurs *modes de groupement*, leur *pathogénicité*.

B. perfringens, Vib. septique et *B. œdematiens*, mais l'action nocive de ces germes avait été neutralisée par les sérums correspondants.

Envisageons séparément les aérobies et les anaérobies.

1° **Aérobies.** — Les aérobies du phlegmon gazeux et de la gangrène gazeuse sont les mêmes. Ainsi, nous avons noté dans les deux flores la présence de Cocci variés : streptocoques, diplocoques, staphylocoques,... et de bacilles ne prenant pas le Gram : *B. proteus, B. coli, B. pyocyaneus.*

Cependant, la plupart de ces germes sont 2 fois plus fréquents dans la flore du phlegmon que dans celle de la gangrène. Cette prédominance relative est évidemment liée à l'importance que présentent dans les phlegmons les phénomènes de suppuration.

2° **Anaérobies.** — Dans la flore du phlegmon, nous n'avons isolé que 5 anaérobies : *B. perfringens, B. œdematiens, B. fallax, B. sporogenes, B. tetani*, qui se trouvent également tous dans la flore de la gangrène.

Si nous n'avons pas rencontré dans le phlegmon tous les anaérobies de la gangrène, cela tient certainement, pour quelques-uns de ces microbes, à ce que nous avons étudié un nombre moindre de phlegmons.

Mais l'absence totale ou presque totale, dans la flore du phlegmon, de germes comme le Vib. septique ou le *B. œdematiens* est très remarquable ; elle nous fait saisir la différence essentielle qui distingue la flore du phlegmon de celle de la gangrène : *dans le phlegmon, on n'isole jamais que des échantillons peu ou pas toxiques ;* au contraire, *dans la gangrène — et surtout dans les gangrènes mortelles — les échantillons rencontrés sont habituellement très toxiques.*

Donnons quelques précisions.

a) Le *B. perfringens* et le *B. sporogenes* sont également fréquents dans les deux flores. Mais la pathogénicité moyenne du *B. perfringens*, qui est très élevée dans la gangrène, se montre très affaiblie pour les échantillons trouvés dans les phlegmons.

b) Le *B. fallax*, qui est habituellement peu pathogène, est très fréquent dans le phlegmon (environ 2 fois plus que dans la gangrène). Noter que la seule souche très pathogène de *B. fallax* que nous avons isolée provenait d'un cas mortel de gangrène gazeuse.

c) Le *B. œdematiens*, germe très toxique, est très rare dans la flore du phlegmon (2 cas sur 35); le Vib. septique, également très toxique, n'y a jamais été rencontré.

Remarquons enfin que, dans la gangrène gazeuse, les groupements complexes comprenant 3, 4, 5 anaérobies différents sont assez fréquents (environ le tiers des cas); au contraire, dans la flore du phlegmon gazeux, il est exceptionnel de rencontrer plus de 2 anaérobies.

Pour conclure, le phlegmon gazeux et la gangrène gazeuse sont des infections *de même nature, causées par les mêmes microbes*. Mais la gangrène gazeuse est produite : ou par des germes ordinairement très pathogènes ou toxiques (*B. œdematiens*, Vib. septique, *B. perfringens*), ou par des échantillons exaltés de microbes habituellement peu pathogènes (*B. fallax*, *B. aerofœtidus*, etc...); au contraire, le phlegmon gazeux est causé : ou par des microbes de faible pathogénicité habituelle (*B. proteus*, *B. coli*, *B. sporogenes*, *B. fallax*), ou par des souches atténuées de germes dangereux (*B. perfringens*, *B. œdematiens*, etc...).

II. — ROLE ET IMPORTANCE RELATIVE DES MICROBES RENCONTRÉS DANS LES INFECTIONS GAZEUSES

Nous passons ici en revue successivement chacun des germes rencontrés dans la flore des infections gazeuses. Pour chacun, nous rappelons et précisons les particularités déjà indiquées relativement à son rôle et à son importance dans la pathogénie de ces affections.

A. — Anaérobies

Nous ne pouvons tenir compte, dans cette révision des anaérobies, ni de certains germes anciennement décrits (bacilles de Stolz, de Wicklein, de von Hibler, etc...), ni des microbes décrits pendant la guerre (bacilles d'Aschoff, de Conradi et Bieling, de Sacquépée, etc...) au sujet desquels nous nous sommes suffisamment prononcés dans la deuxième partie de cet ouvrage. Nous ne parlerons que des microbes que nous avons rencontrés.

1° **B. perfringens.** — Le plus fréquent des anaérobies. Sur ce point, tous les auteurs sont d'accord. Même accord sur son action pathogène, connue depuis très longtemps.

Dans nos observations, sa fréquence est de 72 o/o ; il est à peu près aussi fréquent dans la gangrène que dans le phlegmon. Son action pathogène s'est montrée assez variable, les échantillons les plus dangereux ayant été rencontrés dans les cas mortels. C'est parmi ces derniers échantillons que nous avons trouvé des souches toxigènes. Son pouvoir homicide a varié du 1/4 au 1/5. Il passe fréquemment dans le sang, et presque toujours lorsqu'il cause la mort (voir l'article HÉMOCULTURES).

2° **Vib. septique.** — Nous avons vu (2e Partie) que le Vib. septique a été très rarement rencontré avant la guerre. Nous sommes les premiers, et à peu près les seuls, à l'avoir trouvé avec certitude pendant la guerre. Sans doute, beaucoup d'auteurs l'ont-ils signalé, mais pour certains la preuve n'a pas été apportée, et pour d'autres il y a eu manifestement erreur de détermination.

Quoique ce germe ne soit pas rare, il est moins fréquent qu'on ne l'a supposé avant la guerre et même depuis. Nous l'avons trouvé dans 12 cas p. 100, et toujours dans des cas de gangrène gazeuse. Il était toujours pathogène. Les échantillons les plus pathogènes et les plus toxiques provenaient des cas où il avait causé la mort. Pouvoir homicide : un tiers. Les hémocultures montrent que s'il ne passe pas dans le sang chaque fois qu'il est présent, il y passe toujours quand il cause la mort.

3° **B. œdematiens.**

Depuis que nous avons isolé ce germe, il a été retrouvé par LEGROS, par DALYELL et par VAUCHER.

On ne peut douter que le *B. œdematiens* ne joue dans la pathogénie *de la gangrène gazeuse* un rôle de tout premier ordre que montrent, en dehors de sa fréquence (34 o/o), son pouvoir pathogène élevé, sa grande toxicité et son pouvoir homicide impressionnant. S'il en était besoin, on pourrait encore tirer argument du fait qu'il produit chez les animaux des lésions identiques à celles que nous lui attribuons chez l'homme.

En raison de sa toxicité élevée, le *B. œdematiens* passe beaucoup moins rapidement dans le sang que les bacilles précédents.

4° **B. fallax.** — Avec le *B. fallax* nous arrivons à des germes dont le rôle dans les infections gazeuses est de moindre importance. En dehors de nous, le *B. fallax* n'a été signalé que par H. Henry. Nous l'avons trouvé particulièrement abondant dans le phlegmon gazeux.

Il est habituellement peu pathogène et peu toxique et paraît surtout jouer un rôle en association en exagérant la production des gaz.

Nous l'avons vu passer une fois dans le sang, dans un cas où il a causé la mort.

5° **B. aerofœtidus.** — Ce bacille se comporte très exactement comme le *B. fallax*; il faut noter cependant qu'il produit la putridité. Dans un cas où il a été seul en cause, il a provoqué une infiltration formidable des tissus par les gaz; le malade a du reste guéri de cette forme pseudo-grave de gangrène gazeuse (Voir chapitre Etiologie, cas *Fleu...*, p. 309).

6° **B. sporogenes.** — Souvent méconnu, il est très fréquent dans les infections gazeuses (27 o/o); c'est l'anaérobie le plus souvent trouvé après le *B. perfringens*.

Faiblement pathogène et peu toxique, il n'a pu produire à lui seul que quelques cas de phlegmons gazeux. En association, il est l'agent habituel de la putridité. Enfin, il favorise nettement le *B. perfringens*. Nous reviendrons sur ce point dans le chapitre Etiologie.

Quoiqu'on puisse le trouver dans le sang, son pouvoir homicide est nul.

7° **B. putrificus.** — Les germes dont nous allons nous occuper maintenant, ne sont plus, à proprement parler, des agents d'infection gazeuse.

Ainsi, le *B. putrificus*, qui est signalé surtout par Tissier, a été quelquefois trouvé par nous dans des gangrènes gazeuses putrides et la putridité paraissait liée à sa présence.

8° **B. bifermentans.** — Se comporte tout à fait comme le précédent.

9° **B. tertius.** — Bien que fréquemment signalé par les auteurs anglais, il a été rarement rencontré par nous. Son pouvoir pathogène est nul. Son action, si elle existe, est imprécisée.

10° **Bacille II de Ghon et Sachs.** — Nous avons rencontré une fois ce germe dans un cas mortel de gangrène gazeuse. Il était dépourvu de tout pouvoir pathogène. Bien qu'il fut seul passé dans le sang du malade, nous n'avons pu lui attribuer la mort ; celle-ci était bien certainement due aux anaérobies pathogènes auxquels il était associé.

11° **B. histolyticus.** — Ce bacille, le plus récemment décrit par nous, a été rencontré 8 fois dans les 30 derniers cas de gangrène gazeuse. Il est vraisemblable que sa fréquence est plus grande que ne l'indique notre tableau.

Il est intéressant à deux points de vue : certains de ses échantillons sont assez fortement toxiques, et, d'autre part, les lésions qu'il produit, quoiqu'elles ne rentrent pas dans le domaine des infections gazeuses, favorisent l'éclosion de celles-ci en préparant le terrain aux agents spécifiques (Voir ETIOLOGIE).

12° **B. tetani.** — Malgré les injections préventives de sérum anti-tétanique que reçoivent maintenant tous les blessés, nous avons encore retrouvé le *B. tetani* chez 9 o/o de nos malades. Ce fait est un argument en faveur de la nécessité, maintenant bien connue, de renouveler les injections préventives de sérum à intervalles assez rapprochés.

B. — AÉROBIES

L'immense majorité des auteurs s'accorde à considérer que les anaérobies sont les véritables agents des infections gazeuses. C'est dire que les aérobies se trouvent n'avoir qu'une importance secondaire. Certains auteurs, cependant, leur attribuent un rôle dans l'étiologie de la maladie. Nous discuterons cette conception dans le chapitre spécialement réservé à l'étude de l'étiologie.

Notons d'ailleurs qu'en raison de leur rôle subordonné, les

aérobies des infections gazeuses n'ont pas été jusqu'ici étudiés d'une manière approfondie.

1° **Cocci**. — Les cocci sont à la fois fréquents et variés. Nous en distinguons au moins trois groupes.

a) *Streptocoques*. — Leur fréquence est remarquable et ressort non seulement de nos statistiques, mais également de tous les travaux récents sur les infections gazeuses.

Le rôle pathogène de ces microbes n'est pas négligeable ; la streptococcie est une complication fréquente des infections gazeuses dont elle aggrave fortement le pronostic. Nous signalerons également, dans notre chapitre de Bactériologie clinique, une complication infectieuse des blessures de guerre — l'érysipèle blanc — causée par le streptocoque, qui peut être confondue avec la forme toxique de la gangrène gazeuse.

b) *Staphylocoques*. — Moins fréquents que les streptocoques, les staphylocoques sont surtout représentés par le *S. albus* et le *S. aureus*.

Nous n'avons pas observé de Staphylococcie. Nous ne pouvons rapporter à l'action pathogène des Staphylocoques qu'un cas d'ostéomyélite survenue chez un blessé dont l'infection gazeuse était en voie de guérison.

c) *Diplocoques*. — Dans ce groupe rentrent certainement plusieurs espèces dont nous ne pouvons indiquer la fréquence avec précision : l'Entérocoque, le Pneumocoque, etc... Tissier signale comme fréquent le *D. griseus non liquefaciens* dont il a donné la description dans le travail publié avec Martelly sur la putréfaction des viandes de boucherie.

L'action pathogène des Diplocoques est encore inconnue.

d) *Coccobacillus Verdunensis* Besredka. — Ce germe, rencontré par Besredka dans des maladies diverses dont quelques cas de gangrène gazeuse, paraît être très pathogène pour l'homme, mais son rôle dans les infections gazeuses n'apparaît pas jusqu'ici avec netteté.

2° **Bacilles ne prenant pas le Gram**. — Nous avons isolé le *B. proteus*, le *B. coli* et le *B. pyocyaneus*. Ces trois espèces ont été également signalées par tous les auteurs qui ont étudié la flore des plaies de guerre.

a) *B. proteus*. — Fréquent dans les infections gazeuses ; plus fréquent dans le phlegmon que dans la gangrène.

Il peut produire à lui seul certains phlegmons gazeux. Ce point a été déjà signalé avant la guerre et paraît ainsi solidement établi.

En dehors de la putridité qu'il produit, le *B. proteus* présente encore l'intérêt de renforcer les effets pathogènes des anaérobies auxquels il est associé.

b) *B. coli*. — Se comporte comme le *B. proteus*.

c) *B. pyocyaneus*. — Habituel dans les suppurations tardives. Son rôle pathogène est indéterminé. Signalons cependant un cas de septicémie mortelle à *B. pyocyaneus*, indiqué par le Dr Ivens, survenue à la suite d'une gangrène gazeuse.

3° **Bacilles prenant le Gram.** — a) *Bacille du groupe du B. anthracoïdes*.

Nous avons donné (1re Partie) la description de ce germe. Bien qu'assez commun (il a été rencontré en dehors de nous par Fiessinger, Oswald, Dalyell, Magrou, etc...), il ne paraît jouer aucun rôle dans les infections gazeuses. Son seul intérêt est qu'il peut être confondu, sur frottis colorés, avec des anaérobies dangereux tels que le *B. perfringens*, ce qui, si l'on ne pousse pas l'analyse bactériologique plus avant, peut donner lieu à une grossière erreur.

b) *Whisp bacillus*. — Les auteurs anglais ont fréquemment signalé, sous le nom de *Whisp bacillus*, un bacille grêle, prenant le Gram, dépourvu de pouvoir pathogène. Il s'agit vraisemblablement du *B. cuti communis*... Nous n'avons pas trouvé ce germe dans les infections gazeuses ; nous l'avons rencontré quelquefois dans des suppurations banales.

Il resterait à parler des aérobies décrits par Sanfelice, Legros et Lecène, Chavigny, Uffenheimer, etc... (Voir 2e Partie). Mais les observations des auteurs ne sont pas démonstratives ; nous ne pouvons pas en faire état.

III. — HÉMOCULTURES ET MÉTASTASES

A. — Hémocultures

Le passage des anaérobies dans le sang des malades atteints de gangrène gazeuse peut quelquefois être décelé sur frottis. Nous avons parfois observé des microbes sur les frottis du sang prélevé soit avant, soit après la mort. Mais les bacilles sont toujours très rares, à moins que le décès ne remonte déjà à une douzaine d'heures ou davantage. Nous avons figuré (fig. 27) un frottis de sang qui avait été prélevé dans le cœur 12 heures après

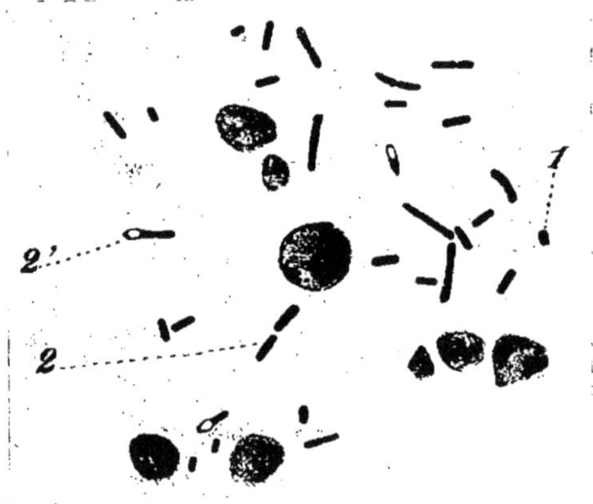

Fig. 27. — Frottis de sang du cœur prélevé 12 heures après la mort (cas n° 39) : 1, *B. perfringens;* 2, *B. œdematiens,* formes végétatives et formes sporulées (2'). Les globules rouges sont très altérés.

la mort du malade ; le sang presque complètement laqué renfermait en abondance le *B. perfringens* et le *B. œdematiens.*

Mais seules les hémocultures peuvent donner des renseignements précis sur le passage des anaérobies dans le sang.

Nous réunissons ici les résultats que nous avons obtenus dans nos hémocultures.

Pour n'utiliser que des faits comparables, nous ne retiendrons que les hémocultures pratiquées sur 29 sujets tous morts de gangrène gazeuse. Chez 13 sujets, le sang fut prélevé et ensemencé avant la mort; chez 13 autres, aussitôt que possible après la mort, le délai n'excédant pas une à deux heures; pour les 3 derniers, l'ensemencement fut fait avant et après le décès.

Les résultats de nos 32 hémocultures sont groupés dans le tableau XVII ci-après (on en trouvera le détail dans notre index bactério-clinique). Nous les présentons sous deux points de vue : nous indiquons d'abord la fréquence du passage dans le sang de l'agent (ou des agents) qui, pour chacun de nos sujets, a amené la mort; puis, sans plus tenir compte du rôle joué par les différents anaérobies existant dans la flore de la plaie, nous donnons pour chacun d'eux la fréquence globale de son passage pour tous les cas où il était présent. Par exemple, chez 13 sujets que le *B. perfringens* a tué, ce germe a passé 12 fois dans le sang; mais il était présent chez 20 sujets et il n'a passé dans le sang que 15 fois.

En raison de la multiplicité des microbes envisagés, nous avons peu d'hémocultures relatives à chacun d'eux et nous ne pouvons pas formuler des conclusions absolument fermes. Néanmoins, la lecture de notre tableau suggère quelques remarques générales.

1° D'abord, beaucoup de microbes ont pu passer dans la circulation quoique certains d'entre eux soient peu ou pas pathogènes. Ce fait pourrait être expliqué par la faible défense qu'oppose à ces microbes le sang d'un organisme très intoxiqué.

2° En outre, la facilité du passage d'un germe déterminé semble s'accroître lorsque celui-ci est l'agent homicide. La remarque est particulièrement nette dans l'exemple du *B. perfringens* que nous venons de citer; de même, pour le Vib. septique, qui a passé dans le sang chez 4 sujets qu'il a tués, tandis que l'hémoculture fut négative pour 2 autres sujets où il était présent sans déterminer la mort.

Quant au *B. oedematiens*, même lorsqu'il est agent mortel, il ne passe guère dans le sang qu'après la mort; on l'y rencontre dans la moitié des cas environ.

3° Lorsque la flore de l'infection gazeuse renferme plusieurs anaérobies, il arrive que le microbe principal passe seul. Mais dans d'autres cas, il peut être accompagné d'un germe secondaire,

Tableau XVII. — **Résultats des hémocultures dans les cas mortels de gangrène gazeuse**

SUJETS CHEZ QUI L'HÉMOCULTURE fut pratiquée	AVANT LA MORT		APRÈS LA MORT		Au total le bacille fut trouvé chez :
	Hémoc. faite sur :	Résultats positifs	Hémoc. faite sur :	Résultats positifs	
1° Fréquence du passage des agents mortels					
13 sujets morts par *B. perfringens*.	5 suj.	4	8 suj.	8	12 suj.
9 — *B. œdematiens*.	6	1	5	4	5
4 — Vib. septique .	3	3	1	1	4
1 — *B. fallax* . .	1	1	1	1	1
1 — { *B. perfringens*. + *B. œdematiens* }	. . .	. . .	Hémoc. posit. pour les 2 bac.		1
1 — { *B. œdematiens*. + Vib. septique + *B. fallax* . }	Hémoc. nég.		. . .	. . .	0
29	16		16		
2° Fréquence du passage des divers anaérobies					
20 sujets avec *B. perfringens* . .	9 suj.	4	13 suj.	11	15 suj.
13 — *B. œdematiens* . .	9	2	7	5	7
6 — Vib. septique. . .	5	3	2	1	4
11 — *B. sporogenes*. . .	7	1	7	2	3
4 — *B. fallax*	4	1	1	1	1
3 — *B. histolyticus* . .	1	0	2	1	1
2 — *B. putrificus* . . .	1	1	1	0	1
1 — *B. bifermentans* . .	1	1	. . .	. . .	1
1 — B. II de Ghon et Sachs	1	1	. . .	. . .	1

qui peut également passer à l'exclusion du premier. C'est ainsi que nous avons trouvé le Bacille II de GHON et SACHS dans un cas mortel à *B. perfringens* où l'hémoculture fut négative pour ce microbe.

4° Ajoutons enfin que la septicémie peut être observée pendant plusieurs jours sans que l'issue soit nécessairement fatale ; témoins les deux cas suivants de septicémie multiple, avec *B. perfringens* associé à un germe secondaire, où le *B. perfringens* a fini par céder au traitement sérique.

Dans l'un des cas (*Loss*, p. 281), le *B. perfringens* était associé dans le sang avec le *B. fallax*. Celui-ci, resté seul après disparition du premier, détermina une broncho-pneumonie qui emporta le blessé.

Dans le second cas (*Guén.*, p. 371), le *B. perfringens* était accompagné du *B. histolyticus*. Celui-ci, resté seul après traitement sérique, a fini par disparaître et le malade a guéri.

A titre de comparaison, nous avons cherché quels résultats ont été obtenus par les auteurs qui ont pratiqué des hémocultures pendant la guerre. Mais d'une part, pour des raisons diverses, cette comparaison n'est pas toujours possible ; et d'un autre côté, quand les résultats sont différents, on peut se demander si les divergences ne tiennent pas à des différences de technique. Quoi qu'il en soit, voici, à titre d'indication, quelques-unes des observations recueillies dans la littérature.

ORTICONI (*279*) a vainement recherché le *B. perfringens* dans le sang des malades et de leur vivant.

LÉVY, COTTE et LATARGET (*267*) ont signalé un cas de septicémie à *B. perfringens* (avant la mort).

FIESSINGER et VIGNES (*212*) ont également obtenu une hémoculture positive, mais cette fois après la mort.

K. TAYLOR (*328*), qui n'incrimine dans la gangrène gazeuse que le *B. perfringens*, a trouvé les résultats suivants pour 15 cas mortels : Avant la mort, aucune des 15 hémocultures n'est positive ; après la mort, le *B. perfringens* est obtenu dans 8 cas seulement, 7 fois isolément, 1 fois associé au steptocoque.

Mentionnons cette observation intéressante de l'auteur : il a trouvé une fois le *B. perfringens* dans le sang d'un blessé vivant en faisant l'hémoculture immédiatement après l'intervention chirurgicale ; ultérieurement, l'hémoculture est devenue négative et le blessé a guéri ; TAYLOR suppose que le *B. perfringens* avait été introduit dans le sang par l'opération.

STOKES (*324*) a observé 6 cas de septicémie à *B. perfringens* : 3 gangrènes gazeuses et 3 plaies graves sans signes locaux de gangrène. Dans un autre cas de gangrène gazeuse, l'hémoculture, pratiquée avant la mort, a donné une culture pure de staphylocoque doré.

LARDENNOIS et BAUMEL (*260*) ont pratiqué l'hémoculture chez 48 sujets et de leur vivant. Ils ont trouvé 7 fois le *B. perfringens*, existant soit à l'état isolé, soit accompagné du Vib. septique (?) ou du streptocoque.

KLOSE (*255*) attribue la gangrène gazeuse à deux microbes : le *B. perfringens* et un bacille qu'il croit voisin du Gasœdembazillus d'ASCHOFF et du *B Chauvœi*.

Le *B. perfringens* ne passerait dans le sang qu'au moment de l'agonie.

Au contraire, l'autre bacille y passerait fréquemment du vivant du malade. Ainsi, sur 80 hémocultures pratiquées dans ces conditions, KLOSE a obtenu 48 résultats positifs.

On peut noter ce point intéressant que 26 de ces blessés où l'hémoculture fut positive ont guéri de l'affection.

Ajoutons enfin que ERNST FRAENKEL, FRANKENTHAL, KŒNIGSFELD (*221*) ont recherché le bacille du *Gasœdem* dans le sang des malades : 21 hémocultures ont été pratiquées avant la mort ; une seule fois les auteurs ont obtenu une culture de *Gasœdembazillus* ; deux fois ils ont décelé le streptocoque.

Sur 16 hémocultures pratiquées après la mort, 11 fois le bacille du *Gasœdem* a été décelé dans le sang.

B. — MÉTASTASES

Les gangrènes gazeuses métastatiques étaient déjà connues avant la guerre. WELCH (*102*) relate 3 cas de gangrène gazeuse métastatique causés par le *B. perfringens*. Dans le premier cas le foyer primaire siégeait à l'avant-bras et le foyer métastatique à l'épaule (du même côté) ; le second malade était atteint d'une gangrène gazeuse de la cuisse qui se compliqua de 2 foyers secondaires siégeant au niveau des épaules ; enfin, dans le troisième cas (gangrène gazeuse de l'épaule) le foyer métastatique était localisé dans les muscles fessiers.

L'apparition d'un foyer de gangrène loin du foyer primitif ne peut se concevoir qu'en admettant une migration de l'agent infectieux, se faisant vraisemblablement par la voie sanguine, le microbe se fixant sur un point de moindre résistance. Suivant TAYLOR, il se fixerait surtout dans les régions où, par suite d'une compression des tissus due à des causes diverses (décubitus prolongé, pansement trop serré, etc.) se serait produit une stase sanguine affaiblissant la défense locale.

Cette théorie très plausible expliquerait la fréquence des métastases au niveau de la fesse : Sur 13 observations de métastases que nous avons recueillies dans la littérature, nous en trouvons 8 qui concernent cette région.

Les observations réunies au cours de la guerre offrent un intérêt inégal. Ainsi, celles de RANFT (*293*), MARQUARDT (*272*), JACOBSOHN (*252*), HEIDLER (*243*) ne nous apportent que des renseignements cliniques. HARTLEY (*239*), RUPP (*301*) ont décelé le *B. perfringens* dans le foyer métastatique pour certains des cas qu'ils ont observés, mais ils n'ont pas fait d'hémoculture.

Plus intéressantes sont les observations suivantes. TAYLOR (*330*), dans deux cas métastatiques mortels, a trouvé le *B. perfringens* dans le foyer primitif et dans le foyer secondaire. Dans un de ces cas, l'hémoculture fut positive après la mort.

SCHÖNBAUER (*315*) apporte l'observation curieuse d'une gangrène secondaire du pied droit survenu chez un soldat blessé au pied gauche et ne présentant pas de signe d'infection gazeuse au niveau de la blessure. L'hémoculture, faite du vivant du malade, lui donna un bacille anaérobie « du groupe de l'œdème malin ».

VOGEL (*336*), enfin, dans un cas mortel de gangrène gazeuse métastatique, a trouvé dans le sang du blessé, et avant la mort, un bacille anaérobie qu'il n'a malheureusement pas identifié.

Nous ajouterons à cette liste un cas personnel. Il s'agit d'un blessé dont nous trouverons l'observation détaillée dans le chapitre suivant (*Loss.*, p. 281), et qui, atteint de gangrène gazeuse de la cuisse mourut d'une localisation pulmonaire (bronchopneumonie) survenue sans doute à la suite d'un refroidissement et causée par le *B. fallax*.

CONCLUSIONS

Les différents anaérobies que nous avons mis en cause dans la gangrène gazeuse n'agissent pas tous de la même manière mais tous présentent ce point commun d'être avant tout des germes toxiques.

Dans notre 1re Partie, nous avons étudié ces toxines et leurs effets. Bien qu'elles soient d'activités inégales suivant les espèces et suivant les souches, toutes sont capables, par inoculation aux animaux, de provoquer à la fois un symptôme cardinal de la gangrène gazeuse, l'œdème local, et les accidents généraux qui annoncent la mort : hypothermie, dyspnée, arrêt respiratoire.

Pour nous, la mort survient dans les infections gazeuses par intoxication.

Dans certains cas (nos *formes toxiques* de gangrène gazeuse), l'intoxication évolue comme dans d'autres maladies hypertoxiques (tétanos, diphtérie). Les microbes restent localisés et l'hémoculture est le plus souvent négative.

Dans d'autres cas, l'existence de métastases, l'hémoculture positive avant la mort pourraient éveiller l'idée d'une septicémie. Mais alors, il ne s'agit jamais d'une véritable pullulation de microbes dans le sang comme cela se produit dans la septicémie charbonneuse ; les germes ne s'y rencontrent jamais qu'à l'état d'unités : il est rare d'en trouver sur frottis et l'on n'en obtient dans les cultures qu'à la condition d'ensemencer richement. Le passage dans le sang de l'agent infectieux ou d'un microbe secondaire est évidemment subordonné à la diffusion des toxines solubles dont l'action a diminué la résistance de l'organisme.

Remarquons enfin que, dans les cas d'infections gazeuses où plusieurs anaérobies sont associés, l'intoxication du malade est l'effet complexe de toutes les toxines produites simultanément. Nous avons proposé d'appeler *cénotoxines* ces toxines agissant en association et *cénotoxie* leur effet sur l'organisme.

Le pronostic est particulièrement grave dans ces cas de *cénotoxie*.

CHAPITRE VII

Formes cliniques de la gangrène gazeuse

(OBSERVATIONS ET REPRODUCTION EXPÉRIMENTALE).

Nous avons exposé dans le chapitre II notre classification des formes cliniques de la gangrène gazeuse et donné les descriptions générales des formes classique, toxique, mixte, et de leurs variétés putrides.

Résumons ici les points essentiels de notre exposé général.

I. — Les formes classiques sont caractérisées par la prédominance de l'emphysème sur l'œdème.

Elles sont produites le plus souvent par le *B. perfringens* mais aussi par le Vib. septique ou par des associations de microbes anaérobies.

II. — Les formes toxiques seront caractérisées par la prédominance de l'œdème.

Elles sont habituellement causées par le *B. œdematiens* mais elles peuvent l'être aussi par des échantillons particulièrement toxiques d'autres germes (comme *B. perfringens*) et par des associations microbiennes.

III. — Les formes mixtes montrent à la fois un emphysème et un œdème marqués.

Elles sont ordinairement produites par une association d'anaérobies.

V. — Chacune des formes précédentes a ses variétés putrides Le plus fréquent des germes putrides est le *B. sporogenes*.

Nous rappelons particulièrement les deux observations que nous avons faites page 39 sur le caractère de toute classification des formes cliniques de la gangrène gazeuse.

1° On ne peut établir un parallélisme absolu entre la symptomatologie et la pathogénie des infections gazeuses. En raison des convergences cliniques qui s'observent dans les actions des différents agents, une forme clinique d'infection gazeuse n'est pas une maladie spécifique : c'est un syndrome.

2° Il est impossible de pratiquer, dans la série continue des cas observés, des coupures tranchées séparant des formes cliniques absolument différentes. Autour de quelques formes centrales nettement distinctes se groupent des cas à caractères moins accusés et dont la position reste nécessairement incertaine.

Les documents qui autorisent ces conclusions sont présentés dans les pages suivantes où nous relatons d'abord quelques-unes de nos observations, puis les résultats de nos essais de reproduction expérimentale.

PREMIÈRE SECTION : OBSERVATIONS

I. — CAS DE GANGRÈNE GAZEUSE CLASSIQUE

Nous avons observé des gangrènes gazeuses classiques qui étaient produites :

Soit par le *B. perfringens* seul,

soit par le Vib. septique seul,

soit par l'association de ces deux microbes,

soit par l'association du *B. perfringens* avec le *B. œdematiens*, les lésions provoquées par le premier étant seules apparentes.

Forme classique due au B. perfringens seul. — Voici l'observation détaillée d'un cas de gangrène gazeuse où le seul *B. perfringens* doit être mis en cause :

I. — (N^os^ *10*-48) [1]. — *Cmt. Lafl...*, blessé à la bataille de Cham-

[1] Les numéros entre parenthèses renvoient : s'ils sont en italique, à l'index des cas mortels; s'ils sont en chiffres ordinaires, à l'index général des cas.

pagne le 25 septembre 1915, entré à l'hôpital auxiliaire 228 dans le service du Dr PLANTARD, présente une fracture compliquée de l'avant-bras droit et une plaie superficielle, qui paraît être insignifiante, à la face interne de la cuisse droite.

La blessure au bras évolue favorablement ; esquillectomie le 5 octobre.

Le 15 octobre la cuisse droite est douloureuse au niveau du canal de Hunter. Il s'est formé un abcès, qui est incisé; il s'agit d'un hématome suppuré du canal; on ne découvre pas de corps étranger.

Le 19 octobre on perçoit une tumeur dans le triangle de Scarpa, avec battements et expansion ; anévrysme de la fémorale, dont l'existence est confirmée par la radiographie.

Le soir même, le Dr PLANTARD pratique une ligature de l'artère à l'arcade crurale et resèque le sac anévrysmal ; il se produit une forte hémorragie au niveau du sac.

Le 20 octobre la gangrène gazeuse éclate ; la jambe est gonflée, tendue, sonore, marbrée de taches bleues ; elle n'est cependant pas froide. Une crépitation très nette est perçue sur toute son étendue. Deux grosses phlyctènes à sérosité laquée se sont formées, l'une sur la face antérieure, l'autre sur la face postérieure de la jambe.

Le chirurgien procède à de larges débridements et à un nettoyage soigné à l'éther ; pansement à l'éther. Les incisions pratiquées dans la jambe montrent des lésions musculaires étendues. Les muscles sont gris sale, disséqués par les gaz ; ceux-ci s'échappent abondamment des incisions ; peu de sérosité sous-cutanée, pas d'œdème. L'odeur est fortement butyrique.

Des incisions pratiquées sur la face postérieure de la cuisse sort une sérosité huileuse.

Immédiatement après l'opération on pratique l'hémoculture.

Dans l'après-midi le malade est pris d'oppression ; son état général ne cesse d'empirer et il meurt le 25 octobre à quatre heures du matin.

L'étude bactériologique de ce cas nous a permis de faire les constatations suivantes :

Dans la sérosité de la plaie on observe beaucoup de cocci, quelques bacilles épais, immobiles, prenant le Gram (identifiés au *B. perfringens*) et quelques bacilles fins, mobiles, prenant le Gram (identifiés au *B. fallax*, fig. 28, A).

Dans la sérosité du tissu cellulaire sous-cutané, des phlyctènes et des muscles (fig. 28, *B*) on rencontre presqu'exclusivement de gros bacilles immobiles. Le *B. perfringens* est facilement isolé.

L'hémoculture pratiquée après l'opération (seize heures avant la mort) est restée négative. Mais dans le sang du cœur, ensemencé aussitôt après la mort, on obtient le *B. perfringens* en culture pure. Ce microbe n'est pas extrêmement rare dans le sang et on peut le déceler par l'examen direct des frottis colorés (fig. 28, C).

Nous reviendrons ailleurs sur l'intérêt de cette observation au point de vue de l'étiologie de certaines gangrènes gazeuses. Nous insisterons seulement ici sur l'abondance de la production des gaz et l'importance de la crépitation dans un cas de gangrène gazeuse où le *B. perfringens* a été seul en jeu.

Formes classiques à Vibrion septique. — Nous prendrons occasion de ce paragraphe pour traiter en général des lésions

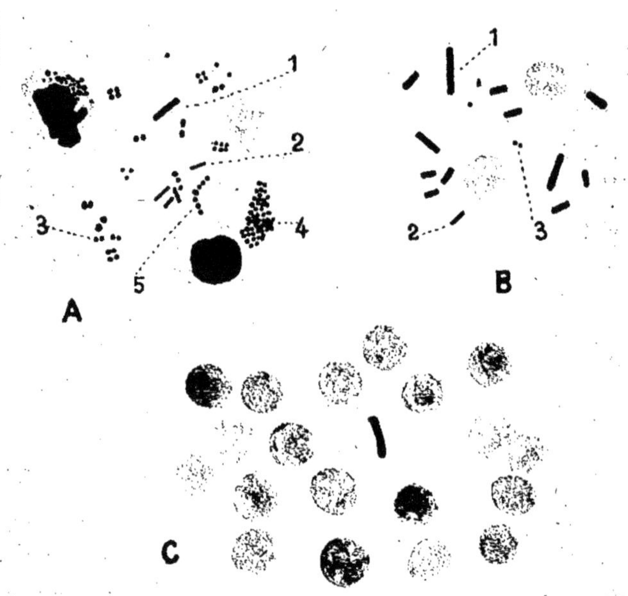

Fig. 28. — Forme classique de gangrène gazeuse; *Cmt Lafl...*

A, frottis de la plaie : 1, *B. perfringens;* 2, *B. fallax;* 3, 4 et 5 cocci.
B, frottis de sérosité musculaire : 1, *B. perfringens;* 2, *B. fallax;* 3 cocci.
C, frottis de sang du cœur : *B. perfringens*.

produites chez l'homme par le Vib. septique (Voir chap. Ier, page 18 les anciennes controverses sur cette vieille question).

Des cas d'avant guerre attribués au seul Vib. septique, nous ne pouvons retenir que ceux de Ghon et Sachs, de v. Hibler (souches 2 et 6 de l'espèce III), de Gould et de Muir et Ritchie. La base bactériologique de celui de BRABEC est trop incertaine pour permettre de tirer parti de cette observation.

Les cas de GHON et SACHS, et de GOULD et un des 2 cas de v. HIBLER rentrent dans le cadre de nos formes classiques ; l'emphysème y était intense et facilement perçu. Au contraire, dans l'observation de MUIR et RITCHIE, l'œdème dominait et la crépitation était nulle ; les gaz ne furent observés qu'à la section des tissus altérés ; le cas se rapporte à nos formes toxiques.

Au cours de la guerre, les cas indiscutables de gangrène gazeuse à Vib. septique sont très rares En dehors des nôtres, nous ne connaissons que celui d'EUG. FRAENKEL et les 2 cas de Miss HEMPL ; nous ignorons les observations cliniques faites à leur sujet.

Pour nous, nous avons isolé 12 fois le Vib. septique dans la gangrène gazeuse humaine. Nous ne retiendrons ici que 5 cas, tous mortels, où ce germe a certainement joué un rôle considérable.

Nous l'avons trouvé seul une seule fois. Le tableau clinique était celui d'une forme classique quelque peu dissimulée (Voir ci-dessous : II).

Dans deux autres cas, le Vib. septique était associé au *B. perfringens*. L'un des blessés présentait les lésions typiques de la forme classique (ci-dessous : III). Chez l'autre, l'emphysème et l'œdème étaient également développés (forme mixte).

Forme mixte également, le quatrième cas, à Vib. septique et *B. œdematiens*.

Enfin, dans une observation que nous détaillerons plus loin (XIV, p. 278), le Vib. septique était associé au *B. œdematiens* et à une race toxique de *B. fallax*. L'infiltration gazeuse était minime, l'œdème très marqué (forme toxique).

L'analyse de cet ensemble de faits dégage les conclusions suivantes :

1. Les gangrènes gazeuses dues au seul Vib. septique sont rares.

2. Le Vib. septique peut produire chez l'homme une quantité de gaz variable : ou bien très abondante et reconnaissable à la palpation, ou bien réduite et ne s'observant qu'à la section.

3. Il peut engendrer un œdème plus ou moins accusé ; quelquefois, au contraire, l'œdème manque presque complètement.

4. En fin de compte, il peut donner une forme classique caractéristique (GHON et SACHS, GOULD, etc.) ou une forme toxique caractéristique (MUIR et RITCHIE) ou bien une forme à caractères moins apparents comme dans le cas n° II.

Nous donnons ci-dessous deux observations de gangrène gazeuse classique : l'une à Vib. septique seul, l'autre à Vib. septique et *B. perfringens*.

II. — (Nos 8-35). — *Am.* ., tirailleur sénégalais, blessé le 20 juillet sur le front de la Somme ; arrive à l'ambulance de Royaumont trois jours après. On constate, à l'entrée dans le service, une fracture compliquée de la jambe droite et une plaie insignifiante du maxillaire droit.

Un chirurgien du front a pratiqué une résection du tibia ; il manque 6 centimètres de la diaphyse (partie supérieure du tiers inférieur). La plaie est putride, gris sale ; il en sort des bulles de gaz. Le pied est complètement froid. On observe plusieurs grosses phlyctènes (à contenu hémorragique, lie de vin) localisées à la face dorsale, externe du pied. La partie supérieure de la jambe est encore chaude, très tendue, élastique. A la palpation on perçoit difficilement une crépitation profonde et discrète ; pas d'œdème compressible.

Pas de lésion au-dessus du genou ; cuisse normale, température : 37°8, pouls : 120.

Le Dr IVENS procède à l'amputation de la cuisse (circulaire au tiers inférieur) et à des incisions latérales remontant jusqu'au tiers supérieur. On injecte dans le moignon 75 cc. de sérum mixte (15 cc. de sérum anti-*perfringens*, 30 cc. de sérum anti-v. septique et 30 cc. de sérum anti-*œdematiens*). On pratique l'hémoculture deux heures après l'amputation. Le soir la température s'est abaissée à 36°, le pouls bat 108. Le malade se sent très soulagé, au point d'être furieux qu'on lui ait amputé la jambe.

La jambe a été disséquée aussitôt après l'amputation. Le muscle est altéré dans toute son épaisseur et dans toute son étendue. Le tissu musculaire, de couleur cuivre-sale, est tacheté de points hémorragiques et infiltré de fines bulles de gaz. Sous la peau, très peu de sérosité, pas de gaz. Dans le tissu musculaire du creux poplité on observe un peu d'œdème gélatineux, rosé. Au dessus du genou le tissu musculaire est normal. Les gros vaisseaux de la jambe ne sont ni lésés, ni thrombosés.

A quelle flore pouvons-nous rapporter ces lésions ? L'examen des frottis de la sérosité de la plaie révèle la présence de nombreux cocci et de bacilles prenant le Gram, à mobilité douteuse (épaisseur 0 µ 5 à 0 µ 8). On remarque beaucoup de bacilles sporifères (spores subterminales, fig. 29, A).

Dans la sérosité des muscles et des phlyctènes on observe uniquement des bacilles prenant le Gram, souvent groupés par deux ; quelques formes filamenteuses ; les spores sont rares (fig. 29, B). Dans la sérosité des phlyctènes les bacilles sont nettement mobiles.

Les ensemencements nous ont révélé la présence exclusive du

Vib. septique dans la sérosité des muscles et des phlyctènes. L'hémoculture pratiquée deux heures après l'opération a donné en quarante-huit heures une culture pure de Vib. septique. Au moment de l'injection du mélange de sérums notre blessé était déjà en septicémie.

Ce fait explique la terminaison brutale de la maladie. L'opéré passe une bonne nuit; le pansement fait dans la matinée du 24 montre un

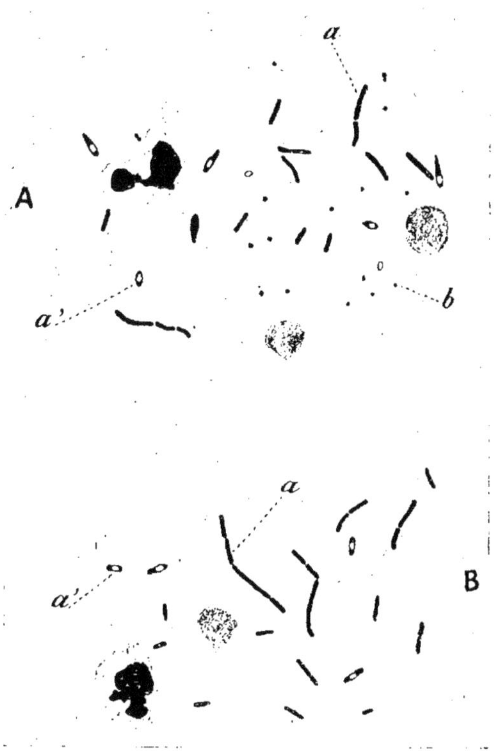

Fig. 29. — Forme classique de gangrène gazeuse, soldat *Am*...

A, Sérosité de la plaie : *a*, Vib. septique ; *a'*, id. forme clostridienne ; *b*, cocci.
B, Sérosité musculaire : *a*, Vib. septique ; *a'*, clostridie.

moignon en excellent état. Le malade est un peu agité, température : 38°, pouls : 128.

A dix-sept heures et demie, délire, perte de connaissance et vers dix-huit heures le malade s'éteint brusquement, sans convulsions, sans crise d'étouffement, au moment où on allait procéder à une injection de sérum physiologique pour essayer de relever son pouls. Un peu avant la mort, on percevait une crépitation discrète, fine, neigeuse, à la palpation de la fosse iliaque droite, et qui s'est exagérée après la mort. Pas de crépitation au niveau de la cuisse.

Le moignon, examiné immédiatement après la mort, montre un début de récidive. Il est considérablement tuméfié, très tendu (sensation de caoutchouc) et l'on perçoit à la palpation une fine crépitation profonde.

A l'incision, les muscles sont rouge sale ; il n'y a pas de gaz dans le tissu cellulaire sous-cutané. Le muscle est œdématié et infiltré de fines bulles de gaz. Dans la sérosité, bacilles mobiles prenant le Gram ; à l'ensemencement : Vib. septique pur.

Nous devons insister sur la tension élastique du membre (sensation de caoutchouc), l'infiltration complète des muscles hyperémiés par de fines bulles de gaz, la crépitation gazeuse discrète et limitée au tissu musculaire, l'absence presque complète d'œdème ; notons également les phlyctènes et la septicémie précoce (vingt-quatre heures avant la mort). Pour ce qui est de l'érysipèle bronzé, la pigmentation normale des téguments de ce Sénégalais ne nous a pas permis de nous prononcer sur l'existence de cette lésion. L'ensemble de ces symptômes ne nous autorise pas à séparer ce cas des formes classiques de la gangrène gazeuse.

III. — (Nos 15-87). — *Soldat G...*, blessé le 2 mars 1915 près de Soissons par éclats d'obus ; six blessures aux deux jambes. Le blessé arrive à l'hôpital Saint-Joseph (Dr Saïssi) dans la nuit du 4 au 5 mars ; les plaies sont débridées le 6 au matin. A ce moment, le Dr Saïssi constate un début de phlegmon gazeux partant d'une plaie localisée au côté externe de la cuisse gauche, à quelques centimètres au-dessus du genou. On perçoit facilement la crépitation gazeuse aux pourtours immédiats de la plaie.

Le même jour, vers quinze heures, l'état du malade s'est beaucoup aggravé. La crépitation gazeuse a envahi toute la cuisse, fortement tendue. Elle est superficielle et remonte jusqu'à quatre à cinq travers de doigt au-dessus de la plaie. La peau a pris une teinte bronzée ; les veines superficielles sont dilatées jusqu'à la racine du membre. L'état général du blessé est extrêmement mauvais.

A dix-huit heures la situation est désespérée : plusieurs phlyctènes à contenu rougeâtre sont apparues au niveau de la cuisse et de la fesse. La teinte bronzée des téguments remonte jusqu'à l'épine iliaque postérieure et supérieure. On pratique l'hémoculture.

Dans la soirée, étant donnée l'inutilité de la désarticulation de la hanche, on essaie de limiter la gangrène par des applications serrées de pointes de feu sur la fesse et sur la hanche. Le tissu cellulaire est infiltré par une grande quantité de gaz, qui s'échappe bruyamment. Le malade meurt le 7 mars à six heures du matin.

Dans cette observation de gangrène gazeuse classique, on doit attribuer la mort au Vib. septique. En effet, l'hémoculture pratiquée douze heures avant la mort nous a donné, en trente-

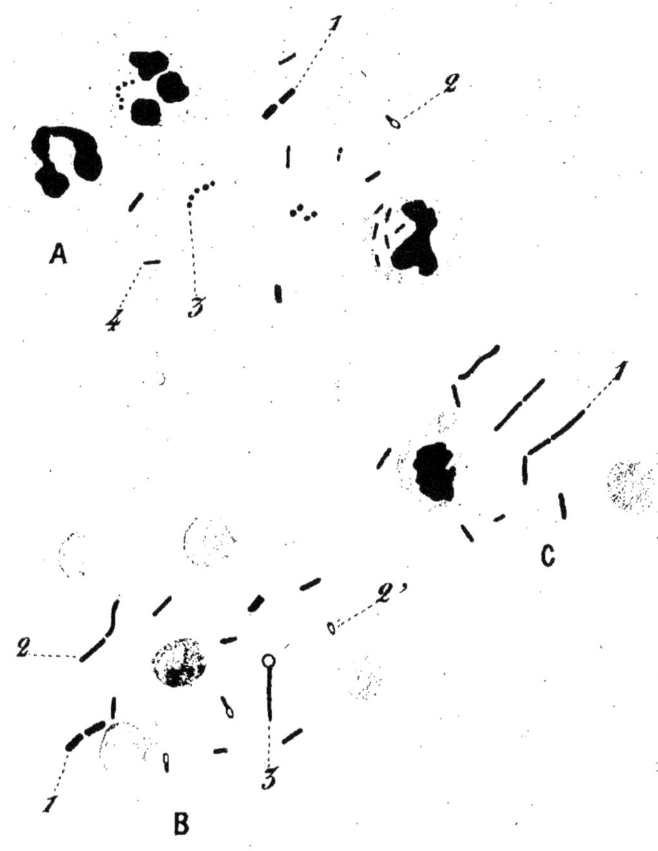

Fig. 30. — Forme classique de gangrène gazeuse, soldat *G*.

A, sérosité de la plaie : 1, *B. perfringens;* 2, Vib. septique (spore) ; 3, cocci ; 4, *B. fallax*.
B, sérosité musculaire : 1, *B. perfringens;* 2 et 2', Vib. septique ; 3, *B. tetani*.
C, sérosité d'une phlyctène : Vib. septique.

six heures, dans tous les tubes ensemencés, une culture pure d'un Vib. septique très pathogène. De même la sérosité des phlyctènes ne contenait presque exclusivement que ce Vib. septique (fig. 30, C) associé à quelques unités de *B. perfringens*.

Mais en poursuivant l'étude de la flore de la sérosité de la plaie et, surtout, celle de la sérosité musculaire, nous constatons que si le Vib. septique est certainement l'agent mortel, il n'est pas le seul anaérobie auquel on doive attribuer les lésions observées. En effet, les microbes anaérobies sont nombreux dans les muscles où nous avons pu isoler le *B. perfringens*, le Vib. septique, le *B. fallax* et le *B. tetani*. Les frottis, facilement interprétables (fig. 30, B), montrent que le *B. perfringens* est abondant dans la sérosité musculaire. Il n'est pas douteux que la production d'une grande quantité de gaz dans les tissus doit être rattachée plutôt à la pullulation du *B. perfringens* et du *B. fallax*, microbes grands producteurs de gaz, qu'à celle du Vib. septique.

Forme classique à B. perfringens et B. œdematiens. — Les trois observations qui précèdent nous font considérer le *B. perfringens* et le Vib. septique, isolés ou associés, comme les agents habituels de la gangrène gazeuse classique. Voici l'observation d'un cas, du reste unique, que nous devons à l'obligeance du Dr. Abadie, et qui doit rentrer dans ce groupe ; mais ici, l'étude bactériologique nous a révélé à la fois la présence du *B. perfringens*, du *B. œdematiens* et du streptocoque.

IV. — (Nos *14*-58). — *Soldat Flo...*, blessé sur le front de Lorraine par éclat d'obus. La tête humérale, la cavité glénoïde et l'apophyse coracoïde ont été broyées par le projectile. Les muscles sont décollés, les gros vaisseaux sont intacts. On résèque la tête humérale. Dans la cavité axillaire existe une plaie insignifiante (21 juin).

Du 22 au 26 juin rien d'anormal ; la température oscille autour de 39°.

Le 26 juin, en quelques heures, infiltration gazeuse très étendue et rapide de tout le flanc droit, depuis l'aisselle jusqu'à la crête iliaque et s'étendant transversalement sur au moins 30 centimètres. On pratique de larges débridements d'où s'écoule une sérosité abondante et d'où s'échappe une grande quantité de gaz.

Le malade meurt dans l'après-midi (température 39°, pouls 130).

L'hémoculture est pratiquée par le Dr Pignot deux heures et demie après la mort : culture mixte de *B. œdematiens* et de streptocoque. Dans la sérosité musculaire prélevée au voisinage de la plaie et ensemencée par le Dr PIGNOT, nous trouvons en nombre à peu près égal des colonies de *B. perfringens* et de *B. œdematiens* associés au streptocoque et au pyocyanique. Le *B. œdematiens* isolé était extrêmement toxique. Il n'est pas douteux que la pullulation locale du *B. perfringens* a déterminé une formation intense de gaz dans le tissu cellulaire sous-cutané. Cette distension des tissus par les gaz a masqué les autres lésions et le malade est mort avant de présenter les symptômes locaux de l'intoxication par le *B. œdematiens*.

II. — CAS DE GANGRÈNE GAZEUSE TOXIQUE

Forme toxique due au B. œdematiens. — Voici une observation typique d'un de ces cas toxiques où la progression de l'œdème a pu être heureusement enrayée par plusieurs injections de sérum anti-*œdematiens*.

V. — (N° 621. — Le *soldat May*... a dû subir le 7 mai 1916 l'amputation du poignet gauche. Le Dr COURTILLIER, qui a pratiqué l'opération nous confie la main pour l'étudier. Celle-ci présente sur la face palmaire des incisions multiples; elle est très épaissie. Le tissu cellulaire est envahi par un œdème blanc gélatineux, lardacé. Les muscles palmaires sont hyperémiés et fortement œdématiés. Pas d'odeur putride ; pas de gaz.

Dans la sérosité musculaire nous observons le streptocoque, le B. pyocyanique et un bacille anaérobie prenant le Gram, immobile, qui ressemble au *B. œdematiens*.

Le lendemain (8 mai) l'avant-bras est enflé jusqu'au coude. Le malade a une forte fièvre; l'avant-bras, doublé de volume, est tendu, blanc, œdématié. Nous ponctionnons aseptiquement la sérosité de l'œdème et prélevons un liquide citrin, très pauvre en leucocytes ; il contenait des amas d'un bacille immobile, prenant le Gram, auto-agglutinant, qui a pu être identifié au *B. œdematiens*, ainsi qu'un bacille anaérobie non pathogène qui n'a pas été identifié.

Nous injectons 10 cc. de sérum anti-*œdematiens* dans la lésion et 7 cc. environ sous la peau du bras au-dessus du coude.

Le 9 mai l'œdème a dépassé le coude, l'état général est toujours mauvais. Nous demandons cependant au Dr COURTILLIER de surseoir à une seconde amputation et injectons au blessé 30 cc. de sérum dans l'œdème brachial et 15 sous la peau du flanc. Le Dr COURTILLIER pratique une incision de quelques centimètres dans l'œdème de l'avant-bras ; il en sort une sérosité citrine, contenant plus de leucocytes que la veille et quelques races bacilles immobiles, prenant le Gram.

Le lendemain (10 mai), l'œdème a cessé de progresser ; l'état général est meilleur ; température 38°1.

A partir de cette date le malade marche rapidement vers la guérison. En trois jours le bras dégonfle progressivement, l'œdème disparaît. A signaler seulement une crise passagère de douleurs articulaires, accident sans doute d'origine sérique.

Ce blessé a complètement guéri.

Notons dans ce cas l'importance de l'œdème et l'absence complète de manifestations gazeuses. Les lésions observées sont exactement celles que l'on reproduit chez le cobaye en injectant dans les muscles une culture toxique de *B. œdematiens*.

Nous croyons intéressant de signaler ici une remarquable convergence clinique entre les lésions produites par le *B. œdematiens* et l'érysipèle blanc à streptocoque. Elle montrera les difficultés que l'on peut rencontrer à diagnostiquer tel cas d'infection gazeuse par le seul secours de la clinique.

Voici, brièvement rapporté, un cas d'érysipèle blanc particulièrement démonstratif.

VI. — (N° 65). — Le *soldat N...*, blessé le 18 août, présente une plaie en séton de la cuisse gauche. Le Dr CROUET constate le 28 août de la crépitation sous-cutanée autour de la plaie. Il pratique de larges débridements et nous injectons au blessé 65 cc. de sérum mixte.

Le lendemain la plaie est en bon état, pas d'œdème, pas de crépitation. Les veines superficielles de la cuisse sont apparentes, un peu dilatées. L'état général du malade est meilleur ; nous injectons encore 75 cc. de sérum mixte.

L'examen bactériologique de la sérosité des muscles autour de la plaie nous révèle la présence du *B. perfringens*, du *B. œdematiens*, d'un Vib. septique très pathogène associés au streptocoque et au *B. proteus*.

Le 30 mai toute éventualité de complication gazeuse est écartée ; mais le blessé fait une septicémie à streptocoque, ainsi que le révèle l'hémoculture pratiquée la veille.

Nous injectons au blessé 80 cc. de sérum antistreptococcique sous la peau du flanc. Quelques jours après la cuisse se tuméfie. Elle est envahie jusqu'à la racine du membre par un œdème blanc, élastique. Le Dr CROUET pratique de larges débridements d'où s'écoule une sérosité blanc rosée, qui contient du streptocoque en culture pure. L'hémoculture est toujours positive. Après plusieurs semaines ce malade a fini par guérir.

Cette observation est intéressante, car elle montre que l'examen bactériologique est toujours nécessaire pour établir le diagnostic différentiel entre l'érysipèle blanc et la forme toxique de la gangrène gazeuse.

Dans ce cas spécial, le diagnostic était particulièrement délicat puisque la septicémie à streptocoque et l'érysipèle blanc sont survenus chez un blessé qui avait présenté quelques jours auparavant les premiers symptômes d'une infection gazeuse.

Forme toxique due au B. perfringens. — Le *B. perfringens* peut aussi quelquefois, à lui seul, donner des lésions de gangrène gazeuse toxique, très voisines de celles produites chez l'homme par le *B. œdematiens*.

En voici un exemple.

VII. — (N°s 16-8). — *Soldat Lech...*, blessé sur le front belge le 16 avril 1915. Ce soldat est resté vingt-quatre heures entre les lignes, sans pouvoir être relevé. Aussitôt ramené, il est immédiatement transporté à l'ambulance de « l'Océan » du Prof. Depage (La Panne). Il présente une blessure profonde de la jambe par éclat d'obus, d'où l'on retire un projectile et des débris vestimentaires. La gangrène gazeuse est déjà déclarée. On observe des gaz dans la plaie; la crépitation est perceptible, mais limitée au voisinage de la plaie. Un œdème blanc massif est généralisé à tout le membre et remonte jusqu'à la racine de la cuisse. Il n'y a pas de phlyctènes.

Le malade meurt dans la nuit.

L'étude bactériologique de la sérosité prélevée loin de la plaie ainsi que l'hémoculture pratiquée quelques heures avant la mort ne nous ont révélé que la présence du seul *B. perfringens*.

Nous aurions pu croire que, dans ce cas, le *B. œdematiens* nous avait échappé, si le germe que nous avons isolé ne s'était trouvé être un des échantillons les plus toxique de *B. perfringens* que nous ayons jamais eu l'occasion de rencontrer. Nous avons déjà décrit en détail les lésions toxiques que produit cette souche chez le cobaye (v. 2e partie, *B. perfringens*, p. 72). Elles sont l'image fidèle du tableau clinique observé chez l'homme.

Il n'est pas douteux que ce cas de gangrène gazeuse toxique doit être attribué à un échantillon particulièrement toxique de *B. perfringens*.

Si intéressante que soit cette dernière observation, elle n'en reste pas moins exceptionnelle. Dans l'immense majorité des formes toxiques de la gangrène gazeuse il faut incriminer le *B. œdematiens*, de même que le *B. perfringens* et le Vib. septique doivent plutôt être considérés comme les agents habituels de la gangrène gazeuse classique.

Formes toxiques à B. œdematiens et B. perfringens. — Nous avons déjà eu l'occasion de citer une gangrène gazeuse du type classique où les lésions du *B. œdematiens* étaient masquées par l'infiltration gazeuse intense des tissus due au *B. perfringens*. Nous plaçons ici deux observations où, inversement, les lésions produites par le *B. œdematiens* étaient à ce point prédominantes que nous devons classer ces deux cas dans le groupe des formes toxiques.

Il s'agit d'abord d'une gangrène gazeuse toxique à son début, guérie à la suite d'injections de sérum mixte.

VIII. — (N° 91). — L'*artilleur Deg...*, blessé le 30 avril 1916 par éclat d'obus est reçu le 3 mai à l'hôpital auxiliaire 229 dans le service du Dr Courtillier.

Plaie anfractueuse intéressant la partie moyenne de la cuisse gauche. Le fémur est fêlé, la moelle osseuse à nu, mais il n'y a pas de fracture.

Le 5 mai le chirurgien remarque la production de bulles de gaz dans le fond de la plaie. Larges débridements, nettoyage et drainage.

Le 6 mai nous sommes appelés auprès du malade. Les muscles qui forment le fond et les parois de la plaie ont vilaine apparence. Ils sont gris spongieux, mais nous n'observons pas de gaz. La cuisse n'est pas œdématiée, mais très augmentée de volume ; la peau est pâle, les veines superficielles sont dilatées, arborescentes.

Ces symptômes et la gravité de l'état général (malade hébété, température 39°) nous font porter le diagnostic de gangrène gazeuse toxique au début. Nous injectons dans les tissus autour de la plaie 50 cc. de sérum mixte et le soir sous la peau de l'abdomen 40 cc. de sérum anti-*œdematiens* ; la plaie est recouverte de gaze sèche.

Le diagnostic de gangrène toxique est confirmé par l'examen bactériologique. Dans la sérosité musculaire, prélevée en différents points des muscles gris, on découvre une flore presque exclusivement anaérobie. Les séparations ont permis d'obtenir en culture pure le *B. œdematiens*, le *B. perfringens*, le *B. histolyticus*, le *B. tetani*, et un microbe voisin du *B. fallax*. Le streptocoque et le *B. proteus* sont à l'état d'unités. Le *B. œdematiens* est très abondant sur les frottis.

Le lendemain, 7 mai, l'état du malade paraît meilleur, l'hébétude disparaît ; mais la température est élevée : 39° et l'état local est sans changement. Nous injectons localement environ 50 cc. de sérum mixte. Le Dr Courtillier prévenu de la présence possible du bacille tétanique injecte sous la peau du flanc 10 cc. de sérum antitétanique. Le soir, bien que la température soit toujours élevée (39°6), l'état général est bon et la cuisse moins tendue.

Le jour suivant (8 mai) les symptômes locaux de gangrène gazeuse toxique disparaissent, la cuisse a repris son volume normal, l'état général est satisfaisant, mais le malade a toujours une forte fièvre (38°4 le matin et 40° le soir). L'action du sérum est incontestable ; la sérosité prélevée profondément dans les muscles ne montre pas de microbes. Dans la moelle osseuse les bacilles épais du type *B. perfringens* et *B. œdematiens* ont à peu près disparu ; on remarque quelques leucocytes ayant phagocité de gros bacilles prenant le Gram. Les cocci et les bacilles à spores en épingles (*B. tetani* isolé) sont encore nombreux.

Le lendemain, 9 mai, la fièvre n'a pas diminué. Nous avons rapidement l'explication de ce fait ainsi que des constatations bactériologiques faites la veille.

Le malade se plaint d'une forte angine. Dans l'après-midi, au moment où un animal en expérience, inoculé avec le bacille à spores en épingles, mourait d'intoxication tétanique, le Dr COURTILLIER nous apprend que notre blessé présente du trismus.

On pratique immédiatement une injection locale massive de sérum antitétanique et le blessé est évacué sur l'hôpital Pasteur d'où il est sorti complètement guéri.

Sans nous étendre sur l'éclosion de ce tétanos post-sérique curable, qui est venu compliquer un début de gangrène gazeuse, nous tenons à insister plutôt sur l'action spécifique du sérum mixte. A la suite des injections locales de ce sérum, le *B. œdematiens* et le *B. perfringens* ont disparu complètement des muscles ; les symptômes locaux se sont amendés. Par contre, le *B. tetani* a persisté à être abondant dans les tissus, et spécialement dans la moelle osseuse.

La seconde observation de gangrène gazeuse toxique à flore anaérobie associée se rapporte à un cas mortel.

IX. — (Nos *19-40*). — *Soldat Dom...*, blessé au bras droit par un éclat d'obus le 15 juillet 1915 ; évacué à l'hôpital auxiliaire 506 dans le service du Dr Paul DELBET.

Le 10 juillet on constate l'apparition de la gangrène gazeuse. Le bras présente deux plaies, l'une sur la face antérieure, l'autre sur la face interne. Les muscles à nu sont rouge foncé. Il en sort un peu de sérosité, très peu de gaz. Entre les deux plaies la peau est noirâtre, l'épiderme mortifié se détache facilement.

L'odeur de la lésion est acide, non putride.

Le membre est considérablement œdématié. L'œdème, très accusé autour des deux plaies, a envahi l'avant-bras et la main. L'œdème antibrachial est surtout prononcé sur la face palmaire.

On ne sent de crépitation, et encore très discrète, qu'au voisinage immédiat de la plaie située sur la face antérieure du bras.

Le blessé est très intoxiqué. Nous pratiquons l'hémoculture. Le Dr DELBET procède à l'amputation. Malgré l'intervention chirurgicale, le blessé meurt.

Nous avons disséqué le membre immédiatement après l'amputation. Sous la peau, œdème citrin, étendu à tout le tissu cellulaire du bras, de l'avant-bras et de la main. On recueille 30 cc. de sérosité en disséquant la peau du bras. Pas de gaz dans l'œdème. Les muscles qui forment les parois de la plaie sont rouge noir et infiltrés de bulles de gaz. A distance le tissu musculaire paraît normal, mais fortement hyperémié. Un œdème, transparent, gélatineux a envahi le tissu périmusculaire et descend le long des tendons. Pas de lésion osseuse, ni vasculaire.

Dans la sérosité musculaire nous avons isolé à côté de cocci (streptocoque) de nombreuses colonies de *B. œdematiens* et de *B. perfringens*, l'un et l'autre très pathogènes. Ces deux espèces sont faciles à reconnaître sur les frottis (fig. 31). L'hémoculture est restée négative.

Il n'est pas douteux que dans cette observation, comme dans la précédente, le *B. œdematiens* a prédominé au point de mas-

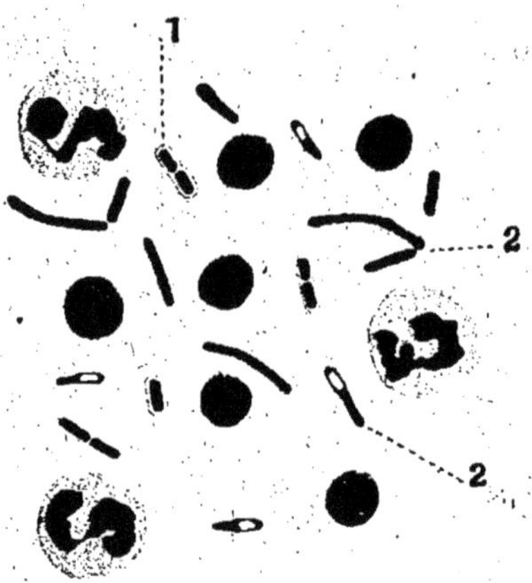

Fig. 31 — Forme toxique de gangrène gazeuse ; soldat *Dom*... Frottis de sérosité musculaire : 1, *B. perfringens ;* 2, *B. œdematiens,* formes végétatives et sporulées.

quer les lésions produites par les germes associés. L'augmentation de volume du membre, l'œdème progressif, les signes d'intoxication générale sont à peu près les seuls symptômes qui aient attiré l'attention.

III. — FORMES MIXTES DE GANGRÈNE GAZEUSE

La présence simultanée dans les tissus gangrenés d'un germe toxique, facteur d'œdème, et d'un bacille grand producteur de gaz peut se traduire, comme nous l'avons indiqué précédemment, par deux tableaux cliniques opposés.

Si le bacille toxique (*B. œdematiens*) l'emporte, nous constatons une forme toxique de gangrène gazeuse. Dans le cas inverse, nous observons tous les symptômes d'une forme classique, due à la prédominance du microbe grand producteur de gaz (*B. perfringens*).

Une troisième éventualité, du reste fréquente, doit être maintenant envisagée : du développement simultané ou successif des deux espèces incriminées résulte souvent l'apparition de formes mixtes, caractérisées par un tableau clinique plus complexe où les deux symptômes cardinaux, œdème et crépitation gazeuse, sont l'un et l'autre apparents.

Formes mixtes à B. œdematiens et B. perfringens. — Citons d'abord une observation récemment publiée par le Dr G. V. Legros et dans laquelle cet auteur a noté à la fois les signes de la forme classique et de la forme toxique de la gangrène gazeuse. Il a pu procéder dans notre laboratoire à l'étude bactériologique de la flore de cette forme mixte et rapporter celle-ci à l'association du *B. œdematiens* et du *B. perfringens*.

X. — (N° 72). — « *Rob...* (*Marius*), soldat de 2e classe, ... régiment d'infanterie, blessé à 7 heures du soir, le 17 septembre 1916, est amené à l'ambulance dans le cours de la nuit et opéré le 18, à 5 heures du matin. Il est atteint d'une plaie du mollet droit par éclat d'obus, avec un seul orifice situé à la face externe du mollet et de petite dimension. Toute la région du mollet est énormément gonflée et tendue. Après excision des bords de l'orifice, la plaie est largement débridée. Il se produit aussitôt une assez abondante hémorragie, en même temps qu'un volumineux caillot s'échappe presque spontanément. Le projectile perçu au milieu de ce vaste hématome est aisément extrait. On s'attaque alors à la source de l'hémorragie, qui est reconnue. Il s'agit d'une section de l'artère tibiale postérieure. Ligature des deux bouts; lavage à l'éther et drainage. La température, qui ne s'élevait guère au-dessus de 37° dans la matinée, dépasse tout à coup 39° dans la soirée, pour se maintenir à peu près au même niveau pendant les trois premiers jours.

« Le 21 septembre, vers 5 heures du soir, quatrième jour de la blessure, le thermomètre atteint 40° ; la plaie présente une odeur suspecte et une teinte légèrement grisâtre. On ne constate néanmoins aucun trouble d'ordre ischémique ; les orteils sont chauds et rosés et aucun symptôme ne paraissant particulièrement alarmant, on croit devoir surseoir jusqu'au lendemain pour prendre une décision.

« Le lendemain 22 septembre, à 8 heures du matin, la situation s'est tellement aggravée depuis la veille qu'elle semble vraiment désespérée. Le pouls est devenu imperceptible, la dyspnée est intense, les extrémités sont froides. Le membre est envahi dans sa totalité par les gaz, qui remontent jusqu'à la racine de la cuisse. Le blessé est en proie à la plus violente angoisse et réclame lui-même l'amputation.

« Celle-ci est immédiatement exécutée au tiers supérieur de la cuisse par la méthode circulaire classique. Au niveau de la section, le tissu cellulaire sous-cutané est profondément infiltré d'un œdème blanc gélatineux ; les muscles, cependant, présentent une assez belle apparence.

« Nous pratiquons, dès l'amputation terminée et avant toute application de pansement, sous le tissu cellulaire et dans les muscles, à la périphérie de la plaie d'amputation, une injection massive de 60 cc. de sérum mixte, mélange à parties égales de sérum anti-*œdematiens*, anti-*perfringens* et anti-vibrion septique.

« Immédiatement avant l'opération, nous avons eu soin de prélever au niveau de la plaie, dans le tissu cellulaire et dans les muscles, une petite quantité de sérosité qui a servi aux constatations bactériologiques.

« Le 22 septembre nous profitons de la réfection du pansement pour pratiquer une deuxième injection du même sérum, dans les mêmes conditions que la première.

« Le 23 septembre, troisième et dernière injection. Mais déjà l'état général était redevenu progressivement très satisfaisant ; la fièvre, dès le premier soir, avait commencé à décroître ; la plaie d'amputation présente un superbe aspect, tellement net et sain que les bords au bout de peu de jours sont affrontés à l'aide de quelques points de suture.

« Le blessé, finalement, est évacué le 3 octobre, presqu'entièrement guéri. »

Les frottis révèlent la présence d'un très grand nombre de bacilles épais, trapus, prenant le Gram. Il s'agit, à n'en pas douter, de *B. perfringens* absolument typique. L'auteur note également la présence assez fréquente de gros bacilles dont quelques-uns renferment de grosses spores ovales. Ces endospores sont situées, presque toutes, au voisinage de l'extrémité du bacille (forme en raquette), enfin la présence de quelques cocci (streptocoques et staphylocoques, fig. 32). Le bacille sporulé a été obtenu en cultures pures et identifié au *B. œdematiens*.

L'auteur conclut ainsi : « Cette observation est intéressante à plusieurs points de vue :

« 1° Il s'agit d'un cas de gangrène gazeuse qui a suivi de près la ligature d'un tronc artériel, et c'est là, tout au moins en ce qui concerne le membre inférieur, un facteur étiologique de premier ordre.

« 2° L'importance bactériologique de ce cas est caractérisée par l'association, très rarement rencontrée jusqu'ici, du *B. perfringens* et du *B. œdematiens*. La nature de cette association nous permet de comprendre les symptômes cliniques observés chez notre blessé, la grande abondance des gaz due à la pullulation du *B. perfringens*, l'extension de l'œdème et la gravité de l'intoxication dues à la présence de *B. œdematiens*.

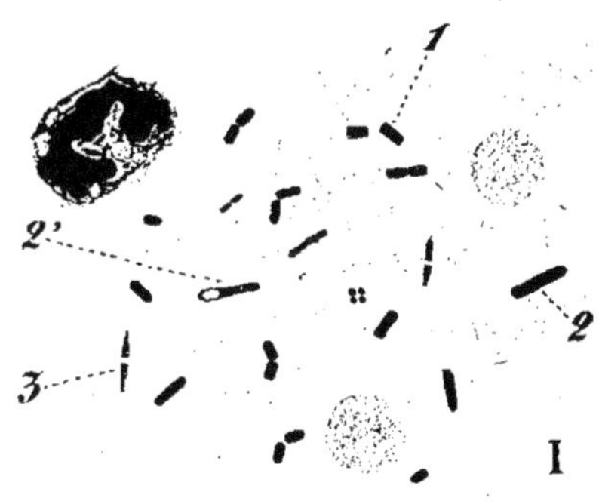

Fig. 32. — Forme mixte de gangrène gazeuse (soldat *Rob*...). Frottis de sérosité musculaire : 1, *B. perfringens* ; 2 et 2' *B. œdematiens* ; 3, *B. histolyticus* (?).

Voici le résumé d'une deuxième observation, celle-là personnelle, et qui se rapporte à un cas de gangrène gazeuse mortelle : on observait le premier jour tous les symptômes d'une forme toxique, mais le lendemain l'infiltration gazeuse prenait une grande extension. L'étude bactériologique a démontré la pullulation locale successive du *B. œdematiens*, puis du *B. perfringens*.

XI. — (Nos 23-70). — *Caporal Marr*..., blessé à Maurepas, le 30 juillet 1916 par éclat d'obus ; évacué le 5 août et arrivé à l'hôpital auxiliaire 229 dans le service du Dr Courtillier, le 6 août à 3 heures et demie du matin.

La jambe et la cuisse sont enfermées dans un plâtre. On constate une plaie pénétrante anfractueuse à la partie supéro-externe de la cuisse. Le fémur est fracturé au tiers supérieur. Dès l'arrivée du blessé le chirurgien est frappé par le vilain aspect de la plaie, de laquelle s'échappent des bulles de gaz. Le Dr Courtillier résèque un fragment du fémur (3-4 centimètres) et râcle le canal médullaire à la curette. Il en retire sept fragments de capote et de chemise. Nettoyage soigné, lavage à l'eau néolée, drainage du canal médullaire et des anfractuosités de la plaie.

Le 7 août nous sommes appelés à voir le malade. La cuisse doublée de volume est œdématiée sur toute son étendue. Pas de gaz, ni dans la plaie ni à la palpation. La peau est tendue, blafarde, les veines superficielles apparentes. La jambe est intacte. Il s'agit à ce moment d'un cas toxique déclaré de gangrène gazeuse. L'état général du blessé est déjà très mauvais, pouls rapide, mal frappé, température 39°5.

L'examen des frottis de la sérosité de la plaie et de la sérosité mus-

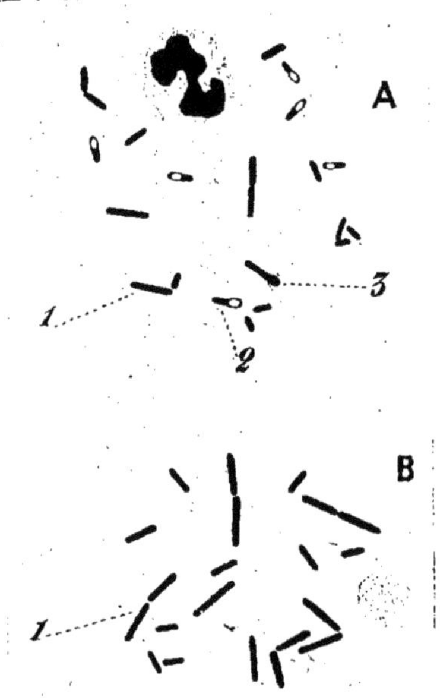

Fig. 33. — Forme mixte de gangrène gazeuse (Caporal *Mar...*). A. Frottis de sérosité musculaire : 1, *B. œdematiens*; 2 et 3, id. formes sporulées. B. Frottis de sérosité d'une phlyctène : 1, *B. œdematiens*.

culaire révèle la présence de diplocoques associés à des bacilles prenant le Gram dont la plupart ont l'apparence de *B. œdematiens* (fig. 33, A). Ce microbe a pu être facilement isolé.

Nous injectons dans la lésion 50 cc. de sérum mixte et sous la peau du flanc 50 cc. de sérum anti-*œdematiens*.

Le lendemain matin le malade se sent beaucoup mieux, mais vers midi l'état local s'est considérablement aggravé. L'œdème est étendu à tout le membre, jambe et cuisse, et envahit même la face dorsale du pied. Le pied est froid, bleuté, la jambe froide marbrée de taches bleuâtres. Nous notons l'apparition de la crépitation gazeuse (fine, neigeuse) dans la fosse iliaque gauche. Le testicule gauche est distendu par les gaz.

A quatorze heures, soit deux heures après, la crépitation est très nette à la palpation de la jambe et de la cuisse ; la fesse prend une teinte bronzée. Deux grosses phlyctènes à sérosité laquée, roussâtre, apparaissent au voisinage de la plaie.

Le chirurgien pratique de grandes incisions, étendues à la jambe et à la cuisse, et d'où le gaz s'échappe bruyamment. L'œdème gélatineux est surtout abondant dans le tissu cellulaire de la région poplitée ; les muscles de la jambe ont conservé leur teinte normale.

Le malade, subdélirant, meurt à 17 heures et demie.

Ainsi, dans ce cas, le tableau clinique au second jour de la maladie rappelle beaucoup celui de la forme classique de la gangrène gazeuse. L'infiltration gazeuse intense, l'apparition des phlyctènes et de l'érysipèle bronzé en sont les signes les plus apparents. Cependant les symptômes de la forme toxique sont encore manifestes. L'œdème sous-cutané a progressé. L'hémoculture faite cinq heures avant la mort est restée négative; enfin le sang du cœur ensemencé une heure après la mort a donné une culture pure de *B. œdematiens* (dans deux tubes sur six ensemencés).

Mais l'examen de la sérosité musculaire nous a permis de rattacher la production intense des gaz au développement du *B. perfringens*. Ce microbe a été rencontré en abondance associé au *B. œdematiens* et à quelques unités de *B. sporogenes* dans la sérosité des muscles formant la paroi supéro-interne de la plaie. C'est certainement de ce foyer qu'est partie l'infiltration gazeuse qui a débuté en envahissant rapidement le tissu cellulaire voisin, du testicule et de la fosse iliaque gauche.

Il n'est pas douteux que la poussée successive du *B. œdematiens*, puis du *B. perfringens*, explique les symptômes observés dans cette forme mixte de gangrène gazeuse. A noter l'échec du traitement sérique chez un malade très intoxiqué et, sans aucun doute, trop tardivement traité.

IV. — VARIÉTÉS PUTRIDES

Pour pouvoir rattacher plus aisément les lésions observées aux microbes qui les produisent, nous n'avons jusqu'à présent décrit que des cas de gangrène gazeuse dont la bactériologie était relativement simple. Tous les symptômes observés ont été attribués au développement de une ou de deux espèces anaérobies.

Nous avons cependant établi dans le chapitre précédent que les cas plus compliqués ne sont pas rares. Il sera maintenant plus facile de les analyser et de les comprendre.

Notons d'abord que dans toutes les observations précédentes le symptôme putridité n'a pas été signalé. Ce symptôme est pourtant considéré comme un signe important des infections gazeuses. En fait, si, chez certains malades, comme ceux dont nous avons résumé l'histoire, l'odeur putride des lésions est peu marquée ou nulle, par contre, dans le plus grand nombre des lésions gangreneuses au début ou déclarées la putridité est intense.

Nous rattachons ce symptôme important à la pullulation de microbes habituellement peu toxiques, mais fortement putrides, qui se développent en association avec les agents principaux de l'affection.

A côté de germes qui, comme le *B. pyocyaneus* et surtout le *B. proteus*, contribuent à rendre les lésions malodorantes, nous avons signalé dans la flore des plaies plusieurs anaérobies putrides : *B. putrificus* BIENSTOCK, *B. aerofœtidus*, *B. sporogenes* METCHNIKOFF ; TISSIER (1916) y a indiqué la présence de *B. bifermentans* et ANGELIS (1916) celle du *Clostridium fœtidum*.

Le *B. sporogenes* est certainement l'anaérobie putride le plus dangereux et le plus fréquent. Ce fait ressort non seulement de nos travaux, mais encore des observations de CHOUKEWITCH et enfin de celles des auteurs — et ils sont nombreux — qui ont confondu ce microbe avec le Vib. septique de PASTEUR.

Lorsque le *B. sporogenes* se développe en abondance dans les lésions gangreneuses, il donne lieu à une variété putride de gangrène gazeuse. Chacune des trois formes de gangrène gazeuse que nous avons décrite possède sa variété putride à *B. sporogenes*.

Forme classique putride. — Voici, comme premier exemple, l'observation d'une variété putride de gangrène gazeuse classique (cas mortel).

XII. — (Nos 30-89). — *Soldat Sau...*, blessé au nord d'Arras le 31 mars 1915 par éclat d'obus. Evacué à l'ambulance auxil. de la rue Molitor, service du Dr Mauclaire. Le 2 avril le blessé présente une plaie gangreneuse étendue à odeur infecte, localisée à la partie supérieure de la cuisse et à la fesse gauche. La cuisse est bleu violacé. De nombreuses phlyctènes noires, à contenu roussâtre ont apparu sur la cuisse. La crépitation superficielle intense est perçue sur toute la hauteur du membre. On observe une phlyctène blanche à l'extrémité inférieure de la jambe. L'état est désespéré. Température 38°2, pouls filiforme,

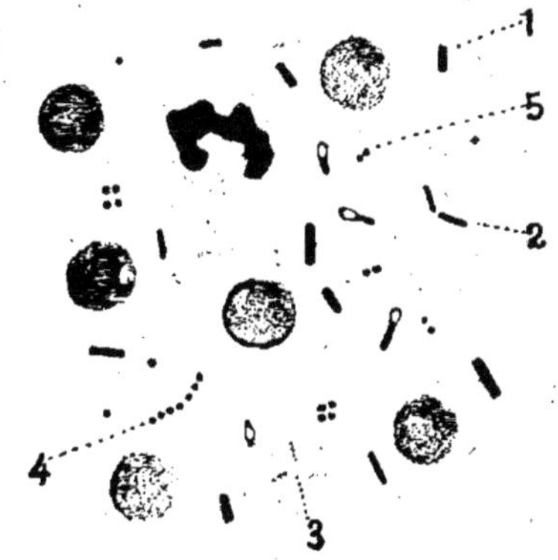

Fig. 34. — Forme clasique putride de gangrène gazeuse (soldat *Saud...*). Frottis de sérosité de la plaie : 1, *B. perfringens*; 2, *B. sporogenes* ou bac. II de Ghon et Sachs (à noter les nombreuses formes sporulées appartenant à l'un ou l'autre de ces germes) ; 3, *B. proteus* ; 4 et 5, cocci.

langue sèche, nez pincé, mains froides. La fesse est incisée et nettoyée à l'éther ; on pratique de nombreuses pointes de feu. Les gaz sortent en abondance des incisions. Le malade meurt à 21 heures.

Dans la sérosité musculaire nous n'avons rencontré que des bacilles prenant le Gram ; pas de cocci. Sur frottis le *B. perfringens* paraît dominer (fig. 34). A l'ensemencement, on isole le *B. perfringens*, le *B. sporogenes* et un bacille fin mobile sporulé non pathogène pour le cobaye, qui paraît être le bacille II de Ghon et Sachs (1909).

La sérosité des phlyctènes noires contient presque exclusivement le *B. perfringens*.

La sérosité de la phlyctène blanche contient le *B. sporogenes* et le Bac. II de Ghon et Sachs.

L'intérêt de ce cas réside dans l'association du *B. perfringens* et du *B. sporogenes*. Les lésions produites par ces deux microbes sont faciles à rapporter à chacun d'eux. La crépitation étendue, les phlyctènes noires à contenu laqué sont des symptômes de gangrène gazeuse classique. La gangrène putride des muscles de la plaie, la phlyctène blanche apparue à la partie inférieure de la jambe sont des lésions que l'on reproduit expérimentalement chez le cobaye avec les échantillons virulents de *B. sporogenes*.

Ajoutons enfin, qu'un cobaye, inoculé dans la cuisse avec quelques gouttes de sérosité musculaire provenant du blessé, est mort rapidement en présentant les lésions gazeuses putrides semblables à celles qui suivent l'inoculation du mélange de cultures de *B. perfringens* et de *B. sporogenes*.

Forme toxique putride. — Voici maintenant un cas de gangrène toxique putride.

XIII. — (N°s 35-82). — *Soldat Kief...*, entré il y a huit jours à l'hôpital Saint-Nicolas d'Issy-les-Moulineaux, dans le service du Prof. Kirmisson.

Le 25 juin nous sommes appelés à voir le malade qui pendant la nuit a fait une poussée aiguë de gangrène gazeuse. L'état général du blessé est mauvais ; il est déjà en hypothermie (36°). Il s'agit d'une plaie gangreneuse qui siège à la face interne du bras gauche. Pas de fracture. Le bras est œdématié ; l'œdème a envahi tout l'avant-bras et la main ; on ne perçoit de crépitation qu'autour de la plaie. Celle-ci dégage une odeur putride.

Le Prof. Kirmisson se décide à pratiquer la désarticulation interscapulo-humérale. L'opéré ne peut être réchauffé et meurt environ deux heures après l'opération. Nous ensemençons le sang du cœur une heure et demie après la mort.

Le membre amputé est aussitôt disséqué. La peau est rouge violacé à quelques centimètres autour de la plaie, mais présente une coloration jaune pâle, blafarde, sur tout le reste du membre. Un œdème gélatineux, citrin, est étendu à tout le tissu cellulaire sous-cutané. Sur la face palmaire de l'avant-bras et de la main cet œdème atteint 2 centimètres d'épaisseur. Le tissu intermusculaire est œdématié. Dans la masse musculaire nécrosée on découvre l'artère humérale qui est oblitérée par un gros caillot un peu en dessus de sa bifurcation. L'endartère, à ce niveau, est rugueuse et infiltrée de pigment noir. Les gros troncs veineux sont noirâtres, mais perméables.

Voici, maintenant, nos constatations bactériologiques : sur frottis de plaie nous observons beaucoup de cocci (diplocoques), un grand nombre de bacilles sporulés (morphologiquement semblables au *B. sporogenes*) et des diplobacilles plus épais et plus longs, immobiles, prenant le Gram.

Dans la sérosité musculaire prélevée loin de la plaie on trouve encore un grand nombre de cocci et de bacilles, mobiles et immobiles, prenant le Gram. L'examen microscopique de la sérosité de l'œdème du tissu sous-cutané ne nous permet pas d'apercevoir de microbes.

Dans la flore musculaire nous avons isolé le *B. œdematiens* (patho-

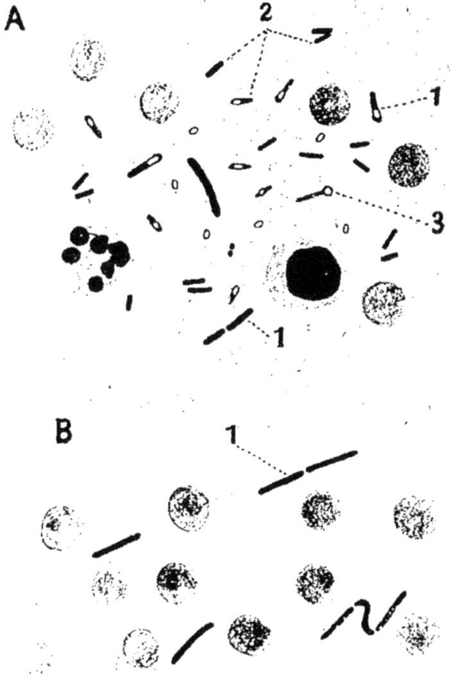

Fig. 35 [1]. — Forme toxique putride de gangrène gazeuse (soldat *Del...*). A. Frottis de sérosité musculaire : 1, *B. œdematiens*, formes végétatives et sporulées ; 2, *B. sporogenes*, formes végétatives et sporulées ; 3, *B. tetani* ; le *B. ærofœtidus* a été également isolé. B. Frottis de liquide d'œdème prélevé à distance du foyer gangreneux : 1, *B. œdematiens*.

gène), le *B. sporogenes*, le *B. tetani* et un anaérobie sporulé qui nous paraît être une race non pathogène pour le cobaye du *B. œdematiens*.

L'hémoculture, même pratiquée une heure après la mort, est restée négative.

(1) Les figures 35 et 36 montrent des frottis de sérosités provenant de deux cas de gangrène toxique putride.

Il n'est pas douteux que le blessé a succombé à une intoxication suraiguë, rapide. Celle-ci a été provoquée principalement par le *B. œdematiens*. La putridité intense correspond au développement local abondant du *B. sporogenes*. Il est probable que le *B. sporogenes* a contribué aussi pour sa part à augmenter la gravité des symptômes toxiques, car l'échantillon de *B. sporogenes* isolé était relativement très pathogène pour l'animal.

Nous donnerons plus loin l'observation détaillée d'une **variété de gangrène gazeuse putride mixte.** Cette observation a été reportée à la fin du chapitre car elle se trouve être le cas le plus compliqué de gangrène gazeuse que nous ayons eu l'occasion d'étudier.

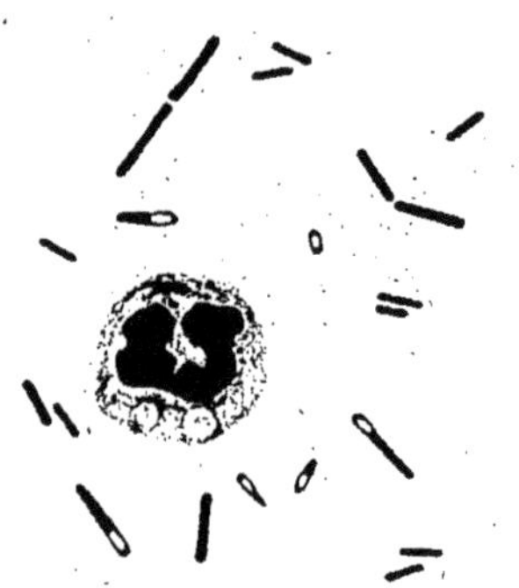

Fig. 36. — Forme toxique putride de gangrène gazeuse (soldat Den...). Frottis de sérosité musculaire. Association de *B. œdematiens* (les formes épaisses) et de *B. sporogenes* (les formes grêles).

V. — CAS COMPLEXES

Pour terminer ce chapitre il nous reste à rendre compte des symptômes cliniques que l'on observe lorsque plus de deux anaérobies pathogènes se développent à la fois dans les tissus gangreneux. Ces cas ne sont pas exceptionnels dans notre statistique. Nous devons ajouter, et le fait est facile à comprendre, qu'il s'agit toujours alors de gangrène gazeuse d'une extrême gravité.

Forme toxique complexe. — Voici, tout d'abord, une observation où trois anaérobies toxiques se sont associés pour produire une forme toxique de gangrène gazeuse. Nous devons à l'obligeance du Dr Lardennois de pouvoir la publier en détail.

XIV. — (Nos 20-78). — *Soldat Bel...*, blessé le 1er mars 1915 à Fontaine-Madame (Argonne) par balle, fracture du fémur droit.

Aussitôt après la blessure, pansement individuel, puis, huit heures après, deuxième pansement au poste de secours. Le malade est évacué à l'hôpital militaire de Sainte-Menehould où il est gardé jusqu'au 15 mars.

Il arrive le 16 mars à l'hôpital complémentaire du Panthéon (Dr Lardennois). A son entrée on fait le diagnostic de fracture ouverte

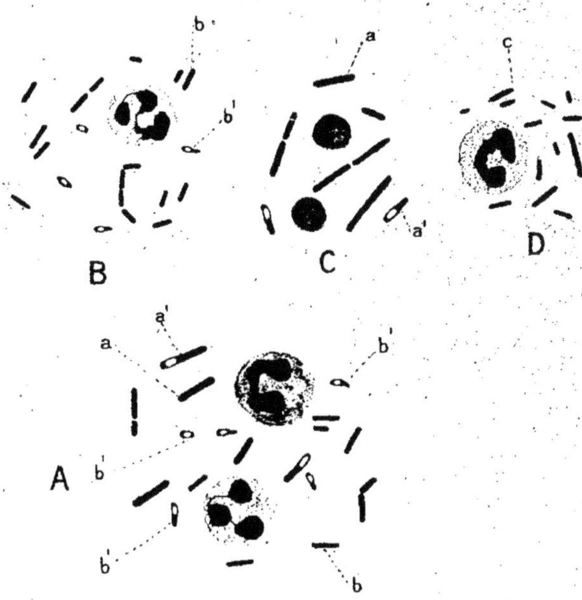

Fig. 37. — Forme toxique de gangrène gazeuse (cas complexe). Soldat Bel... A, frottis de sérosité musculaire : *a* et *a'*, *B. œdematiens*, formes végétative et sporulée ; *b*, *B. fallax* ou forme végétative de Vib. septique ; *b'*, formes sporulées de Vib. septique. B, frottis de sérosité musculaire d'un cobaye inoculé avec le Vib. septique isolé chez l'homme. C, frottis de sérosité musculaire d'un cobaye inoculé avec le *B. œdematiens* provenant du blessé. D, frottis de sérosité musculaire d'un cobaye inoculé avec le *B. fallax* provenant du blessé.

et infectée du fémur. La fracture siège à l'union du tiers inférieur et du tiers moyen du fémur droit. Deux larges ouvertures aux faces internes et externes de la cuisse. Épanchement articulaire du genou. Le malade est extrêmement pâle, verdâtre.

Le 18 mars, lavage à l'eau de Javel et à l'eau oxygénée ; mèche iodoformée ; gouttière de Marion. On enlève une grande esquille.

Le 22 mars, lavage, drain, mèche iodoformée.

Le 23, mèche ektogan.

Le 25, lavage au formol, mèche au collargol, botte plâtrée.

Le 26 mars, esquillectomie (deux grosses esquilles enlevées), drainage, contre-ouverture de la plaie postérieure de la cuisse. On constate que l'artère poplitée ne bat pas régulièrement.

Le 27 le membre est très œdématié, le pus fétide ; on enlève le plâtre. Grand lavage.

Le 28, larges incisions à la face postérieure et contre-incisions au bord externe de la cuisse. Le membre a très mauvais aspect.

Le 29, au matin, crépitation sous-cutanée au voisinage de la plaie. Etat général très mauvais, pouls misérable.

Désarticulation de la hanche (procédé rapide). Le malade meurt une heure après l'opération.

Du 16 au 29 la température du soir a été constamment au-dessus de 38°.

Le membre désarticulé est examiné au laboratoire. On sent à la palpation la crépitation profonde ; des bulles de gaz sortent des contre-incisions. A la dissection, on constate une thrombose de la veine poplitée. L'artère est noirâtre.

Dans la sérosité prélevée au niveau de la plaie on rencontre de nombreux bacilles de toute épaisseur, prenant le Gram et un grand nombre de spores libres. Les cocci sont très rares.

Dans la sérosité intramusculaire prélevée à 20 centimètres environ de la plaie, on observe exclusivement des bacilles. Ceux-ci paraissent immobiles. Beaucoup sont sporulés (clostridies et spores subterminales). On voit beaucoup de raquettes de dimensions inégales (fig. 37, A).

Les séparations pratiquées en gélose de Veillon nous permettent d'affirmer la triple présence du *B. œdematiens*, du *B. fallax* et du V. septique dans la flore des muscles. Chacun de ces trois germes était extrêmement toxique.

Ajoutons, enfin, que l'hémoculture pratiquée avant l'opération (une heure et demie avant la mort) est restée négative.

Nous pouvons conclure que le malade a succombé à une intoxication aiguë provoquée par l'action simultanée de trois toxines microbiennes puissantes. Ce cas est le type de la gangrène gazeuse tardive à évolution foudroyante, forme toxique sans développement abondant de gaz et mort par cénotoxie.

Forme mixte putride à flore complexe. — Nous terminerons ce chapitre par l'étude détaillée du cas le plus complexe de gangrène gazeuse que nous ayons étudié. Cinq anaérobies pathogènes ont contribué à la production des lésions observées. Il s'agit d'une forme mixte putride de gangrène gazeuse, traitée par le sérum et terminée par une broncho-pneumonie à *B. fallax*.

XV. — (Nos 89-90). — L'*artilleur Loss...*, blessé le 4 mai par éclat d'obus, au fort Saint Michel, près de Verdun, est pansé trois heures après au poste de secours. Il reçoit une injection préventive de sérum antitétanique.

Evacué sur l'arrière, il arrive le 15 mai à l'hôpital V. G. nº 20, dans le service du Prof. Schwartz. On constate une large plaie par déchirure et écrasement de la partie inférieure et moyenne de la jambe gauche avec fracture esquilleuse du tibia ; le péroné est intact. Au pied droit blessure légère, désarticulation du deuxième métatarsien et fracture du scaphoïde. A l'arrivée, les plaies ont bonne apparence ; l'état général est satisfaisant.

Le 17 mai, deux jours après l'entrée du blessé dans le service, la température monte subitement à 40°.

Le 18 mai, au matin on remarque la présence de bulles de gaz à la partie inférieure de la plaie de la jambe gauche. Le chirurgien pratique de larges débridements et des lavages continus à l'eau oxygénée.

Appelés auprès du malade dans l'après-midi, nous sommes frappés par la gravité de l'état général ; le malade est extrêmement pâle, a le nez pincé et répond difficilement aux questions qu'on lui pose. La plaie est franchement gangreneuse. Les muscles sont spongieux, grisâtres, infiltrés de bulles de gaz qui sortent à la pression. La crépitation est limitée au pourtour de la plaie et masquée par un œdème blanc, peu dépressible, qui envahit le pied et le tiers inférieur de la jambe, au-dessous de la lésion. Pas de teinte bronzée des téguments, pas de phlyctènes. Il s'agit, à ce stade, d'une forme toxique déclarée de gangrène gazeuse.

L'examen de la sérosité prélevée en différents points des muscles gangrenés nous révèle une flore composée exclusivement de bacilles anaérobies prenant le Gram. Un certain nombre de ces microbes sont mobiles.

L'étude bactériologique a démontré la présence dominante du *B. œdematiens*, du V. septique, du *B. fallax*. Le *B. perfringens* et le *B. sporogenes* ont pu être ultérieurement isolés, mais ils étaient encore à ce moment peu abondants dans la sérosité musculaire. Notons sur le frottis la rareté des leucocytes et l'abondance des éléments sporulés (fig. 38).

Nous traitons le blessé en lui injectant immédiatement dans les muscles autour de la plaie 45 cc. de sérum mixte et sous la peau du flanc, dans la soirée, 40 cc. de mélange de sérums anti-*œdematiens* et anti-vibrion septique.

19 mai. — Le malade dit se sentir mieux. L'état local s'est pourtant aggravé. Le pied est froid. La jambe tout entière est œdématiée.

L'examen des frottis est cependant encourageant. Les microbes sont beaucoup plus rares dans la sérosité musculaire, les leucocytes sont plus abondants et l'on observe des figures de phagocytose (fig. 38).

Nous continuons le traitement sérique en injectant au blessé 70 cc. de sérum mixte (anti-*œdematiens* et anti-vibrion septique), les bacilles correspondants nous paraissant être les microbes dominants. Le soir, l'état du blessé s'est fortement aggravé. La température est descendue au dessous de 37° ; dans l'après-midi le blessé a eu une syncope. Le pouls est à peine perceptible (160). La jambe est froide, tuméfiée, violacée. Une grosse phlyctène apparaît au tiers inférieur de la jambe.

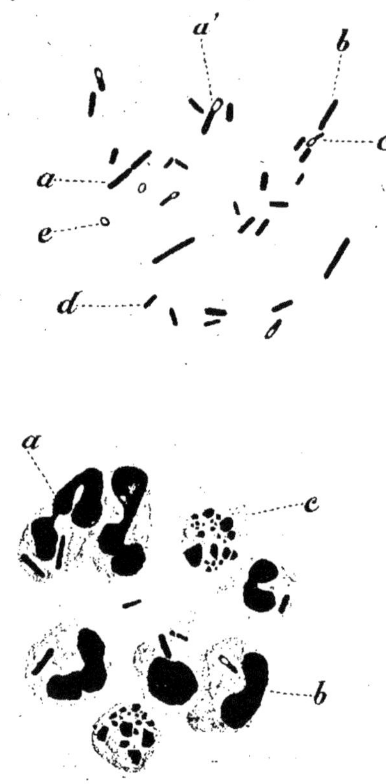

Fig. 38. — Forme mixte putride de gangrène gazeuse (cas complexe). En haut, frottis de sérosité musculaire avant le traitement sérique : *a, a', B. œdematiens* ; *c*, forme sporulée de Vib. septique ou de *B. sporogenes* ; *e*, spore libre ; *d*, forme végétative de Vib. septique ou de *B. sporogenes*, ou encore *B. fallax*. En bas, frottis de sérosité musculaire le lendemain de la première injection de sérum mixte. Noter les figures de phagocytose (*a* et *b*) et les leucocytes en voie de dégénérescence (*c*).

Les gaz sont plus abondants, mais toujours limités aux tissus avoisinant la plaie.

L'examen de la sérosité musculaire prélevée en différents points et de la sérosité de la phlyctène nous met en présence, comme la veille, d'une flore anaérobie, mais où, cette fois, le *B. fallax*, le *B. sporogenes* et le *B. perfringens* sont en grande abondance. Le *B. œdematiens* paraît plus rare. Nous n'avons pas réussi à isoler le Vib. septique.

L'hémoculture pratiquée à ce moment est restée négative. Vu la gravité extrême de l'état du blessé, le chirurgien ne se décide pas à l'amputer.

20 mai. — Le blessé dit se sentir un peu mieux. L'état local s'est, par contre, encore aggravé. La jambe est froide, violette ; l'œdème dépasse un peu le genou. C'est un œdème dur, mais dépressible. Le blessé est toujours froid, mais son pouls est un peu meilleur.

Le Prof. Schwartz pratique l'amputation de la cuisse au tiers inférieur ; section plane, moignon non fermé. Au cours de l'opération, il retire d'une veine un thrombus qui est immédiatement ensemencé. Nous avons eu soin de pratiquer l'hémoculture quelques instants avant l'opération.

La jambe amputée est aussitôt disséquée. Les muscles sont gangrenés, gris sale, spongieux et dégagent une odeur putride. L'infiltration gazeuse n'est pas très étendue, limitée surtout aux muscles les plus altérés qui forment le fond et les parois de la plaie. A distance, le long des tendons, un œdème gélatineux, blanc-rosé infiltre le tissu périmusculaire et remonte presque jusqu'au plan de section. Les vaisseaux du membre amputé sont encore perméables ; on rencontre cependant de petits caillots noirâtres dans les deux tibiales, adhérents à l'endartère ; l'artère péronière est indemne, les veines sont noires, mais non thrombosées. Une grosse esquille libre (3 cm.), détachée du tibia, aux extrémités coupantes, en dents de scie, est retirée du foyer de fracture, logée en plein muscle gangrené.

Dans les muscles, même flore que la veille ; les endospores et les spores libres sont extrêmement nombreuses. Les frottis des caillots adhérents à la paroi des artères tibiales montrent de nombreux éléments prenant le Gram, bacilles et éléments sporulés. De même les frottis de l'endoveine.

Ces constatations font craindre la propagation de l'infection par voie sanguine. En effet, le tube de bouillon ensemencé avec le thrombus retiré d'une veine du moignon par le prof. Schwartz nous a donné une culture mixte de *B. perfringens* et de *B. fallax*. De même l'hémoculture pratiquée avant l'opération nous confirme l'existence d'une septicémie double à *B. perfringens* et à *B. fallax*.

Ces constatations anatomo-pathologiques et bactériologiques nous montrent à l'évidence que la pullulation secondaire du *B. perfringens* et du *B. sporogenes* a entraîné une modification profonde dans l'évolution de ce cas de gangrène gazeuse. Forme toxique pure au premier jour, elle s'est compliquée de putridité, les gaz sont devenus plus abondants, bien que toujours masqués par un œdème lentement progressif et une septicémie double s'est établie. Il s'agit actuellement d'une forme mixte putride de gangrène gazeuse avec état septicémique. La multiplicité des symptômes observés est en rapport avec la complexité de la flore anaérobie.

Si les injections de sérum mixte ne nous ont pas permis d'éviter au blessé l'amputation de la cuisse, il nous reste cependant l'espoir d'empêcher la récidive de la gangrène dans le moignon et de traiter la septicémie à *B. perfringens*. Contre le *B. fallax* nous étions désarmés, n'ayant pas préparé le sérum actif correspondant.

21 mai. — Le blessé est très faible et encore en hypothermie ; le pouls est mieux frappé que la veille. L'état du moignon est satisfaisant ; nous notons cependant la présence de quelques bacilles prenant le Gram dans la sérosité de la plaie d'amputation. L'hémoculture donne, comme la veille, une culture mixte de *B. perfringens* et de *B. fallax*. Nous traitons le blessé en lui injectant dans les vingt-quatre heures (en deux fois sous la peau du flanc) 70 cc. de sérum anti-*perfringens* et 50 cc. de sérum mixte (anti-vibrion septique et anti-*œdematiens*).

22 mai. — L'état du blessé est meilleur. Celui-ci s'est réchauffé (37°-38°) ; le pouls est bien frappé. Le moignon a toujours bon aspect. Nous notons cependant l'existence de deux petits foyers grisâtres bien limités dans la plaie d'amputation. La sérosité prélevée à ce niveau contient de nombreux bacilles prenant le Gram dont quelques-uns renferment des endospores. Les leucocytes sont altérés et les figures de phagocytose rares.

L'hémoculture pratiquée à 19 heures nous donne les mêmes résultats que le jour précédent. Mais, ayant eu l'idée d'examiner des frottis de sang colorés, nous sommes frappés de constater sur une seule lame 26 figures de phagocytose et seulement cinq bacilles libres. Il n'y a pas de doute que nous avons étudié le sang au moment d'une crise phagocytaire intense. Ces constatations nous incitent à continuer le traitement sérique. Le blessé reçoit le soir 45 cc. de sérum anti-*perfringens* sous la peau du flanc et 40 cc. de sérum mixte (anti-*perfringens* et anti-*œdematiens*) dans les muscles de la cuisse, aussi près que possible du moignon.

23 mai. — Etat sensiblement stationnaire. L'hémoculture donne le même résultat que la veille. Notons que sur les frottis de sang nous ne pouvons observer aucune figure de phagocytose Nous rencontrons seulement quelques bacilles libres, grêles, aux extrémités arrondies, qui nous paraissent être le *B. fallax*. Nous injectons au cours de la journée 45 cc. de sérum anti-*perfringens* (sous la peau du flanc) et 30 cc. de sérum mixte (anti-*perfringens* et anti-*œdematiens*) dans la cuisse au voisinage du moignon.

24 mai. — L'état général est stationnaire depuis deux jours. La sérosité du moignon contient toujours la même flore où dominent les bacilles grêles prenant le Gram. Les frottis de sang nous montrent, comme la veille, quelques bacilles libres, mais nous ne pouvons déceler aucune figure de phagocytose. L'hémoculture démontre encore dans le sang la double présence du *B. perfringens* et du *B. fallax*. Nous injectons 60 cc. de sérum anti-*perfringens* sous la peau du flanc et 20 cc. de sérum anti-vibrion septique dans les muscles de la cuisse, près du moignon.

25 mai. — Le blessé a de la diarrhée. Dans l'après-midi une hémorragie se produit au niveau du moignon. Le soir la température monte à 40°. Le malade a l'aspect typhique ; le teint jaunâtre, abondant, épistaxis à 19 heures. Sur frottis de sang nous observons, comme dans la soirée du 22, des images de phagocytose. Les microbes libres sont rares.

L'ensemencement donne encore une culture mixte de *B. perfringens* et de *B. fallax*. L'état du malade nous paraît si grave que nous ne pratiquons pas d'injection de sérum.

26 mai. — Le malade a un peu de délire dans la matinée. La température reste élevée. Au pansement la plaie du moignon a mauvais aspect. Le pus est grisâtre ; quelques bulles de gaz sortent de la plaie. Celle-ci est lavée à l'eau physiologique et l'on injecte dans le moignon 30 cc. de sérum mixte (10 anti-*perfringens*, 10 anti-*œdematiens* et 10 anti-vibrion septique) ; le moignon est recouvert avec de la gaze sèche. Le pus est riche en microbes et pauvre en leucocytes. A une flore aérobie (staphylocoques et coliformes) est associée une flore anaérobie où dominent des bacilles grêles prenant le Gram et quelques bacilles sporulés. Nous pouvons isoler le *B. perfringens* et le *B. fallax*.

Sur les frottis de sang nous ne découvrons pas de bacilles. L'hémoculture n'est positive qu'au bout de 36 heures (deux tubes sur six ensemencés). Dans ces deux tubes nous trouvons le *B. fallax* en culture pure. Le *B. perfringens* a définitivement disparu du sang.

27 mai. — Le malade se trouve mieux. La température a notablement baissé. Le moignon s'est nettoyé. Les bulles de gaz ont disparu. Le pus est extrêmement riche en leucocytes, contient beaucoup moins de microbes que la veille et les figures de phagocytose sont fréquentes.

Le sang ne renferme toujours que le *B. fallax*. Malgré cette amélioration certaine qui nous dispense de continuer la sérothérapie, le sort du blessé nous inspire encore beaucoup d'inquiétudes. Celui-ci a toujours le teint jaune, la figure émaciée Au milieu de l'après-midi il est pris d'une crise hystériforme, perte de connaissance, contracture de la tête, des bras et des jambes, émission involontaire de matières. Cette crise dure environ deux heures.

28 mai. — La température se rapproche de la normale ; le moignon est en bon état. Dans la matinée crise nerveuse comme la veille ; diarrhée.

Hémoculture ; sur quatre tubes ensemencés, un seul donne en 36 heures une culture pure de *B. fallax*.

29 mai. — La journée est calme. Mais la température s'est élevée de nouveau au-dessus de 38°. La diarrhée persiste. Le malade respire difficilement. Hémoculture : *B. fallax*.

30 mai. — Les deux poumons sont pris. A l'auscultation on perçoit des râles sous-crépitants. Au cours de la journée l'état pulmonaire va en s'aggravant. Dans la nuit crises d'étouffement. Le malade meurt le 31 mai à sept heures du matin.

L'hémoculture faite dans la journée du 30 donne quatre cultures pures de *B. fallax* sur sept tubes ensemencés.

Autopsie. — Nous pouvons pratiquer l'autopsie peu de temps après la mort.

Liquide pleural un peu louche. Adhérences pleurales récentes au niveau du poumon droit. Foyers broncho-pneumoniques avec cavernes dans les lobes supérieur et moyen droits. Les lobes moyen et inférieur gauches sont fortement congestionnés.

Cœur feuille morte, pas de lésion valvulaire, pas de péricardite.

Foie jaune et gras, hypertrophié ; rate hypertrophiée (une fois et demie), congestionnée, un peu diffluente. Reins pâles, capsules surrénales un peu dures, pancréas cassant, dur et pâle. Pas de lésions intestinales.

On ne trouve de microbes que sur les frottis de fausses membranes pleurales et dans les lésions pulmonaires.

Fausses membranes pleurales : *B. fallax* en culture pure.

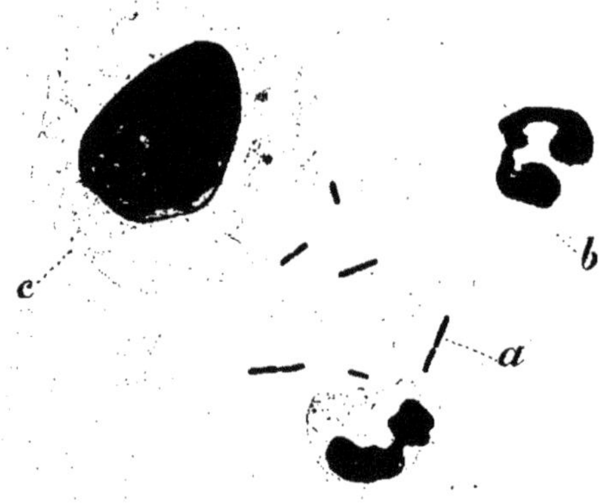

Fig. 39. — Broncho-pneumonie à *B. fallax* (soldat *Loss*...). Frottis d'un foyer récent de broncho-pneumonie : *a*, *B. fallax*, *b*, leucocyte, *c*, cellule endothéliale.

Lésions pulmonaires récentes (congestion et foyers récents de broncho-pneumonie) : *B. fallax* seul (fig. 39).

Cavernes : *B. fallax* associé à une flore complexe d'origine externe (*B.* sporulés ressemblant au *B. subtilis*, quelques cocci).

L'autopsie démontre que la mort doit être attribuée à une broncho-pneumonie causée par le *B. fallax*.

Cette observation nous paraît présenter un grand intérêt bactériologique et clinique ; elle nous donne quelques indications sur ce que l'on peut espérer de la sérothérapie dans un cas complexe très grave de gangrène gazeuse déclarée.

I. *Au point de vue de l'étiologie*, il s'agit d'une gangrène gazeuse tardive (survenue quatorze jours après la blessure) et qui a éclaté sans doute à l'occasion d'attritions musculaires provoquées par le déplacement d'une esquille acérée profondément logée dans les tissus.

II. *Dans l'ordre bactériologique*, c'est le cas le plus compliqué que nous ayons eu l'occasion d'observer. Cinq anaérobies pathogènes se sont développés dans les muscles gangrenés (et ceci en l'absence de tout germe aérobie). Chacun d'eux a contribué à donner à la maladie un caractère particulier. Le *B. œdematiens*, le V. septique, le *B. fallax* se sont associés dès le premier jour pour produire une forme toxique de gangrène gazeuse (comme dans l'observation précédente, cas B. G., Dr Lardennois). Mais l'évolution de la maladie ayant sans doute été retardée par les injections de sérum, le *B. sporogenes* et le *B. perfringens*, en se favorisant l'un l'autre, ont provoqué dès le lendemain l'apparition de nouveaux symptômes liés à leur pullulation (gaz, phlyctènes, fétidité, puis septicémie).

De ces cinq germes anaérobies isolés du foyer de gangrène, seul le *B. sporogenes* n'était que faiblement pathogène pour le cobaye. L'échantillon de *B. œdematiens* s'est montré, par contre, extrêmement actif. Il nous a fourni une toxine qui a tué le cobaye en 24 heures à la dose de 1/100 cc. (injection intraveineuse). Le *B. perfringens* et le Vib. septique étaient l'un et l'autre pathogènes pour le cobaye. Un quart de centimètre cube de culture de 24 heures en bouillon glucosé de chacun de ces microbes amenait la mort de l'animal en 18-24 heures (inoculation intra-musculaire). Les cultures de ces trois espèces ont été neutralisées par les sérums spécifiques correspondants.

Fraîchement isolé, le *B. fallax* tuait le cobaye à la dose de 1 cc. de culture (inoculation intra-musculaire). Au deuxième repiquage, ce germe avait presque totalement perdu tout pouvoir pathogène.

III. *Les renseignments cliniques* que nous fournit ce cas, ne le cèdent pas en intérêt aux données bactériologiques.

Notons d'abord les indications données par la feuille de température. La veille de l'apparition de la complication gangreneuse, la température monte à 40° ; elle se maintient élevée pendant trois jours (du 17 au 19) ; le 19 mai, dans la soirée, le malade est en hypothermie ; la température reste basse jusqu'au 21. L'hémoculture négative le 19 est positive le 20. On peut donc affirmer que la septicémie s'est établie dans la nuit du 19 au 20, pendant la crise d'hypothermie. Entre le 21 et le 25 mai la température oscille autour de 38°. Le 25 au soir elle remonte à 40° ; le lendemain on constate des bulles de gaz dans la plaie du moignon ; ce début de récidive est enrayé, et la température descend progressivement pour remonter le 29, dès l'apparition des premiers symptômes de congestion pulmonaire.

De nombreuses hémocultures pratiquées dans des cas graves ou mortels de gangrène gazeuse ont montré que les septicémies à deux ou trois microbes ne sont pas exceptionnelles. L'association du *B. perfringens* et du *B. fallax* a été rencontrée par nous au moins une fois. Les symptômes de cette maladie ne diffèrent pas notablement des états infectieux graves. Nous notons l'aspect typhique et le teint jaune du malade, des crises nerveuses, tendance à la syncope et mouvements convulsifs, les épistaxis, la diarrhée, etc...

L'étude du sang nous a révélé des symptômes intéressants à rechercher dans des cas semblables. D'abord une altération importante des éléments figurés du sang : l'anémie du malade était un symptôme frappant dès le premier jour ; elle se traduisait par des lésions particulières. Pendant toute la duré de la septicémie, nous avons noté l'anisocytose et la polychromatophilie. Les hématies nucléées n'étaient pas rares (pl. col. VIII, fig. 3),

La formule sanguine nous a révélé une polynucléose qui a dépassé à certains jours 80 p. cent.

Le sérum du malade, étudié la veille de la mort, agglutinait fortement à 1/100 le *B. fallax* homologue. (Nous avons déjà étudié l'action de ce sérum sur différents échantillons de *B. fallax*).

Enfin la terminaison de la maladie par une broncho-pneumonie à *B. fallax* est un fait intéressant qui montre combien l'on doit craindre la fixation possible sur les poumons de ces germes anaérobies qui persistent ainsi pendant plusieurs jours dans la circulation sanguine.

IV. Cette observation nous fournit enfin d'intéressantes données sur l'*action du sérum mixte*. Le ralentissement certain de la marche de l'infection, les crises phagocytaires constatées, le début de récidive enrayé dans la plaie du moignon, la disparition du *B. perfringens* du sang du malade au sixième jour de la septicémie, sont autant d'arguments qui plaident en faveur de l'action du sérum.

Sans doute la mort du malade n'a pu être évitée. Encore est-il qu'il a succombé à une complication pulmonaire, alors que le moignon était en bon état, et cette broncho-pneumonie était causée par le *B. fallax*, microbe habituellement peu dangereux et contre lequel aucun sérum n'avait été injecté au malade.

Ajoutons, pour terminer, que le blessé a reçu 540 cc. de sérum (9 injections en huit jours), soit 275 cc. de sérum anti-*perfringens*, 170 cc. de sérum anti-*œdematiens* et 95 cc. de sérum anti-Vibrion septique. Les injections ont été généralement bien tolérées. Nous devons cependant noter que trois ou quatre heures après l'injection de sérum le malade était fréquemment pris de frissons et de dyspnée et d'agitation nerveuse. Ces symptômes ne durèrent jamais plus d'une heure ou deux.

⁂

Si nous résumons maintenant les renseignements que nous fournit l'étude de ces quinze observations prises comme exemple, nous en retiendrons les points principaux suivants :

Aucune des formes de la gangrène gazeuse, classique, toxique mixte, putride ou non putride, ne doit être rapportée à un seul microbe spécifique.

1° La gangrène gazeuse classique peut aussi bien être produite par le *B. perfringens* seul (cas I), que par le Vib. septique (cas II); Quand le Vib. septique est associé au *B. perfringens* (cas III) ou, d'une manière générale, à une race d'un microbe grand producteur de gaz (*B. fallax*, *B. aerofœtidus*, etc.), l'infiltration peut alors prendre une grande extension.

2° De même, l'agent habituel de la forme toxique est le *B. œdematiens* (cas V) ; exceptionnellement, elle peut être produite par une race toxique de *B. perfringens* (cas VII) ; souvent par des associations de microbes toxiques (cas IX, XIV, etc.).

3° Lorsqu'un microbe facteur d'œdème est associé à un germe grand producteur de gaz (association du type *B. œdematiens* *B. perfringens*), plusieurs éventualités sont possibles.

Tantôt les deux espèces se développent ensemble (cas X) ou

successivement (cas XI), et impriment chacune aux lésions leur cachet propre; c'est la forme mixte de gangrène gazeuse.

Tantôt, au contraire, un des microbes prend le pas sur l'autre et la maladie rentre dans le cadre soit des formes classiques (cas IV), soit des formes toxiques de gangrène gazeuse (cas IX).

Nous indiquerons dans le chapitre suivant quelques-unes des conditions étiologiques qui règlent le développement des germes pathogènes dans la flore de la plaie. Ces conditions, du reste variées, nous permettront de nous rendre compte comment une flore de nature identique peut donner lieu suivant les cas à chacune des trois formes de la gangrène gazeuse.

DEUXIÈME SECTION

REPRODUCTION EXPÉRIMENTALE DES FORMES CLINIQUES

L'étude de nos observations a montré qu'une forme de gangrène gazeuse a une pathogénie sans unité; non seulement elle peut être causée par des microbes différents, mais encore le même germe peut, suivant les circonstances, produire des formes cliniques différentes : tel le *B. perfringens* qui engendre tantôt des formes classiques, tantôt des formes toxiques de gangrène gazeuse.

Cette conclusion est confirmée par nos essais de reproduction expérimentale, au cours desquels nous avons examiné l'action des plus importants microbes rencontrés dans les infections gazeuses. Nous étudierons leurs effets d'abord à l'état d'espèces pures, puis dans certaines de leurs associations naturelles.

I. — REPRODUCTION DES FORMES DE GANGRÈNE GAZEUSE CAUSÉES PAR DES ESPÈCES ISOLÉES

Nous n'avons pas à insister beaucoup sur ce paragraphe dont les éléments ont déjà été indiqués dans notre deuxième partie. Nous rappellerons seulement les effets pathogènes exercés chez les animaux d'expérience par le *B. perfringens*, le Vib. septique et le *B. œdematiens*.

B. perfringens. — Nous avons déjà décrit longuement les lésions produites chez le cobaye par l'inoculation intramusculaire des cultures du *B. perfringens*. L'abondante production de gaz, la dissociation des muscles par l'infiltration gazeuse, les altérations du tissu musculaire sont les caractères fondamentaux de la forme classique. On peut observer également l'érysipèle bronzé, les phlyctènes, le passage du *B. perfringens* dans le sang, etc.

Chez le cobaye comme chez l'homme, les lésions ne sont pas putrides. On ne perçoit que l'odeur de l'hydrogène sulfuré et d'une manière inconstante.

Quelques échantillons toxiques de *B. perfringens* provoquent des lésions très différentes. L'œdème est considérable ; l'animal est rapidement très intoxiqué et meurt souvent avant que les muscles ne soient infiltrés par les gaz. Ces échantillons reproduisent ainsi la forme toxique de la gangrène gazeuse.

Vibrion septique. — Les lésions produites par le Vib. septique chez le cobaye ne donnent qu'une image imparfaite de la forme classique de la gangrène humaine. L'infiltration gazeuse est peu marquée ; on ne trouve que de très fines bulles de gaz dans l'épaisseur du tissu musculaire et quelques bulles erratiques dans le tissu conjonctif à distance. Ce qui domine, c'est l'œdème rouge hémorragique, séreux, qui s'étend à toute la paroi abdominale (Tableau de l'œdème malin de Koch).

Nous avons eu l'occasion d'observer les lésions produites chez un cheval par un de nos vibrions septiques, très toxique, provenant d'une forme mixte de gangrène gazeuse : Cas Feun. (Weinberg et Nicolas, *350*).

Ces lésions étaient à peu de chose près identiques à celles d'une forme toxique de gangrène gazeuse.

Voici l'observation.

Un cheval neuf a reçu, le *9 juillet* 1917, 30 cc. d'une toxine centrifugée de Vib. septique ; la toxine était très limpide et ne pouvait renfermer qu'un petit nombre de germes. L'injection a été pratiquée sous la peau, à une petite distance du bord supérieur de l'encolure.

Le *10 juillet*, un peu d'empâtement du membre antérieur, accompagné d'une certaine raideur. Température 39°4.

Le *11 juillet*, le membre antérieur est gonflé, raide, déjeté en dehors ; l'œdème s'étend jusqu'au dessus du coude et est dépressible ; on ne perçoit pas de crépitation.

Le *12 juillet*, les lésions ont atteint leur extension maximum (fig. 40 et 41). L'œdème a envahi le poitrail et les parties inférieures du thorax et de l'abdomen. A la face interne de l'avant-bras, tout près de la région de l'ars, sont apparues de petites phlyctènes d'où s'écoule une sérosité rosée. La crépitation apparaît dans la soirée ; elle est très fine et d'abord limitée à la partie supérieure de la face interne de l'avant-

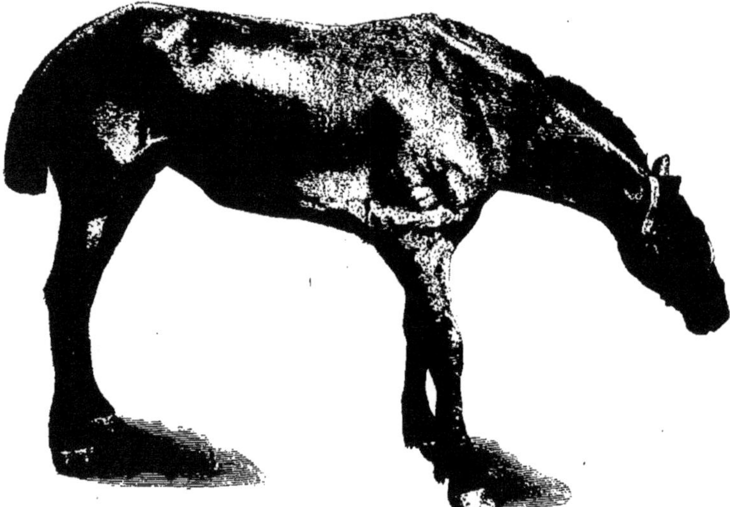

Fig. 40. — Infection du cheval par le Vib. septique. Noter la tuméfaction du membre antérieur droit. L'œdème a envahi le poitrail et les parties déclives du thorax et de l'abdomen.

bras ; dans la nuit, on en découvre un nouveau foyer à la partie supérieure de l'encolure, en un endroit où il n'y a pas le moindre œdème.

L'état général du cheval est des plus précaires : la température dépasse 39° ; le pouls est faible, à peine perceptible ; la respiration est accélérée ; conjonctive sub-ictérique ; constipation opiniâtre. Dans le cours de la journée, on pratique l'hémoculture qui donne un résultat positif.

L'examen du cheval faisant, dès le matin, porter un pronostic très grave, les auteurs décident d'essayer le traitement sérothérapique en injectant des doses massives d'antitoxine. Le cheval reçoit ce jour-là 200 cc. de sérum dans la veine. Pour diminuer la tension des tissus, des pointes de feu sont appliquées sur les parties les plus saillantes des régions œdématiées. Il s'en écoule une sérosité claire, très pauvre en leucocytes, contenant le Vib. septique en grande abondance et en culture pure.

Le 13 juillet, au matin, l'état est à peu près stationnaire ; l'hémoculture est encore positive ; on injecte à nouveau 200 cc. de sérum dans la veine ; nouvelles pointes de feu. Dans la soirée on répète l'injection de sérum (200 cc. dans la veine et 100 cc. localement). L'examen de la sérosité montre une phagocytose intense.

Le 14 juillet, amélioration notable de l'état de l'animal. Le membre

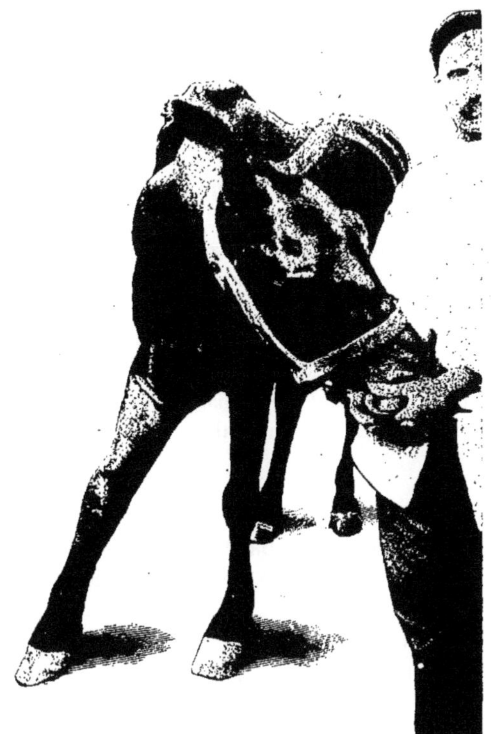

Fig. 41. — Infection du cheval par le Vib. septique Le membre antérieur droit est fortement tuméfié, raide, déjeté en dehors.

droit est désenflé ; l'œdème du poitrail a fortement diminué ; l'œdème du ventre est moins étendu. La sérosité de l'œdème est trouble, moins riche en leucocytes. L'état général est meilleur : température 38°5, respiration presque normale.

On injecte encore du sérum : 200 cc. dans la veine, 150 cc. sous la peau.

Le 15 juillet, l'animal paraît hors de danger ; il recommence à manger ; le pouls est meilleur ; température 38°.

Les jours suivants, à la faveur des nombreux orifices pratiqués par les pointes de feu, le cheval s'infecte secondairement par des microbes de la flore du fumier (diplocoques, steptocoques, bacilles Gram négatifs, etc.). Une grande poche purulente se forme dans les régions déclives du thorax et de l'abdomen. L'état général redevient mauvais et l'animal meurt le 19 juillet dans l'après-midi.

Il faut remarquer que les hémocultures faites le 18 juillet et celles pratiquées après la mort sont restées négatives.

Retenons seulement le développement considérable de l'œdème et l'infiltration gazeuse peu marquée (localisée au poitrail et au niveau de l'encolure).

Cet échantillon toxique de Vib. septique a donc reproduit chez le cheval un tableau clinique voisin de celui observé par Muir et Ritchie dans un cas de gangrène gazeuse humaine.

B. œdematiens. — Les échantillons toxiques de *B. œdematiens* produisent chez le cobaye des lésions qui sont l'image exacte de la gangrène gazeuse toxique.

Les souches virulentes à toxicité affaiblie déterminent chez l'animal un développement local de gaz parfois perceptible à la palpation ; mais l'œdème reste considérable. C'est là le tableau de la forme mixte.

II. — REPRODUCTION DES FORMES DE GANGRÈNE GAZEUSE DUES A DES ASSOCIATIONS MICROBIENNES

Suivant leur toxicité ou leur virulence, les bacilles précédents, inoculés isolément aux animaux provoquent des lésions variées. Il est donc facile de prévoir que les associations des mêmes espèces produiront également des tableaux cliniques divers. C'est ce que nous avons observé notamment en associant le *B. perfringens* au Vib. septique ou au *B. œdematiens*. Nous avons pu ainsi reproduire chez le cobaye les différentes formes de la gangrène gazeuse.

Nous voulons insister davantage sur les associations de ces différents bacilles avec un des germes putrides, le *B. sporogenes*.

Couples microbiens renfermant le B. sporogenes
Reproduction des formes putrides

Le *B. sporogenes* étant, comme nous l'avons établi, le germe auquel on doit le plus fréquemment attribuer la putridité dans les infections gazeuses, nous avons cherché à reproduire les formes putrides en associant ce microbe aux trois anaérobies principaux de la gangrène gazeuse : *B. perfringens*, *B. œdematiens*, Vib. septique.

Pour comprendre les résultats obtenus par l'inoculation des mélanges de cultures, il est nécessaire d'examiner préalablement les effets que produit le filtrat de la culture du *B. sporogenes* sur les toxines des trois autres germes.

Action du filtrat de la culture du B. sporogenes sur la toxine du B. œdematiens. — Le filtrat de *B. sporogenes* détruit la toxine de *B. œdematiens*.

Faisons dans un verre stérile le mélange suivant :

1/50 cc. de toxine de *B. œdematiens*,
1 cc. de filtrat de *B. sporogenes*.

Portons-le pendant une heure à l'étuve à 37°, et injectons-le alors sous la peau du ventre d'un cobaye. L'animal n'a aucune lésion appréciable et survit.

Des témoins inoculés avec 1/50 et 1/100 cc. de toxine de *B. œdematiens* présentent au contraire en 24 heures un gros œdème étendu à tout l'abdomen. Ils meurent en 60 heures.

Un cobaye ayant reçu, dans les mêmes conditions, le mélange :

1/4 cc. de toxine de *B. œdematiens* (au moins 25 doses mortelles),

1 cc. de filtrat de *B. sporogenes*,

n'est mort qu'en 4 jours et demi, avec des lésions plus faibles que celles produites par 1/100 cc. de la toxine injectée isolément.

Action du filtrat de la culture du B. sporogenes sur la toxine du Vib. septique. — Le filtrat de *B. sporogenes* détruit également *in vitro* la toxine du Vib. septique. Voici l'expérience.

Avec un centimètre cube d'une toxine de Vib. septique en

injection intra-veineuse, on a déterminé la mort foudroyante de 4 cobayes témoins en 3 à 5 minutes, avec crise de convulsions, dyspnée intense et mort par arrêt respiratoire.

Injectons la même dose de toxine, mélangée à 1 cc. de filtrat de *B. sporogenes*, le mélange ayant séjourné une heure à l'étuve. Les animaux ne présentent immédiatement aucun accident grave. Au bout d'une demi-heure environ éclate une crise de paralysie et de dyspnée, les animaux ont le poil hérissé, titubent, tombent puis se relèvent ; au bout de deux heures ils sont à peu près rétablis. Sur quatre cobayes injectés avec le mélange un survit, trois autres meurent dans la nuit en même temps que les animaux témoins qui ont reçu 1/2 et 1/4 de cc. de toxine de Vib. septique en injection intraveineuse. 1 cc. de filtrat de *B. sporogenes* a donc détruit, en une heure d'étuve, au moins la moitié de la toxine mélangée.

Action du filtrat de la culture du B. sporogenes sur la toxine du B. perfringens. — Le filtrat de *B. sporogenes* semble n'avoir aucune action sur la toxine du *B. perfringens*.

Si l'on injecte sous la peau d'un cobaye 1 à 2 cc. d'une toxine de *B. perfringens*. l'on produit un gros œdème mou, étendu à tout l'abdomen, et auquel succède une escarre. L'animal guérit en 3-4 jours.

Si l'on injecte un mélange de 1 à 2 cc. de cette toxine avec 1 cc. de filtrat de *B. sporogenes* (après une heure de séjour à l'étuve), on détermine un œdème local au moins aussi développé que chez les animaux témoins. La lésion demande le même temps pour guérir.

Etudions maintenant les lésions produites chez les animaux par les mélanges de la culture de *B. sporogenes* avec celles des trois autres anaérobies.

Pl. VIII. — Reproduction expérimentale de la forme classique putride de gangrène gazeuse. Le cobaye a été inoculé avec un mélange de cultures de *B. perfringens* et de *B. sporogenes* (injection intra-musculaire). La poche de gaz a été ouverte. Les muscles abdominaux sont presque complètement digérés ; de même les muscles de la cuisse. Le fémur est à nu et l'articulation du genou a été, elle aussi, détruite. Dans la partie déclive de la poche, stagne une sérosité putride dans laquelle flottent des débris de tissus.

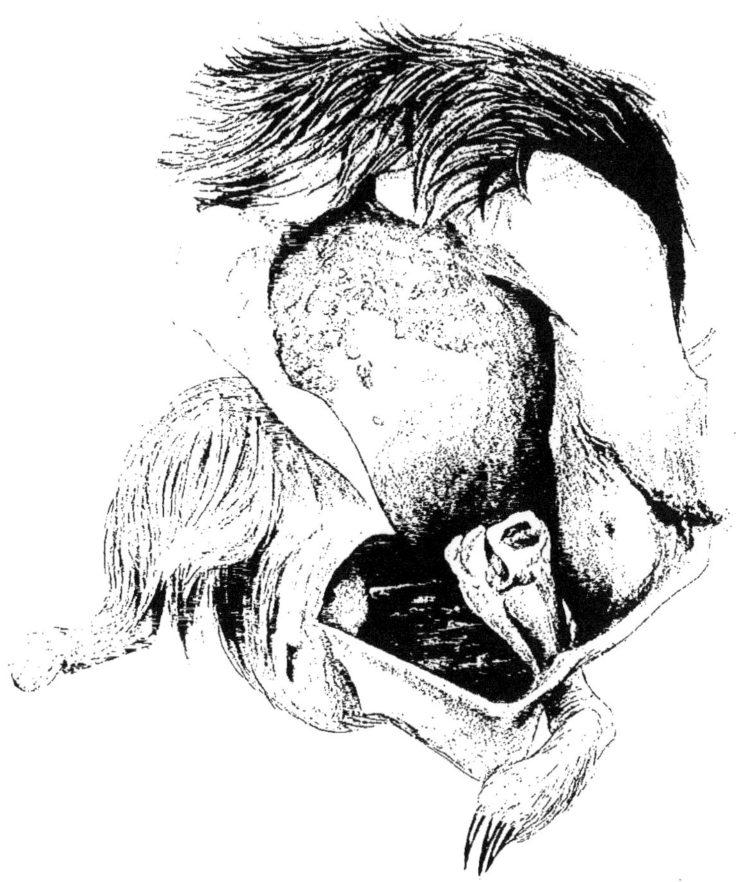

Association du B. sporogenes avec le B. perfringens. — Il est extrêmement facile de reproduire une forme putride de gangrène gazeuse en associant le *B. sporogenes* au *B. perfringens.* Une dose isolément non pathogène de *B. sporogenes* mélangée à des doses faibles de culture de *B. perfringens* détermine rapidement la mort du cobaye. Les lésions observées sont putrides. La peau, dépouillée de ses poils, est gris verdâtre, malodorante. La lésion est extrêmement putride. Les muscles sont liquéfiés, grisâtres. Les veines sont noires, oblitérées. Il y a formation d'une grande poche de gaz, et un œdème séreux, rouge-gris, sale, est étendu à une partie du tissu conjonctif de la peau de l'abdomen (Pl. VIII). Dans la sérosité, pullulent les 2 microbes.

Le tableau ci-dessous donne le protocole d'une de nos expériences.

TABLEAU XVIII

Association de la culture du B. sporogenes (*Souche Osw.*)
avec celle du B. perfringens (*Souche Lech.*)

Inoculations intra-musculaires

NUMÉROS des cobayes	B. *perfringens* CULTURE en bouillon de 48 h.	B. *sporogenes* CULTURE en bouillon de 24 h.	RÉSULTATS
13 A	1/2 cc.	1 cc.	† en 36 heures.
1 A	1/4 cc.	1 cc.	† en 26 heures.
81 A	1/10 cc.	1 cc.	† en 26 heures.
42 A	1/20 cc.	1 cc.	† en 24 heures.
témoin 23 S	1/2 cc.	—	† en 62 heures.
témoin 29 S	1/4 cc.	—	Œdème.
témoin 90 P	1/10 cc.	—	Cuisse tuméfiée.
témoin 90 K	—	1 cc.	Cuisse un peu tuméfiée.
témoin 9 Q	—	1 cc.	Pas de lésions.

Remarquons que, dans cette expérience, le *B. perfringens* n'a tué un cobaye témoin qu'à la dose limite de 1/2 cc. en 62 heures ; au contraire, il a produit la mort en 24 heures à dose très faible (1/20 cc.) quand il fut associé à 1 cc. de *B. sporogenes* (dose isolément non pathogène). Cette exaltation du *B. perfringens* par un microbe associé est intéressante et rentre dans un ordre d'idées que nous aurons à développer (voir ETIOLOGIE). Mais ce qui est ici particulièrement remarquable c'est que le *B. sporogenes*, à la dose injectée, n'ait pas été immédiatement phagocyté. Sans doute faut-il expliquer le fait par une action protectrice qu'exerçait sur lui la toxine du *B. perfringens*.

Association du B. sporogenes avec le Vib. septique. — La reproduction d'une forme putride est moins facile avec ce groupement microbien qu'avec le précédent ; on ne peut la réaliser à coup sûr qu'en employant le *B. sporogenes* à des doses où il est isolément pathogène.

Si l'on mélange une dose isolément non pathogène de culture de *B. sporogenes* (1 cc. par exemple) à des doses mortelles variables de culture de Vib. septique (1/10, 1/20, 1/50 de cc.), les animaux meurent en douze à vingt-quatre heures en présentant les lésions classiques de l'œdème malin. On n'observe pas de putridité.

Si l'on emploie une dose de *B. sporogenes* qui soit à elle seule pathogène (3 à 5 cc. de culture), les cobayes succombent alors en douze à quinze heures en présentant les lésions putrides caractéristiques. La peau est dépouillée de ses poils, verdâtre. Les muscles sont partiellement disséqués et digérés, transformés en bouillie au point d'inoculation. Un œdème rouge framboise est étendu à tout l'abdomen ; l'odeur de la lésion est fortement putride.

Les résultats de ces expériences sont faciles à interpréter. Le non développement du *B. sporogenes* dans le premier cas est sans doute lié au fait que ses secrétions ont détruit la toxine du Vib. septique ; le *B. sporogenes* n'a donc pu être protégé contre la phagocytose comme cela se produit quand on l'associe au *B. perfringens*.

Association du B. sporogenes avec le B. œdematiens. — L'association du *B. sporogenes* et du *B. œdematiens* est également très intéressante.

Si l'on mélange un centimètre cube de culture de *B. sporogenes* (dose isolément non pathogène) à des doses mortelles variables de culture de *B. œdematiens* (1/4, 1/10, 1/20 de cc.), on obtient parfois des lésions pures de *B. œdematiens* : œdème blanc rosé, muscles hyperémiés mais non gangrenés, peu de gaz, pas d'odeur putride ; dans la sérosité des muscles on rencontre presqu'exclusivement le *B. œdematiens*.

Chez d'autres cobayes, par contre, l'inoculation des deux microbes est suivie du développement de lésions putrides : les muscles sont rouge noir, partiellement liquéfiés, laissant le fémur à nu ; un œdème rouge foncé envahit la paroi abdominale ; il y a une abondante production locale de gaz et la lésion a une odeur putride. Dans la bouillie musculaire le *B. sporogenes*, mobile, pullule à côté des bâtonnets immobiles du *B. œdematiens*.

Il est vraisemblable que, lorsqu'on obtient des lésions pures à *B. œdematiens*, tout s'est passé comme dans le cas du Vib. septique : le *B. sporogenes* a détruit totalement la toxine du *B. œdematiens* et a été phagocyté.

Rappelons ici qu'en associant le *B. perfringens* au *B. bifermentans* nous avons reproduit chez le cobaye des lésions analogues à celles que nous avons observées chez les animaux injectés avec le mélange *B. perfringens-B. sporogenes*.

Des expériences que nous venons de rapporter, se dégage nettement l'importance des associations microbiennes dans l'étiologie de la gangrène gazeuse. L'étude de ces associations et des interactions microbiennes auxquelles elles donnent lieu est loin d'être épuisée par ce que nous en avons dit ; nous aurons à y revenir plus longuement dans le chapitre suivant.

CHAPITRE VIII

Etiologie des infections gazeuses

La gangrène gazeuse est essentiellement une complication des plaies.

Sans doute, dans la littérature d'avant-guerre en rencontre-t-on des cas dont l'étiologie paraît différente : telles les infections gazeuses consécutives à des perforations intestinales (Ghon et Sachs, *142*, etc.), à des métrites septiques (Bremer, *33*, etc.) ou à l'ingestion de fumier ou d'excréments (Ménereul, *67*), (Braatz, *30*). Mais ces cas restent rares relativement à ceux observés à partir des plaies souillées.

La guerre actuelle a permis de mettre en évidence un bon nombre de facteurs importants dans l'étiologie de cette affection : 1° des facteurs externes, qui sont inhérents aux conditions mêmes de la guerre (modes de contamination très spéciaux, causes favorisantes toutes particulières du développement des germes infectieux) ; 2° des facteurs internes, dont l'action éventuelle tient aux caractères mêmes des lésions, qui peuvent se rencontrer à toute époque, et qui gardent ainsi un intérêt permanent.

I. — FACTEURS EXTERNES, INHÉRENTS A LA GUERRE

Le rôle des conditions de guerre dans l'étiologie des infections gazeuses s'est imposé depuis trois ans à l'attention de tous et se trouve aujourd'hui bien connu. Nous n'en parlerons pas longuement.

A. — Facteurs d'apport des agents infectieux

Le combattant vit en milieu infecté. — Les germes de la gangrène gazeuse tirent leur origine du sol souillé par les excréments ou les cadavres en putréfaction.

L'enrichissement de la terre des tranchées en germes de cette provenance est un fait que nul ne conteste. Des preuves positives en ont été données. Ainsi, Ernst Fraenkel, Frankenthal et Königsfeld (*221*) ont recherché la présence du Gasœdembazillus d'Aschoff dans la terre des différents secteurs et ils y ont constamment rencontré ce germe. Bowlby (*172*) note le contraste qui existe entre le sol fortement contaminé où se livrent les batailles actuelles et le sol presque stérile où eurent lieu les combats de la guerre sud-africaine, au cours de laquelle les chirurgiens anglais n'observèrent pour ainsi dire pas de gangrène gazeuse.

Vivant au contact du sol, le combattant voit ses vêtements fatalement souillés de boue ou de terre infectées. La flore des uniformes a été l'objet de recherches bactériologiques. Fleming (*214*), P. Simonds (*320*), Trillat (*333*), etc... y ont signalé la présence constante de germes dangereux. M. Davies (*193*) a été ainsi amenée à proposer, pour diminuer les chances d'infection des plaies, l'antiseptisation systématique des vêtements militaires.

Si l'on ajoute enfin que les conditions de vie dans les tranchées interdisent presque complètement les soins de propreté corporelle, que la malpropreté du corps est la règle (Ombrédanne, *278*), on conçoit aisément que, dans de telles conditions de contamination, toute lésion des tissus puisse servir de porte d'entrée aux infections gazeuses [1].

Pénétration des agents infectieux. — Une gelure, par exemple, à cause de la mortification qu'elle entraîne, peut suffire à créer une brèche ouverte à l'infection, et des gangrènes gazeu-

[1] Tous les cliniciens sont actuellement d'accord pour ne plus admettre, dans l'étiologie de la gangrène gazeuse, la contagion hospitalière (Ombrédanne, Chalier, etc...). Les anciennes observations où cette contagion était incriminée provenaient manifestement de fautes d'antisepsie ainsi que le démontrent, entre autres, les cas relatés par Albrecht (*110*).

ses ayant cette origine ont été signalées au cours de la guerre.

Mais le plus grand nombre des gangrènes gazeuses observées étaient consécutives à des blessures de guerre. Une blessure causée par un corps étranger qui traverse des vêtements et un tégument souillés est presque inévitablement infectée. Et à ce sujet, il faut noter le rôle considérable qu'a joué, pour la contamination, l'emploi dominant, parmi les moyens de combat, des projectiles à éclatement : obus, grenades, bombes, etc... Les éclats irréguliers, anfractueux, entraînent presque toujours avec eux, dans la profondeur de la blessure, des corps étrangers, terre, débris de vêtements ou de linge, renfermant des agents infectieux.

En fait, presque toutes les plaies de guerre sont infectées et l'on y rencontre à peu près constamment des anaérobies. Les auteurs qui ont étudié la flore des plaies quelques heures après la blessure sont, sur ce point, unanimement d'accord. Citons à cet égard Reverchon et Vaucher (*296*) — Lévy, Fourcade et Bollack (*268*) — Policard, Desplas et Phélip (*290*) — N. Fiessinger (*208*) — H. Tissier (*332*) — E. Sacquépée (*376*) — etc. .

B. — Facteurs du développement de l'infection

Le nettoyage précoce des plaies est difficilement réalisable. — Les auteurs que nous venons de citer ont tous reconnu que l'infection des blessures ne devient manifeste qu'à partir de la dixième heure environ. Il serait donc de première importance que toute plaie de guerre fût nettoyée au plus tôt. Malheureusement, de nombreux obstacles s'opposent trop souvent à une intervention rapide : grand nombre de blessés après chaque offensive, difficulté de leur relèvement puis de leur prompte évacuation sur des centres chirurgicaux, etc... Ces diverses causes, inhérentes à la guerre, constituent des facteurs étiologiques de premier plan. Leurs effets ont été particulièrement sensibles après la bataille de la Marne, et le Service de Santé s'est efforcé, depuis, de restreindre leur importance.

C. — Autres facteurs dont le rôle est mal connu

Il y a peut-être encore lieu de tenir compte de conditions étiologiques évidemment secondaires et encore mal connues : telles les influences atmosphériques ou celles tenant à la constitution du sol.

Ainsi R. Franz (*224*) a voulu voir une relation entre la chute de la pluie et l'apparition de cas de gangrène. D'autres attachent une certaine importance à la nature du sol.

Les documents apportés ne permettent pas encore de se faire une opinion.

II. — FACTEURS INTERNES ÉVENTUELS FAVORISANT LA GANGRÈNE GAZEUSE

En dehors des facteurs précédents, inhérents à la guerre, et qui expliquent la fréquence actuelle des infections gazeuses, il en existe d'autres, dont l'action éventuelle tient aux caractères mêmes des lésions infectées, et qui favorisent la pullulation des anaérobies dangereux dans une plaie d'origine quelconque ; par là, ils ont un caractère de plus grande généralité.

Nous les avons groupés en deux catégories :

1° *Facteurs physiques*, comprenant les lésions des tissus qui amoindrissent la résistance locale et préparent le terrain au développement des agents de gangrène ;

2° *Facteurs bactériologiques*, comprenant les actions favorisantes qu'exercent les uns sur les autres les germes divers introduits dans la plaie.

A. — Facteurs physiques

Il n'y a pas lieu d'insister outre mesure sur un certain nombre de ces facteurs, tels ceux qui tiennent à la conformation même de la blessure. Une blessure profonde, anfractueuse, sinueuse, à orifice étroit, constitue évidemment un milieu de choix pour le développement des anaérobies.

Nous envisagerons ici :
l'attrition musculaire et l'hémorragie locale,
les lésions osseuses,
les troubles circulatoires consécutifs aux lésions traumatiques ou à l'inflammation des vaisseaux.

Chacun de ces facteurs agit en contribuant à transformer les tissus en un milieu de culture convenable au développement des anaérobies.

Beaucoup d'auteurs ont indiqué leur importance déjà anciennement reconnue par WELCH(*102*). Certains en ont passé une revue d'ensemble dans des articles généraux sur les infections gazeuses ; entre autres, OMBRÉDANNE (*278*) — CHALIER (*178*) — CONRADI et BIELING (*183*) — ERNST FRAENKEL, FRANKENTHAL et KÖNIGSFELD (*221*) — etc.... D'autres auteurs ont insisté plus particulièrement sur telle de ces conditions étiologiques. Citons, pour l'attrition musculaire, JABLONS (*251*), TISSIER (*332*), VINCENT et STODEL (*335*), N. FIESSINGER (*208*), PAPILLON (*281*), etc.... ; pour les lésions osseuses, BESSON (*63*), F. IVENS (*250*), etc... ; pour les troubles circulatoires, H. HEITZ-BOYER (*244*), WULLSTEIN (*371*), BIER (*169*), FRANZ (223), HEIDLER (*242*), WALLACE (*338*), etc...

Attrition musculaire et hémorragie locale. — La gangrène gazeuse est, à l'origine, essentiellement une maladie du muscle. Presque tous les auteurs ont relevé la fréquence particulière de la gangrène gazeuse dans les régions richement musclées, sa rareté pour les régions pauvres en muscles (face, main), son absence à partir des plaies du crâne.

Le développement des anaérobies dans le muscle est favorisé par l'attrition et l'hémorragie. Le rôle des hématomes a été bien mis en évidence par H. HEITZ-BOYER. L'attrition a été soigneusement étudiée par N. FIESSINGER, qui en a donné une bonne description anatomique et histologique et a signalé la réaction leucocytaire qu'elle entraîne.

Le rôle de l'attrition a été montré expérimentalement. Déjà VON HIBLER indique, comme moyen de remonter la virulence d'un anaérobie atténué, l'inoculation du germe dans une déchirure du muscle. Nous avons pu nous-mêmes favoriser la pullulation du *B. perfringens* dans la cuisse du cobaye en dissociant les muscles avec l'aiguille au moment de l'inoculation. Des expériences de ce type ont été réalisées par JABLONS, H. TISSIER, VINCENT et STODEL, etc...

L'importance de l'attrition musculaire comme facteur d'infection a amené les chirurgiens, et en particulier le Prof. GAUDIER, à préconiser l'exérèse précoce des tissus altérés. C'est à l'excision large des muscles de la plaie que le Prof. DUVAL est également redevable d'excellents résultats. Il peut ainsi affirmer que cette méthode est actuellement le meilleur traitement chirurgical préventif de la gangrène gazeuse.

Lésions osseuses. — Les fractures compliquées sont un terrain excellent pour le développement des infections gazeuses.

Les plaies sont alors toujours profondes, souvent anfractueuses et l'attrition des tissus est rendue plus intense par le déplacement des tronçons osseux, lesquels contribuent pour leur part à dissocier les muscles.

Il importe à ce point de vue de distinguer les fractures sans esquilles des fractures esquilleuses. Les esquilles profondes, mobiles, acérées, sont particulièrement à redouter. En se déplaçant dans le foyer de fracture, elles peuvent inoculer profondément les anaérobies pathogènes et constituent ainsi un important facteur étiologique.

Ainsi, sur 45 cas de gangrène gazeuse, CHALIER compte 37 fractures esquilleuses. F. IVENS a constaté que, sur 25 cas de gangrène gazeuse mortelle, 72 o/o des cas étaient compliqués de fracture.

Dans une de nos observations (cas *Loss*... du Prof. SCHWARTZ) nous avons vu une gangrène gazeuse éclater tardivement dans une plaie qui paraissait en bonne voie de guérison. Au centre du foyer de gangrène, nous avons retrouvé, à la dissection de la jambe amputée, une esquille acérée longue de trois centimètres ; c'est bien certainement aux déplacements de cette esquille profonde que doit être attribué le développement tardif des germes anaérobies.

Non seulement les fractures favorisent le développement de la gangrène gazeuse, mais elles en aggravent également le pronostic. La moelle osseuse mise à nu constitue une porte d'entrée facile pour la septicémie et une bouche d'absorption pour les toxines.

A titre d'exemple, dans le cas *Marr...* (voir p. *271*), le chirurgien, en nettoyant à la curette le canal fémoral, a sorti des débris vestimentaires qui avaient porté directement les anaérobies dangereux au contact de la moelle osseuse. Celle-ci, noire et spongieuse, renfermait une véritable culture d'anaérobies.

Enfin, la moelle osseuse serait, d'après Grégoire et Mondor (*233*), la voie d'entrée des anaérobies dans les récidives de gangrène gazeuse survenant après l'amputation.

Troubles circulatoires. — Nous attachons une grande importance aux troubles circulatoires qui diminuent la vitalité des tissus et paralysent la défense normale de l'organisme.

Toute compression des vaisseaux qui produit une stase peut favoriser le départ des anaérobies. Ainsi, les chirurgiens ont reconnu les conséquences néfastes de la pratique prolongée du garrot (Sacquépée, Wullstein, etc.) ; des pansements trop serrés, des plâtres mal faits, peuvent produire des effets analogues. La compression peut également être exercée par les gaz qui infiltrent et distendent les tissus (K. Taylor, Chalier, etc.).

Les troubles circulatoires les plus graves sont causés par les lésions des gros troncs artériels ou veineux, par les ligatures et par les oblitérations inflammatoires.

Page (*158*) avait déjà insisté, au cours de la guerre des Balkans, sur la fréquence de la gangrène gazeuse après la ligature des anévrismes. Des recherches expérimentales ont également montré le rôle favorisant des ligatures artérielles. Ainsi Arloing (*47*) a noté le grand développement des lésions produites par le Vib. septique lorsqu'on inoculait ce germe dans la cuisse du cobaye, après avoir lié l'artère crurale. Jablons (observations inédites) a entrepris des recherches du même type avec le *B. perfringens*. Ce bacille a été grandement favorisé dans sa pullulation par la ligature artérielle.

1° *Lésions des gros vaisseaux*. — Lorsqu'une artère importante vient à être lésée, si la circulation collatérale ne peut rétablir rapidement la régularité des échanges cellulaires, les tissus meurent (gangrène ischémique) et un milieu excellent est créé pour le développement des agents pathogènes des infections gazeuses.

Voici le résumé d'une observation de gangrène gazeuse (forme classique due au *B. perfringens*) où l'infection s'est établie sur des lésions ischémiques consécutives à la section par le projectile des artères nourricières du membre.

(N° 44). Il s'agit d'un blessé de l'hôpital anglais de Versailles. Le 15 mars 1915, nous sommes appelés à voir ce malade qui présente une énorme plaie sur la face antéro-externe de la jambe. Le pied et la jambe sont glacés ; l'artère pédieuse ne bat plus. Le pied, dans sa totalité, et le tiers inférieur de la jambe sont noirs. De grosses phlyctènes à sérosité laquée ont apparu sur la face dorsale du pied. Les muscles qui bordent la lésion sont rouge noir ; dans le fond de la plaie, ils sont gris sale et il en sort une grande quantité de gaz. Erysipèle bronzé à la partie supérieure de la plaie. Une crépitation fine, superficielle, est perçue jusqu'au voisinage du genou.

Le chirurgien pratique l'amputation de la cuisse ; du sérum anti-*perfringens* est injecté dans le moignon. Le malade guérit. Dans la sérosité de la plaie, nous avons isolé le *B. perfringens* et une race non pathogène d'un bacille voisin du *B. fallax*. Dans les muscles, le *B. perfringens* est à peu près seul. Pas de cocci.

La dissection du membre amputé nous a permis de constater une section traumatique de l'artère tibiale antérieure (juste à son entrée dans la loge antéro-externe de la jambe) et du tronc tibio-péronier immédiatement en dessous de la division de l'artère poplitée.

2° *Ligatures*. — La ligature d'un gros tronc artériel peut naturellement amener les mêmes effets que la section traumatique. Nous en donnerons quelques exemples.

I. Rappelons d'abord le cas *Rob...* (voir p. 269). C'est un exemple de gangrène gazeuse survenue trois jours après la ligature de l'artère tibiale postérieure. Ici la ligature n'a point provoqué de lésion ischémique. Les orteils sont chauds au premier jour de l'apparition des symptômes gangreneux. La ligature a cependant suffi pour déterminer la poussée du *B. perfringens* et du *B. œdematiens*. Le malade a fait une forme mixte de gangrène gazeuse, guérie par l'amputation et des injections de sérum dans le moignon.

II. Voici un autre cas (n° 41) particulièrement intéressant parce que nous avons pu pratiquer l'examen bactériologique avant et après la ligature.

Il s'agit d'un blessé entré à l'hôpital St-Jacques, service du Dr Manson, le 2 mai 1915, 48 heures après la blessure.

Ce soldat présentait une petite plaie de la région poplitée. En débridant la plaie, le chirurgien a détaché un caillot sanguin qui obturait l'artère poplitée. Celle-ci avait été touchée par un éclat d'obus, que l'on a trouvé logé dans la capsule de l'articulation du genou. Le Dr MANSON fut obligé de lier l'artère.

Trente-six heures après l'opération, la gangrène gazeuse éclate. On perçoit nettement de la crépitation au-dessus et au-dessous de la plaie. Le chirurgien pratique de larges débridements et des lavages à l'eau oxygénée. Malgré ce traitement, l'infection gazeuse progresse, la jambe devient froide et le Dr MANSON procède le soir même à l'amputation de la cuisse. A noter que le tissu conjonctif des muscles du moignon est déjà envahi par un œdème rougeâtre gélatineux.

Avant la ligature, la plaie du malade contenait une flore où dominaient des cocci, associés à des bacilles prenant le Gram (*B. perfringens*, Vib. septique).

Après la ligature, la sérosité des muscles ne renfermait que des bacilles prenant le Gram. Nous y avons isolé un *B. perfringens* très virulent et un Vib. septique relativement peu pathogène.

Dans la sérosité de l'œdème gélatineux des muscles du moignon, le *B. perfringens* était seul, à l'état de pureté. L'hémoculture pratiquée un peu avant l'amputation est restée négative.

Ce blessé a guéri à la suite de l'amputation et de l'injection du sérum anti-*perfringens* (40 cc.) dans les muscles du moignon.

III. L'observation suivante (Cas *Lafl.*) a déjà été rapportée dans le chapitre des formes cliniques (voir p. 254). Là encore, l'examen bactériologique a été fait avant et après la ligature.

Il s'agit cette fois d'un cas tardif de gangrène gazeuse, survenue un mois après la blessure. Le chirurgien a dû lier l'artère fémorale à l'arcade crurale. Le lendemain de la ligature, la jambe est froide, le pied est marbré de taches bleues ; trois jours après, la gangrène gazeuse éclate.

Avant la ligature, les cocci dominent dans la flore de la plaie ; le jour où apparaît l'infection gazeuse, le *B. perfringens*, fréquent dans la sérosité de la plaie, est presque pur dans la sérosité musculaire. Le malade meurt de septicémie à *B. perfringens*.

Il est remarquable que quelques unités de *B. perfringens* présentes dans une plaie insignifiante aient pu se développer aussi rapidement et en telle abondance à la suite de la ligature de l'artère nourricière du membre.

IV. Citons enfin l'observation d'une gangrène gazeuse qui a éclaté, trois mois après la blessure, à la suite de la ligature de l'artère poplitée, puis de celle de l'artère fémorale.

Nous donnons cette observation avec quelques détails, car elle est en même temps un bon exemple de ce que nous avons appelé la forme pseudo-grave de la gangrène gazeuse.

(N° 37). — *Le soldat Fleu...* a été blessé le 26 nov. 1915 à Souain. Évacué au Grand Palais le 29 nov. 1915 dans le service du Dr Appert. Il s'agit d'une plaie de la jambe gauche avec fracture. On retire de nombreux éclats d'obus.

Le 18 déc., soit trois mois environ après la blessure, on constate un petit anévrisme du tronc tibio-péronier ; on pratique la ligature de l'artère poplitée, et, le lendemain, l'état du malade ne s'étant pas amélioré, le chirurgien croit opportun de lier l'artère fémorale (19 déc. à minuit).

Dans la matinée du 20 éclate une infection gazeuse à allure foudroyante. Les gaz ont envahi pendant la nuit la jambe malade et le tissu cellulaire du membre opposé. Un gros coussin de gaz est perçu à la palpation de l'abdomen et du thorax. Les bourses, insufflées de gaz, atteignent le volume d'une tête de fœtus. Température 40°.

Le Dr Phocas procède d'urgence à l'amputation de la cuisse et pratique de larges incisions sur la cuisse opposée pour favoriser l'échappement des gaz.

Cette insufflation généralisée du tissu cellulaire sous-cutané par les gaz pouvait faire craindre, sinon la septicémie, au moins l'envahissement progressif des tissus par les germes pathogènes. Or, l'examen bactériologique de la sérosité du moignon et de celle prélevée au niveau des incisions pratiquées sur la cuisse opposée à la lésion ne nous a révélé la présence d'aucun microbe. L'hémoculture faite le jour de l'opération est restée négative.

Dans ces conditions l'état du malade s'est rapidement amélioré. Cependant, les gaz n'ont disparu que très lentement du tissu cellulaire. Il a fallu plus de huit jours pour que la crépitation ne soit plus perçue au niveau du thorax et de l'abdomen. Le 3 janvier, on sentait encore de la crépitation au niveau de la cuisse droite et dans l'aîne gauche ; les bourses étaient encore distendues par les gaz. Le 7 janvier, l'infiltration gazeuse a disparu au niveau de la cuisse droite ; la bourse gauche n'a pas encore repris son volume normal.

Il a fallu près de trois semaines pour que les gaz soient entièrement résorbés. Il faut noter que la résorption lente des gaz n'a été accompagnée d'aucun signe d'intoxication. On peut affirmer que dans ce cas les gaz n'ont produit aucun effet toxique appréciable bien qu'ils aient envahi très largement les tissus.

Dans la sérosité de la jambe amputée, prélevée loin de la plaie, nous n'avons pu isoler que le *B. aerofœtidus* (germe grand producteur de gaz mais peu toxique) associé au *B. pyocyaneus*, au streptocoque et à un bacille aérobie voisin du *B. anthracoides*.

3° *Oblitérations inflammatoires.* — Elles ont les mêmes

effets que les lésions traumatiques ou les ligatures et peuvent s'observer dans les artères ou dans les veines.

Endartérites. — A titre d'exemple, nous rapportons ici deux courtes observations où la dissection du membre amputé a permis de rapporter l'éclosion de la gangrène gazeuse à l'oblitération inflammatoire des artères.

I. Rappelons d'abord le cas *Kief...* (voir p. 276) qui concerne une variété putride de gangrène gazeuse toxique. En disséquant le bras amputé nous trouvons l'artère humérale oblitérée par un gros caillot, un peu au-dessus de sa bifurcation. Les veines sont noires, mais perméables. A la faveur de cette oblitération artérielle, la gangrène gazeuse a éclaté une dizaine de jours après la blessure.

II. Dans notre deuxième observation, il s'agit d'une gangrène gazeuse classique de la jambe et de la cuisse, causée par le *B. perfringens*, et qui a guéri à la suite de l'amputation et de l'injection de sérum anti-*perfringens*.

(N° 7). — *Le soldat Pal...* est soigné à l'hôpital anglais de Versailles pour une fracture compliquée du fémur au tiers inférieur. Le 15 mars 1915, nous voyons ce blessé qui est en pleine gangrène gazeuse. Le pied est noir et glacé ainsi que le tiers inférieur de la jambe. De grosses phlyctènes sont apparues sur la face dorsale du pied. La crépitation est perçue au niveau de la jambe et à la partie inférieure de la cuisse.

Le chirurgien pratique l'amputation de cuisse au tiers supérieur. Vingt centimètres cubes de sérum anti-*perfringens* sont injectés dans la veine et 20 cc. dans les muscles du moignon. A noter que le tissu conjonctif intermusculaire est envahi au niveau de la section par un œdème gélatineux rougeâtre.

Nous isolons de la sérosité des muscles et des phlyctènes deux variétés de *B. perfringens*.

A la dissection du membre, l'artère fémorale et la poplitée sont intactes ; mais la tibiale antérieure, la tibiale postérieure et l'artère péronière sont noires et thrombosées.

Endophlébites. — L'oblitération inflammatoire des artères est souvent accompagnée de lésions des troncs veineux voisins, lesquelles peuvent aboutir à la phlébite oblitérante. Les veines sont alors noires, de gros caillots sanguins noirâtres remplissent l'ouverture du vaisseau et l'obstruent sur une longueur variable.

La phlébite oblitérante, même réalisée seule, constitue un important facteur d'infection gazeuse. La gêne imprimée à la circulation en retour peut amener l'apparition d'un œdème d'origine mécanique. Celui-ci, par la pression qu'il exerce sur les tissus, contribue à son tour à augmenter la gêne circulatoire. La diminution des échanges cellulaires, la moindre vitalité des cellules créent des conditions favorables au développement de l'infection gazeuse.

I. Dans un cas mortel de gangrène gazeuse toxique dont nous avons précédemment relaté l'histoire (soldat *Bel...*, voir p. 278), l'éclosion tardive de l'infection gazeuse doit être attribuée à une thrombose de la veine poplitée, qui a favorisé la pullulation des anaérobies toxiques. Des lésions de phlébite oblitérante ont été retrouvées à la dissection du membre. L'artère poplitée était noirâtre, mais perméable.

II. Voici l'observation résumée d'un autre cas de gangrène gazeuse dans l'évolution duquel la phlébite oblitérante a joué un rôle certain.

(N° 85). — Le 29 nov. 1916 nous sommes appelés par le Dr Courtillier auprès d'un blessé en pleine infection gazeuse. La jambe gauche, tuméfiée, présente de nombreuses plaies au niveau du mollet. Le coup de pied est œdématié. Le chirurgien pratique de larges débridements d'où s'échappent beaucoup de gaz. On injecte localement au blessé 50 cc. de sérum mixte.

L'examen de la sérosité recueillie au niveau de l'incision permet d'observer des cocci et des bacilles prenant le Gram qui sont d'épaisseur variable.

Le lendemain, 30 nov., le malade va mieux : la nuit a été bonne, le malade a dormi, ce qui ne lui était pas arrivé depuis plusieurs jours.

Nous répétons une injection de 60 cc. de sérum mixte. La sérosité prélevée en plein muscle gangrené est riche en leucocytes, mais les images de phagocytose sont rares.

Dans l'après midi, l'état local, qui était resté stationnaire, s'aggrave. L'œdème, localisé jusqu'alors au tiers inférieur de la jambe, atteint le genou : le Dr Courtillier procède d'urgence à l'amputation de la cuisse.

A la dissection du membre amputé, nous constatons qu'un œdème blanc-rosé a envahi tout le tissu cellulaire sous-cutané. Un foyer gangreneux (muscles gris infiltrés de quelques bulles de gaz) est localisé dans l'espace interosseux au niveau du tiers moyen de la jambe. On y observe de petits hématomes. Une dissection attentive permet de reconnaître une oblitération complète des deux veines tibiales. La veine tibiale postérieure est thrombosée dans toute sa moitié inférieure. Les artères sont noires, mais perméables.

L'examen de la sérosité musculaire, prélevée en plein muscle gangrené, décèle une phagocytose intense.

La sérosité sous-cutanée, prélevée aseptiquement loin de la plaie au niveau de la partie inférieure du mollet, ne paraît pas renfermer de microbes. Nous injectons 3 cc. de cette sérosité à un cobaye qui meurt d'œdème malin en 24 heures et, de la sérosité de l'œdème, nous isolons un Vib. septique très pathogène.

Dans le foyer de gangrène chez l'homme, nous rencontrons encore le *B. perfringens* associé au *B. œdematiens* et à quelques unités de *B. sporogenes*; rares cocci.

Le lendemain, 1er décembre, le malade paraît en bon état, mais dans la soirée il est un peu agité. Nous injectons 75 cc. de sérum anti-vibrion septique.

Ce malade a complètement guéri.

Cette observation est intéressante : elle nous montre combien il est parfois difficile de distinguer un œdème toxique d'un œdème d'origine mécanique. Notons qu'ici l'œdème a débuté non pas aux environs de la plaie, mais au niveau des malléoles pour remonter ensuite vers la racine du membre. Dès le premier jour de l'infection gazeuse le pied est œdématié.

C'est sans doute à la phlébite oblitérante de la veine tibiale postérieure qu'il faut attribuer le départ de l'infection gazeuse.

Microbisme latent. Cas tardifs

L'étude des facteurs étiologiques nous a montré que, à défaut de certaines conditions, les anaérobies introduits dans une plaie par le traumatisme peuvent y rester inclus durant des semaines et des mois sans y pulluler, pour retrouver ensuite leur activité sous l'influence de certains facteurs.

Lecène et Frouin (*262*) ont étudié expérimentalement ce microbisme latent dans les plaies. Ils ont démontré la présence de germes virulents dans les tissus cicatriciels et la possibilité de leur réveil à la suite de l'acte chirurgical.

Ces travaux ont été confirmés par Policard et Desplas (*291*). Phocas (*288*), Lumière (*270*), etc...

Nous avons réuni ici quelques observations où le départ de l'infection gazeuse ne s'est produit que tardivement et a été provoqué par diverses lésions traumatiques ou inflammatoires.

Le tableau XIX groupe nos six cas personnels. Voici en outre trois autres cas choisis parmi les plus intéressants qui aient été signalés.

Simon (*318*) relate l'histoire d'un blessé qui, guéri d'une frac-

TABLEAU XIX. — **Cas tardifs de gangrène gazeuse**

NUMÉRO et nom	TEMPS ÉCOULÉ entre la blessure et l'apparition de la G. gazeuse	FACTEURS étiologiques	MICROBES isolés
82 Kief.	Plus de 10 jours	Artérite et thrombose (artère humérale)	Streptocoque, *B. œdematiens*, *B. sporogenes*, *B. tetani*.
90 Loss.	15 jours	Esquille du tibia	*B. œdematiens*, *B. perfringens*. *B. fallax*, Vib. septique, *B. sporogenes*.
78 Bel.	15 jours	Phlébite oblitérante (veine poplitée)	*B. œdematiens*, Vib. septique, *B. fallax*.
48 Lafl.	1 mois	Ligature de l'artère fémorale	*B. perfringens*.
37 Fleu.	3 mois	Ligature des artères poplitée et fémorale	*B. aerofœtidus*, Streptocoques, *B. pyocyaneus*.

ture de la cuisse, a fait une gangrène gazeuse mortelle à la suite d'une intervention chirurgicale pratiquée, onze mois après la blessure, en vue de pallier au raccourcissement du membre.

HODESMANN (374) cite le cas suivant. Un soldat, blessé à la cuisse gauche, en avril 1915, par un éclat de grenade que l'on n'extrait pas, est blessé à nouveau en décembre 1916 par une balle de mitrailleuse qui lui traverse la cuisse gauche de part en part. Une gangrène gazeuse de la cuisse se déclare alors à partir de l'éclat de grenade resté inclus dans les tissus. Il s'agit ici d'une infection gazeuse qui a attendu 22 mois avant de se manifester.

F. IVENS nous a communiqué une observation plus curieuse encore, où l'infection gazeuse ne s'est déclarée que 2 ans et 8 mois après la blessure.

Le soldat *Bréb*... est blessé à la cuisse droite le 8 septembre 1914 : fracture du fémur. La blessure suppure pendant 3 mois. En mai 1915, le blessé sort de l'hôpital, et est réformé pour raccourcissement du membre. Il reprend son métier de bûcheron.

Le 1er mai 1917, il revient à l'hôpital en présentant un abcès profond survenu au niveau de la cicatrice. A l'incision, il s'agit d'un phlegmon gazeux ayant eu pour origine un séquestre osseux.

L'étude bactériologique nous a permis d'isoler dans ce cas le *B. œdematiens*, le *B. fallax*, quelques unités de *B. sporogenes*, le streptocoque et le *B. coli*.

B. — Facteurs bactériologiques : interactions microbiennes.

Dans une plaie infectée par des agents de gangrène, ceux-ci se trouvent rarement à l'état de pureté. Le plus souvent, il en existe plusieurs espèces accompagnées de germes non spécifiques.

Par suite, l'évolution d'une infection gazeuse humaine est rarement comparable à l'évolution simple d'une telle infection provoquée expérimentalement par l'inoculation d'une culture pure. Il s'établit entre les différentes espèces de la flore des interactions microbiennes d'autant plus complexes que ces espèces y sont plus nombreuses.

Notamment, une même flore anaérobie pourra évoluer de diverses manières dans une blessure suivant les germes auxquels elle sera associée : Suivant les cas, tel ou tel agent pourra prendre la prédominance.

De ce fait, les associations microbiennes jouent un rôle important dans l'évolution des infections gazeuses.

Nous examinerons les actions exercées sur les principaux agents de gangrène d'abord par les aérobies, puis par les divers anaérobies.

Microbes aérobies. — Vaillard (*378*) a établi que les spores du bacille tétanique pouvaient germer dans les tissus quand elles étaient protégées contre les phagocytes par des germes aérobies. Dans les infections gazeuses, les aérobies sont-ils capables d'exercer la même action favorisante, ou, d'une manière plus générale, interviennent-ils dans l'étiologie de l'affection ?

Rappelons d'abord que Roger (*36*) a anciennement montré que l'on peut rendre pathogène pour le lapin une race inactive de Vib. septique en l'associant au *B. prodigiosus*. Ce travail a été l'origine d'une quantité de recherches sur les associations d'aérobies et d'anaérobies. Citons par exemple les recherches de Novy (*62*), Duenschmann (*60*), Eisenberg (*89*), Leclainche et Vallée (*99*), etc...

Un des mémoires les plus intéressants est celui de Besson (*63*). L'auteur a constaté que les spores du Vib. septique qui, débarrassées de toxine, sont par elles-mêmes inoffensives pour le lapin et le cobaye, germent au contraire lorsqu'elles sont associées à certains aérobies. Des cocci isolés de la terre favorisaient leur développement. Par contre, un bacille à bouts arrondis ayant la même origine n'empêchait pas la phagocytose des spores du Vib. septique. Le *B. prodigiosus* exerçait une action favorisante marquée; de même le staphylocoque, mais seulement lorsqu'il était fraîchement isolé du pus.

Au cours de la guerre, l'action exercée par les aérobies sur les anaérobies a fait l'objet de quelques recherches expérimentales dont les résultats restent encore incertains.

Costa et Troisier (*187*) ont inoculé à des cobayes une culture de *B. perfringens* non virulent associé à un pneumocoque (isolé du liquide céphalo-rachidien dans un cas de méningite). Les cobayes ont présenté des lésions importantes : gros œdème et petit phlegmon gazeux local.

Dean et Mouat (*194*) ont étudié l'association du Staphylocoque doré avec le *B. perfringens* et avec un microbe qu'ils identifient au *B. œdematis maligni*. Le résultat de leurs expériences n'est pas concluant. Un *B. perfringens* isolément non pathogène ne donna aucune lésion appréciable chez deux cobayes quand on l'associa au Staphylocoque doré. Deux fois le *B. œdematis maligni* (?) paraît avoir été favorisé par le staphylocoque; dans trois autres expériences, l'inoculation des mélanges de cultures de chacune de ces deux espèces n'a provoqué l'apparition d'aucune lésion dans la cuisse du cobaye.

K. Taylor (*328*) n'a pas été plus heureux en associant le *B. perfringens* au staphylocoque.

Douglas, Fleming et Colebrook (*198*) ont étudié l'action qu'exercent *in vitro* certains anaérobies sur le développement du *B. perfringens*. En lait ou en sérum frais humain, le *B. perfringens* pousse beaucoup plus abondamment en symbiose qu'en culture pure. Quand il est associé avec le streptocoque ou avec le staphylocoque, les deux espèces en mélange sont toutes deux favorisées.

Mais c'est H. TISSIER (*332*) qui a attaché le plus d'importance à la flore aérobie des plaies de guerre.

Pour cet auteur, qui a repris les conceptions anciennement développées par MUSCATELLO et GANGITANO (*83*), le *B. perfringens*, le Vib. septique et, en général, les anaérobies isolés dans les plaies et dans les muscles gangrenés sont constamment dépourvus de pouvoir pathogène, n'ont pas de virulence propre, ne secrètent pas de toxine soluble et ne peuvent se développer qu'à l'abri des germes aérobies.

« Un Vib. septique, inoffensif à lui seul à la dose de 2 cc. de « culture en bouillon pour un cobaye de 450 gr., tue l'animal de « même poids en 20 heures lorsqu'on l'associe au staphylocoque « blanc et en 6 heures lorsqu'on l'inocule avec le staphylocoque « et le *B. mesentericus fuscus*. »

« Le *B. perfringens* mélangé à l'entérocoque tue le cobaye en « trois jours, avec du staphylocoque blanc en 21 heures, avec « du streptocoque vrai en 15 heures. »

L'auteur reconnaît, du reste, que l'action exercée par l'aérobie n'est pas toujours suffisante pour amener le développement du microbe anaérobie. Les résultats sont plus constants lorsqu'on inocule un mélange de culture dans les muscles préalablement écrasés (nous savons que cette condition, même réalisée seule, suffit pour renforcer considérablement l'activité du *B. perfringens*).

Quel que soit l'intérêt des expériences de TISSIER, nous ne pouvons admettre les conclusions de l'auteur qui sont contredites par toute la partie expérimentale de notre travail et par les observations de nombreux auteurs : les anaérobies peuvent causer la gangrène gazeuse en l'absence de tout aérobie.

MARGOULIÈS-AÏTOFF et BRAÏLOWSKY (*271*) ont soutenu une thèse opposée à celle de TISSIER. Ils admettent que les aérobies diminuent la gravité des infections gazeuses.

Nous ne saurions non plus admettre cette conception. Certains aérobies sont manifestement capables d'aggraver des infections gazeuses en produisant des complications secondaires (Streptococcie, Staphylococcie, etc...).

Nous avons pu nous convaincre de plus que le *B. proteus*, associé à des anaérobies pathogènes, était capable de renforcer leur virulence.

Nous croyons que, d'une manière générale, les aérobies peuvent favoriser les anaérobies en absorbant l'oxygène du milieu et en détournant sur eux-mêmes l'action des phagocytes. Exercent-ils une action plus complète? Les éléments font encore défaut pour répondre à cette question.

Microbes anaérobies. — v. HIBLER (*136*) avait déjà montré qu'on peut remonter le pouvoir pathogène de certains échantillons atténués de *B. Chauvæi*, de *B. perfringens* et de *B. Novyi* en les associant à des cultures jeunes peu toxiques de *B. tetani*.

Récemment, M. ROBERTSON (*298*) a constaté qu'un mélange de *B. perfringens* et du microbe qu'elle a identifié au *B. œdematis maligni* KOCH (et qui est certainement le *B. sporogenes*) est plus pathogène pour le cobaye que chacun des deux microbes injectés isolément.

Nous pouvons apporter des observations personnelles sur ces interactions entre anaérobies des infections gazeuses.

D'abord, dans nos observations cliniques (chapitre VII) nous avons vu :

une race peu pathogène de *B. perfringens* favoriser le départ d'un Vib. septique très toxique (soldat *G...*, page 260);

une race peu pathogène de *B. perfringens* favoriser la pullulation d'un *B. œdematiens*, toxique (cas *Dom...* page 267);

et enfin, un Vib. septique peu actif aider au développement d'un *B. perfringens* virulent (cas 41, page 308).

Nos expériences sont plus démonstratives. Celles qui ont trait à l'action du *B. sporogenes* et du *B. bifermentans* sont relatées dans la Reproduction expérimentale des formes putrides de gangrène gazeuse; nous y renvoyons le lecteur. Nous rapporterons ici celles que nous avons entreprises sur le rôle du *B. histolyticus*.

Les lésions produites par ce bacille inoculé en culture pure ont été longuement décrites dans la Bactériologie descriptive. Lorsqu'il s'y rencontre des agents de gangrène, ils y trouvent un milieu de choix pour leur développement. Lorsqu'on inocule un agent de gangrène associé au *B. histolyticus*, il est manifestement favorisé.

Voici un exemple d'association du *B. histolyticus* avec le *B. perfringens* (Tableau XX).

TABLEAU XX — **Association du B. histolyticus et du B. perfringens.**
Inoculations intra-musculaires (cuisse).

NUMÉROS des cobayes	*B. perfringens* Culture en bouillon de 24 h.	*B. histolyticus* Culture en bouillon de 24 h.	RÉSULTATS
1	1/10 cc.	1/4 cc.	† 21 h.
2	1/10 cc.	1/4 cc.	† 24 h.
3	1/10 cc.	1/10 cc.	† 24 h.
4	1/10 cc.	1/10 cc.	† 24 h.
5	1/20 cc.	1/20 cc.	† 24 h.
6	1/20 cc.	1/20 cc.	† 24 h.
Témoins			
7	1/4 cc.	—	† 48 h.
8	1/10 cc.	—	Pas de lésion.
9	1/20 cc.	—	Pas de lésion.
10	—	1/2 cc.	† 21 h
11	—	1/4 cc.	Cuisse tuméfiée.
12	—	1/10 cc.	Lésion légère.
13	—	1/20 cc.	Pas de lésion.

Notons la mort précoce des animaux injectés avec des mélanges où le *B perfringens* figurait à dose minime bien inférieure à la dose limite mortelle.

Des résultats tout aussi démonstratifs ont été obtenus en associant le *B. histolyticus* au *B. œdematiens*.

Pour souligner l'importance du *B. histolyticus*, nous donnons ci-dessous deux exemples d'infections naturelles où ce bacille a produit des lésions particulièrement remarquables. Nous sommes redevables de la première observation au Dr G. V. LEGROS.

Le soldat Gir. est blessé le 30 décembre 1916 par éclat d'obus. Le lendemain il entre à l'ambulance ; il présente une blessure au niveau de la partie inférieure de l'angle de l'omoplate droite et qui mesure 2 cm. sur 3 cm. de diamètre. Les bords en sont déchiquetés et irréguliers.

A la radioscopie on aperçoit le projectile au niveau de l'épine de l'omoplate, à 5 cm. de profondeur.

Dans l'après-midi du 31, on incise largement la blessure ; l'omoplate a été traversée. Le projectile est extrait de l'épaisseur du muscle sous-scapulaire, lequel est largement excisé ; drainage.

Le 1er janvier température 39,2, les muscles ont mauvais aspect ; il ne s'en écoule aucune sérosité ; ni crépitation, ni putridité.

2 janvier : température 39,8 ; 3 et 4 janvier : température 40.

Le 5 janvier, une nouvelle intervention est décidée. Les muscles sont extrêmement altérés et friables et se détachent à la moindre pression. On résèque la plus grande partie du sous-épineux, l'écaille de l'omoplate et ce qui reste du sous scapulaire. On reconnaît alors une fracture de côte laquelle présente des lésions d'ostéite. La côte est réséquée. En dessous, au contact de la plèvre, existe un petit foyer purulent, mais la plèvre n'est pas infectée.

Malgré cette seconde intervention la température reste élevée, l'asthénie persiste et le blessé succombe le 10 janvier.

Il faut noter dans ce cas l'importance et le caractère particulier des lésions musculaires :

Les muscles atteints se décomposent très vite ; ils sont extrêmement friables et présentent une coloration variée ; tachés par places de brun, de jaune et de vert, ils sont par endroits piquetés de taches hémorragiques. Il s'en écoule une sérosité citrine, claire, abondante. Les muscles sont absolument insensibles ; on ne perçoit ni crépitation gazeuse, ni odeur putride.

Le Dr Vaucher a examiné dans notre laboratoire la sérosité musculaire que nous a fait parvenir le Dr Legros. Sur frottis, on remarquait, à côté de nombreux diplocoques prenant le Gram et du *B. proteus*, un bacille grêle, mobile, prenant le Gram ; de nombreuses formes sporulées (spores subterminales et clostridies) ; des spores libres et enfin quelques rares bacilles immobiles, épais, prenant le Gram.

Le Dr Vaucher a pu isoler les anaérobies suivantes : *B. histolyticus*, *B. œdematiens* et *B. sporogenes*. Il n'est pas douteux que le *B. histolyticus* a imprimé dans ce cas son caractère propre aux lésions observées. Le malade est vraisemblablement mort de cénotoxie.

Comme deuxième exemple d'infection naturelle à *B. histolyticus* nous donnons ci-dessous la curieuse observation suivante que nous devons à l'amabilité du Prof. Nicolas.

Le 29 juin 1917, une mule (servant au Prof. Delezenne pour la préparation d'un sérum antivenimeux) reçoit sous la peau de l'encolure gauche 89 mmg. de venin sec de *Bitis*. Cette injection est suivie d'une forte réaction locale et générale.

Le 1er juillet, l'état de l'animal est des plus graves : température 39,7, dyspnée, pouls précipité, etc... Localement, on observe une tuméfaction énorme, siégeant au tiers supérieur gauche de l'encolure. A la ponction, il s'en écoule un liquide roussâtre, à odeur repoussante, fécaloïde, contenant des fragments de tissus nécrosés. La collection est largement débridée.

Le 2 juillet, la température reste élevée. Un œdème dur envahissant est apparu tout autour de la lésion. Il a gagné tout le côté gauche de la face, s'est étendu aux lèvres et aux paupières. L'animal ne peut

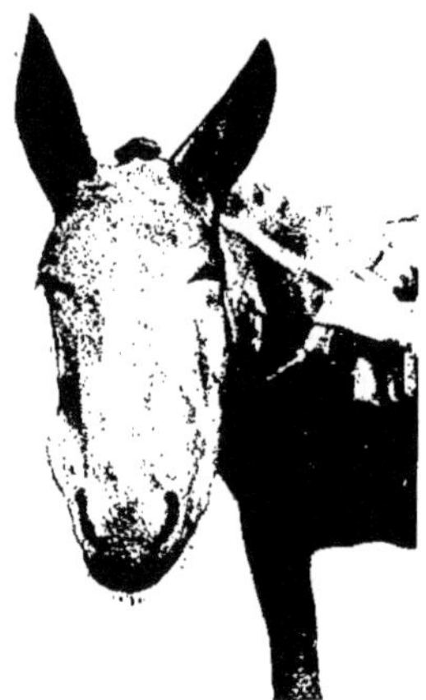

Fig. 42. — Infection naturelle à *B. histolyticus* et à *B. œdematiens* (?). L'œdème a envahi les deux côtés de la face et remonte jusqu'aux paupières.

manger. Dans l'après-midi, l'œdème envahit le côté droit de la face et la tête de l'animal bouffie et difforme rappelle celle de l'hippopotame (fig. 42). A noter l'absence de toute crépitation.

L'animal est traité par l'injection locale sous-cutanée de 200 cc. environ de sérum mixte (anti-*œdematiens*, anti-*perfringens* et anti-vibrion septique) ; dans la soirée on lui injecte dans la veine 200 cc. d'un mélange des trois sérums.

3 juillet. — Température 38,9. L'œdème de la face a diminué. Les tissus autour de la lésion montrent une tendance marquée au sphacèle. Les muscles ont une teinte grisâtre ; ils sont gorgés d'une sérosité citrine qui s'écoule abondante. On pratique une nouvelle injection intra-veineuse de sérum mixte (200 cc. environ).

4 juillet. — La fièvre est tombée (37°7), l'œdème de la face a considérablement diminué ; localement les tissus sphacélés s'éliminent en formant un délabrement considérable (fig. 43). L'animal peut s'alimenter et à partir de ce jour s'achemine vers une lente guérison.

L'étude bactériologique de la sérosité a permis d'en isoler un

B. histolyticus pathogène pour le cobaye. A ce germe était associé un microbe morphologiquement identique au *B. œdematiens*, mais qui n'a malheureusement pas pu être obtenu en culture pure.

Pour conclure, en dehors des lésions considérables causées par les projectiles, en plus des fractures, des sections et des oblitérations vasculaires, certaines associations microbiennes peuvent créer pour les agents de la gangrène gazeuse des conditions de développement particulièrement favorables. Les germes qui contribuent à la lyse des tissus offrent un intérêt tout particulier.

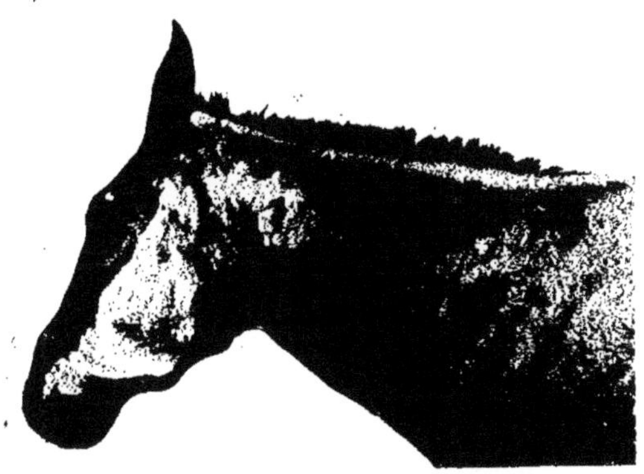

Fig. 43. — Infection naturelle à *B. histolyticus* et à *B. œdematiens* (?). A la suite des injections de sérum l'œdème a disparu. Une large perte de substances s'est produite par élimination des tissus sphacélés.

Nous croyons que l'analyse des interactions microbiennes éclairerait bien des points encore obscurs dans l'étiologie des maladies à flore complexe.

Quatrième partie

SÉROTHÉRAPIE
des Infections gazeuses

VACCINOTHÉRAPIE ET SÉROTHÉRAPIE

Pour combattre les infections gazeuses, les bactériologistes disposent de la sérothérapie et de la vaccinothérapie.

Nous ne dirons que quelques mots de la vaccinothérapie qui n'a pas été l'objet, au cours de la guerre, de recherches très poussées. Le fait tient à ce que l'on n'en peut espérer beaucoup de bénéfices dans le traitement d'une maladie à pathogénie multiple et à évolution habituellement très rapide.

Des recherches expérimentales ont bien montré qu'il était possible de vacciner les animaux de laboratoire contre le vibrion septique (Roux et Chamberland, *32* ; Duenschmann, *60* ; Leclainche et Morel, *107*, etc.) ou contre le *B. perfringens* (Rosenthal, *146*). Cependant, Fraenkel (*111*), Robertson (*299*) n'ont pu réussir à immuniser le cobaye contre le *B. perfringens*.

Jusqu'à présent, l'on n'a tenté aucun essai de vaccination préventive sur l'homme. Celle-ci serait du reste difficilement réalisable en raison de la pathogénie variée des infections gazeuses et en raison également des autres vaccinations préventives (antityphoïdique, etc...) auxquelles sont déjà systématiquement soumis les soldats.

La plupart des tentatives de vaccination ont été entreprises dans un but curatif, soit pour enrayer des infections gazeuses déclarées à évolution lente, soit pour traiter de graves plaies infectées où la complication gazeuse semblait imminente. Ainsi, la vaccinothérapie de la gangrène gazeuse se confond avec la vaccinothérapie des plaies de guerre.

La plupart des bactériologistes ont limité la préparation des vaccins employés à quelques microbes aérobies des plaies : streptocoques, staphylocoques, *B. coli*, *B. proteus*, etc... Presque tous ont utilisé des auto-vaccins, simples ou mixtes, préparés avec des germes tués par le chauffage.

Citons par exemple les travaux de Dalimier (cité par Danysz,

192), Tidy (*331*), Goadby (*230*), Swan (*326*), Bazin (*166*). Pour Goadby, en combattant les aérobies on peut atténuer l'effet pathogène des anaérobies qui vivent en symbiose.

L'un de nous, au début de la guerre, a utilisé un vaccin chauffé *anti-perfringens* dans le traitement de quelques cas de gangrène gazeuse où le *B. perfringens* jouait un rôle prépondérant. Le vaccin était préparé avec cinq échantillons de *B. perfringens* provenant de gangrènes gazeuses mortelles. Les cultures de 24 heures en bouillon glucosé étaient centrifugées; les microbes lavés en eau physiologique et chauffés une heure à 60°; on injectait journellement de 5 à 20 millions de bacilles. Dans les quelques cas ainsi traités les résultats obtenus ont été satisfaisants.

Mais en raison de la pathogénie variée des infections gazeuses il nous a paru préférable d'utiliser, dans le traitement général des plaies de guerre et des infections gazeuses à évolution lente, un auto-vaccin préparé avec tous les germes présents dans les sérosités pathologiques et désintoxiqués par l'iode. Nous avons ainsi préconisé l'emploi d'auto-vaccins iodés et de pyo-vaccins iodés.

Voici brièvement résumée la technique de préparation du pyovaccin :

Une petite quantité de sérosité prélevée dans la plaie est mise en contact avec une solution de Lugol diluée au tiers, dans la proportion de 1/5 de solution iodée pour 4/5 environ de sérosité purulente. Au bout de 2 à 5 minutes, on centrifuge le mélange. Le culot est repris dans quelques centimètres cubes d'eau physiologique. Le vaccin ainsi obtenu est injecté à la dose de 1/4 à 1/2 cc. sous la peau du blessé.

Le traitement vaccinal est continué avec les microbes isolés de la plaie du malade. Ceux-ci sont désintoxiqués par l'iode dans les mêmes conditions.

Notons qu'actuellement nous employons une technique simplifiée : la sérosité ayant été mise en contact avec la solution de Lugol au 1/3 pendant 2 à 5 minutes, est immédiatement injectée au malade, sans centrifugation ni lavage préalables.

Nous préparons de même des auto-vaccins en partant des cultures.

Paul Delbet (*195*) a publié quelques-uns des résultats obtenus dans son service; ceux-ci semblaient encourageants et montraient dans tous les cas l'inocuité presque absolue de ce procédé de vaccination. La réaction locale était minime ou nulle : la réaction générale n'excédait jamais une élévation thermique supérieure à 1 ou 1/2 degré. Cette inocuité de la méthode a du reste été confirmée par d'autres auteurs, et en particulier par N. Fiessinger (*209*).

C'est surtout vers la sérothérapie que s'est orientée l'activité des chercheurs.

Retenons tout d'abord les essais de Leclainche et Vallée (*263*) qui ont préconisé l'emploi, dans la lutte contre l'infection des plaies, d'un sérum polyvalent. Les chevaux sont préparés contre toute une série de microbes isolés de la flore des blessures. Le sérum est utilisé soit en applications locales (dans les pansements), soit en injections sous-cutanées.

Sans être réellement un sérum spécifique contre les infections gazeuses, le sérum de Leclainche et Vallée peut rendre des services pour traiter des complications infectieuses secondaires survenues au cours des infections gazeuses (streptococcie, etc.).

Contre les infections gazeuses proprement dites, divers sérums ont été préparés depuis le début de la guerre.

Ainsi Mlle Raphael et Frasey (*294*) ont préparé un sérum anti-vibrion septique. Bull et Pritchett (*174*) ont publié récemment les résultats qu'ils ont obtenus en immunisant le lapin contre la toxine du *B. perfringens* [1].

En Allemagne, Conradi et Bieling (*184*) ont préconisé l'emploi du sérum anti-*Chauvaei* ; Klose (*254*) a préparé un sérum anti-*perfringens* : Aschoff et ses collaborateurs (*163*) s'efforcent d'obtenir un sérum polyvalent contre le « Gasœdembazillus ». S'il faut en croire Duhamel (*202*), les essais de sérothérapie entrepris en Allemagne n'ont pas donné jusqu'à présent de résultats notables.

Dans les deux chapitres suivants nous exposerons nos recherches personnelles sur la sérothérapie des infections gazeuses : sérothérapie expérimentale et sérothérapie sur l'homme.

(1) Au moment de la mise en pages de ce livre nous avons reçu la visite de M. Bull, qui nous a annoncé avoir immunisé le cheval avec une toxine tuant un cobaye de 200-250 gr. à la dose de 1/4 à 1/10 cc.

CHAPITRE IX

Sérothérapie expérimentale

Nous étudierons dans ce chapitre la préparation et le titrage des sérums que nous avons préparés contre trois microbes :
Le *B. perfringens*, le Vib. septique et le *B. œdematiens*.

I. — SÉRUM ANTI-PERFRINGENS

Le premier essai de préparation d'un sérum anti-perfringens a été entrepris par Rosenthal (*146*) qui, en collaboration avec M. Jourdan, directeur de l'Institut sérothérapique de Grenoble, a injecté à des chevaux des doses progressives croissantes de culture de *B. perfringens*. Le sérum obtenu n'était ni bactéricide ni agglutinant ; il était faiblement préventif : 1 cc. de sérum préservait le cobaye contre une dose mortelle de culture.

Au cours de la guerre, l'un de nous s'est attaché à la préparation d'un sérum *anti-perfringens*. Les animaux (mouton, chevaux) furent immunisés par divers procédés que nous indiquerons ci-après ainsi que les résultats obtenus.

En dehors de nous, il convient de citer les travaux entrepris d'une part, en Allemagne, par Klose (*254*), d'autre part, en Amérique, par Bull et Ida Pritchett (*174*) et par Bull (*173*).

Klose a préparé un sérum antitoxique et un sérum antimicrobien.

La toxine qu'il a utilisée (filtrat de culture de 3-4 jours en bouillon glucosé) tuait le cobaye en injection intraveineuse à la dose de 1 cc. 5 à 3 cc. Il a immunisé un cheval par deux séries d'injections intraveineuses; le cheval a reçu d'abord en 17 semaines 2.415 cc. de toxine, puis s'est reposé 6 semaines et a reçu à nouveau, en 6 semaines, 1.780 cc. de toxine. Le sérum obtenu était faiblement antitoxique ; il était préventif vis-à-vis de la toxine et de la culture et possédait aussi un certain pouvoir curatif.

Ainsi, 1/5 cc. de sérum protégeait le cobaye contre 3 doses mortelles de culture. L'animal présentait des lésions mais celles-ci finissaient par guérir.

Tous les cobayes traités 2 heures après l'inoculation d'une dose mortelle de culture, étaient sauvés ; ceux traités 6 heures après l'inoculation guérissaient après avoir présenté de grandes lésions. Klose n'a pu sauver les cobayes traités 6 heures après l'injection de la culture.

L'auteur a également préparé un sérum anti-microbien en immunisant un âne par des injections sous-cutanées de culture de *B. perfringens*. En 8 mois, l'animal a reçu 348 cc. de culture. Les injections étaient suivies de fortes réactions : œdème, crépitation locale, élévation de température.

Le sérum neutralisait la culture à égalité : 1/2 cc. de sérum neutralisait 1/2 cc. de culture. Il était préventif à la même dose et curatif à condition d'être injecté 2 heures après l'inoculation infectante.

Bull et Pritchett ont immunisé le pigeon et le lapin par des injections répétées de doses croissantes de toxine filtrée. Le sérum de lapin était antitoxique et anti-hémotoxique : 1/5 cc. de sérum neutralisait une dose de toxine tuant le pigeon en 8 heures (0 cc. 3 en inoculation intra-musculaire). La neutralisation de la toxine suit la loi de proportionnalité.

Bull a montré que ce sérum antitoxique était préventif vis-à-vis de la culture : 2 cc., 8 de sérum protégeait le cobaye contre 1/4 cc. de culture totale. L'immunité passive persiste pendant 2 semaines environ.

Le sérum arrête les lésions en évolution et sauve les animaux même lorsque ceux-ci sont traités tardivement, au moment où les lésions sont avancées et l'intoxication générale manifeste.

Nous avons poursuivi l'immunisation de plusieurs chevaux par des procédés différents.

1° En inoculant la culture totale de plusieurs races pathogènes de *B. perfringens*.

2° En injectant des doses croissantes de microbes débarrassés de leur toxine par centrifugation et provenant d'un échantillon très actif.

3° En inoculant des doses croissantes de toxines.

SÉRUM ANTIMICROBIEN POLYVALENT PRÉPARÉ AVEC DES MÉLANGES DE CULTURES TOTALES. — Nous avons d'abord cherché à obtenir un sérum polyvalent en immunisant les chevaux contre quatre races pathogènes de *B. perfringens*. Un cheval a reçu en injections intraveineuses d'abord de faibles doses de corps microbiens lavés (correspondant à 10, 20, 30 cc. de culture), puis des doses progressivement croissantes de mélanges de culture totale en bouillon glucosé de 24 à 48 heures (de 100 à 400 cc.).

Au bout de 3 mois, un cheval ainsi traité fournissait un sérum doué de propriétés anti-infectieuses relativement faibles ; 1/4 de cc. de sérum neutralisait *in vitro* 1 cc. de culture. Le sérum était également préventif : 1/4 de cc. protégeait le cobaye contre l'inoculation intra-musculaire de 1 cc. de culture. Enfin, les propriétés curatives étaient nettes : Sur 8 cobayes inoculés dans la cuisse avec 1 cc. de culture totale et traités 10 heures après l'inoculation par l'injection locale de 3 cc. de sérum, 6 ont guéri, 2 seulement ont succombé.

SÉRUM ANTIMICROBIEN MONOVALENT PRÉPARÉ AVEC DES MICROBES DÉBARRASSÉS DE LEUR TOXINE. — Les résultats précédents nous ont incité à poursuivre l'immunisation des chevaux en injectant uniquement des doses croissantes de corps microbiens débarrassés de toxine par centrifugation.

Nous n'avons plus utilisé qu'un seul échantillon de *B. perfringens*, le plus pathogène que nous possédions.

Ainsi, le cheval 802 a reçu en 11 mois, du 22 mai 1915 au 12 avril 1916, 23 injections intraveineuses ; la plus faible dose correspondait à 160 cc. de culture de 24-48 heures en bouillon glucosé ; la plus forte, à 1 litre de culture. Les corps microbiens étaient repris dans 200 à 400 cc. d'eau physiologique.

Dans ce laps de temps, le cheval reçut une quantité de microbes correspondant à 12 l. 500 de culture. Les injections de fortes doses provoquèrent à plusieurs reprises des accidents graves : élévation thermique au-dessus de 39°, œdème persistant des membres inférieurs, gonflement douloureux des articulations, etc. Ces accidents nous obligèrent même à plusieurs reprises à interrompre l'immunisation du cheval pendant plusieurs semaines.

Le sérum anti-microbien ainsi obtenu était fortement agglutinant. Il agglutinait à 1/2000 l'échantillon ayant servir à préparer le cheval.

Ce sérum possédait un pouvoir anti-infectieux beaucoup plus élevé que le sérum polyvalent préparé avec le mélange des cultures totales. Il neutralisait à 1/200, 1 dose de culture tuant le cobaye en 24 à 36 heures en inoculation intra-musculaire (voir tableau XXI).

Nous n'avons pu titrer exactement faute d'un nombre suffisant de cobayes ses propriétés préventives et curatives. Bornons-nous à signaler ici que ce sérum a donné de bons résultats dans le traitement de gangrènes gazeuses déclarées (voir chapitre suivant).

SÉRUM ANTITOXIQUE. — La préparation d'un sérum anti-*perfringens* anti-toxique est subordonnée à l'obtention régulière d'une bonne toxine. Le problème comporte d'assez grandes difficultés.

A. — TOXINE DU *B.* PERFRINGENS

Préparation. — Certains échantillons de *B. perfringens* (souche Lech..., 158, etc...) nous ont permis d'obtenir une toxine soluble en bouillon Martin glucosé à 2 o/oo. Il est recommandé de préparer le bouillon Martin avec du bouillon de bœuf que l'on a laissé vieillir quelques semaines à la température du laboratoire. Les cultures de 24 à 48 heures sont filtrées sur bougie de Chamberland ou, parfois, seulement centrifugées.

Titrage de la toxine (Voir tableau XXII). — La toxine obtenue tuait le cobaye par injection intra-veineuse à la dose de 1/2 à 2 cc.. La mort était le plus souvent brutale (2 cc. et parfois 1 cc.); les animaux présentaient de violentes convulsions et mouraient en quelques minutes par arrêt respiratoire.

Avec les doses plus faibles (1 cc. 1/2 cc.), ou quand les cobayes étaient de trop forte taille, la mort ne survenait qu'au bout de quelques heures ou plus tardivement.

Tableau XXI. — **Sérum anti-perfringens anti-microbien** *(Cheval 802)* :
Pouvoir anti-infectieux pour le cobaye
en inoculations intra-musculaires.

COBAYES	DOSES de culture (pour témoins) ou du mélange culture-sérum *	RÉSULTATS
Le 19-III-16		
52/18	1^{cc} culture	† 36 heures.
19/14	1	† 24 h.
55/14	1/2	† 46 h.
59/13	1/2	Grosses lésions; survit.
11/14	1/4	Lésions faibles; survivent.
28/7	1/4	
	1^{cc} culture + 1/50^{cc} sérum	Pas de lésions.
	1 cult. + 1/50 sér.	
	1 cult. + 1/100 sér.	
	1 cult. + 1/200 sér.	
	1 cult. + 1/200 sér.	
Le 6-IV-16		
61 D	1^{cc} culture	† nuit.
62 D	1	† nuit.
63 D	1/2	† 48 h.
64 D	1/2	Fortes lésions; guérison.
65 D	1/4	† 3 jours.
66 D	1/4	Œdème; guérison.
74 D	1^{cc} culture + 1/25^{cc} sérum	Pas de lésions.
73 D	1 cult. + 1/25 sér.	
72 D	1 cult. + 1/50 sér.	
71 D	1 cult. + 1/50 sér.	
70 D	1 cult. + 1/100 sér.	Œdème léger; guérison.
69 D	1 cult. + 1/100 sér.	
68 D	1 cult. + 1/200 sér.	† 36 h.
67 D	1 cult. + 1/200 sér.	† 48 h.

* Préalablement abandonné pendant une demi-heure à la température du laboratoire.

TABLEAU XXII. — **B. perfringens** :
Titrage de la toxine.

COBAYES d'env. 400gr.		LAPINS d'env. 2k.		SOURIS			SOURIS		
inject. veine		inject. veine		injection veine			inject. sous la peau		
Dose	† en	Dose	† en	Poids	Dose	† en	Poids	Dose	† en
Toxine du 3 novembre 1915 (filtrée)									
2cc.	5min	—	—	—	—	—	—	—	—
2	10min								
2	5min								
1	24h								
1	60h								
1/2	24h								
Toxine du 24 avril 1917 (centrifugée)									
2cc	3min	—	—	14gr	1/4cc	5min	—	—	—
1cc	10min			19	1/4	5min			
1cc	nuit			19	1/8	25min			
Toxine du 8 mai 1917 (centrifugée)									
—	—	2cc	60h	15gr	1/4cc	5min	18gr	2cc	Nuit
		2	18h	17	1/4	60min	19	2	Nuit
				21	1/4	1h15			
Toxine du 22 mai 1917 (centrifugée)									
2cc	24h	2cc	malade survit.	19gr	1/4cc	6min	—	—	—
				18	1/4	16min			

2 cc. de toxine sont généralement inoffensifs pour le lapin. Cependant certains animaux (lapins de moins de 2 kgs) présentent des troubles graves : dyspnée et parfois des convulsions. Le plus souvent les animaux survivent ; dans quelques cas ils meurent dans la nuit ou au bout de quelques jours.

La souris inoculée dans la veine est extrêmement sensible à l'action de la toxine. Elle succombe en quelques minutes à la dose de 1/4 à 1/10 cc. de culture très jeune, riche en hémotoxines. Les cultures de 48 heures sont déjà beaucoup moins actives : 1/4 cc. ne tue plus la souris qu'en 6-12 heures.

En inoculation sous-cutanée, il est nécessaire d'injecter à la souris 2 cc. de toxine pour tuer l'animal. Il se produit alors un œdème humide, verdâtre qui tend à s'escarifier. Encore les grosses souris résistent-elles quelquefois ; la guérison survient après formation d'une escarre humide.

B. — Antitoxine

Nous avons d'abord cherché à immuniser un mouton contre la toxine du *B. perfringens*. Un mouton a reçu en 2 mois, en injections sous-cutanées 278 cc. de toxine. Les plus fortes doses injectées (75 cc.) ont amené la production d'un gros œdème local qui a envahi le poitrail du côté opposé. 1/2 cc. de sérum neutralisait complètement 4 doses mortelles de cultures.

Ultérieurement, nous avons entrepris l'immunisation du cheval. Le cheval 809 a reçu sous la peau de l'encolure, en deux mois et demi et en 9 injections, 2.350 cc. de toxine. La plus faible dose injectée fut de 60 cc., la plus forte de 400 cc. Les injections étaient régulièrement suivies au bout de 24 heures d'une forte ascension thermique, dépassant régulièrement 39° et atteignant parfois 40°. Localement on observait un gros œdème.

L'antitoxine neutralisait la toxine et la culture totale.

Titré sur cobaye, le pouvoir antitoxique était d'au moins 1/200 (Tableau XXIII).

Le pouvoir anti-infectieux était à peu près équivalent (Tableau XXIV). 1/100 de cc. de sérum neutralisait complètement *in vitro* 1 cc. de culture (de 1 à 2 doses mortelles dans l'expérience résumée dans le tableau).

TABLEAU XXIII. — **Sérum antiperfringens antitoxique** *(Chev. 809)* :
Pouvoir antitoxique pour le cobaye
en inoculations intraveineuses.

COBAYES — Poids	DOSES de toxine (pour témoins) ou du mélange toxine-sérum *	RÉSULTATS
360gr	2cc toxine.	† en 5 min.
320	2	† en 6 h.
320	2	Forte dyspnée ; † nuit.
420	2	Forte dyspnée ; survie.
390gr	2cc toxine + 1/50cc sérum	Pas d'accidents ; survie.
380	2 tox. + 1/100 sér.	id.
340	2 tox. + 1/200 sér.	id.

* Préalablement abandonné pendant une demi-heure à la température du laboratoire.

Le pouvoir antitoxique, titré par l'injection intra-veineuse de la souris, nous a donné un chiffre extrêmement élevé. 1/10000 à 1/40000 de sérum neutralisait 1/4 de cc. de toxine.

Ce résultat, paradoxal en apparence, s'explique par le fait que la souris est surtout sensible aux hémotoxines secrétées par le

TABLEAU XXIV. — **Sérum antiperfringens antitoxique** *(Chev. 809)* :
Pouvoir antiinfectieux pour le cobaye
Inoculations intra-musculaires

COBAYES — Nos	DOSES de culture (pour témoins) ou du mélange culture-sérum *	RÉSULTATS
36-E	1cc culture	† 60 heures.
34-E	1/2cc	† 48 heures.
35-E	1/2cc	Très grosse lésion ; survie.
37-E	1cc culture + 1/25cc sérum.	Pas de lésions ; survie.
38-E	1 cult. + 1/50 sér.	id.
39-E	1 cult. + 1/100 sér.	id.

* Préalablement abandonné pendant une demi-heure à la température du laboratoire.

B. perfringens ; d'un autre côté le sérum de cheval normal neutralise, dans les mêmes conditions d'expérience, la toxine du *B. perfringens* à un titre déjà fort élevé, de 1/1000 à 1/4000.

Faute d'animaux, nous n'avons pu titrer le pouvoir préventif de notre sérum antitoxique que sur souris. Les tableaux XXV et XXVI montrent que 1/500 de cc. de sérum 809 protège 21 gr. de souris contre une dose mortelle de toxine ; de même, 18 gr. de souris sont protégées contre 2 doses mortelles de culture par 1/100 à 1/200 de sérum.

Les essais préventifs et curatifs entrepris chez l'homme avec ce sérum (voir chapitre suivant) montrent que le sérum antitoxique a la même valeur pratique que le sérum anti-microbien.

TABLEAU XXV. — **Sérum antiperfringens antitoxique** *(Chev. 809)* :
Pouvoir préventif contre la toxine pour la souris
Toxine filtrée injectée sous la peau.

SOURIS — Poids	DOSES de sérum injectées le 8-V-17 sous la peau	DOSES de toxine injectées le 9-V-17 sous la peau	RÉSULTATS
15gr	—	2cc toxine	† nuit.
18	—	2	Grosses lésions, survie.
15	—	1	† nuit.
20	—	1	Œdème ; survie.
14gr	1/100cc sér.	2cc toxine	Survie.
18	1/100	2	Survie.
16	1/200	2	Survie.
18	1/200	2	Survie.
15	1/500	2	Survie.
21	1/500	2	Œdème ; survie.
18	1/1000	2	† nuit.
18	1/1000	2	† nuit.

II. — SÉRUM ANTI-VIBRION SEPTIQUE

Depuis que ROUX et CHAMBERLAND (1887) ont montré qu'il était possible d'immuniser le cobaye contre le Vib. septique, plusieurs auteurs ont essayé de préparer contre ce microbe un sérum actif.

Dès 1898, LECLAINCHE réussissait à immuniser un âne en lui

Tableau XXVI. — **Sérum antiperfringens antitoxique** (*Chev. 80g*) : *Pouvoir préventif contre la culture pour la souris*
Inoculations sous-cutanées

SOURIS — Poids	DOSES de sérum injectées le 8-V-17 sous la peau	DOSES de cultures inoculées le 9-V-17 sous la peau	RÉSULTATS
14gr	—	1/2cc culture	† nuit.
18	—	1/2	† 48 heures.
12	—	1/4	† nuit.
15	—	1/4	† 48 heures.
18gr	1/25cc sérum	1/2cc culture	Survie.
14	1/25	1/2	Survie.
16	1/50	1/2	Survie.
18	1/50	1/2	Survie.
20	1/100	1/2	Survie.
15	1/100	1/2	Survie.
18	1/200	1/2	Survie.
18	1/200	1/2	† nuit.

inoculant dans la veine des doses croissantes de dilutions de sérosité provenant de muscles d'animaux morts d'œdème malin. Le sérum obtenu était anti-infectieux et doué d'un certain pouvoir préventif.

En 1901, Leclainche et Morel montraient que des résultats un peu plus favorables pouvaient être obtenus en poursuivant l'immunisation de l'âne par des injections intra-veineuses répétées de doses croissantes de cultures de Vib. septique en bouillon Martin. Le sérum neutralisait une certaine dose de virus, était faiblement antitoxique, préventif à la dose de 0,5 cc. contre une dose de sérosité virulente tuant le cobaye en 16 à 18 heures. Les propriétés curatives, nulles pour le cobaye, étaient peu marquées pour le lapin.

Etant donné que le pouvoir infectieux du Vib. septique dépend étroitement de son pouvoir toxique (Roux, Leclainche et Morel, Besson, M. Nicolle), on pouvait espérer que le sérum d'un animal immunisé contre la toxine de ce microbe serait plus actif que celui d'un animal préparé par des injections répétées de culture totale.

La difficulté consistait à obtenir d'une façon régulière une bonne toxine de Vib. septique. Ainsi, par exemple, Leclainche et Morel observent que la culture de plusieurs jours en bouillon Martin est faiblement toxique ; le liquide centrifugé décanté tue le cobaye à la dose de 5 cc. (injection intrapéritonéale) en 1-3 heures ; le filtrat sur bougie F de Chamberland n'a aucune toxicité.

Jouan [1] a obtenu une bonne toxine en bouillon Martin glucosé additionné de 1/5 de sérum de cheval.

M. Nicolle, Césari et Mlle Raphael (1915) ont immunisé le cobaye par des injections sous-cutanées répétées d'une toxine tuant le lapin et le cobaye à des doses comprises entre 2 et 1/4 cc. Le sérum des animaux préparés neutralisait la toxine de divers échantillons de Vib. septique et de *B. Chauvaei*. Cette expérience permet ainsi aux auteurs d'affirmer l'identité de ces deux microbes. Le sérum antitoxique était également anti-infectieux et doué d'un certain pouvoir préventif. 3 cc. d'anti-toxine protègent le cobaye contre l'injection sous-cutanée et l'injection intraveineuse d'une dose sûrement et rapidement mortelle.

Mlle Raphael et Frasey (1915) ont publié une technique qui leur permet d'obtenir avec certitude la toxine du Vib. septique. Les souches conservées en bouillon blanc d'œuf à la glacière sont repiquées en bouillon Martin glucosé à 2 p. 1.000 ; la culture fille est passée par bouillon Martin non sucré. La culture « petite fille » ainsi obtenue sert à l'ensemencement d'un ballon de bouillon Martin glucosé à 2 p. 1 000. Après 24 heures de culture, le bouillon est centrifugé et filtré sur bougie perméable.

La toxine tue régulièrement le lapin de 2 kg. à la dose de 1 cc. et parfois de 1/2 cc. La toxine s'affaiblit à la glacière.

Un cheval préparé avec la toxine d'un Vib. septique (origine lapin) et qui avait reçu en huit semaines 1.200 cc. de toxine a donné un bon sérum antitoxique neutralisant la toxine à 1/1.000. Un centième de cc. de ce sérum neutralisait 1 cc. de culture. L'action préventive du sérum n'a pas été précisée.

Dès que nous nous sommes rendu compte qu'au cours de cette guerre on observait des cas mortels de gangrène gazeuse à Vib. septique, nous nous sommes attachés à préparer un sérum antito-

[1] Cité par Nicolle, Césari et Raphael.

xique en immunisant les chevaux contre la toxine du Vib. septique d'origine humaine.

A. — Toxine du vibrion septique.

Préparation. — Nous avons isolé dans des cas de gangrène gazeuse humaine dix échantillons de Vib. septique dont quatre provenaient de septicémie mortelle. Trois de ceux-ci étaient toxigènes.

Nous avons réussi à préparer la toxine dans les milieux suivants :

Bouillon Martin glucosé à 0,2 o/o,

Bouillon Martin glucosé à 0,5 o/o,

Bouillon de viande de veau macérée (12 à 14 heures) glucosé à 0,2 o/o,

Bouillon précédent additionné de 10 à 20 o/o de sérum de cheval.

Il est donc bien établi que l'on peut obtenir la toxine du Vib. septique en ensemençant des souches toxigènes dans des milieux de omposition assez variée. Dans aucun de ces milieux on n'obtient à coup sûr une toxine d'activité égale.

A l'heure actuelle, le milieu qui nous a permis d'obtenir le pourcentage de succès le plus élevé est le bouillon Martin glucosé à 1/2 p. 1.000, préparé avec du bouillon de bœuf *qu'on a laissé vieillir plusieurs semaines à la température du laboratoire.*

Nous avons essayé quelquefois avec succès le passage par bouillon Martin non sucré préconisé par Mlle Raphael et Frasey. Nous devons dire que ce procédé ne nous a pas donné un pourcentage de succès plus élevé que lorsque nous nous sommes contentés d'ensemencer directement nos ballons avec une culture de Vib. septique en bouillon blanc d'œuf non glucosé, conservée à la glacière.

L'âge de la culture est un facteur important pour l'obtention d'une bonne toxine. Nos meilleures toxines ont été obtenues en utilisant des cultures relativement jeunes de 24 heures à trois jours. Actuellement nous utilisons des cultures de 36 heures environ.

On peut obtenir la toxine même dans des conditions d'anaéro-

Tableau XXVII. — **Vibrion septique** :
Titrage de la toxine.

COBAYES d'env. 400gr.		LAPINS d'env. 2k		SOURIS			SOURIS		
inject. veine		inject. veine		injection veine			inject. sous la peau		
Dose	† en	Dose	† en	Poids	Dose	† en	Poids	Dose	† en
Toxine du 19 décembre 1915 (filtrée)									
1/2cc	5min.	1/2	4 min	—	—	—	—	—	—
1/4	2h	1/4	7 min						
1/4	3h 1/2								
1/10	20h	1/10	malade survie						
1/10	26h								
Toxine du 23 février 1917									
1/2cc	5min.	1cc	4min.	—	—	—	—	—	—
1/4	Nuit	1/2	4min.						
Toxine du 19 avril 1917									
1/2cc	1h	1cc	4min.	17gr	1/2cc	8min	—	—	—
1/4	Nuit	1/2	6min.	15	1/4	40min.			
				15	1/4	45min.			
				12	1/4	60min.			
				19	1/10	1h 1/4			
				15	1/10	2h 1/4			
				22	1/10	2h 1/2			
Toxine du 4 mai 1917 (filtrée, bougie L2)									
—	—	1cc *	4min.	22gr	1/4cc	45min.	22gr	2cc	Nuit
		1cc	22min.	16	1/4	45min.	18	2	Nuit
				16	1/10	45min.	15	1	Nuit
				15	1/10	1h 20	20	1	Survie
				15	1/20	Nuit 12-20h			
				20	1 20	60h			

* Toxine centrifugée.

biose relative. Un ballon de bouillon Martin glucosé fraîchement préparé et largement ensemencé nous a donné une culture très toxique de Vib. septique, sans que l'on ait pratiqué le vide et sans que l'on ait recouvert le milieu d'une couche d'huile de vaseline.

Toxine filtrée et toxine centrifugée. — Ainsi que l'avaient déjà remarqué Leclainche et Morel, la toxine de Vib. septique ne traverse pas toujours le filtre de Chamberland. Certaines bougies serrées arrêtent la presque totalité de la toxine. D'autres, au contraire, la laissent passer entièrement ou presque entièrement. Cette observation nous a amenés à poursuivre l'immunisation des chevaux avec la toxine obtenue par centrifugation prolongée (15-20 minutes; centrifuge Jouan n° 2).

La toxine filtrée se conserve en général longtemps en tubes scellés à la glacière. Après 342 jours de séjour à la glacière, une toxine tuait encore le cobaye en 5 minutes à la dose de 1 cc. (injection intra-veineuse).

Titrage de la toxine. — Nous avons réuni dans le tableau XXVII les résultats du titrage de la toxine la plus active de Vib. septique que nous ayons pu obtenir.

B. — Antitoxine

Les chevaux qui nous fournissent à l'heure actuelle l'antitoxine sont en immunisation depuis plus d'un an et demi. Ils ont été régulièrement injectés sous la peau de l'encolure avec des quantités croissantes de toxine filtrée puis centrifugée tuant les animaux de laboratoire aux doses indiquées.

Le sérum de nos chevaux a atteint assez rapidement (en 2-3 mois) le maximum de son pouvoir antitoxique. Celui-ci ne s'est pas élevé ultérieurement, même à la suite d'injections répétées de doses massives de toxine (500 cc , 700 cc., etc...).

1. **Pouvoir antitoxique.** — Il n'est pas beaucoup plus élevé que celui indiqué par Mlle Raphael et Frasey. Nous donnons ci-dessous les expériences comparatives de titrage effectuées sur lapin et sur souris (Tableaux XXVIII et XXIX).

TABLEAU XXVIII. — **Sérum anti-vibrion septique** :
Pouvoir antitoxique pour le lapin
en inoculations intraveineuses.

LAPINS — Poids	DOSES de toxine (pour témoins) ou du mélange toxine-sérum *	RÉSULTATS
	Sérum 803	
2k 500	1cc toxine	† en 7 minutes.
2k 880	1cc tox.	Grande crise. † 3 j.
2k 520	1cc toxine + 1/500cc sérum	Survie.
2k 450	1 tox. + 1/1000 sér.	Survie.
2k 170	1 tox. + 1/2000 sér.	Survie.
2k 270	1 tox. + 1/5000 sér.	Grande crise. † nuit.
	Sérum 805	
2k 440	1/2cc toxine.	† en 5 minutes.
2k 650	1/2	Malade. † nuit.
2k	1/4	† dans la nuit.
2k 290	1/2cc toxine + 1/1000cc sérum	Survie.
2k 260	1/2 tox. + 1/2000 sér.	Survie.
2k 100	1/2 tox. + 1/2000 sér.	Survie.
2k 570	1/2 tox. + 1/3000 sér.	Survie.

* Préalablement abandonné pendant une demi-heure à la température du laboratoire.

Après 1/2 heure de contact à la température du laboratoire, 1/2.000 ou 1/3.000 de cc. d'antitoxine neutralise une dose foudroyante de toxine (lapin de 2 k.).

1/1.000 d'antitoxine neutralise de même 1/4 de cc. de toxine représentant 5 doses mortelles pour la souris (1/20 de cc. tue en 48 heures).

2. **Pouvoir anti-infectieux.** — Nous avons essayé de même de préciser le pouvoir anti-infectieux de notre sérum antitoxique. 1/1.000 de sérum neutralise 1/4 de cc. de culture (injection infectante faite sous la peau du cobaye : 2 à 5 doses mortelles).

Tableau XXIX. — **Sérum anti-vibrion septique** :
Pouvoir antitoxique pour la souris
en inoculations intraveineuses.

SOURIS — Poids	DOSES de toxine (pour témoins) ou du mélange toxine-sérum *	RÉSULTATS
13gr	1/4cc toxine.	† en 1h 1/2.
20	1/4	† en 1h 1/2.
15	1/10	† en 1h 1/2.
27	1/10	† en 3 jours.
	1/4cc toxine + 1/400cc sérum.	Survie.
	1/4 tox. + 1/400 sér.	Survie.
	1/4 tox. + 1/1000 sér.	Survie.
	1/4 tox. + 1/1000 sér.	Survie.
14gr	1/4 tox. + 1/2000 sér.	† en 3 jours.
15	1/4 tox. + 1/2000 sér.	† en 3 jours.
26	1/4 tox. + 1/4000 sér.	† en 4 jours.
14	1/4 tox. + 1/4000 sér.	† dans la nuit.
14	1/4 tox. + 1/10000 sér.	† en 6 heures.

* Préalablement abandonné pendant une demi-heure à la température du laboratoire.

Tableau XXX. — **Sérum anti-vibrion septique** :
Pouvoir anti-infectieux pour le cobaye
en inoculations sous-cutanées.

COBAYES — Nos	DOSES de culture (pour témoins) ou du mélange culture-sérum *	RÉSULTATS
24-D	1/4cc culture	† dans la nuit.
73/47	1/10	† dans la nuit.
	1/4cc culture + 1/500cc sérum	Survie.
	1/4 cult. + 1/750 sér.	Survie.
	1/4 cult. + 1/1000 sér.	Survie.

* Préalablement abandonné pendant une demi-heure à la température du laboratoire.

Il est donc hors de doute que le pouvoir anti-infectieux est aussi élevé que le pouvoir antitoxique.

3. **Pouvoir préventif** — Notre sérum protège le cobaye et la souris contre l'injection sous-cutanée de la toxine et de la culture du vibrion septique.

Les tableaux XXXI et XXXII montrent que 1/500 à 1/1.000 d'antitoxine protège une souris de 15 gr. contre l'inoculation sous-cutanée de 2 cc. de toxine (dose mortelle dans la nuit). Un gramme de souris serait donc protégé par 1/7.500 à 1/15.000 de sérum.

Vis-à-vis de la culture, le pouvoir préventif du sérum est tout aussi marqué.

1/160 à 1/300 de sérum protège le cobaye contre 1/4 de cc. de culture (2 à 5 doses mortelles).

1/300 à 1/400 protège la souris contre 1/20 de cc. de culture (1 à 5 doses mortelles).

TABLEAU XXXI. — **Sérum anti-vibrion septique** :
Pouvoir préventif contre la toxine pour la souris.
Toxine filtrée injectée sous la peau.

SOURIS — Poids	DOSES de sérum injectées le 4-V-17 sous la peau	DOSES de toxine injectées le 5-V-17 sous la peau	RÉSULTATS
22gr	—	2cc toxine	† dans la nuit.
18	—	2	† dans la nuit.
15	—	1	† dans la nuit.
20	—	1	Œdème. Survie.
18gr	1/100cc sér.	2cc toxine	Survie.
14	1/100	2	Survie.
9	1/200	2	Survie.
14	1/200	2	Survie.
14	1/500	2	Plaque d'induration. Survie.
17	1/500	2	Débuts d'escarre. Survie.
13	1/1000	2	Placard d'œdème. Escarre. Survie.
15	1/1000	2	† en 3h 1/2.

4. **Pouvoir curatif.** — Enfin, l'injection de sérum peut sauver les animaux lorsqu'on la pratique quelques heures après l'injection infectante.

1/4 à 1/2 cc. de sérum sauve la souris 2 heures après l'inoculation de 1/10 de culture (5 à 10 doses mortelles); après 5 heu-

TABLEAU XXXII. — **Sérum anti-vibrion septique** : *Pouvoir préventif contre la culture* injectée sous la peau.

Nos	DOSES de sérum	DOSES de culture	RÉSULTATS
		Cobayes	
	—	1/4cc cult.	† en 18 heures.
	—	1/10	† en 36 heures.
	—	1/10	Survie.
	—	1/20	Survie.
	—	1/20	† en 4 jours.
14-E	1/20cc sér.	1/4cc cult.	Survie.
18-E	1/40	1/4	Survie.
33-E	1/40	1/4	Survie.
97-E	1/80	1/4	Survie.
4-O	1/100	1/4	Petite escarre. Survie.
98-E	1/160	1/4	Survie.
9-C	1/200	1/4	† en 48 heures.
14-B	1/300	1/4	Œdème. Survie.
90-E	1/400	1/4	† en 36 heures.
39-E	1/500	1/4	† en 36 heures.
		Souris	
	—	1/20cc cult.	† dans la nuit.
	—	1/50	Œdème. Survie.
	—	1/100	Œdème. † en 36 heures.
	1/100cc sér.	1/20cc cult.	Survie.
	1/100	1/20	Survie.
	1/200	1/20	Survie.
	1/200	1/20	Survie.
	1/300	1/20	† en 3 jours.
	1/300	1/20	Survie.
	1/400	1/20	Survie.
	1/400	1/20	† dans la nuit.
	1/500	1/20	† en 20 heures.
	1/500	1/20	† en 20 heures.

res, on ne sauve plus qu'une souris sur deux; après six heures et demie les souris meurent d'œdème malin.

L'antitoxine du Vib. septique d'origine humaine neutralise à la fois la toxine et la culture totale. Ses propriétés préventives vis-

TABLEAU XXXIII. — **Sérum anti-vibrion septique** : *Pouvoir curatif (contre la culture) pour la souris.*

SOURIS — Poids	DOSES de culture infectées sous la peau	TEMPS écoulé avant le traitement	DOSES de sérum injectées sous la peau	RÉSULTATS
	1/10cc culture	—	—	† dans la nuit.
	1/20	—	—	† dans la nuit.
	1/50	—	—	† dans la nuit.
12gr	1/10cc culture	2h 1/2	1/4cc sérum	Survie.
20	1/10	2h 1/2	1/2	Survie.
15	1/10 cult.	5h	1/4cc sér.	Survie.
22	1/10	5h	1/2	† en 9 heures.
14	1/10 cult.	6h 1/2	1/4cc sér.	† dans la nuit.
18	1/10	6h 1/2	1/2	† dans la nuit.

à-vis de l'une et de l'autre sont également marquées. Mais on ne peut sauver les petits animaux (souris) que si l'on intervient rapidement, quelques heures après l'inoculation infectante, avant que les centres nerveux n'aient fixé les poisons microbiens.

Rappelons cependant que chez un cheval infecté expérimentalement par le Vib. septique, et traité alors qu'il était déjà en septicémie, les lésions ont régressé et la septicémie a disparu à la suite de l'injection de doses massives de sérum anti-Vib. septique.

III. — SÉRUM ANTI-ŒDEMATIENS

A. — Toxine du B. œdematiens.

Préparation. — Nos premiers échantillons de *B. œdematiens*, ensemencés en bouillon Martin glucosé à 2 p. 1000, nous ont donné une toxine qui tuait le cobaye en moins de 48 heures, en injection intraveineuse, à la dose de 1/10 à 1/40 de cc. Il nous est actuellement possible d'obtenir régulièrement une toxine dix fois plus forte en ensemençant les souches toxigènes dans des milieux appropriés.

Le microbe conservé en bouillon blanc d'œuf à la glacière est

Tableau XXXIV. — **B. œdematiens** :

Titrage de la toxine.

(Filtrat sur bougie de Chamberland d'une culture de 8 jours en bouillon de viande de veau macérée-peptone Martin, non glucosé.)

TOXINE SOUCHE 139			TOXINE SOUCHE J		
	Doses en cc.	Résultats		Doses en cc.	Résultats
		Cobayes inoculations intraveineuses			*Cobayes* inoculations intraveineuses
Nos			Nos		
34-C	1/50	† dans la nuit.	68-B	1/50	† dans la nuit.
			46-C	1/100	† en 22 heures.
35-C	1/100	† en 3 jours.	64-B	1/100	† dans la nuit.
			65-C	1/200	† en 50 heures.
36-C	1/200	Survit.	66-B	1/200	Survit.
		Cobayes inoculations sous-cutanées			*Cobayes* inoculations sous-cutanées
Nos			Nos		
40-C	1/50	† en 3 jours.	47-C	1/50	† en 60 heures.
41-C	1/100	Gros œdème ; survit.	48-C	1/100	† en 60 heures.
42-C	1/200	Gros œdème ; survit.	49-C	1/200	Gros œdème ; survit.
		Souris inoculations sous-cutanées			*Souris* inoculations sous-cutanées
Poids			Poids		
11gr	1/100	† en 30 heures.		1/100	† dans la nuit.
12	1/100	† en 26 heures.		1/100	† en 21 heures.
13	1/200	† en 20 heures.	de	1/200	† en 16 heures.
14	1/200	† en 20 heures.	13gr	1/200	† en 28 heures.
14	1/400	† en 30 heures.	à	1/400	† en 24 heures.
13	1/400	† en 60 heures.	17gr	1/400	† en 30 heures.
15	1/800	Léger œdème ; survit.		1/800	† en 50 heures.
16	1/800	Léger œdème ; survit.		1/800	Œdème ; survit.

repiqué directement dans des ballons encore chauds (à 45 degrés environ) de bouillon Martin, préparé soit avec de la viande de veau macérée 18 à 24 heures, soit avec du bouillon de bœuf que l'on a laissé vieillir quelques semaines à la température du laboratoire. Le milieu ne doit pas être sucré.

Dans ces conditions les cultures sont lentes à se développer (quelques jours ou quelques semaines). Elles sont généralement pauvres. Le bouillon se trouble uniformément, et très rapidement les microbes auto-agglutinent et tombent en gros grumeaux dans le fond du flacon. Le milieu s'éclaircit très rapidement (48 à 60 heures). Après 6 à 10 jours de culture, il est transparent et peut être filtré. Nous avons obtenu une fois une excellente toxine après avoir laissé notre culture trois semaines à l'étuve.

La culture a une odeur forte, *sui generis*, rappelant l'odeur tétanique. La toxine traverse le filtre de Chamberland et se conserve assez longtemps en tubes scellés à la glacière. Elle est totalement détruite par 30 minutes de chauffage à 50° au bain-marie (toxine préparée en bouillon de viande de veau macérée et renfermant 1600 doses mortelles (souris) par cent. cube).

Titrage de la toxine. — Nous titrons la toxine du *B. œdematiens* sur cobaye ou sur souris. Une bonne toxine doit tuer en moins de 48 heures un cobaye de 300-400 gr. à la dose de 1/100 de cc. (injection intraveineuse) et une souris blanche à la dose de 1/400 (inoculation sous-cutanée).

Nous avons réuni dans le tableau précédent des expériences de titrage comparatif de deux toxines provenant de deux échantillons de *B. œdematiens*.

B. — Antitoxine

Nous avons réussi à immuniser contre la toxine du *B. œdematiens* le lapin, le mouton et le cheval.

Lapin. — Un lapin de trois kilogrammes a reçu sous la peau du ventre 5 injections de doses croissantes de toxine de *B. œdematiens* (souche B) tuant le cobaye en 24 heures à la dose de 1/10 à 1/20 cc. (injection intraveineuse).

Le sérum de ce lapin neutralisait au moins à 1/100 une dose mortelle de la toxine correspondante.

Il neutralisait au moins à 1/20 une dose mortelle de culture totale. Il a neutralisé également la toxine et la culture totale de cinq autres échantillons de *B. œdematiens*.

Mouton. — Nous avons cherché ultérieurement à immuniser le mouton contre la toxine du *B. œdematiens*. Quatre moutons ont été préparés.

Tableau XXXV. — **B. œdematiens :**
Préparation du lapin 60-B.

DATES	DOSES DE TOXINE injectées sous la peau	RÉSULTATS
7/VII/15	2cc de toxine diluée au 1/4.	Gros œdème (5 doigts).
16/VII	2cc même toxine.	Œdème plus faible.
23/VII	3cc même toxine.	Œdème de 3 doigts.
30/VII	3cc même toxine.	Très léger œdème.
6/VIII	1cc toxine pure.	Rien.
12/VIII	. . . .	Le lapin, malade, est saigné à blanc.

Le premier (mouton B) est mort à la suite de la deuxième injection préparante de 5 cc. de toxine, la première ayant été de 2 cc. (inoculation sous la peau du flanc). Il présentait un gros œdème local. Sa mort est survenue à la suite d'une violente crise de dyspnée, par arrêt respiratoire.

Le deuxième mouton (mouton A) a résisté à cette deuxième injection de 5 cc. de toxine, après avoir été malade pendant plus de quinze jours : il est resté quatre jours sans manger, en présentant de violents symptômes de dyspnée. En deux mois et demi il a reçu sous la peau, en dix injections, 55 cc. de toxine.

Le troisième mouton (B') a reçu en cinq mois et en vingt injections 80 cc. de toxine.

Le quatrième mouton (C) a été préparé pendant six mois (21 injections ; 98 cc. de toxine).

Le sérum du mouton A neutralisait à 1/500 deux doses mortelles de toxine. Il était anti-infectieux et curatif.

Les moutons B' et C, bien que préparés pendant plus longtemps et bien qu'ils aient reçu des doses plus fortes d'une toxine plus active, n'ont fourni qu'une antitoxine neutralisant à 1/200 deux doses mortelles de toxine (cobaye, injection intraveineuse).

Le mouton ne nous ayant pas donné de résultats satisfaisants, nous avons cherché à préparer une antitoxine en immunisant le cheval.

Cheval. — L'immunisation du cheval est facile à la condition de commencer par des doses très faibles de toxine (1/10 à 1/4 de cc.).

Dès la troisième ou la quatrième injection, il n'y a plus de réaction locale et l'on peut inoculer 10 cc. de toxine et plus.

En dix mois d'immunisation, un de nos chevaux a reçu 1210 cc. de toxine. Son sérum possède des propriétés antitoxiques et préventives très élevées.

1. **Pouvoir antitoxique**. — Voici, à titre d'exemple, une expérience qui montre que ce sérum neutralise à 1/10.000 deux doses mortelles de toxine pour le cobaye (Tableau XXXVI).

Tableau XXXVI. — **Sérum anti-œdematiens :**
Pouvoir antitoxique pour le cobaye
en injections intraveineuses.

COBAYES		DOSES de toxine (pour témoins) ou du mélange toxine-sérum *	RÉSULTATS
Nos	Poids		
54-R	660gr	1/50cc tox.	† en 30 heures.
26/35	290	1/50	† en 16 heures.
86-R	620	1/100	† en 39 heures.
36/35	355	1/100	† en 20 heures.
64-R		1/50cc tox. + 1/5000cc sér.	Survit.
19/35		1/50 tox. + 1/5000 sér.	Survit.
93-R		1/50 tox. + 1/10000 sér.	Survit.
3K		1/50 tox. + 1/10000 sér.	Survit.
34/35		1/50 tox. + 1/20000 sér.	Dyspnée tardive au 2e jour. Survit.
99-R		1/50 tox. + 1/20000 sér.	† en 30 heures.

* Préalablement abandonné pendant une demi-heure à la température du laboratoire.

Il était intéressant de chercher à évaluer le titre antitoxique de notre sérum en unités antitoxiques. Un quart de centimètre cube de toxine représentant 100 doses mortelles pour la souris (inoculation sous-cutanée), nous avons cherché quelle dilution de sérum était capable de neutraliser 1/4, 1/2, 1 cc. de toxine, c'est-à-dire 100, 200 et 400 doses mortelles. L'expérience est résumée dans le tableau XXXVII.

Tableau XXXVII. — **Sérum anti-œdematiens** : *Pouvoir antitoxique pour la souris.*
(Souris de 14 à 20^{gr}; injections sous-cutanées).

DOSES de toxine (pour témoins) ou du mélange toxine-sérum *	RÉSULTATS
1/100^{cc} toxine.	† en 22 heures.
1/100 tox.	† en 30 heures.
1/200 tox.	† dans la nuit.
1/200 tox.	† en 30 heures.
1/400 tox.	† en 26 heures.
1/400 tox.	† en 24 heures.
1/600 tox.	Un peu d'œdème. Survit.
1/600 tox.	Un peu d'œdème. Survit.
1/4^{cc} toxine + 1/400^{cc} sérum. . .	Survit.
1/4 tox. + 1/500 sér. . . .	Survit.
1/4 tox. + 1/1000 sér. . . .	Survit.
1/4 tox. + 1/2000 sér. . . .	† dans la nuit.
1/4 tox. + 1/5000 sér. . . .	† dans la nuit.
1/2^{cc} tox. + 1/400^{cc} sér. . . .	Survit.
1/2 tox. + 1/500 sér. . . .	Survit.
1/2 tox. + 1/1000 sér. . . .	† dans la nuit.
1/2 tox. + 1/2000 sér. . . .	† dans la nuit.
1/2 tox. + 1/5000 sér. . . .	† dans la nuit.
1^{cc} tox. + 1/400^{cc} sér. . . .	Survit.
1 tox. + 1/500 sér. . . .	† en 18 heures.
1 tox. + 1/1000 sér. . . .	† dans la nuit.
1 tox. + 1/2000 sér. . . .	† dans la nuit.
1 tox. + 1/5000 sér. . .	† dans la nuit.

* Préalablement abandonné pendant une demi-heure à la température du laboratoire.

Il ressort de cette expérience que 100 doses mortelles de toxine inoculées sous la peau de la souris sont complètement neutralisées par 1/1.000 de cc. de sérum, 200 doses mortelles par 1/500 et 400 par 1/400 de sérum.

Sur cobaye on obtient des résultats comparables, ainsi qu'il ressort de l'expérience suivante (Tableau XXXVIII) :

TABLEAU XXXVIII. — **Sérum anti-œdematiens** : *Pouvoir antitoxique pour le cobaye* en injections sous-cutanées.

COBAYES N^os	Poids	DOSES de toxine (pour témoins) ou du mélange toxine-sérum *	RÉSULTATS
91-A	350gr	1/50cc toxine	† dans la nuit.
59-C	510	1/50 tox.	† dans la nuit.
55-B	400	1/100 tox.	Œdème local ; survie.
1/51	470	1/100 tox	Œdème local ; survie.
58-C	420gr	2cc toxine + 1/100cc sérum .	Rien ; survie.
60-C	420	2 tox. + 1/150 sér. .	Rien ; survie.
62-C	430	2 tox. + 1/200 sér. .	Rien ; survie.
57-C	450	2 tox. + 1/250 sér. .	Léger œdème ; guérison.
62-S	450	2 tox. + 1/300 sér. .	† en trois jours.

Deux centimètres cubes de toxine (100 doses mortelles pour le cobaye) sont donc neutralisées par 1/250 de cc. de sérum.

Ces résultats concordent avec ceux obtenus sur souris. Nous pouvons donc évaluer le titre antitoxique de notre sérum à 250 unités (cobaye) ou 1.000 unités (souris).

2. **Pouvoir anti-infectieux.** — Notre sérum neutralise la culture totale ainsi que le prouve l'expérience suivante :

TABLEAU XXXIX. — **Sérum anti-œdematiens** : *Pouvoir anti-infectieux pour le cobaye* en injections intramusculaires (*cuisse*).

COBAYES N^os	DOSES de culture (pour témoins) ou du mélange culture-sérum *	RÉSULTATS	
50-S	1/4cc culture totale	† en 16h 1/2	Lésions caractéristiques
87-C	1/10	† en 27h	
86-C	1/20	† en 36h	
85-C	1/40	† en 48h	
90-C	1/4cc culture + 1/100cc sérum.	Pas de lésions. Survie.	
91-C	1/4 cult. + 1/250 sér.	Pas de lésions. Survie.	
89-C	1/4 cult. + 1/500 sér.	Infection second. † 3 j.	
92-C	1/4 cult. + 1/1000 sér.	Pas de lésions. Survie.	

* Préalablement abandonné pendant une demi-heure à la température du laboratoire.

Il ressort de cette expérience que le pouvoir anti-infectieux du sérum est vraisemblablement aussi élevé que son pouvoir antitoxique, puisque 1/1000 de sérum neutralise complètement 10 doses mortelles de culture pour le cobaye.

3. **Pouvoir préventif.** — Le sérum que nous avons obtenu sur mouton possédait des propriétés préventives certaines mais peu marquées. Le sérum de cheval est par contre activement préventif.

Nous relatons, à titre de documents, les expériences suivantes.

Une souris de 12 gr. ayant reçu sous la peau 1/10.000 d'antitoxine supporte, 24 heures après, l'inoculation sous-cutanée de 1/200 de toxine (deux doses mortelles).

Une souris de même poids, préparée avec 1/25.000 de sérum succombe en 18 heures à l'inoculation sous-cutanée de la même dose de toxine.

Un gramme de souris a donc été protégé par 1/120.000 de sérum. Nous pouvons affirmer ainsi que le titre préventif de notre sérum est supérieur à 1/100.000 (souris).

On obtient des résultats comparables en essayant de déterminer quelle est la plus faible quantité de sérum capable de protéger le cobaye contre l'inoculation intra-musculaire de 10 doses mortelles de culture totale.

Voici le résultat d'une de nos expériences pratiquées avec des cobayes de 300 à 400 gr.

TABLEAU XL. — **Sérum anti-œdematiens :**
Pouvoir préventif contre la culture pour le cobaye.
Culture de 24h en injections intramusculaires.

COBAYES — Nos	DOSES de sérum injectées le 31/I/17 sous la peau	DOSES de culture injectées le 1/II/17 dans la cuisse	RÉSULTATS	
62-S	—	1/4cc culture	† dans la nuit.	
63-S	—	1/40	† en 48 heures	
43-B	1/100cc sér.	1/4cc cult.	Pas de lésions ; survit.	
77-B	1/250	1/4	† dans la nuit	Lésions caractéristiques
72-A	1/500	1/4	† en 22 heures	
58-A	1/1000	1/4	† dans la nuit	

1/100 de sérum a donc protégé un cobaye de plus de 300 gr. contre 10 doses mortelles de culture.

4. **Pouvoir curatif.** — Le sérum de mouton que nous avions obtenu possédait des propriétés curatives, réelles mais devait être injecté très rapidement après l'inoculation de la toxine, au plus tard 4 heures après l'inoculation sous-cutanée de 2 à 4 doses mortelles; dans ces conditions trois cobayes sur quatre furent sauvés.

Le sérum de cheval, dont le pouvoir anti-toxique, anti-infectieux et préventif est beaucoup plus considérable, possède-t-il un pouvoir curatif proportionnellement plus élevé ?

Les expériences suivantes nous renseignent à cet égard.

TABLEAU XLI. — **Sérum anti-œdematiens** :
Pouvoir curatif (contre la toxine) pour le cobaye.
Toxine injectée sous la peau.

COBAYES — N^os	DOSES de toxine	Temps écoulé avant le trait^t	ÉTAT DE L'ANIMAL au moment du traitement	DOSES de sérum	RÉSULTATS
29-A	1/20cc	—	—	—	Gros œd. † 30h
9-P	1/40	—	—	—	Gros œd. † 4 j.
98-C	1/20	6h	Très faible œdème local	1/10cc veine.	L'œdème guérit par sclérose en 4 jours.
97-C	1/20	6		1/4 veine.	
100-C	1/20	6		1/2 veine.	
95-C	1/20	6		1/2 sous la peau.	
93-C	1/20	8	Gros œdème	2cc veine.	Guérit en 6 j.
99-C	1/20	8		1cc veine.	Guérit en 6 j.
94-C	1/20	8		1cc veine + 1cc local^t	† en 60 heures.
96-C	1/20	8		2cc localement.	† en 48 heures.

Il ressort de cette expérience que l'antitoxine doit être inoculée dans les six premières heures qui suivent l'inoculation sous-cutanée d'une dose de toxine tuant le cobaye en moins de 48 heures. A ce moment 1/10 d'antitoxine produit les mêmes effets qu'une dose 5 fois plus forte. L'inoculation sous-cutanée locale sauve l'animal aussi bien que l'inoculation intra-veineuse.

Mais lorsque l'œdème est déjà nettement perçu (8e heure), on ne peut plus sauver que deux animaux sur quatre. Encore l'œdème continue-t-il à évoluer et guérit-il lentement. L'inoculation intraveineuse paraît être la plus efficace.

On obtient des résultats analogues, lorsque l'on essaie de déterminer les propriétés curatives du sérum de cheval vis-à-vis de l'infection expérimentale, réalisée par l'inoculation au cobaye de la culture totale de *B. œdematiens*.

L'expérience ne donne de résultats satisfaisants que si l'on inocule à l'animal un nombre limité de doses mortelles; par exemple une culture tuant le cobaye en 48 heures à la dose de 1/4 de cc. (1 à 2 doses mortelles). Dans ces conditions, le sérum sauve les cobayes même 4 heures après l'inoculation infectante, alors que la cuisse du cobaye est déjà nettement œdématiée.

Voici, à titre d'exemple, une expérience de ce type.

TABLEAU XLII. — **Sérum anti-œdematiens** :
Pouvoir curatif (contre la culture) pour le cobaye.
Culture de 24h injectée dans la cuisse.

COBAYES — Nos	DOSES de culture	TEMPS écoulé avant le traitt	ÉTAT DE L'ANIMAL au moment du traitement	DOSES de sérum	RÉSULTATS
73-M	1/4cc	—	—	—	† en 48h
51/23	1/10	—	—	—	† en 5 jours.
53-B	1/25	—	—	—	Léger œd. guérit
84-C	1/4	2h	Très faible œdème au point d'inoculation.	2cc veine	Lésion arrêtée dans son évolution. Guérison.
63-B	1/4	2		2 veine	
89-B	1/4	2		3cc localt	
5-C	1/4	2		3 localt	
78-B	1/4	4	Lésion nette. Œd. cuisse.	3cc localt	Guérison.
56-B	1/4	4	Lés. peu avancée. Léger œd.	3 localt	Guérison.

Mais si l'on intervient plus tardivement ou si l'on inocule les animaux avec une culture plus toxique, il devient extrêmement difficile d'enrayer l'infection, même avec des doses massives de sérum. Tout au plus peut-on retarder la mort de l'animal, qui succombe 24 à 48 heures après les animaux témoins. A noter que la cuisse tuméfiée reste chaude chez les animaux traités, dans les dernières heures de la maladie, alors que le membre des animaux témoins est très rapidement glacé.

Il est intéressant de noter que le sérum de cheval, qui est 20 fois plus antitoxique que le sérum de mouton, n'a pas une action curative 20 fois plus forte. Le sérum ne peut être efficace que si le traitement intervient avant que les centres nerveux ne soient définitivement imprégnés par les poisons microbiens, c'est-à-dire dans les six ou huit premières heures de l'intoxication. Dans ces conditions, le sérum se comporte plutôt comme un sérum préventif que comme un véritable sérum curatif.

Pour conclure, nous avons établi que le *B. œdematiens* est, après le B. tétanique et le B. botulinique, l'anaérobie dont la toxine soluble est la plus active. Cette toxine est à peu près équivalente à la toxine diphtérique. Le cheval préparé par des injections de doses croissantes de toxine réagit en fournissant une antitoxine dont le titre antitoxique et préventif atteint celui de l'antitoxine diphtérique.

CHAPITRE X

Sérothérapie de la gangrène gazeuse chez l'homme

Nous avons réuni ici trente observations brièvement résumées de blessés atteints de gangrène gazeuse et traités par les sérums que nous avons préparés. Nous n'avons retenu que ceux de nos cas où le traitement avait été contrôlé par des recherches bactériologiques.

Onze malades ont succombé malgré les injections sériques, 19 ont guéri.

Nous ajoutons à ces observations les résultats d'un intéressant essai de sérothérapie préventive entrepris par le Dr VAUCHER avec notre sérum mixte.

Nous espérons pouvoir déjà tirer de ces observations quelques indications pour l'utilisation pratique des sérums antigangreneux.

I. — SÉROTHÉRAPIE CURATIVE : INSUCCÈS

Onze fois la sérothérapie ne nous a pas permis de sauver la vie des blessés. Nous classons ces insuccès en trois groupes :

Le premier groupe comprend les cas où l'agent de la gangrène étant resté méconnu, les blessés ont été traités par un sérum autre que le sérum qui aurait convenu ;

Dans le second rentrent ceux où la sérothérapie spécifique a été instituée trop tardivement ;

Dans le troisième, les blessés, correctement traités contre la gangrène par des injections de sérums spécifiques, ont succombé à une complication infectieuse secondaire.

A) SÉROTHÉRAPIE NON SPÉCIFIQUE

Ayant bien établi le caractère habituellement polymicrobien de l'infection gazeuse, nous pouvons maintenant affirmer qu'une sérothérapie ne peut être efficace que si le sérum ou les mélanges de sérums injectés neutralisent exactement les toxines des microbes correspondants, autrement dit si la sérothérapie instituée est strictement spécifique.

On ne pourra jamais guérir, par exemple, un cas de gangrène gazeuse à *B. perfringens* ou à Vib. septique par le sérum anti-*œdematiens* ou une forme toxique à *B. œdematiens* par le sérum anti-*perfringens*.

Au début de nos recherches, alors que seul le sérum anti-*perfringens* avait été préparé, nous avons traité par ce sérum trois cas de gangrène gazeuse grave (une forme classique due au Vib. septique accompagné du *B. perfringens* et d'autres anaérobies, et deux formes toxiques à *B. œdematiens*). Ces injections d'un sérum non spécifique n'ont naturellement pas empêché la mort des blessés.

Nous donnons ci-dessous ces trois observations :

a) Forme classique à Vib. septique, B. perfringens et B. fallax associés (septicémie à Vib. septique) traitée par le sérum anti-perfringens.

I. — (Nos *15*-87). — *Soldat G...* Hôpital St-Joseph (Dr SAÏSSI). Observation déjà relatée lors de la description des formes classiques de gangrène gazeuse.

Indiquons seulement ici que dans cette forme de gangrène gazeuse le Vib. septique a pris rapidement le pas sur les autres microbes au point d'avoir pullulé presque seul dans le liquide des phlyctènes et d'être passé dans le sang 12 heures environ avant la mort du blessé.

Les injections de sérum anti-*perfringens* (80 cc. sous la peau en deux injections) n'ont pas arrêté l'intoxication de l'organisme par le Vib. septique et le malade a succombé le lendemain matin.

b) Formes toxiques de gangrène gazeuse à B. œdematiens traitées par le sérum anti-perfringens

II. — (Nos *34*-8*). — *Den...* Hôpital aux. 229 (Dr Courtillier). Atteint à la jambe et à la cuisse de six blessures profondes par éclats. Fracture du tibia.

Le 11 juin 1915, gangrène gazeuse toxique et putride de la cuisse et de la jambe ayant nécessité l'amputation de la cuisse. Le membre est considérablement œdématié ; des gaz sortent des ouvertures de la plaie. Les muscles sont gris, spongieux et dégagent une odeur putride.

La sérosité musculaire renferme le *B. œdematiens*, le *B. sporogenes* le *B. aerofœtidus*, le *B. proteus* et des cocci.

Dans le sang, quelques heures avant la mort, l'hémoculture révèle la présence du *B. œdematiens* associé au *B. sporogenes*.

Malgré l'injection de 60 cc. de sérum anti-*perfringens* pratiquée après l'amputation, l'œdème continue à envahir le moignon et gagne la paroi abdominale.

Le blessé succombe le lendemain de l'amputation.

III. — (Nos *18*-32). — Tout à fait comparable est le cas du *Lt. Bl...* Hôpital Saint-Joseph (Dr Mayet).

Plaie pénétrante du genou par éclat d'obus, compliquée de gangrène gazeuse. Les gaz sortent de la plaie et on sent un peu de crépitation au-dessus du genou. La cuisse est blafarde, distendue, œdématiée. L'état général est très grave.

Dans la sérosité musculaire on rencontre des diplo-streptocoques et un bacille prenant le Gram identifié au *B. œdematiens*.

Malgré l'amputation de la cuisse et l'injection de 40 cc. de sérum anti-*perfringens*, la maladie s'est terminée par la mort du blessé.

Depuis que nous injectons systématiquement le sérum mixte à chaque blessé atteint de gangrène gazeuse, jusqu'au moment où le diagnostic bactériologique nous a fixé sur la nature du ou des sérums dont l'usage est plus particulièrement indiqué, nous ne risquons plus de commettre de telles erreurs de traitement.

B) Sérothérapie spécifique trop tardivement instituée

Les recherches résumées antérieurement nous ont appris que dans chacune des formes de la gangrène gazeuse la mort survenait par intoxication. Chez l'homme, comme chez l'animal, la

* Les numéros entre parenthèses renvoient : s'ils sont en italique, à l'index des cas mortels; s'ils sont en chiffres ordinaires, à l'index général des cas.

maladie est fatalement mortelle lorsque les toxines ont atteint les centres nerveux et y ont produit des lésions irréparables.

Ainsi nous avons établi qu'une antitoxine, même très active, ne pouvait sauver un cobaye lorsqu'elle était injectée plusieurs heures après l'inoculation d'une dose fixe de toxine ou de culture. Les cinq observations ci-dessous, qui se rapportent à trois cas de gangrène gazeuse classique (deux à *B. perfringens*, une à Vib. septique) et à 2 cas de gangrène gazeuse toxique (une à *B. perfringens*, une à *B. œdematiens*), nous montrent de même que, chez l'homme, une intoxication trop avancée ne peut pas être arrêtée par le traitement sérique.

a) Gangrènes gazeuses classiques trop tardivement traitées

IV. — (Nos *2-4*). — *Soldat N.* Ambulance américaine de Neuilly, service du Dr CRILE.

Le 19 février 1915 ce blessé est atteint de gangrène gazeuse de la jambe gauche. Crépitation gazeuse nettement perçue. L'état général du blessé est très mauvais, dyspnée accusée, pouls misérable. L'hémoculture (pratiquée 1 heure après la mort) donne une culture pure de *B. perfringens* très pathogène.

Traitement : Injection intraveineuse par doses minimes de 40 cc. de sérum antiperfringens. L'injection ne provoque aucun accident notable, mais le malade meurt dans la soirée.

V. — (Nos *10-48*). — *Ct. Lafl...* Hôpital aux. 228 (Dr PLANTARD). Nous avons déjà eu l'occasion de donner tout au long l'histoire clinique de ce malade (page 254). Bornons-nous simplement à rappeler ici qu'il s'agit d'une gangrène gazeuse classique de la cuisse consécutive à la ligature de l'artère poplitée. L'état du blessé lors de l'injection du sérum était des plus alarmants ; à noter la dyspnée, la fréquence et l'irrégularité du pouls. L'injection sous la peau de 40 cc. de sérum anti-perfringens n'a pas enrayé la marche de la maladie. Le malade est mort le lendemain de l'apparition de la gangrène gazeuse. L'hémoculture pratiquée peu après la mort a donné le *B. perfringens* en culture pure.

VI. — (Nos *8-35*). — *Am...*, tirailleur sénégalais, Hôpital de Royaumont (Dr IVENS). L'histoire clinique de ce blessé a été également rapportée (page 258). Il s'agit d'une gangrène gazeuse de la cuisse accompagnée de septicémie précoce à Vib. septique (Hémoculture positive 24 heures avant la mort).

Le malade a été traité alors qu'il était déjà en septicémie. Amputation de la cuisse et injection dans les muscles du moignon de 75 cc. de sérum mixte (15 anti-perfringens, 30 anti-Vib. septique et 30 anti-œdematiens).

Le lendemain au matin, l'état général est amélioré, le moignon sain; mais vers midi, la gangrène récidive et le malade succombe brutalement à une syncope (vers 15 heures) avant que l'on ait renouvelé le traitement sérique.

b) Gangrènes gazeuses toxiques trop tardivement traitées

VII. — (Nos *16-8*). — *Soldat Lech...*, ambulance de l'Océan (Dr DEPAGE). Ce soldat est resté après sa blessure 24 heures dans les lignes avant d'avoir pu être relevé. Il est amené à l'ambulance en pleine gangrène gazeuse. La cuisse complètement œdématiée est blafarde ; l'œdème masque la crépitation. L'hémoculture, pratiquée immédiatement a donné en culture pure un *B. perfringens* très toxique.

Le blessé, dont l'état général n'a cessé de s'aggraver, meurt en quelques heures malgré l'injection sous-cutanée de 40 cc. de sérum anti-*perfringens*.

VII. — (Nos *23-70*). — *Capl. Marr...* Hôpital aux. 229 (Dr COURTILLIER). Cette très intéressante observation a été donnée en détail lors de la description des formes mixtes de gangrène gazeuse (page 271).

Forme toxique avancée au premier jour. Nous notons chez le malade le mauvais état général : pâleur extrême, hébétude, anxiété ; le pouls dépasse 120 et est très mal frappé.

La cuisse est doublée de volume, blafarde, œdématiée. L'ablation du foyer gangréneux est impossible à pratiquer à cause du siège de la lésion (fracture compliquée du fémur au 1/3 supérieur). La désarticulation de la hanche serait dans ces conditions rapidement fatale.

Nous essayons de lutter par des injections de sérum. 50 cc. de sérum mixte sont injectés dans la lésion et 50 cc. de sérum anti-*œdematiens* sous la peau du flanc.

Le lendemain, contrairement à notre attente, le malade est encore vivant. Son état général paraît meilleur, mais la lésion s'est étendue à tout le membre et des symptômes de gangrène gazeuse mixte (crépitation, phlyctènes) sont apparus, déterminés par la pullulation secondaire du *B. perfringens* associé à quelques unités de *B. sporogenes*.

Malgré une nouvelle injection de sérum, le blessé succombe dans l'après-midi.

Nous croyons volontiers que dans ce cas l'injection de sérum anti-*œdematiens* a prolongé la vie du blessé de quelques heures. Mais, étant donnée l'intoxication avancée du malade et l'impossibilité où se trouvait le chirurgien de supprimer le foyer infectieux, la lutte ne pouvait se terminer que par la mort du blessé.

Nous tenons à insister également sur ce fait que sur 5 cas de gangrène gazeuse trop tardivement traités, 4 fois les malades étaient déjà en septicémie lors de l'application de sérum. Faut-il donc désespérer de sauver les blessés lorsque la septicémie est déjà établie ? Nous ne le croyons pas absolument. Nous donnons en effet plus bas deux observations où le *B. perfringens* a disparu du sang circulant à la suite du traitement sérique. D'autre part, il existe dans la littérature quelques observations où le *B. perfringens* a pu être décélé dans le sang pendant quelques jours sans que le blessé ait succombé.

Il n'en est pas moins vrai qu'une septicémie établie aggrave le pronostic et rend le traitement sérique plus aléatoire. Mais nous pensons que les signes d'intoxication grave, tels que anémie extrême ou teinte subictérique des téguments, pouls incomptable et mal frappé, état typhique, hypothermie, dyspnée intense avec tendance à la syncope sont surtout les symptômes qui doivent faire craindre au clinicien l'échec du traitement sérique entrepris sur des malades trop intoxiqués.

C) SÉROTHÉRAPIE SPÉCIFIQUE ; MORT PAR COMPLICATION INFECTIEUSE SECONDAIRE

Nous rapporterons maintenant trois observations de gangrène gazeuse qui ont évolué favorablement à la suite du traitement sérique spécifique, mais qui se sont cependant terminées par la mort. Celle-ci a été causée par une complication infectieuse due au développement de microbes contre lesquels nos sérums ne pouvaient avoir aucune efficacité.

a) **Forme mixte putride de gangrène gazeuse traitée par le sérum mixte** *(anti-perfringens, anti-Vib. septique, anti-œdematiens)* ; **mort par broncho-pneumonie à B. fallax.**

IX. — (Nos *39-90*). — *Soldat Loss...* Hôpital aux. des Belles feuilles (Pr. SCHWARTZ). Cette très importante observation a été donnée avec tous les détails qu'elle comporte lorsque nous avons décrit les cas complexes de gangrène gazeuse.

Bornons-nous à rappeler ici qu'il s'agit d'une forme mixte putride de gangrène gazeuse compliquée de septicémie double à *B. perfringens* et à *B. fallax*. Le traitement sérique a comporté en huit jours neuf injections d'au total 540 cc. de sérum mixte (275 cc. anti-*perfringens*, 170 cc. anti-*œdematiens* et 95 cc. anti-V. septique). Ces injections ont été suivies d'effets thérapeutiques certains.

La marche de l'infection a été très certainement ralentie. On en peut trouver la preuve dans les figures de phagocytose constatées sur frottis de sérosité musculaire après chaque injection locale de sérum. Plus significative encore est la constatation de véritables crises phagocytaires constatées sur les frottis de sang au cours de la septicémie à *B. perfringens* et à *B. fallax*. Sur un seul frottis de sang 26 images de phagocytose ont été observées (dont 13 représentées fig. 44) et seulement six microbes libres.

Le lendemain de la deuxième crise phagocytaire constatée, le

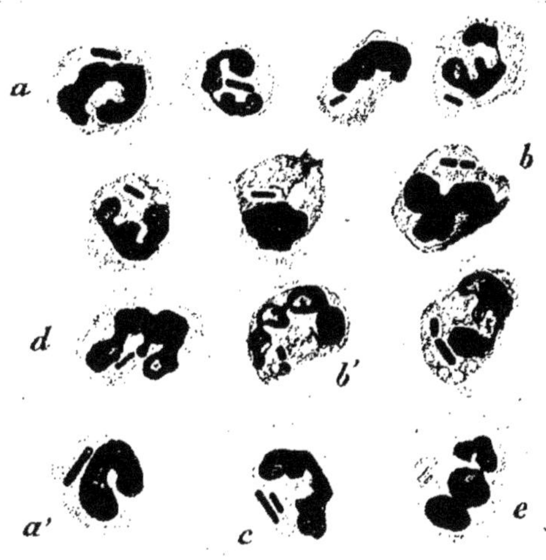

Fig. 44. — Images de phagocytose observées sur un frottis de sang, prélevé par ponction de la veine basilique. 26 images ont été reconnues sur la même lame ; 13 ont été figurées.
Remarquer en *b*,*b'* et *c* 2 bacilles inclus dans le même leucocyte ; en *d* et *e* la digestion progressive des bacilles.

B. perfringens disparaît du sang du blessé et seule persiste la septicémie à *B. fallax*.

Le sérum n'a pu empêcher l'amputation. Mais un début de récidive dans le moignon a été nettement arrêtée.

Malheureusement le *B. fallax* ne pouvait être directement influencé par le sérum mixte. Le malade, à l'occasion d'un refroidissement a fait une métastase pulmonaire (broncho-pneumonie à B. *fallax*) qui l'a emporté en deux jours alors que l'on pouvait espérer avoir enrayé chez lui l'évolution de la gangrène gazeuse.

b) Infection gazeuse à B. perfringens améliorée par le sérum anti-perfringens ; mort par tétanos

X. — (N° 119). — Une malchance comparable a déterminé la mort du *soldat N.* Hôpital Saint-Joseph (Dr Mayet).

Ce soldat, blessé le 5 mars 1915 par éclat d'obus, présentait des plaies multiples de la jambe et de la cuisse gauche, de la jambe droite et de la région thoracique droite.

Le 13 mars 1915 la jambe et la cuisse gauche sont distendues par les gaz. La tension extrême empêche de bien percevoir la crépitation. L'état général est mauvais ; température 38,8 ; pouls accéléré, petit.

Sur les frottis de sérosité on voit le *B. perfringens* (identifié par les cultures) et un bacille à spores terminales que l'on a su plus tard être le *B. tetani.*

20 cc. de sérum anti-*perfringens* sont injectés dans la veine. Le chirurgien procède à de larges débridements.

Le lendemain les signes locaux d'infection gazeuse se sont amendés. Les gaz ont disparu de la plaie : mais le malade présente du trismus et, malgré un traitement antitétanique intensif, il succombe en trois jours à un tétanos aigu.

c) Gangrène gazeuse mixte putride améliorée par le sérum mixte ; mort par streptococcie

XI. — Nous empruntons enfin au travail du Dr Ivens l'observation suivante dont l'étude bactériologique a été entreprise à la fois à Royaumont par le Dr. Dalyell et par nous à l'Institut Pasteur.

Le soldat Pr..., blessé par éclat d'obus le 12 septembre 1916 présente une fracture double de la jambe et des blessures multiples à la cuisse et à la hanche. Il est amené à Royaumont le 17 septembre dans la nuit, en pleine gangrène gazeuse.

Il s'agit d'une forme mixte putride de gangrène gazeuse de la jambe et de la cuisse avec œdème de la cuisse remontant jusqu'à l'abdomen.

Dans la sérosité musculaire on a identifié plusieurs anaérobies : *B. œdematiens*, *B. perfringens*, *B. sporogenes*, *B. tetani*, *B.* Hibler IX (Dr Dalyell) associés au streptocoque.

Le 18 septembre, amputation de la cuisse au 1/3 supérieur.

Six jours après, récidive dans le moignon ; les muscles sont œdématiés, mais pas de crépitation gazeuse.

Comme l'hémoculture pratiquée la veille avait révélé l'existence d'une septicémie à streptocoques, il est procédé à des injections de sérum polyvalent de Leclainche et Vallée, puis à des injections de sérum anti-streptococcique de l'Institut Pasteur.

L'œdème progressif du moignon est également combattu par 3 injections, pratiquées le 26, le 27 et le 28 septembre, de 60 à 80 cc. de sérum anti-*œdematiens.*

Enfin le B. tétanique ayant été également identifié dans la flore de la sérosité musculaire, 2 injections de 30 cc. de sérum antitétanique sont également pratiquées.

Le 30 septembre le moignon est revenu en bon état, mais la septicémie à streptocoque persiste. Panophtalmie de l'œil gauche (streptocoque); énucléation. Le 11 octobre, embolie pulmonaire; le 13 octobre, péricardite; le 15 octobre, pneumonie double; le 19 octobre, mort.

Voilà donc un blessé dont la gangrène gazeuse a été enrayée par l'amputation et par des injections de sérum anti-*œdematiens* (disparition de l'œdème du moignon), qui a sans aucun doute échappé au tétanos, mais qui a succombé à la streptococcie malgré les injections de sérum de Leclainche et Vallée et de sérum anti-streptococcique.

Les trois observations que nous venons de relater sont d'un grand intérêt pratique. Elles nous montrent combien le traitement de la gangrène gazeuse peut réserver de déboires, si la sérothérapie n'est pas sérieusement contrôlée par des investigations bactériologiques presque journalières.

Sous l'influence du traitement sérique un microbe dangereux est-il neutralisé ? il peut survenir une infection nouvelle qui, si l'on n'y prend garde, risque d'emporter le blessé.

Encore faut-il savoir que le malade qui a échappé à la gangrène gazeuse reste un grand infecté chez qui au moins deux complications mortelles, tétanos et streptococcie, sont encore à redouter.

L'existence de ces complications infectieuses ne peut du reste nullement diminuer la valeur de la sérothérapie anti-gangreneuse pas plus que les complications dues au streptocoque, fréquentes au cours de la diphtérie, n'ont restreint l'application pratique du sérum anti-diphtérique.

II. — SÉROTHÉRAPIE CURATIVE : GUÉRISONS

Dix-neuf blessés atteints de gangrène gazeuse ont bénéficié du traitement sérique et ont complètement guéri. Nous tenons tout d'abord à faire observer qu'il est possible qu'un certain nombre d'entre eux auraient pu se rétablir, même si l'organisme n'avait pas été aidé dans sa lutte contre l'infection par des injections de sérum spécifique. Nous avons pourtant la conviction, qui a du reste été partagée par les chirurgiens traitants, que dans la plupart de ces cas l'action thérapeutique du sérum avait été indiscutable.

Nous avons classé les gangrènes gazeuses à évolution favorable en deux groupes. Le premier comprend les cas à évolution encore peu avancée et qui ont cédé à un traitement chirurgical simple, débridements et nettoyages, associé à des injections de sérum spécifique.

Dans le deuxième groupe il s'agit de formes déjà plus évoluées ou compliquant des lésions plus importantes. Le chirurgien a dû procéder à l'amputation, et les injections de sérum ont eu pour but de combattre l'intoxication générale déjà réalisée et d'empêcher la récidive de la gangrène dans le moignon d'amputation.

A) SÉROTHÉRAPIE DANS DES CAS DE GANGRÈNE GAZEUSE TRAITÉS AU DÉBUT DE LEUR ÉVOLUTION

Nous avons groupé ici dix observations de gangrène gazeuse traitée au début de leur évolution. Cinq sont des formes classiques (dont deux putrides). Trois sont des formes toxiques et les deux dernières sont des cas à flores complexes, infections gazeuses au début qui, non enrayées, auraient pu donner lieu à des formes mixtes de gangrène gazeuse.

a) Gangrènes gazeuses classiques traitées au début de leur évolution

XII. — (N° 9). — *Soldat N...*, service du Dr Paul DELBET, Hôpital Saint-Michel. L'histoire de ce blessé a déjà été rapportée par l'un de nous dans une note à l'Académie des Sciences. Ce soldat présentait une fracture double compliquée du fémur.

Le 20 février 1915 apparaissent les premiers symptômes de gangrène gazeuse. Un large débridement est pratiqué. Malgré cela, le lendemain, l'état du malade a empiré et une crépitation gazeuse très nette est perçue au-dessus de la rotule, à une certaine distance de la plaie. 22 cc. de sérum anti-*perfringens* sont injectés dans la veine.

Le soir même l'état général du malade est meilleur, et le lendemain de l'infection, sans que le chirurgien ait eu à intervenir, les signes d'infiltration gazeuse ont déjà disparu.

Le *B. perfringens* était très abondant dans la sérosité musculaire prélevée avant l'injection de sérum. Ajoutons que quelques jours après, le malade a fait une poussée d'ostéomyélite à staphylocoque qui a nécessité une résection osseuse. Il a finalement complètement guéri.

XIII. — (N° 101). — *Soldat Low...* Ambulance américaine, Dr CRILE. — Il s'agit d'un malade qui présentait une infection gazeuse de l'épaule. L'infiltration gazeuse des masses profondes était très nette et l'état général du blessé inquiétant. Dans la sérosité musculaire ont été isolés le *B. perfringens* et des cocci (diplo-streptocoques). Sur la demande du chirurgien, 30 cc. de sérum anti-*perfringens* sont injectés dans la veine. Le lendemain, l'œdème et l'infiltration gazeuse ont commencé à décroître et, en quelques jours, la plaie a repris un bon aspect. Le blessé a guéri.

XIV. — (N° 113). — *Soldat N.* Hôpital auxiliaire de la rue de Naples (Dr Govin). Gangrène gazeuse de la cuisse au début. Malgré l'application locale de pointes de feu profondes pratiquées dans la matinée (9 avril 1915), on sent, quelques heures après, une crépitation très nette étendue au voisinage de la plaie. Dans la sérosité musculaire, *B. perfringens*, *B. fallax*, entérocoque et streptocoque.

L'injection de 20 cc. de sérum anti-*perfringens* sous la peau du flanc a été suivie de la disparition de l'infiltration gazeuse.

XV. — (N° 116). — *Soldat Loh.* Hôpital Saint-Joseph (Dr Saïssi). Infection gazeuse putride déjà prononcée de la fesse et de la partie supérieure de la cuisse gauche. Plaie putride grisâtre d'où sortent à la pression beaucoup de bulles de gaz. Fesse tendue, œdématiée; peau blafarde, prenant par place une teinte verdâtre.

La sérosité profonde renferme le *B. perfringens*, le *B. sporogenes*, le *B. proteus* et un diplocoque.

40 cc. de sérum anti-*perfringens* sont injectés sous la peau du flanc. En 48 heures les signes d'infection gazeuse ont disparu.

XVI. — (N° 66). — *Soldat N.* Hôpital militaire anglais de Versailles (Dr Rahilly). Ce blessé présentait une gangrène classique putride de la cuisse gauche ayant nécessité un large débridement.

Flore microbienne : *B. perfringens*, *B. sporogenes*, race non pathogène de *B. œdematiens*, *B. proteus*, diplocoque, streptocoque.

L'état général du malade était très grave, considéré par le chirurgien comme désespéré. L'hémoculture était cependant négative. Le 2 mars 1915, 27 cc. de sérum anti-*perfringens* sont injectés dans la veine. Le lendemain, l'état local était stationnaire, l'état général était un peu meilleur. 37 cc. de sérum anti-*perfringens* sont injectés dans la veine.

L'amélioration du blessé a été rapide et, quatre jours après, le chirurgien le considérait comme hors de danger. Les gaz avaient disparu de la plaie et les frottis de sérosité ne montraient plus, comme germes anaérobies, que quelques unités de bacilles prenant le Gram, identifiés au *B. perfringens*.

b) Gangrènes gazeuses toxiques traitées au début de leur évolution

Les deux observations qui suivent ont déjà été données lors de la description des formes toxiques de gangrène gazeuse. Rappelons seulement ici les particularités intéressantes au point de vue de la sérothérapie.

XVII. — (N° 91). — *Artilleur Deg...* Hôpital auxiliaire 229

(Dr Courtillier). Début de gangrène gazeuse toxique de la cuisse. Cuisse distendue, veines apparentes. L'état général du blessé était tellement grave que le chirurgien inclinait à procéder à la désarticulation de la hanche.

Les injections de sérum (100 cc. de sérum mixte, puis de 40 cc. de sérum anti-*œdematiens*) ont été rapidement suivies de la disparition des gaz de la plaie, d'une diminution de la tension de la cuisse qui a repris son volume normal.

A noter la disparition des bacilles anaérobies dans la sérosité musculaire à la suite des injections de sérum. De nombreuses figures de phagocytose sont constatées sur les frottis.

Seule, persiste une abondance de bacilles à spores terminales. Mais une injection préventive de sérum anti-tétanique a été renouvelée, sur notre conseil, par le chirurgien. Un tétanos fruste éclate quand même, mais est enrayé par l'injection d'une dose massive de sérum antitétanique.

Ce blessé a complètement guéri.

La sérosité musculaire renfermait : *B. œdematiens*, *B. perfringens*, *B. histolyticus*, *B. tetani*. *B. fallax* ?, streptocoque et *B. proteus*.

L'hémoculture pratiquée avant l'injection de sérum était négative.

XVIII. — (N° 62). — *Soldat May*... Hôpital auxiliaire 229 (Dr Courtillier). Le lendemain de l'amputation du poignet de ce blessé le chirurgien constate que l'avant-bras est envahi jusqu'au coude par un œdème blanc, dur, élastique, et dans la sérosité duquel nous trouvons quelques éléments de *B. œdematiens* et un bacille anaérobie non pathogène qui n'a pas été identifié. Le chirurgien consent à différer l'amputation du bras et nous injectons dans le membre malade 10 cc. de sérum anti-*œdematiens*. Le lendemain, l'œdème local a un peu progressé. Il dépasse maintenant un peu le coude. 35 cc. de sérum anti-*œdematiens* sont encore injectés.

On assiste, les jours qui suivent, à la résorption progressive de l'œdème. Ce blessé a complètement guéri.

XIX. — (N° 33). — *Aspt. Leg*... Hôpital de Royaumont (Dr Ivens). Blessé à la cuisse droite par éclats de grenade. Fracture esquilleuse du fémur (tiers supérieur).

Arrivé à l'hôpital trois jours après la blessure avec des symptômes manifestes de gangrène gazeuse toxique. La cuisse est augmentée de volume, blafarde ; les veines périphériques sont dilatées ; les muscles sont durs et œdématiés et la sérosité musculaire ne paraît renfermer que le *B. œdematiens*. Pas de crépitation ; état général grave. 40 cc. de sérum anti-*œdematiens* et 10 cc. de sérum anti-*perfringens* sont injectés sous la peau.

Deux jours après, l'œdème est en grande partie résorbé. Ce malade a guéri.

La sérosité renfermait le *B. œdematiens*, le *B. perfringens* (isolé par le Dr Dalyell), le B. pyocyanique et des cocci.

L'hémoculture était négative.

c) Gangrènes gazeuses à flore complexe traitées au début de leur évolution

XX. — (N° 86). — *Soldat Tra...* Hôpital auxiliaire 506 (Dr Paul Delbet).

Plaie anfractueuse du pied avec fracture de l'astragale (éclat d'obus, 4 avril 1916).

Le 7 avril, le blessé arrive à l'hôpital auxiliaire ; le 12, les gaz apparaissent dans la plaie. Des débris d'os sont enlevés à la curette. Le pied est enflé. L'œdème remonte au-dessus des malléoles jusqu'au tiers moyen de la jambe.

L'examen bactériologique révèle, en dehors de cocci, la présence de *B. perfringens*, de Vib. septique et de *B. fallax* associés. Quelques unités de *B. sporogenes* étaient également présentes. L'état général (température 39,5, pouls rapide) était assez grave pour nécessiter une hémoculture, qui a du reste été négative.

Un des points les plus intéressants de ce cas est que le diagnostic bactériologique exact a pu être établi en moins de 36 heures par des épreuves d'agglutinations croisées. On a utilisé pour cela des dilutions microbiennes provenant des colonies observées en gélose Veillon. Le traitement par le sérum mixte spécifique anti-*perfringens* et anti-vibrion septique a pu être rapidement institué. Le *B. fallax* a été combattu par un autovaccin iodé.

Le malade a reçu en deux injections, pratiquées à 24 heures d'intervalle, 105 cc. d'un mélange de sérums anti-*perfringens* et anti-Vib. septique.

Le pied a rapidement désenflé, les gaz ont disparu. Il faut également noter que les bacilles prenant le Gram ont rapidement disparu de la sérosité musculaire à la suite des injections de sérum. De nombreuses images de phagocytose ont été observées.

Ce malade a complètement guéri.

XXI. — (N° 65). — *Soldat N.* Hôpital auxiliaire Lutetia (Dr Crouet).

Ce cas a déjà été étudié et donné comme exemple d'un érysipèle blanc à streptocoque se greffant sur une gangrène gazeuse avortée.

Résumons ici les points qui nous intéressent. Le 18 août 1916, plaie en séton de la cuisse gauche. Le 28, crépitation autour de la plaie. Larges débridements et injection de 65 cc. de sérum mixte.

29 août : Disparition de l'infiltration gazeuse. Les veines superficielles restent dilatées. Injection de 75 cc. de sérum mixte.

Le 30 mai, la gangrène gazeuse est arrêtée dans son évolution. Mais le blessé fait une septicémie à streptocoque et un érysipèle blanc au bout de quelques jours.

Les microbes anaérobies rencontrés dans la sérosité au début de l'infection étaient le *B. perfringens*, le *B. œdematiens* et un Vib. septique très pathogène.

Si maintenant nous voulons apprécier l'action thérapeutique du sérum anti-gangreneux d'après ces dix observations, nous croyons utile de souligner les points suivants :

Dans le cas XII l'infiltration gazeuse a cédé à la suite de l'injection intra-veineuse de sérum anti-*perfringens* sans que le chirurgien ait procédé à un nouveau nettoyage de la plaie.

Les cas XV et XVI étaient des formes putrides graves où le *B. perfringens* était associé au *B. sporogenes*. Nous savons combien ces deux microbes se favorisent. Les deux blessés ont guéri à la suite de l'injection de sérum anti-*perfringens*. Il est intéressant que la neutralisation, par le sérum spécifique, du microbe le plus pathogène de l'association ait amené dans ces deux cas l'arrêt et la guérison de l'infection.

Notons également que dans plusieurs de ces cas (XVII, XX, XXII), il a été possible d'observer sur les frottis de sérosité musculaire, prélevés avant et après l'injection du sérum, les preuves de la défense active de l'organisme contre les microbes anaérobies. Les images de phagocytose ont été observées en grand nombre à la suite de l'injection de sérum spécifique. On a pu ainsi assister à la disparition progressive des microbes anaérobies des sérosités profondes.

Ajoutons enfin que dans les cas les plus graves (observations XVI, XVII, XIX, XX), bien que l'état général du malade fût des plus inquiétants, l'hémoculture pratiquée avant l'injection de sérum a été négative.

B) SÉROTHÉRAPIE DANS DES CAS DE GANGRÈNE GAZEUSE AYANT NÉCESSITÉ L'AMPUTATION

Nous plaçons ici neuf observations de gangrènes gazeuses traitées par le sérum et terminées par la guérison, mais pour le traitement desquelles le chirurgien a dû supprimer par amputation le foyer gangreneux.

Cinq cas sont des gangrènes gazeuses classiques (dont une variété putride). Un cas est une forme toxique. Trois sont des formes mixtes.

a) Gangrènes gazeuses classiques guéries par l'amputation et la sérothérapie associées

XXII et XXIII. — *Soldats Pal...* (N° 7) et *N.* (N° 44). Ces deux observations, déjà résumées dans notre chapitre « Étiologie », sont exactement superposables. Toutes les deux sont des gangrènes gazeuses classiques, l'une à *B. perfringens*, l'autre à *B. perfringens* et à *B. fallax*, développées sur des gangrènes ischémiques consécutives à des lésions artérielles.

Le chirurgien a procédé dans les deux cas à l'amputation de cuisse. Chacun de ces malades a reçu 20 cc de sérum anti-*perfringens* dans la veine et 20 cc. du même sérum dans les muscles du moignon.

Les blessés ont guéri sans récidive.

XXIV. — (N° 41). — L'observation suivante, également résumée dans le chapitre « Étiologie », est plus intéressante encore.

Soldat N. Hôpital Saint-Jacques (Dr Manson). — Il s'agit d'une gangrène gazeuse classique de la cuisse dont le développement a suivi la ligature de l'artère poplitée ; le *B perfringens* (race très pathogène) et le Vib septique (race peu pathogène) sont tous deux en cause.

Le chirurgien procède à l'amputation de cuisse et des prélèvements opérés dans les muscles œdématiés du moignon montrent que le *B. perfringens* y est présent en culture pure. 40 cc. de sérum anti-*perfringens* sont injectés dans les muscles du moignon. Le malade guérit sans récidive.

XXV. — (N° 47). — *Soldat N.* Ambulance des Annales (Dr Baudet). — Gangrène gazeuse de la jambe et de la cuisse causée par le *B. perfringens* et le *B. fallax* associés. Il faut noter l'abondance des gaz qui s'échappent bruyamment à l'incision et la crépitation étendue, perceptible jusqu'au-dessus du genou.

L'état général du malade oblige le Dr Baudet à procéder à l'amputation de cuisse. Deux injections de 40 cc. de sérum anti-*perfringens* ont été pratiquées Le malade guérit sans récidive.

XXVI. — (N° 76). — L'observation suivante est une de celles qui prouvent le mieux l'efficacité de la sérothérapie anti-gangreneuse.

Soldat Guén.... Hôpital de Royaumont (Dr Ivens). Blessé le 19 juillet 1916 par éclats d'obus ; amené à Royaumont le 21. Blessure des deux jambes par éclats d'obus. Fracture compliquée du tibia et de la rotule gauche, cuisse distendue, veines saillantes, plaie horriblement putride. Blessure pénétrante du genou droit ; le chirurgien en retire un éclat d'obus et des fragments de capote. L'état général du blessé est grave : température 39, pouls 130.

Il est procédé d'urgence à l'amputation de la cuisse gauche. Le lendemain la température est tombée à 36,8, le pouls est à 130.

Le moignon ayant un aspect suspect et l'hémoculture ayant révélé une septicémie à *B. perfringens* associé au *B. histolyticus*, les injections de sérum mixte sont commencées le 22. Ce blessé a reçu 600 cc. environ de sérum mixte (420 anti-*perfringens*, 140 anti-*œdematiens*, 25 anti-Vib. septique) en injections sous-cutanées et intra-musculaires, dans les muscles du moignon et dans les tissus autour du genou droit.

A noter le 25 juillet un début de récidive au niveau de la plaie du genou droit et qui cède au traitement sérique.

A partir de ce jour, le *B. perfringens*, présent dans le sang depuis le jour de l'opération (4e jour), disparaît des cultures. La septicémie à *B. histolyticus* persiste seule pendant dix jours encore. Le blessé reste pendant tout ce temps entre la vie et la mort et présente des signes extrêmement graves d'intoxication : teint subictérique, température élevée.

La flore de la sérosité musculaire renferme le *B. perfringens*, le *B. histolyticus*, le *B. bifermentans* associés au *B. proteus* et à des cocci. Le *B. bifermentans* et le *B. proteus* causent la putridité de la lésion.

La convalescence de ce malade a été extrêmement longue. Le moignon d'amputation a dû être régularisé le 20 septembre (deux mois après l'amputation). Cette opération a amené l'apparition de symptômes infectieux qui ont finalement disparu. Le 20 novembre le malade était complètement guéri.

b) Gangrène gazeuse toxique guérie par trois amputations successives et traitée par le sérum anti-œdematiens

XXVII. — (N° 34). — *Deb*... Hôpital de Royaumont. Cette observation est empruntée au travail du Dr Ivens.

Blessé le 1er août ; entre le 5 à l'hôpital ; présente une fracture comminutive des extrémités inférieures du radius et du cubitus par éclats d'obus. Température 38,2 ; pouls 100. Œdème autour de la blessure.

25 cc. de sérum anti-*œdematiens* sous la peau.

Le 7 août, la gangrène gazeuse toxique apparaît. La main est distendue. L'avant-bras est envahi par un œdème progressif. Amputation de l'avant-bras et incision du moignon. Hémoculture négative. 25 cc. de sérum anti-*œdematiens* sont injectés sous la peau.

Le 10 août, nouvelle récidive : l'œdème remonte le long du bras. Seconde amputation au 1/3 moyen, accompagnée de 45 cc. de sérum anti-*œdematiens* sous la peau.

Le 16 août, nouvelle injection de 40 cc. de sérum anti-*œdematiens* ; mais comme l'œdème gagne l'aisselle, le chirurgien fait une troisième amputation au 1/3 supérieur.

Guérison.

Dans la sérosité de l'œdème, *B. œdematiens*, *B. tertius* (d'après le Dr Dalyell), streptocoque, aérobie sporulé du groupe du *B. anthracoides*.

c) Formes mixtes de gangrène gazeuse traitées à la fois par l'amputation et la sérothérapie

XXVIII. — (N° 64). — *Soldat Van*... Hôpital de Royaumont (Dr Ivens). Blessure perforante du pied le 11 juillet, fracture du scaphoïde. Le 17 juillet, le côté droit du pied est distendu. Le 19, pied rouge, œdématié: température 38; pouls 128. Amputation médio-tarsienne.

20 juillet. L'œdème continue à envahir le cou de pied. 45 cc. de sérum mixte sont injectés sous la peau (15 cc. anti-*perfringens*, 15 cc. anti-Vib. septique, 15 cc. anti-*œdematiens*).

Le 23 juillet, nouvelle injection de 10 cc. de sérum anti-*œdematiens* et de 10 cc. de sérum anti-*perfringens*.

Le 25, l'œdème a diminué. Guérison.

La sérosité prélevée dans la plaie renfermait comme anaérobies le *B. perfringens*, le Vib. septique et le *B. œdematiens*.

XXIX. — (N° 85). — Cette observation a déjà été relatée dans notre chapitre « Etiologie ».

Soldat N. Hôpital aux. 229. Service du Dr Courtillier. Gangrène gazeuse de la jambe gauche à la suite de phlébite oblitérante.

50 cc. de sérum mixte sont injectés le premier jour. Le lendemain le malade va mieux. Nouvelle injection de 60 cc. de sérum mixte.

Dans l'après-midi, l'œdème remontant jusqu'au genou, le chirurgien procède à l'amputation.

Le tissu cellulaire est envahi par un œdème dont la sérosité, inoculée au cobaye, le tue dans la nuit avec les lésions typiques de l'œdème malin.

Le 30, le malade, dont le moignon est en bon état, paraît un peu agité. Nous lui injectons 75 cc. de sérum anti-Vib. septique.

Guérison.

A noter que, dans ce cas, les frottis de sérosité musculaire ont montré la phagocytose intense qui succède aux injections de sérum mixte.

Dans le premier frottis de sérosité effectué avant la première injection de sérum, on ne voyait que de rares leucocytes et des bacilles libres associés à quelques cocci.

Dans les frottis pratiqués avant la 2e injection de sérum, leucocytose intense, mais pas de phagocytose (fig. 45, A).

Dans le frottis fait l'après-midi avec la sérosité provenant de la jambe amputée (6 heures environ après la 2e injection de sérum), la phagocytose est intense (fig. 45, B).

Outre le V. septique, la sérosité renfermait le *B. perfringens*, le *B. œdematiens*, le *B. sporogenes* et quelques cocci.

XXX. — (N° 72). — *Soldat Rob*... Autochir 22. Dr Legros.

Cette observation a déjà été donnée comme type de gangrène gazeuse mixte.

Rappelons seulement que, dans ce cas très grave, le chirurgien a complété le traitement en faisant suivre l'amputation de 3 injections, à 24 heures d'intervalle, de 60 cc. de sérum mixte chacune.

Le blessé a complètement guéri.

Les observations que nous venons de rapporter nous permettent d'affirmer que la sérothérapie peut, dans beaucoup de cas, venir en aide au chirurgien, même lorsqu'il juge indispensable de pratiquer l'amputation.

Chez le malade XXIV, l'amputation a été pratiquée en tissu

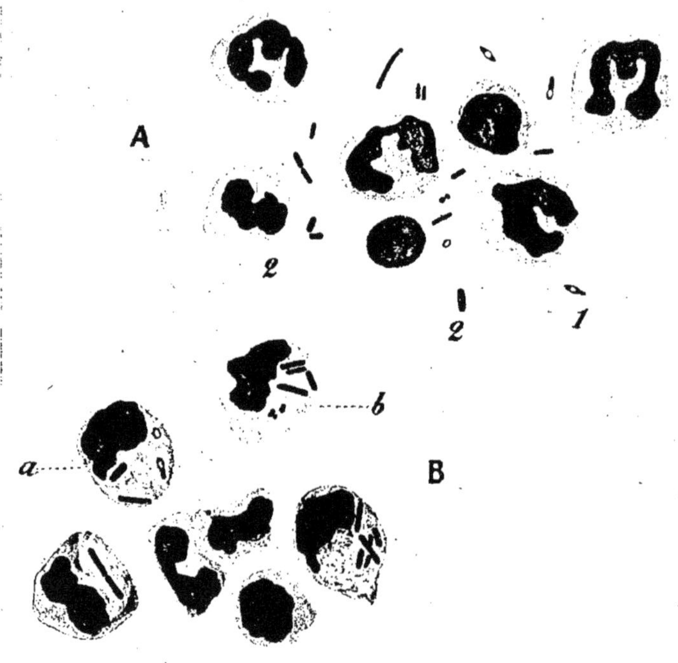

Fig. 45. — Soldat N..., service du Dr Courtillier
A, Frottis de sérosité musculaire après la première injection de sérum ; noter la leucocytose, mais l'absence de défense phagocytaire.
B, Frottis de sérosité musculaire après la deuxième injection de sérum ; la plupart des microbes sont phagocytés.

certainement infecté ; on était donc en droit de craindre une récidive, si le sérum anti-*perfringens* n'avait neutralisé le germe infectieux.

Plus précieuse est l'observation XXVI qui nous montre, pour

la seconde fois, qu'une septicémie à *B. perfringens* peut être vaincue par des injections massives de sérum.

Dans les cas XXVII et XXVIII, le sérum a lutté victorieusement contre une récidive certaine.

Enfin, le cas XXIX nous est un magnifique exemple de défense locale provoquée par les injections de sérum mixte.

Relatons enfin l'intéressante tentative pratiquée en dehors de nous par N. Fiessinger (*209*), qui a traité 14 gangrènes gazeuses déclarées par des injections de notre sérum mixte ; la plupart des malades étaient également traités par un auto-vaccin iodé.

N. Fiessinger a obtenu 8 guérisons. Le traitement chirurgical avait consisté 6 fois en des débridements larges, 2 fois en l'amputation du membre. Trois observations sont à retenir comme particulièrement démonstratives : Une gangrène gazeuse profonde de la fesse et 2 gangrènes gazeuses de la cuisse consécutives à la ligature de l'artère fénorale. La guérison de tels cas, habituellement sévères, nous paraît être un succès à l'actif de la méthode.

Les 6 insuccès de N. Fiessinger se rapportent à des malades traités trop tardivement, chez qui la gangrène gazeuse était avancée et l'intoxication déjà profonde. Nous savons que la sérothérapie est à ce moment habituellement impuissante. Dans l'ensemble, les résultats de N. Fiessinger sont pleinement d'accord avec les nôtres ; ils démontrent que le traitement chirurgical et la sérothérapie associés peuvent souvent amener la guérison des blessés atteints de gangrène gazeuse.

III. — UN ESSAI DE SÉROTHÉRAPIE PRÉVENTIVE

Nos expériences de sérothérapie expérimentale nous avaient incité à préconiser l'usage préventif des sérums anti-gangreneux.

Nous pouvons rendre compte ici d'un intéressant essai de sérothérapie préventive entrepris par le Dr Vaucher à l'ambulance du Pr Duval. Le Dr Vaucher a utilisé les sérums antitoxiques que nous lui avions fournis (sérums *anti-perfringens*, *anti-œdematiens* et anti-vibrion septique) et nous a communiqué au mois d'août dernier les résultats qu'il avait déjà obtenus. Les voici brièvement rapportés :

Pour rendre l'expérience plus démonstrative, seuls ont été injectés les soldats atteints de blessures très graves, de celles qui se compliquent ordinairement de gangrène. Tels ceux présentant des plaies anfractueuses et souillées du membre inférieur avec grosses lésions musculaires ou fractures; tels encore les soldats atteints de blessures multiples, affaiblis par d'abondantes hémorragies et qu'il était impossible d'opérer immédiatement à cause de leur trop grande faiblesse.

50 blessés ainsi choisis ont été injectés préventivement; 25 sont morts dans les premières 24 heures par suite de la gravité de leurs blessures, mais sans présenter de signes d'infection gazeuse. Les 25 autres ont survécu et ont été suivis pendant 8 jours à 4 semaines. Quand ils ont quitté la formation sanitaire, tout péril de gangrène gazeuse était conjuré. Certains d'entre eux étaient déjà suturés.

Les injections de sérum ont été pratiquées 5 à 6 heures après la blessure, quelquefois plus tardivement (10, 12 et même dans un cas 18 heures après). Le Dr Vaucher injectait les blessés sous la peau de l'abdomen avec des mélanges de sérums. Chaque sérum était utilisé à la dose de 10 cc. Certains blessés reçurent à la fois du sérum *anti-perfringens* et du sérum *anti-œdematiens*; d'autres, du sérum *anti-perfringens* et du sérum anti-vib. septique; d'autres enfin un mélange des 3 sérums. La quantité de sérum mixte injectée n'a jamais dépassé 30 cc.

Il y a lieu de remarquer :

1° L'absence de tout cas de gangrène gazeuse parmi les soldats traités.

2° L'inocuité des injections de sérum, même chez les soldats déjà blessés antérieurement et sensibilisés par des injections de sérum anti-tétanique.

Cet essai encourageant doit être repris. Il serait sans doute avantageux de doubler les doses de sérum mixte, et de répéter quotidiennement les injections préventives aux blessés dont l'opération devrait, pour une cause quelconque, être différée.

INDICATIONS POUR LE TRAITEMENT SÉROTHÉRAPIQUE DE LA GANGRÈNE GAZEUSE DÉCLARÉE

Les observations que nous venons de rapporter nous permettent déjà de donner quelques règles pour le traitement sérothérapique de la gangrène gazeuse déclarée.

Tout d'abord, et pour éviter tout malentendu, nous déclarons que le traitement sérique de la gangrène gazeuse ne peut et ne doit être considéré que comme l'adjuvant du traitement chirurgical. Suivant les indications particulières à chaque cas, le chirurgien devra, autant qu'il lui sera possible, procéder à l'ablation du foyer de gangrène. Si le débridement et le nettoyage de la plaie lui paraissent insuffisants pour limiter les progrès de l'infection, il recourra à l'excision large des tissus malades. Les tissus morts et gangrenés se comportent en effet comme de véritables « corps étrangers » où pullulent les microbes, et qu'il importe d'éliminer au plus tôt. Lorsque la gangrène est massive, ou que des lésions vasculaires ou osseuses compromettent irrémédiablement l'avenir du membre, l'amputation s'impose.

Ainsi le chirurgien prépare la voie au sérothérapeute en mettant les tissus en état de bénéficier du traitement sérique.

On ne peut pas, en effet, même par des injections massives de sérum, espérer provoquer une réaction de défense dans des tissus déjà morts, où toute circulation est interrompue. Le sérum ne peut pas agir plus efficacement sur des foyers de gangrène déjà étendus que sur des séquestres osseux, des éclats d'obus ou des débris vestimentaires.

Ces règles chirurgicales suivies, il appartiendra au bactériologiste de compléter le traitement. Le but poursuivi sera double : 1° neutraliser les toxines circulant dans l'organisme et améliorer ainsi l'état général ; 2° provoquer une défense locale intense en stimulant les fonctions phagocytaires.

Pour remplir ce double but le traitement sérothérapique devra être conduit en s'inspirant des règles suivantes :

1. En face d'un blessé atteint de gangrène gazeuse, le bactériologiste doit, pour éviter toute perte de temps et toute erreur dans le traitement, injecter immédiatement une forte dose de sérum mixte, par exemple 80 à 100 cc. d'un mélange à égalité des trois sérums (anti-*perfringens*, anti-Vib. septique, anti-*œdematiens*).

Si le chirurgien a déjà eu le temps de procéder à l'opération nécessaire, l'injection sera faite de préférence dans les tissus tout autour de la plaie opératoire ou dans les tissus du moignon; elle aura alors une grande utilité, car elle provoquera immédiatement une défense locale qui complètera heureusement l'acte chirurgical.

Si le chirurgien n'est pas encore intervenu et que le temps presse, le sérum mixte sera injecté sous la peau du flanc ou dans la veine, si l'on n'a pas à craindre d'accident anaphylactique.

La première injection doit être faite prudemment, au besoin par toutes petites doses, si le blessé a reçu 8 à 15 jours auparavant le sérum antitétanique ou si, comme le cas est à l'heure actuelle si fréquent, il se trouve n'en être plus à sa première blessure.

Avant l'injection, on aura eu soin de procéder aux prélèvements de sérosités, et à l'hémoculture; on pourra ainsi souvent établir rapidement un diagnostic bactériologique suivant les indications données dans notre chapitre de technique.

Fréquemment, la première injection de sérum procure au malade un grand soulagement. Il retrouve le sommeil; désire s'alimenter; l'activité intellectuelle est plus grande. Cette amélioration de l'état général, due vraisemblablement à la neutralisation des toxines circulantes ne doit, dans aucun cas, inciter à renoncer prématurément au traitement sérique. Celui-ci doit être, au contraire, poursuivi énergiquement jusqu'à ce que l'état local et général donne pleine satisfaction au chirurgien.

2. Si l'infection paraît être monobacillaire et si le bacille prédominant peut être identifié, on augmentera dans les mélanges de sérum ultérieurement injectés la proportion de sérum spécifique correspondant. Si, par exemple, on décèle dans la sérosité musculaire la présence dominante du *B. perfringens*, la seconde injection de sérum, que l'on pratiquera à peu près douze heures après la première, sera de 100 cc. de sérum mixte (80 anti-*perfringens*, 10 anti-*œdematiens*, 10 anti-Vib. septique).

Si la flore paraît être complexe ou si le diagnostic bactériologique reste hésitant, la prudence conseille de renouveler une injection de sérum mixte identique à celui qui a servi lors de la première injection, c'est-à-dire, préparé en mélangeant les trois sérums à égalité.

3. Il est utile de suivre les progrès de la défense locale en recherchant les modifications de la flore de la plaie à la suite des injections de sérum. Une défense leucocytaire énergique sera naturellement d'un bon pronostic.

4. Enfin, si l'hémoculture a été positive, il faut savoir que l'on ne peut arriver à sauver le blessé qu'en lui injectant avec persévérance des doses massives de sérum. L'hémoculture doit être répétée chaque jour (en ensemençant au moins six tubes de bouillon) pour suivre l'évolution de la septicémie. Le traitement sérique ne doit alors être interrompu que lorsque tous les tubes ensemencés seront restés stériles, après 48 heures de séjour à l'étuve.

N'oublions pas que le traitement de la gangrène gazeuse doit dans beaucoup de cas être complété par quelques injections préventives de sérum anti-tétanique. Le chirurgien ne doit pas non plus perdre de vue que beaucoup de malades guéris de gangrène gazeuse restent de grands infectés et chez qui les complications comme la streptococcie, l'ostéomyélite à staphylocoque, etc., sont encore à redouter.

ACCIDENTS SÉRIQUES

Les injections de fortes doses de mélanges de sérum, qui constituent la base du traitement sérothérapique de la gangrène gazeuse, sont-elles sans danger pour le malade ?

Il nous est arrivé plusieurs fois de procéder à des injections de doses relativement fortes de sérum (injections sous-cutanées ou intra-musculaires). Les accidents que nous avons observés n'ont différé en rien de ceux que les pratiques sérothérapiques courantes ont bien fait connaître.

Par exemple, le soldat Loss... (IX) qui a reçu en huit jours neuf injections de sérum mixte (540 cc.) a présenté fréquemment, deux à trois heures après chaque injection, une dyspnée passagère, de l'agitation, de l'angoisse, phénomènes qui par leur répétition doivent certainement être attribués à l'intoxication sérique.

Le soldat May... (XVIII) a été pris de douleurs articulaires après l'injection de 35 cc. de sérum anti-*œdematiens:* cette arthralgie a persisté quelques jours.

Ces accidents bien connus et en somme anodins ne méritent pas que l'on y insiste davantage.

Plus sérieux sont les accidents que peut provoquer l'injection intra-veineuse de sérum lorsqu'on la pratique sans précaution. Ici une grande prudence s'impose. Il importe de commencer le traitement par de très petites doses, en suivant les recommandations indiquées par Besredka.

Faute de prendre ces précautions, l'on risque d'assister à des crises impressionnantes de dyspnée et d'oppression. Dans les cas XII et XIII nous avons eu l'occasion d'assister à deux crises d'anaphylaxie, caractérisées surtout par des frissons, du tremblement et une dyspnée intense. Ces symptômes n'ont disparu qu'au bout d'une heure.

Malgré les précautions particulières qu'elle nécessite, l'injection intraveineuse peut rendre de grands services dans le traitement des cas graves. Nous savons, par nos recherches expérimentales, qu'elle constitue le procédé de choix pour combattre une intoxication avancée.

CONCLUSIONS

Nous sommes donc convaincus que la sérothérapie de la gangrène gazeuse déclarée peut rendre des services.

Le pouvoir curatif des sérums est évidemment limité par la rapidité avec laquelle les toxines se fixent sur les centres nerveux. Néanmoins l'association d'un traitement chirurgical bien conduit avec une sérothérapie énergique et persévérante permet d'espérer une réduction notable de la mortalité dans les infections gazeuses.

Les chiffres que nous pouvons apporter sont encore faibles, mais cependant significatifs.

Sur 66 gangrènes gazeuses, non traitées (60), traités par des sérums non spécifiques (3) ou accompagnées de complications secondaires mortelles (3), nous comptons 35 morts.

Sur 24 cas correctement traités, nous accusons 5 morts.

La mortalité paraît donc avoir été abaissée de 50 o/o à 20 o/o environ.

Nul doute qu'avec plus d'expérience on ne puisse arriver à des résultats meilleurs encore.

Ajoutons enfin que nos sérums ont une action préventive certaine. Il serait à souhaiter que les soldats blessés puissent bénéficier de la sérothérapie mixte anti-gangreneuse comme ils bénéficient de la sérothérapie antitétanique.

Ce jour-là la lutte contre la gangrène gazeuse serait réellement entreprise avec les meilleures chances d'un plus large succès.

INDEX BACTÉRIO-CLINIQUE GÉNÉRAL

DES CAS ÉTUDIÉS PAR LES AUTEURS :

91 gangrènes gazeuses
35 phlegmons gazeux ou plaies graves avec gaz

(Les numéros en italique de la colonne des cas mortels renvoient à l'index des cas mortels, pp. 399-405).

GANGRÈN

Nº	NOM du blessé	FORMATION SANITAIRE	FORME CLINIQUE
1	A.	Ambulance américaine	G. g., forme classique, cuisse . .
2	N	Id.	G. g., forme classique, jambe . .
3	DAM.	Id.	G. g., forme classique, cuisse . .
4	N	Id. (Dr CRILE)	G. g , forme classique, jambe . .
5	N	Id.	G. g., forme classique, pied. . .
6	N	Belgian Field Hospital, Hoogstade. .	G. g., forme classique, cuisse . .
7	PAL.	Hôpital anglais, Versailles	G. g., forme classique, jambe et cuis
8	LECH.	Amb. Océan, La Panne (Dr DEPAGE) .	G. g., forme toxique, jambe et cuis
9	N	Hôp. St-Michel (Dr PAUL DELBET) . .	G. g., forme classique, cuisse . .
10	N	Amb. de l'Institut (Dr BROCA) . . .	G. g., forme classique, jambe . .
11	BRENT.	Hôpital anglais, Versailles	G. g., forme classique putride, cuiss
12	GILB.	Hôp. St-Michel (Dr PAUL DELBET) . .	G. g., forme classique, bras. . .
13	CO.	Id. . .	G. g., forme classique, cuisse . .
14	GUIN.	Id. . .	G. g., forme classique, bras. . .
15	WALK.	Ambulance américaine	G. g., forme classique, genou . .
16	BOUT.	Id.	G. g., forme classique, jambe . .
17	OLD.	Id.	G. g., forme classique, jambe . .
18	C.	Id.	G. g., forme classique, cuisse . .
19	HUG.	Id.	G. g., forme classique, jambe . .

GAZEUSES

CAS MORTELS	FLORE ANAÉROBIE	FLORE AÉROBIE
»	*B. perfringens*	. . . .
† 1	*B. perfringens*	. . . .
»	*B. perfringens*	. . . .
† 2	*B. perfringens*	. . . .
»	*B. perfringens*	. . . .
† 3	*B. perfringens*	. . . .
»	*B. perfringens*	. . . .
† 16	*B. perfringens*	. . . .
»	*B. perfringens*	Staphylocoque.
† 4	*B. perfringens*	Diplocoque.
† 25	*B. perfringens*	Diplocoque, Streptocoque, *B. proteus*.
† 5	*B. perfringens*	Diplocoque, *B. proteus*.
»	*B. perfringens*	Diplocoque. Streptocoque.
»	*B. perfringens*	Diplocoque. Strepto., *B. proteus*, Bacille du groupe *anthracoïdes*
»	*B. perfringens*	Diplocoque.
»	*B. perfringens*	Diplocoque, Streptocoque.
»	*B. perfringens*	Diplocoque, Streptocoque.
† 6	*B. perfringens*	Diplocoque.
»	*B. perfringens*	Streptocoque (rare).

GANGRÈNE

N°	NOM du blessé	FORMATION SANITAIRE	FORME CLINIQUE
20	TAN.	Ambulance américaine	G. g., forme classique, jambe . .
21	PIER.	Id.	G. g., forme classique, cuisse . .
22	N	Id.	G. g., forme classique putride, jambe
23	VILL.	Id.	G. g., forme classique, cuisse . .
24	GAUCH.	Hôp. milit. Versailles (Dr MARION) . .	G. g., forme classique, jambe . .
25	RIMB.	Hôp. d'Abbeville (Dr GASCHING) . . .	G. g., forme classique, bras. . .
26	DEZ.	Hôp. St-Joseph (Dr SAÏSSI)	G. g., forme classique, jambe . .
27	N	Amb. de Calais (Dr D. DE LA RIVIÈRE).	G. g., forme classique, jambe . .
28	LATH.	Hôp. aux. 506 (Dr PAUL DELBET) . . .	G. g., forme classique, bras. . .
29	PÉR.	Id. . . .	G. g., forme classique, bras. . .
30	VAV.	Auto-chir. 6 (Dr G. LEGROS). . . .	G. g., forme toxique, cuisse. . .
31	J.	Hôp. écossais, Royaumont (Dr IVENS) .	G. g., forme mixte, bras. . . .
32	BL.	Hôp. St-Joseph (Dr MAYET)	G. g., forme toxique, cuisse. . .
33	LEG.	Hôp. écossais, Royaumont (Dr IVENS).	G. g., forme toxique, cuisse. . .
34	DEB.	Id.	G. g., forme toxique, bras . . .
35	AM.	Id.	G. g., forme classique, jambe . .
36	N	Amb. de Juilly.	G. g., forme classique, jambe . .
37	FLEU.	Hôp. du Grand Palais (Dr APPERT) . .	G. g., forme class. pseudo-grave, jambe

ZEUSES

CAS MORTELS	FLORE ANAÉROBIE	FLORE AÉROBIE
»	*B. perfringens*	Staphylocoque, *B. proteus*.
»	*B. perfringens*	*B. pyocyaneus*.
»	*B. perfringens*	*B. proteus*.
7	*B. perfringens*	Streptocoque.
»	*B. perfringens*	Diplocoque, Streptocoque.
»	*B. perfringens*	Streptocoque, *B. proteus*.
»	*B. perfringens*	Diplocoque, *Streptocoque*.
»	*B. perfringens*	Streptocoque.
»	*B. perfringens*	Diplocoque, Staphylocoque.
»	*B. perfringens*	Diplocoque, Streptocoque. Bacille du groupe *anthracoïdes*.
17	*B. œdematiens*	. . . .
21	*B. œdematiens*	. . . .
18	*B. œdematiens*	Diplocoque. Streptocoque.
»	*B. œdematiens*	Cocci. *B. pyocyaneus*.
»	*B. œdematiens*	Streptocoque. Bacille du groupe *anthracoïdes*.
8	Vibrion septique	Cocci.
»	*B. fallax*	Streptocoque, Staphylocoque.
»	*B. aerofœtidus*.	Streptocoque. *B. anthracoïdes*.

GANGRÈN

N°	NOM du blessé	FORMATION SANITAIRE	FORME CLINIQUE
38	N	Villa Molière	G. g., forme mixte, jambe . . .
39	N	Hôp. du Panthéon (Dr LOEWY) . . .	G. g., forme mixte, cuisse . . .
40	DOM.	Hôp. aux. 506 (Dr PAUL DELBET). . .	G. g., forme toxique, bras . . .
41	N	Hôp. St-Jacques (Dr MANSON). . . .	G. g., forme classique, jambe et cuis
42	LAU.	Hôp. aux. 506 (Dr PAUL DELBET). . .	G. g., forme mixte putr., jambe et cuis
43	POT.	Ambulance américaine	G. g., forme classique, jambe . .
44	N	Hôpital anglais, Versailles	G. g., forme classique, jambe .
45	MOU.	Hôp. du Panthéon (Dr LOEWY) . . .	G. g., forme classique, cuisse . .
46	N	Ambulance américaine	G. g., forme classique, jambe . .
47	N	Amb. des Annales (Dr BAUDET) . . .	G. g., forme classique, jambe et cuis
48	LAFL.	Hôp. aux. 228 (Dr PLANTARD). . . .	G. g., forme classique, cuisse . .
49	DORV.	Ambulance américaine	G. g., forme classique putride, cuiss
50	N	Id.	G. g., forme classique putride, bras
51	N	Id.	G. g., forme classique putride, cuiss
52	ISN.	Hôp. milit. Chartres (Dr MAUNOURY). .	G. g., forme classique putride, pied
53	N	Hôp. aux. 506 (Dr COURTILLIER) . .	G. g., forme classique, jambe . .
54	N	Hôpital St-Michel (Dr PAUL DELBET). .	G. g., forme classique, cuisse . .
55	MA.	Amb. Océan, La Panne (Dr DEPAGE) .	G. g., forme classique, jambe . .

EUSES

FLORE ANAÉROBIE	FLORE AÉROBIE
B. perfringens, B. œdematiens	. . . .
B. perfringens, B. œdematiens	. . . .
B. perfringens, B. œdematiens	Entérocoque, Streptocoque (rares)
B. perfringens, Vib. septique	. . . .
B. perfringens, Vib. septique	. . . .
B. perfringens, Vib. septique	Diplocoque, Strepto., *B. coli*, Bacille du groupe *anthracoïdes*.
B. perfringens, B. fallax	. . . .
B. perfringens, B. fallax	Diplocoque, Streptocoque, *B. coli*.
B. perfringens, B. fallax	Streptocoque.
B. perfringens, B. fallax	Cocci.
B. perfringens, B. fallax	Cocci.
B. perfringens, B. sporogenes	. . . .
B. perfringens, B. sporogenes	Cocci, *B. proteus*.
B. perfringens, B. sporogenes	Entérocoque.
B. perfringens, B. sporogenes	Cocci, *B. proteus*.
B. perfringens, B. sporogenes	Cocci.
B. perfringens, B. putrificus.	Cocci.
B. perfringens, B. tertius.	. . . .

GANGR

N°	NOM du blessé	FORMATION SANITAIRE	FORME CLINIQUE
56	HER.	Hôp. milit. Versailles (Dr MARION) . .	G. g., forme classique putride, cu
57	BR.	Hôpital anglais, Versailles	G. g., forme classique putride, cu
58	FLO.	Hôp. mil. Ste-Menehould (Dr ABADIE) .	G. g., forme classique, flanc .
59	MOH.	Hôpital colonial, Nogent	G. g., forme toxique putride, cuis
60	N	Hôp. St-Nicolas, Issy-les-Moulineaux (Pr KIRMISSON)	G. g., forme toxique putride, cuis
61	FER.	Hôp. écossais, Royaumont (Dr IVENS) .	G. g., forme toxique, jambe. .
62	MAY.	Hôp. aux. 229 (Dr COURTILLIER) . . .	G. g., forme toxique, main et avant-
63	BA.	Hôpital anglais, Versailles	G. g., forme classique putride, ja
64	VAN.	Hôp. écossais, Royaumont (Dr IVENS) .	G. g., forme mixte, pied . . .
65	N	Amb. Lutetia (Dr CROUET).	G. g., forme mixte (début), cuisse
66	N	Hôpital anglais, Versailles (Dr RAHILLY).	G. g., forme mixte putride, jamb cuisse . . . .
67	B.	Amb. divisionnaire (Dr SAUVAGE) . .	G. g., forme mixte putride, cuisse
68	CHAZ.	Amb. de Creil (Dr LARDENNOIS) . . .	G. g., forme mixte putride, jambe
69	REG.	Hôp. écossais, Royaumont (Dr IVENS) .	G. g., forme toxique putride, avant-
70	MARR.	Hôp. aux. 229 (Dr COURTILLIER) . . .	G. g., forme mixte, cuisse . .
71	PAI.	Hôp. St-Nicolas, Issy-les-Moulineaux (Pr KIRMISSON).	G. g., forme toxique putride, cuis
72	ROB.	Auto-chir. 6 (Dr G. LEGROS)	G. g., forme mixte, jambe . .
73	MONT.	Lycée Louis-le-Grand	G. g., forme classique putride, jan

EUSES

FLORE ANAÉROBIE	FLORE AÉROBIE
B. perfringens, *B tetani*	Pneumocoque, *B. proteus*.
B. perfringens, *B. tetani*	Diplocoque.
B. œdematiens, *B. fallax*.	Streptocoque, *B. pyocyaneus*.
B. œdematiens, *B. sporogenes*	Streptocoque.
B. œdematiens, *B. sporogenes*	Cocci (rares).
B. œdematiens, *B. histolyticus*	Diplocoque, Streptocoque, Staphylocoque.
B. œdematiens, Bac. anaérobie non identifié. . .	Streptocoque, *B. pyocyaneus*.
B. fallax, *B. sporogenes*	Streptocoque, Staphylocoque, *B. proteus*.
B. perfringens, *B. œdematiens*, Vib. septique . .	Diplocoque, Staphylocoque, Tétragène.
B. perfringens, *B. œdematiens*, Vib. septique . .	Streptocoque, B. *proteus*.
B. perfringens, *B. œdematiens*, *B. sporogenes* . .	Diplocoque, Streptocoque, *B. proteus*
B. perfringens, *B. œdematiens*, *B. sporogenes* . .	Diplocoque, Staphylocoque. Streptocoque (rare).
B. perfringens, *B. œdematiens*, *B. sporogenes* . .	Diplocoque, Streptocoque, Staphylocoque, *B. proteus*.
B. perfringens, *B. œdematiens*, *B. sporogenes* . .	Streptocoque.
B. perrfingens, *B. œdematiens*, *B. sporogenes* . .	Cocci (rares).
B. perfringens, *B. œdematiens*, *B. sporogenes* . .	Diplocoque (rare).
B. perfringens, *B. œdematiens*, Bac. anaérobie non identifié	Streptocoque, Staphylocoque.
B. perfringens, *B. fallax*, *B. sporogenes*	. . . .

GANGRÉ

Nº	NOM du blessé	FORMATION SANITAIRE	FORME CLINIQUE
74	Ver.	Ambulance américaine	G. g., forme classique, jambe .
75	War.	Id	G. g., forme classique putride, ja
76	Guén.	Hôp. écossais, Royaumont (Dr Ivens) .	G. g., forme classique putride, jam
77	Bau.	Hôp. écossais, Royaumont (Dr Ivens)	G. g., forme classique putride, jam
78	Bel	Hôp. du Panthéon (Dr Lardennois) . .	G. g., forme toxique, cuisse. .
79	Feu.	Hôp. écossais, Royaumont (Dr Ivens) .	G. g., forme mixte, cuisse . .
80	God.	Villa Molière	G. g., forme toxique putride, cuiss
81	Den.	Hôp. aux. 229 (Dr Courtillier) . . .	G. g., forme toxique putride, cuiss
82	Kief.	Hôp. St-Nicolas, Issy-les-Moulineaux (Pr Kirmisson).	G. g., forme toxique putride, bras
83	Del.	Ambulance américaine	G. g., forme toxique putride, fesse
84	N	Amb. Ecole polytechnique (Dr Péraire).	G. g., forme. . . . . . .
85	N	Hôp. aux. 229 (Dr Courtillier) . . .	G. g., forme mixte, jambe . .
86	Tra.	Hôp. aux. 306 (Dr Paul Delbet). . .	G. g., forme mixte, pied. . .
87	G.	Hôp. St-Joseph (Dr Saïssi).	G. g., forme classique, cuisse .
88	Lév.	Hôp. écossais, Royaumont (Dr Ivens) .	G. g., forme classique putride, pie
89	Sau.	Hôp. aux. rue Molitor (Dr Mauclaire) .	G. g., forme classique putride, cui
90	Loss.	Hôp. des Belles-Feuilles (Pr Schwartz).	G. g., forme mixte putride, jambe
91	Deg.	Hôp. aux. 229 (Dr Courtillier) . . .	G. g., forme toxique (début), cuiss

EUSES

FLORE ANAÉROBIE	FLORE AÉROBIE
B. perfringens, *B. fallax*, *B. tetani*	Diplocoque, *B. proteus*.
B. perfringens, *B. sporogenes*, *B. putrificus* . . .	Diplocoque, Streptocoque, *B. proteus*.
B. perfringens, *B. histolyticus*, *B. bifermentans*. .	Cocci, *B. proteus*.
B. perfringens, *B. histolyticus*, *B. bifermentans* . .	Cocci.
B. œdematiens, Vib. septique, *B. fallax*	. . . .
B. œdematiens, Vib. septique, *B. tetani*	Cocci, *B. proteus*.
B. œdematiens, *B. sporogenes*, *B. histolyticus* . .	Diplocoque, *B. pyocyaneus*.
B. œdematiens, *B. sporogenes*, *B. aerofœtidus* . .	Staphylocoque, *B. proteus*.
B. œdematiens, *B. sporogenes*, *B. tetani*	Diplocoque, Streptocoque.
B. œdematiens, *B. histolyticus*, *B. aerofœtidus* . .	. . . .
B. sporogenes, *B. aerofœtidus*, *B. tetani*	. . . .
B. perfringens, *B. œdematiens*, Vib. septique, *B. sporogenes*.	Cocci (rares).
B. perfringens, Vib. septique, *B. fallax*, *B. sporogenes*.	Diplocoque, Streptocoque.
B. perfringens, Vib. septique, *B. fallax*, *B. tetani*.	Diplocoque, Streptocoque.
B. perfringens, *B. sporogenes*, *B. histolyticus*, *B. tetani*	. . . .
B. perfringens, *B. sporogenes*, *B. aerofœtidus*, Bac. II de Ghon et Sachs	. . . .
B. perfringens, *B. œdematiens*, Vib. septique, *B. fallax*, *B. sporogenes*	. . . .
B. perfringens, *B. œdematiens*, *B. fallax* (?), *B. histolyticus*, *B. tetani*	Streptocoque, *B. proteus*.

PHLEGMONS GAZEU

N°	NOM du blessé	FORMATION SANITAIRE	FORME CLINIQUE
92	BAK.	Hôpital anglais, Versailles	Phlegmon gazeux putride, genou
93	STON.	Id.	Phlegmon gazeux putride, genou
94	DEBI.	Hôp. du Panthéon (Dr LOEWY) . . .	Phlegmon gazeux, main . . .
95	ROND.	Hôp. aux. 506 (Dr PAUL DELBET) . .	Phlegmon gazeux putride, cuisse
96	RIV.	Id. . . .	Phlegmon gazeux, cuisse . .
97	LEN.	Id. . . .	Phlegmon gazeux, genou . .
98	N	Amb. Océan, La Panne (Dr DEPAGE) .	Phlegmon gazeux, bras . . .
99	RUD.	Hôpital anglais, Versailles	Phlegmon gazeux, épaule . .
100	WOCH.	Id.	Phlegmon gazeux, genou . .
101	LOW.	Amb. américaine (Dr CRILE)	Phlegmon gazeux, épaule . .
102	FA.	Hôp. St-Joseph (Dr MAYET)	Phlegmon gazeux putride, cuisse
103	HUB.	Hôp. St-Michel (Dr PAUL DELBET) . .	Phlegmon gazeux, bras . . .
104	LER.	Hôp. aux. 506 (Dr PAUL DELBET). . .	Phlegmon gazeux . . . , . .
105	GR.	Hôpital anglais, Versailles	Phlegmon gazeux putride, jambe
106	N	Hôp. aux. 101 (Dr MAUCLAIRE) . . .	Phlegmon gazeux, cuisse . .
107	N	Hôp. aux. Hôtel Meurice (Dr PASCALIS).	Phlegmon gazeux, jambe . .
108	BUC.	Hôp. aux. 506 (Dr PAUL DELBET). . .	Phlegmon gazeux putride, main
109	POL.	Hôp. St-Michel (Dr PAUL DELBET) . .	Phlegmon gazeux putride, bras.

IES GRAVES AVEC GAZ

FLORE ANAÉROBIE	FLORE AÉROBIE
. . . .	Staphylocoque, *B. proteus.*
. . . .	Diplocoque, *B. proteus.*
. . . .	Diplocoque, Streptocoque, *B. proteus, B. pyocyaneus.*
. . . .	Streptocoque, Staphylocoque, *B. proteus, B. pyocyaneus.*
. . . .	Diplocoque, *B. proteus, B. pyocyaneus.*
. . . .	Diplocoque, Streptocoque, Staphylocoque, *B. coli.*
B. perfringens	. . . .
B. perfringens	Diplocoque, Streptocoque, Staphylocoque.
B. perfringens	Entérocoque, Streptocoque, *B. proteus.*
B. perfringens	Diplocoque, Streptocoque.
B. perfringens	Streptocoque, *B. proteus.*
B. perfringens	Streptocoque.
B. perfringens	Diplocoque.
B. œdematiens	Diplocoque, *B. proteus*
B. fallax	. . . .
B. fallax	Diplocoque, Streptocoque.
B. sporogenes	Diplocoque, Streptocoque, *B. proteus.*
B. perfringens, B. *œdematiens*	Diplocoque, Staphylocoque, *B. proteus.*

PHLEGMONS GAZEUX

N°	NOM du blessé	FORMATION SANITAIRE	FORME CLINIQUE
110	MAS.	Hôp. aux. 506 (Dr PAUL DELBET). . .	Phlegmon gazeux, jambe . .
111	SAUV.	Amb. de l'Institut (Dr BROCA) . .	Phlegmon gazeux, fesse . . .
112	N	Id. . . .	Phlegmon gazeux, cuisse. . .
113	N	Hôp. aux. rue de Naples (Dr GOVIN).	Phlegmon gazeux, cuisse. . .
114	PAQ.	Hôp. St-Michel (Dr PAUL DELBET) . .	Phlegmon gazeux, cuisse. . .
115	DEL.	Hôp. aux. 506 (Dr PAUL DELBET). . .	Phlegmon gazeux, cuisse. . .
116	LOH.	Hôp. St-Joseph (Dr SAÏSSI)	Phlegmon gazeux putride, fesse
117	N	Hôp. St-Nicolas, Issy-les-Moulineaux (Pr KIRMISSON)	Phlegmon gazeux putride, cuisse
118	BAJ.	Hôp. St-Michel (Dr PAUL DELBET) . .	Phlegmon gazeux, cuisse. . .
119	N	Hôp. St-Joseph (Dr MAYET)	Phlegmon gazeux, cuisse . .
120	N	Hôp. anglais, Versailles	Phlegmon gazeux, jambe . .
121	PRI.	Id.	Phlegmon gazeux putride . .
122	N	Amb. de Calais (Dr D. DE LA RIVIÈRE)	Phlegmon gazeux, cuisse. . .
123	DUB.	Id. (Dr ROUTIER). . . .	Phlegmon gazeux putride, cuisse
124	BUR.	Hôp. St-Michel (Dr PAUL DELBET) . .	Plaies multiples avec gaz. . .
125	HAN.	Hôp. aux. 506 (Dr PAUL DELBET). . .	Plaie anfractueuse, avec fracture cuisse . . . .
126	BAO.	Hôp. du Grand Palais (Dr LAURENT). .	Plaie du maxillaire avec gaz .

AIES GRAVES AVEC GAZ

FLORE ANAÉROBIE	FLORE AÉROBIE
B. perfringens, B. fallax	. . . .
B. perfringens, B. fallax	Entérocoque, Streptocoque.
B. perfringens, B. fallax	Diplocoque, Streptocoque, *B. proteus.*
B. perfringens, B. fallax	Entérocoque, Streptocoque.
B. perfringens, B. fallax	Diplocoque, Streptocoque.
B. perfringens, B. fallax	Diplocoque, *B. proteus*
B. perfringens, B. sporogenes	Diplocoque, *B. proteus.*
B. perfringens, B. sporogenes	Diplocoque.
B. perfringens, B. sporogenes	Diplocoque, *B. coli.*
B. perfringens, B. tetani (mort de tétanos) . . .	. . . .
B. perfringens, B. tetani	Diplocoque, Steptocoque.
B. fallax, B. sporogenes	. . . .
B. fallax, B. sporogenes	Entérocoque, Streptocoque.
B. perfringens, B. fallax, B. sporogenes	. . . .
B. perfringens	Cocci.
B. sporogenes	Diplocoque, Streptocoque, *B. proteus.*
B. sporogenes, Spirilles	Streptocoque, B. *pyocyaneus.*

INDEX BACTÉRIO-CLINIQUE

DES CAS MORTELS DE GANGRÈNE GAZEUSE

GANGRÈNES GAZEUS

NUMÉROS et noms	FORME CLINIQUE	Sérosité de la plaie
1-2 N	G. g., forme classique, jambe . . .	. . . .
2-4 N	G. g., forme classique, jambe . . .	. . . .
3-6 N	G. g., forme classique, cuisse . . .	. . . .
4-10 N	G. g., forme classique, jambe . . .	. . . .
5-12 GILB.	G. g., forme classique, bras. . . .	. . . .
6-18 C.	G. g., forme classique, cuisse . .	. . . .
7-23 VILL.	G. g., forme classique, cuisse . . .	. . . .
8-35 AM.	G. g., forme classique, jambe . . .	Vibrion septique, Cocci . . . .
9-43 POT.	G. g., forme classique, jambe . . .	. . . .
10-48 LAFL.	G. g., forme classique, cuisse . . .	Cocci, *B. perfringens*, *B. fallax* .
11-53 N	G. g., forme classique, jambe . . .	. . . .
12-54 N	G. g., forme classique, cuisse . . .	. . . .
13-55 MA.	G. g., forme classique, jambe . . .	. . . .

CAS MORTELS (39).

ROBIENNE		HÉMOCULTURE	
Sérosité des muscles	phlyctènes	Avant la mort	Après la mort
perfringens.	. . . . .	. . . . . .	*B. perfringens*
. . . .	. . . . .	. . . . . .	*B. perfringens*.
. . . .	. . . . .	. . . . . .	*B. perfringens*.
perfringens, Diplocoque.	. . . . .	. . . . . .	. . . . . .
perfringens, Diplocoque, *B. proteus* (abondant).	. . . . .	. . . . . .	. . . . . .
perfringens, Diplocoque (rare).	. . . . .	. . . . . .	*B. perfringens*.
. . . .	. . . . .	. . . . . .	*B. perfringens*, Streptocoque.
b. septique.	Vib. septique.	Vib. septique.	. . . . . .
perfringens. Vib. septique, Diplocoque, Streptocoque, Cocci, Bacille du groupe *anthracoïdes*.	. . . . .	. . . . . .	. . . . . .
perfringens, *B. fallax*, rares Cocci.	. . . . .	*B. perfringens*.	. . . . . .
perfringens, *B. sporogenes*, Cocci.	. . . . .	. . . . . .	. . . . . .
perfringens, *B. putrificus*, Cocci.	. . . . .	*B. perfringens*, *B. putrificus*.	. . . . . .
perfringens, *B. tetani*.	. . . . .	. . . . . .	. . . . . .

GANGRÈNES GAZEUS

NUMÉROS et noms	FORME CLINIQUE	FI Sérosité de la plaie
14-58 FLO.	G. g., forme classique, flanc. . . .	*B. œdematiens*, *B. fallax*, Streptocoque, *B. pyocyaneus*.
15-87 G.	G. g., forme classique, cuisse . . .	Diplocoque, Streptocoque, *B. falla*. Vib. septique, *B. perfringens*.
16-8 LECH.	G. g., forme toxique, jambe et cuisse .	. . . .
17-30 VAV.	G. g., forme toxique, cuisse . . .	. . . .
18-32 BL.	G. g., forme toxique, cuisse. . . .	. . . .
19-40 DOM.	G. g., forme toxique, bras	. . . .
20-78 BEL.	G. g., forme toxique, cuisse. . . .	. . . .
21-31 J.	G. g., forme mixte, bras	. . . .
22-39 N	G. g., forme mixte, cuisse	. . . .
23-70 MARR.	G. g., forme mixte, cuisse	. . . .
24-79 FEU.	G. g., forme mixte, cuisse	. . . .
25-11 BRENT.	G. g., forme classique putride, jambe.	. . . .
26-49 DORV.	G. g., forme classique putride, cuisse.	. . . .

CAS MORTELS (39).

ROBIENNE		HÉMOCULTURE	
Sérosité des muscles	phlyctènes	Avant la mort	Après la mort
. . . .	. . . . . .	. . . . . .	*B. œdematiens*, Streptocoque.
b. septique, *B. perfringens*, *B. fallax*, *B. tetani*.	Vib. septique. *B. perf.* (unités).	Vib. septique.	. . . . . .
. . . .	. . . . . .	*B. perfringens*.	. . . . . .
œdematiens.	. . . . . .	. . . . . .	. . . . . .
œdematiens, Streptocoque.	. . . . . .	. . . . . .	. . . . . .
œdematiens, *B. perfringens*, Entérocoque, Streptocoque.	. . . . . .	Négative.	. . . . . .
œdematiens, Vib. septique, *B. fallax*.	. . . . . .	Négative.	. . . . . .
œdematiens.	. . . . . .	. . . . . .	. . . . . .
perfringens, *B. œdematiens*, *B. histolyticus*.	. . . . . .	. . . . . .	*B. œdematiens*, *B. perfringens*.
œdematiens, *B. perfringens*, *B. sporogenes* (unités), rares Cocci.	*B. œdematiens*.	Négative.	*B. œdematiens*.
b. septique, *B œdematiens*, *B. tetani*.	. . . . . .	Vib. septique, *B. œdematiens*.	. . . . .
perfringens, Diplocoque, Streptocoque, *B. proteus*.	. . . . . .	. . . . . .	. . . . . .
perfringens, *B. sporogenes*.	. . . . . .	. . . . . .	*B. perfringens*.

GANGRÈNES GAZEUS

NUMÉROS et noms	FORME CLINIQUE	F
		Sérosité de la plaie
27-51 N	G. g., forme classique putride, cuisse.	. . . .
28-75 WAR.	G. g., forme classique putride, jambe.	. . . .
29-77 BAU.	G. g., forme classique putride, jambe.	. . . .
30-89 SAU.	G. g., forme classique putride, jambe	. . . .
31-59 MOH.	G. g., forme toxique putride, cuisse. .	. . . .
32-60 N	G. g., forme toxique putride, cuisse .	. . . .
33-71 PAI.	G. g., forme toxique putride, cuisse .	. . . .
34-81 DEN.	G. g., forme toxique putride, cuisse .	*B. œdematiens*, *B. sporogenes*, *B. aerofœtidus*, *B. proteus*, Staphylocoque.
35-82 KIEF.	G. g., forme toxique putride, bras . .	. . . .
36-83 DEL.	G. g., forme toxique putride, fesse .	*B. œdematiens*, *B. histolyticus*, *B. aerofœtidus*, rares Cocci.
37-42 LAU.	G. g , forme mixte putr., jambe et cuisse.	. . . .
38-67 B.	G. g., forme mixte putride, cuisse . .	. . . .
39-90 LOSS.	G. g., forme mixte putr., jambe et cuisse.	. . . .

CAS MORTELS (39).

BIENNE		HÉMOCULTURE	
Sérosité des muscles	phlyctènes	Avant la mort	Après la mort
perfringens, *B. sporogenes*, ntérocoque.	. . . . . .	. . . . . .	*B. perfringens*, *B. sporogenes*.
perfringens, *B. sporogenes*, . *putrificus*, Diplocoque, treptocoque, *B. proteus*.	. . . . . .	. . . . . .	*B. perfringens*, *B. sporogenes*.
perfringens, *B. histolyticus*, . *bifermentans*, Cocci.	. . . . . .	*B. perfringens*, *B. bifermentans*.	. . . . . .
perfringens, *B. aerofœtidus*, . *sporogenes*, Bac. II de Ghon-Sachs.	. . . . . .	Bac. II de Ghon-Sachs.	. . . . . .
œdematiens, *B. sporogenes*, treptocoque.	. . . . . .	Négative.	. . . . . .
œdematiens, *B. sporogenes*.	. . . . . .	Négative.	. . . . . .
œdematiens, *B. sporogenes*, . *perfringens*, Diplocoque (rare).	. . . . . .	. . . . . .	*B. œdematiens*.
. . . .	*B. œdematiens*, *B. sporogenes*, *B. proteus*.	*B. œdematiens*, *B. sporogenes*.	. . . . . .
œdematiens (2 souches), . *sporogenes*, *B. tetani*, iplocoque, Streptocoque.	. . . . . .	Négative.	Négative.
œdematiens.	. . . . . .	. . . . . .	*B. œdematiens*, *B. histolyticus*.
. . . .	. . . . . .	. . . . . .	Vib. septique, *B. perfringens*.
œdematiens, *B. perfringens*, . *sporogenes*, Staphylocoque, iplocoque, Streptocoque (rare)	. . . . . .	. . . . . .	. . . . . .
œdematiens, Vib. septique, . *perfringens*, *B. fallax*, . *sporogenes* (unités).	. . . . . .	*B. perfringens*, *B. fallax*, puis *B. fallax* seul.	*B. fallax*.

Liste Bibliographique

Notre bibliographie se termine avec le mois d'octobre 1917 inclus. Les travaux mentionnés sont groupés d'abord dans un ordre chronologique : années successives, puis la guerre. Dans chaque groupe, ils sont rangés dans l'ordre alphabétique.

Les ouvrages que nous n'avons pu consulter et que nous citons d'après les auteurs sont marqués d'une astéristique *.

1840

1. RENAULT.

Gangrène traumatique. Mémoire et observations cliniques sur une de ses causes les plus fréquentes dans les animaux domestiques — 1840.

1853

2. CHASSAIGNAC.

Sur l'empoisonnement putride dû à une décomposition instantanée du sang à la suite de lésions traumatiques considérables.

C. R. Acad. des Sciences — 1853, Vol. 37, pp. 463-64.

3. MAISONNEUVE.

De la gangrène foudroyante avec développement et circulation de gaz putrides dans les veines (Pneumohémie putride).

C. R. Acad. des Sciences — 1853, Vol. 37, pp. 425-27.

1855

4. VELPEAU.

De l'emphysème primitif dans les fractures du membre.

Union médicale — 1855, pp. 58-59.

1858

5. SALLERON.

Compte-rendu des amputations primitives et des amputations secondaires.

Recueil de Méd., de Chir. et de Pharm. milit. — 1858, Vol. 21, pp. 300-27.

1864

6. **PIROGOFF.**
Grundzüge der allgemeinen Kriegschirurgie — 1864.

1870

7. **BLUM.**
De la septicémie chirurgicale aiguë. Thèse de Strasbourg, 1870.

8. **NEPVEU.**
Des gangrènes dans les fractures. Thèse de Paris, 1870.

1871

9. **BOTTINI.**
La gangrena traumatica invadente. Contribuzioni sperimentali ed illustrazioni cliniche.
Giorn di la Reale Acad. di Med. — 1871, pp. 1120-33 et 1138-48.

1874

10. **TERRILLON.**
Septicémie aiguë à forme gangreneuse.
Archives générales de Médecine — 1874, Vol. 23, pp. 159-81.

1877

11. **PASTEUR ET JOUBERT.**
Charbon et septicémie.
Bull. Acad. de Méd. — 1877, séance du 17 juill., pp. 781-98.

1878

12. **PASTEUR, JOUBERT ET CHAMBERLAND.**
La théorie des germes et ses applications à la Médecine et à la Chirurgie.
Bull. Acad. de Méd. — 1878, séance du 30 avr., pp. 432-53.

1881

13 **GAFFKY.**
Experimentell erzeugte Septikämie mit Rücksicht auf progressive Virulenz und accomodative Züchtung.
Mitteil. aus dem Kais. Gesundheitsamte — 1881, Vol. 1, pp. 79-133.

14. **KOCH (R.).**
Zur Aetiologie des Milzbrandes.
Mitteil. aus dem Kais. Gesundheitsamte — 1881, Vol. 1, pp. 49-79.

15. **KÖNIG *.**
Lehrbuch der Chirurgie — 1881, t. III, p. 532.

16. **MOLLIÈRE (D.).**
De la gangrène gazeuse ; définition clinique.
Lyon médical — 1881, Vol. 38, pp. 325-30.

17. **PASTEUR.**
[Vibrion septique et septicémie].
Bull. Acad. de Méd. — 1881, séance du 8 févr., pp. 176-79 :
Rapport de Villemin sur des expériences présentées par Pasteur.

18. **PONCET.**
Quinze mois de chirurgie militaire antiseptique à l'Hôtel-Dieu de Lyon.
Lyon médical — 1881, Vol. 38, pp. 510-16.

1882

19. **BRIEGER ET EHRLICH.**
Ueber Auftreten des malignen œdems bei Typhus abdominalis.
Berliner klinische Wochenschrift — 1882, 30 oct., pp. 661-65.

20. **MOLLIÈRE (D.).**
De la gangrène gazeuse ; étiologie.
Lyon médical — 1882, Vol. 39, pp. 1-10, 77-80 et 163-67.

1884

21. **CHAUVEAU ET ARLOING.**
Etude expérimentale sur la septicémie gangreneuse.
Bull. Acad. de Méd. — 1884, séances du 3 juin et du 19 août.

22. **PETRI.**
Spontanes Auftreten von malignen Œdem bei Kaninchen, sowie einer Septikämie bei Gänsen, Enten und Hühnern.
Centralblatt für med. Wissenschafften — 1884, pp. 833-36 et 849-53.

23. **ROSENBACH*.**
Die Mikroorganismen bei den Wundinfektionskrankheiten des Menschen — 1884.

1885

24. **HESSE (W. ET R.).**
Ueber Züchtung der Bacillen des malignen Œdems.
Deutsche medizinische Wochenschrift — 1885, 2 avr., pp. 214-15.

25. **KITT*.**
Bericht über die... vorgenommenen Arbeiten und Experimente.
a) Untersuchungen über Rauschbrand und malignes Œdem.
Jahresber. der Tierarzneischule in München — 1883-84 (Leipzig, 1885).
Analyse dans : *Baumgarten's Jahresber.* — 1881, Vol. 1, p. 59.

1886

26. **FORGUE.**
Des septicémies gangreneuses — Thèse d'agrégation, Paris, 1886.

27. **KITT *.**
Malignes Œdem.
Jahresb. der Tierarzneischule in München — 1884-85 (Leipzig, 1886).
Analyse dans : *Baumgarten's Jahresb.* — 1886, Vol. 2, p. 135.

28. **KOCH (W.) *.**
Milzbrand und Rauschbrand.
Deutsche Chirurgie — 1886.

29. **LIBORIUS.**
Beiträge zur Kenntnis des Sauerstoffbedurfnis der Bakterien.
Zeitschrift für Hygiene — 1886, Vol. 1, pp. 114-77.

1887

30. **BRAATZ.**
Ueber einen Fall von malignen Œdem.
Petersburger medizinische Wochenschrift — 1887, p. 439.

31. **ROUX.**
Sur la culture des microbes anaérobies.
Annales de l'Institut Pasteur — 1887, Vol. 1, pp. 49-62.

32. **ROUX ET CHAMBERLAND.**
Immunité contre la septicémie conférée par des substances solubles.
Annales de l'Institut Pasteur — 1887, Vol. 1, pp. 561-72.

1888

33. **BREMER.**
Malignant Œdema and fat embolism.
American Journal of the med. Sc. — 1888, Vol. 95, pp. 594-602.

1889

34. **KITASATO.**
a. Ueber den Rauschbrandbazillus und sein Kulturverfahren.
b. Ueber das Wachstums des Rauschbrandbazillus in festen Nährboden.
Zeitschrift für Hygiene — *a*) 1889, Vol. 6, pp. 105-116.
b) 1890, Vol. 8, pp. 55-61.

35. **LÜDERITZ.**
Zur Kenntnis der anaëroben Bakterien.
Zeitschrift für Hygiene — 1889, Vol. 5, pp. 141-60.

36. **ROGER.**
Quelques effets des associations microbiennes.
Bull. Soc. Biol. — 1889, séance du 19 janv., pp. 35-38.

1890

37. **BAUMGARTEN.**
Lehrbuch der pathologischen Mykologie — 1890.

38. **HOEGH.**
Malignant Œdema (Gangrenous Emphysema ; French « Gangrène gazeuse »).
Medical News — 1890, 27 sept., pp. 310-12.

39. **VERNEUIL.**
Note sur les rapports de la septicémie gangreneuse et du tétanos pour servir à l'étude des associations microbiennes virulentes.
La Semaine médicale — 1890.

1891

40. **ACHALME.**
Examen bactériologique d'un cas de rhumatisme articulaire aigu mort de rhumatisme cérébral.
Bull. Soc. Biol. — 1891, séance du 25 juillet, pp. 651-56.

41. **GIGLIO *.**
Der Bazillus des Œdema malignum bei Becken abcessen.
Annali di ostetricia e ginecologia — 1891, n° 3.
Analyse dans : *Centralbl. für allg. Path.* — 1892, Vol. 3, p. 771.

42. **KLEIN (E.).**
Ein neuer Bacillus des malignen Œdems.
Centralblatt für Bakteriologie — 1891, Vol. 10, pp. 186-90.

43. **LEVY (E.) *.**
Ueber einen Fall von Gasabcess.
Deutsche Zeitschrift für Chirurgie — 1891, Vol. 32.
Analyse dans : *Centralbl. für allg. Path.* — 1892, Vol. 3, p. 419.

44. **PENZO.**
Contributo allo studio della biologia del bacillo dell' œdema maligno.
Atti Acad. Lincei — 1891, Vol. 7, p. 206.

45. **SANFELICE.**
Contributo allo studio dei batteri patogeni aerobi ed anaerobi che si trovano costantemente nel terreno.
Annali dell' Istituto d'Igiene sperimentale della R. Universita di Roma. Nuova Serie — 1891, Vol. 1, pp. 365-98.

46. **WICKLEIN.**
Drei Fälle von Gasgangrän.
Virchows Archiv — 1891, Vol. 125, pp. 75-91.

1892

47. **ARLOING.**
Leçons sur la tuberculose et certaines septicémies — 1892
[Septicémie gazeuse : pp. 405-87].

48. **CAMPENON.**
Douze cas de septicémie gazeuse primitive.
Congrès français de Chirurgie — 1892, séance du 19 av., pp. 65-72.

49. **GÉRARD MARCHANT.**
Septicémie gangreneuse consécutive à une morsure de cheval au niveau de l'avant-bras.
Congrès français de Chirurgie — 1892, séance du 19 av., pp. 48-52.

50. **NEKAM***.
Az œdema malignum ról.
Magyar Orvosi Archivum — 1892.

51. **WELCH ET NUTTALL**.
A gas-producing bacillus (Bacillus aerogenes capsulatus, nov. spec.) capable of rapid development in the blood-vessels after death.
Bull. of the Johns Hopkins Hospital — 1892, Vol. 3, pp. 81-91.

52. **WITTE***.
Demonstration von Tubenpräparatus mit seltenen bakteriologischen Befunden.
Centralblatt für Gynekologie — 1892, p. 527.

1893

53. **CHIARI**.
Zur Bakteriologie des septischen Emphysems.
Prager medizinische Wochenschrift — 1893, 4 janv., pp. 1-4.

54. **DUNGERN** (von).
Ein Fall von Gasphlegmone unter Mitbeteilung der Bac. coli.
Münchener medizinische Wochenschrift — 1893, 3 oct., pp. 747-50.

55. **ERNST**.
Ueber einen gasbildenden Anaeroben im menschlichen Körper und seine Beziehung zur « Schaumleber ».
Virchows Archiv — 1893, Vol. 133, pp. 308-37.

56. **FRAENKEL (EUG.)**.
Ueber die Ætiologie der Gasphlegmone (Phlegmone emphysematosa).
Centralblatt für Bakteriologie — 1893, Vol. 13, pp. 13-16.

57. **FRAENKEL (EUG.)**
Ueber Gasphlegmone — 1893 (Hamburg-Leipzig).

58. **SANFELICE**.
Untersuchungen über anaëroben Mikroorganismen.
Zeitschrift für Hygiene — 1893, Vol. 14, pp. 339-92.

1894

59. **BUNGE**.
Zur Ætiologie der Gasphlegmone.
Fortschritte der Medizin — 1894, 15 juill., pp. 533-45.

60. **DUENSCHMANN**.
Etude expérimentale sur le charbon symptomatique et ses relations avec l'œdème malin.
Annales de l'Institut Pasteur — 1894, Vol. 8, pp. 403-34.

61. **KERRY***.
Ueber einen neuen pathologischen anaeroben Bacillus.
Oester. Zeitschr. f. wiss. Veterinärkunde — 1894, Vol. 5.
Analyse dans : *Centr. f. Bakt, 1 Abt.* — 1894, Vol. 16, p. 372.

62. **NOVY**.
Ein neuer anaërober Bacillus des malignen Œdems.
Zeitschrift für Hygiene — 1894, Vol. 17, pp. 209-33.

1895

63. **BESSON.**
Contribution à l'étude du vibrion septique.
Annales de l'Institut Pasteur — 1895, Vol. 9, pp. 179-98.

64. **GOEBEL.**
Ueber den Bacillus der Schaumorgane.
Centralbl. für allgem. Pathologie — 1895, Vol. 6, pp. 465-69.

65. **KLEIN (E.).**
Ueber einen pathogenen anaëroben Darmbacillus, B. enteritidis sporogenes.
Centralbl. für Bakteriol., 1 *Abt.* — 1895, Vol. 18, pp. 737-43.

66. **MARGARUCCI.**
Sopra un caso di gangrena progressiva enfisematica da Bacterium coli.
Il Policlinico — 1895, 1er mars, pp. 112-18.

67. **MENEREUL.**
Gangrène gazeuse produite par le vibrion septique.
Annales de l'Institut Pasteur — 1895, Vol. 9, pp. 529-32.

68. **MONOD.**
Association bactérienne d'aérobies et d'anaérobies ; gangrène du foie.
C. R. Soc. Biol. — 1895, Vol. 47, séance du 11 mai, pp. 354-56.

1896

69. **FLUGGE.**
Die Mikroorganismen — 3e édit., IIe Partie, 1898 (Leipzig).

70. **GOEBEL.**
Ueber den Bacillus der « Schaumorgane ».
Jahrbücher der Hamburgischen Staatskrankenanstalten — 1893-1894, Vol. 4 (paru en 1896), pp. 402-32.

71. **HONL.**
Malignes Œdem.
Ergebnisse der allgem. Pathologie de Lubarsch et Ostertag — 1896, Vol. 1, pp. 784-92.

72. **HONL.**
Gasabcesse und Gasphlegmone (Phlegmone emphysematosa).
Ergebnisse der allgem. Pathologie de Lubarsch et Ostertag — 1896, Vol. 1, pp. 859-64.

73. **MUSCATELLO.**
Per la etiologia della cancrena progressiva enfisematica.
Archivio per le Scienze mediche — 1896, Vol. 20, pp. 357-71.

74. **PACINOTTI.**
Infezione generalizzata da edema maligno nell' uomo inoculato per puntura di mignatta (Hirudo medicinalis).
Gazzetta degli Ospedali e delle Cliniche — 1896, t. I, pp. 610-15.

75. **WELCH ET FLEXNER.**
Observations concerning the Bacillus aerogenes capsulatus.
Journal of experimental Medicine — 1896, Vol. 1, p. 5

1897

76. **CHAVIGNY.**
Gangrène gazeuse subaiguë provoquée par un bacille spécial.
Annales de l'Institut Pasteur — 1897, Vol. 11, pp. 860-64.

77. **GRASSBERGER *.**
Ein Fall von Gasphlegmone.
Jahrb. der Wiener Krankenanstalten — 1897, Vol. 5, II, p. 390.

78. **KLEIN (E.).**
Ein weiterer Beitrag ueber den anaeroben pathogenen Bacillus enteritidis sporogenes.
Centralbl. für Bakteriol., 1 Abt. — 1897, Vol. 22, pp. 113-16.

1898

79. **BUDAY.**
Zur Kenntnis der abnormen postmortalen Gasbildung.
Centralbl. für Bakteriol., 1 Abt. — 1898, Vol. 24, pp. 369-75.

80. **GRIGORIEFF ET UKKE *.**
Malignes Œdem inneren Organe beim Menschen.
Milit. med Journ. (Russe) — 1898, p. 323.

81. **GUILLEMOT.**
Sur un cas de gangrène gazeuse due à un microbe différent du vibrion septique.
C. R. Soc. Biol. — 1898, séance du 5 nov., pp. 1017-19.

82. **LECLAINCHE.**
Sur la sérothérapie de la gangrène gazeuse.
Archives médicales de Toulouse — 1898, Vol 4, pp. 397-405.

83. **MUSCATELLO ET GANGITANO.**
Ricerche sulla cancrena gassosa. Note préliminaire.
La Riforma medica — 1898, Vol. 3, pp. 471-73.

84. **TAVEL.**
Ueber den Pseudotetanus bacillus des Darmes.
Centralbl. für Bakteriol., 1 Abt. — 1898, Vol. 23, pp. 538-41.

85. **TUBBY ET WRIGHT.**
On spreading traumatic gangrene.
British medical Journal — 1898, 5 nov., p. 1420.

86. **VEILLON ET ZUBER.**
Recherches sur quelques microbes strictement anaérobies et leur rôle en pathologie.
Archives de Médecine expérimentale — 1898, Vol. 10, pp. 517-45.

1899

87. **BIENSTOCK.**
Untersuchungen über die Aetiologie der Eiweissfäulnis.
Archiv für Hygiene — 1899, Vol. 36, pp. 235-89.

88. **BIENSTOCK.**
Recherches sur la putréfaction.
Annales de l'Institut Pasteur — 1899, Vol. 13, pp. 854-64.

89. **EISENBERG.**
Przypadek obrzeku złośliwego (œdema malignum). [Un cas d'œdème malin].
Przeglad lekarski — 1899, pp. 609-11 et 625-27.

90. **FRAENKEL (EUG.).**
Ueber den Erreger der Gasphlegmone.
Münch. med. W. — 1899, 17 oct., pp. 1369-72 et 24 oct., pp. 1420-23.

91. **HIBLER** (von).
Beiträge zur Kenntnis der durch anaërobe Spaltpilze erzeugten Infektionskrankheiten der Tiere und des Menschen.
Centralbl. für Bakt., 1 Abt. — 1899, Vol. 25, pp. 513, 593, 631.

92. **HITSCHMANN ET LINDENTHAL.**
Ueber die Gangrène foudroyante.
Sitzungsberichte der Kaiserl. Akad. der Wissenschaften in Wien — 1899, Vol. 108, III Abt., pp. 67-239.

93. **MASON.**
A case of malignant œdema : Amputation of the thigh. Recovery.
British medical Journal — 1899, 27 mai, p. 1273.

94. **MUIR ET RITCHIE.**
Manual of Bacteriology — 2e Edit., 1899 (Edimburg).

1900

95. **BRABEC.**
Ueber malignes Œdem.
Wiener klinische Rundschau — 1900, pp. 145-47 et 167-69.

96. **GRASSBERGER ET SCHATTENFROH.**
Ueber Buttersäuregärung.
Archiv für Hygiene — 1900, Vol. 37, pp. 54-104.
1902, Vol. 42, pp. 219-64.
1904, Vol. 48, pp. 1-105.
1907, Vol. 60, pp. 40-78.

97. **HAEMIG ET SILBERSCHMIDT.**
Klinisches und Bakteriologisches über « Gangrène foudroyante ».
Korrespondenzbl. für Schweizer Aerzte — 1900, pp. 361-69.

98. **HITSCHMANN ET LINDENTHAL.**
Ein weiterer Beitrag zur Pathologie und Aetiologie der Gangrène foudroyante.
Wiener klinische Wochenschrift — 1900, 15 nov., pp. 1057-67.

99. LECLAINCHE ET VALLÉE.
Recherches expérimentales sur le charbon symptomatique.
Annales de l'Institut Pasteur — 1900, Vol. 14, pp. 202-23 et 513-34.

100. MIGULA.
System der Bakterien — 1900 (Iena, Fischer).

101. MUSCATELLO ET GANGITANO.
Ueber die Gasgangrän.
Münchener medizinische Wochenschrift — 1900, 18 sept., pp. 1303-07.

102. WELCH.
Morbid conditions caused by Bacillus aerogenes capsulatus.
Bull. of the Johns Hopkins Hosp. — 1900, Vol. 11, pp. 185-204.

1901

103. BIENSTOCK.
Untersuchungen ueber die Aetiologie der Eiweissfäulnis. II.
Archiv für Hygiene — 1901, Vol. 39, pp. 390-427.

104. DAVIDS.
Malignes Oedem.
Ergebnisse der allgem. Pathologie de Lubarsch et Ostertag.
VI Jahrgang : 1899 (Wiesbaden, 1901), pp. 100-115.

105. GRASSBERGER ET SCHATTENFROH.
Neue Beiträge zur Kenntnis der Buttersäuregärungserreger und ihre Beziehungen zum Rauschbrand.
Münchener medizinische Wochenschrift — 1901, 8 janv., pp. 50-52.

106. KLEIN (E.).
Zur Kenntnis und Differential diagnose einiger Anaerobier.
Centralbl. für Bakteriol., 1 Abt. — 1901, Vol. 29, pp. 991-94.

107. LECLAINCHE ET MOREL.
La Sérothérapie de la Septicémie gangreneuse.
Annales de l'Institut Pasteur — 1901, Vol. 15, pp. 1-16.

108. LEGROS ET LECÈNE.
Un cas de gangrène aiguë mortelle.
C. R. Soc. Biol. — 1901, séance du 22 juin, p. 680.

109. MACÉ.
Traité pratique de Bactériologie — 1901.

1902

110. ALBRECHT.
Ueber Infektionen mit gasbildenden Bakterien.
Archiv für klinische Chirurgie — 1902, Vol. 67, Heft 3.

111. FRAENKEL (EUG.).
Ueber Gasphlegmone, Schaumorgane und deren Erreger.
Zeitschrift für Hygiene — 1902, Vol. 40, pp. 73-101.

112. GRASSBERGER ET SCHATTENFROH.
Ueber den Bazillus des malignen Oedems (vibrion septique).
Münchener medizinische Wochenschrift — 1902, 23 sept., pp. 1570-71.

113. KMABON (de).
De la gangrène gazeuse bénigne. Forme atténuée nouvelle de la septicémie gangreneuse. Thèse de Lyon, 1902.

114. NICOLLE (M.) ET REMLINGER.
Traité de technique microbiologique — 1902 (Paris, Doin).

115. RODELLA.
Ueber anaëroben Bakterien im normalen Säuglingstuhle,
Zeitschrift für Hygiene — 1902, Vol. 39, pp. 201-216.

116. SANDLER.
Ueber Gangrän und Schaumorgane. Zusammenreferat.
Centralbl. für allgemeine Path. — 1902, Vol. 13, pp. 484-512.

117. SILBERSCHMIDT.
Bakteriologisches über einige Fälle von « Gangrène foudroyante », von Phlegmone und von Tetanus beim Menschen.
Zeitschrift für Hygiene — 1902, Vol. 41, pp. 422-65.

118. STOLZ.
Die Gasphlegmone des Menschen.
Beiträge zur klinischen Chirurgie — 1902, Vol. 33, pp. 72-136.

119. TISSIER ET MARTELLY.
Recherches sur la putréfaction de la viande de boucherie.
Annales de l'Institut Pasteur — 1902, Vol. 16, pp. 865-903.

120. UFFENHEIMER.
Ein neuer gaserregender Bacillus (B. aerogenes aerophilus agilis, nov. spec.).
Beiträge zur patholog. Anatomie — 1902, Vol. 31, pp. 383-418.

1903

121. GHON ET SACHS.
Beiträge zur Kenntnis der anaëroben Bakterien des Menschen. II, Zur Aetiologie des Gasbrandes.
Centralblatt für Bakteriologie, I Abt., Originale —
1903, Vol. 34, pp. 289, 398, 481, 609,
1904, Vol. 35, p. 665;
1904, Vol. 36, pp. 1, 178.

122. GOULD.
A case of malignant œdema.
Annals of Surgery — 1903, Vol. 38, pp. 481-86.

123. JENSEN.
Malignes Oedem.
Handbuch der pathogenen Mikroorganismen de Kolle et Wassermann — 1re Edit., t. II, 1903 (Iena, Fischer), p. 624.

124. KITT *.
Bakterienkunde und pathologische Mikroskopie für Tierärzte... — 1903

125. **RODELLA.**
Bakteriologische Befund im Eiter eines gashaltigen Abcesses.
Centralbl. für Bakt., 1 Abt., Origin. — 1903, Vol. 33, pp. 201-216.

1904

126. **KAMEN.**
Zur Aetiologie der Gasphlegmone.
Centr. f. Bakt., 1 Abt., Orig. — 1904, Vol. 35, pp. 554-63 et 686-712.

127. **PASSINI.**
Variabilität der Bakterien und Agglutinationsphänomen.
Münchener medizinische Wochenschrift — 1904, 19 juill., pp. 1283-85.

128. **SALUS.**
Zur Biologie der Fäulnis.
Archiv für Hygiene — 1904, Vol. 51, pp. 97-128.

1905

129. **PASSINI.**
Ueber Giftstoffe in der Kulturen des Gasphlegmonebazillus.
Wiener klinische Wochenschrift — 1905, 5 sept., pp. 921-25.

130. **WERNER.**
Die Agglutination bei Gasphlegmonebazillen.
Archiv für Hygiene — 1905, Vol. 53, pp. 128-44.

1906

131. **BIENSTOCK.**
Bacillus putrificus.
Annales de l'Institut Pasteur — 1906, Vol. 20, pp. 407-15.

132. **HERTER.**
On bacterial Processes in the intestinal Tract in some Cases of advanced Anæmia, with especial Reference to Infection with B. aerogenes capsulatus (B. Welchi).
The Journal of biological Chemistry — 1906-07, Vol. 2, pp. 1-70.

1907

133. **GRASSBERGER ET SCHATTENFROH.**
Das Rauschbrandgift.
Handbuch der... Immunitätsforschung de Kraus et Levaditi — t. I, livr. 1, 1907 (Jena, Fischer), pp. 161-75.

134. **PICCHI.**
Contributo allo conoscenza del bacillo della gangrena gassosa di Fraenkel.
Lo Sperimentale — 1907, Vol. 61, pp. 173-205.

1908

135. **BESCHE** (de).
Et tilfaelde af malignt œdem efter en kompliceret fractura antibrachii. [Un cas d'œdème malin après une fracture compliquée de l'avant-bras].
Norsk Magazin for Lægevidenskaben — 69 Aargang, Vol. 6, 1908, pp. 961-67.

136. **HIBLER** (von).
Untersuchungen über die pathogenen Anaëroben, über die anatomischen Veränderungen bei den durch sie bedingten Infektionserkrankungen der Menschen sowie der Tiere und über einige nichtpathogenen Anaeroben arten — 1908 (Jena, Fischer).

137. **METCHNIKOFF.**
Etude sur la flore intestinale.
Annales de l'Institut Pasteur — 1908, Vol. 22, pp. 929-55.

138. **SCHULTZE.**
Zur Kenntnis der pathogenen Bedeutung des Bacillus phlegmones emphysematosæ.
Virchows Archiv — 1908, Vol. 193, pp. 419-45.

1909

139. **BERTHELOT** (A.).
Etude biochimique de deux microbes anaérobies du contenu intestinal.
Annales de l'Institut Pasteur — 1909, Vol. 23, pp. 85-90.

140. **MC CAMPBELL.**
The toxic and antigenic Properties of Bacterium Welchi.
The Journal of infectious diseases — 1909, Vol. 6, pp. 537-63.

141. **FOTH.**
Die Diagnose des Rauschbrandes.
Zeitschr. für Infektionskrankheiten und Hygiene der Haustiere — 1909, Vol. 6, pp. 201-255.

142. **GHON ET SACHS.**
Beiträge zur Kenntnis der anaëroben Bakterien des Menschen. VII. Zur Aetiologie der Schaumorgane.
Centralbl. fur Bakt., 1 Abt., Origin. — 1909, Vol. 48, pp. 396-405.

143. **KORENTCHEWSKY.**
Contribution à l'étude biologique du « B. perfringens » et du « B. putrificus ».
Annales de l'Institut Pasteur — 1909, Vol. 23, pp. 91-95.

1910

144. **AGATA** (d').
Ueber die sogenannten gaserzeugenden Infektionen beim Menschen.
Centralbl. für Bakt., 1 Abt., Origin. — 1910, Vol. 54, pp. 218-28.

145. **JUNGANO ET DISTASO.**
Les Anaérobies — 1910 (Paris, Masson).

146. **ROSENTHAL.**
Le sérum anti-perfringens et le Wright-vaccin anti-perfringens, dans la médication des infections graves anaérobies.
C. R. Soc. Biol. — 1910, Vol. 68, séance du 18 juin, pp. 1044-46.

1911

147. **CHOUKÉVITCH.**
Etude de la flore bactérienne du gros intestin du cheval.
Annales de l'Institut Pasteur — 1911, Vol. 25 ; pp. 247-76 et 345-67.

148. **HEWLET.**
A manual of Bacteriology clinical and applied — 4e Edit., 1911 (London).

149. **MARKOFF.**
Vergleichende bakteriologische und serologische Studien über Rauschbrand und Pseudorauschbrand.
Centr. Abl. für Bakt., 1 Abt., Origin. — 1911, Vol. 60, pp. 188-222.

150. **ROCCHI.**
Serodiagnostische Untersuchungen über die wichtigsten anaëroben Buttersäurekeime mit der Methode der Agglutination und der Komplementablenkung.
Centralbl. für Bakt., 1 Abt., Origin. — 1911, Vol. 60, pp. 579-81.

1912

151. **WERDT** (von).
Malignes Oedem.
Handbuch der pathogenen Mikroorganismen de Kolle et Wassermann — 2e Edit., t. IV, 1912 (Iena, Fischer), p. 827.

152. **WERDT** (von).
Der Gasbrand und seine Erreger.
Handbuch der pathogenen Mikroorganismen de Kolle et Wassermann — 2e Edit., t. IV, 1912 (Iena, Fischer), p. 878.

1913

153. **CHOUKÉVITCH.**
Recherches sur la flore microbienne du gros intestin des bovidés et des moutons.
Annales de l'Institut Pasteur — 1913, Vol. 27, pp. 246-63 et 307-21.

154. **LEHMANN ET NEUMANN.**
Manuel de Bactériologie. Ed. française par Philibert — 1913 (Paris, Baillière).

155. **LORIS-MELIKOFF.**
Les Anaérobies dans la fièvre typhoïde.
Annales de l'Institut Pasteur — 1913, Vol. 27, pp. 541-43.

156. **SCHLEMMER.**
Beitrag zum Vorkommen von Gasbranderreger beim Pferd. I Abt.
Berliner tierärztliche Wochenschrift — 1913, Vol. 29, pp. 905-07.

1914

157. BARBER.
The pipette method in the isolation of single microorganisms and in the inoculation of substances into living cell.
The Philippine Journal of Science, Section B — 1914, Vol. 9, pp. 307-60.

158. PAGE.
Gangrene in War.
The Lancet — 1914, 8 août, p. 390.

159. RAPHAEL (Mlle).
Note sur le « Bacillus perfringens » (Veillon).
Annales de l'Institut Pasteur — 1914, Vol. 28, pp. 564-68.

La Période de la Guerre

160. ADAMSON ET CUTTLER.
Note on a Bacillus resembling B. tetani.
The Lancet — 1917, 5 mai, pp. 688-89.

161. ANGELIS (de).
Relazione sopra ricerche batteriologiche riguardanti la flora batterica della gangrena gassosa.
Giorn. di Med. militar — 1916, Vol. 64, pp. 189-93.
Analyse dans : *Pathologica* — 1916, 1er nov., p. 352.

162. ASCHOFF.
[Pathogenese der Gasphlegmone].
Deutsche medizinische Wochenschrift — 1916, 3 févr., p. 151 :
C. R. de la Réunion médicale de Strasbourg, 9 et 23 déc. 1915.

163. ASCHOFF, FRÄNKEL, KÖNIGSFELD ET FRANKENTHAL.
Zur Frage der Aetiologie und Prophylaxe der Gasödem.
Deutsche med. W. — 1916, 20 av., pp. 469-71 et 27 av., pp. 512-13.

164. BARGER ET DALE.
Note on a supposed soluble Toxin, produced in artificial culture by the bacillus of malignant œdema.
British medical Journal — 1915, 4 déc., pp. 808-09.

165. BASSUET.
Contribution à l'étude du traitement sérique spécifique des plaies de guerre.
C. R. Soc. Biol. — 1915, Vol. 78, séance du 9 oct., p. 503.

166. BAZIN.
Du traitement par l'autovaccin des ostéites rebelles consécutives aux plaies de guerre.
C. R. Soc. Biol. — 1917, Vol. 80, séance du 17 mars, p. 306.

167. BAZIN.
De l'utilité de l'autovaccination dans les sutures secondaires des plaies de guerre.
C. R. Soc. Biol. — 1917, Vol. 80, séance du 17 mars, p. 308.

168. **BESREDKA.**
Un coccobacille à espace clair pathogène pour l'homme.
C. R. Soc. Biol. — 1915, Vol. 78, séance du 29 mai, pp. 288-90.

169. **BIER.**
Anaëroben Wundinfektion (Rapport à la Journée chirurgicale de Berlin, 26-27 avril 1916).
Beiträge zur klinischen Chirurgie — 1916, Vol. 101, pp. 271-327.

170. **BINGOLD.**
Gasbacillensepsis.
Deutsche medizinische Wochenschrift — 1915, 11 févr., p. 191.

171. **BINGOLD.**
Die verschiedenen Formen der Gasbazilleninfektion.
Beiträge zur Klinik der Infektionskrankheiten — 1915-16, pp. 283-318.

172. **BOWLBY ET ROWLAND.**
A Report on Gasgangrene.
British medical Journal — 1914, 28 nov., pp. 913-14.

173. **BULL.**
The prophylactic and therapeutic properties of the antitoxin for B. Welchii.
Journal of Exp. Medicine, 1917, vol. 26, pp. 603-611.

174. **BULL ET PRITCHETT.**
Toxin and antitoxin of and protective inoculation against Bacillus Welchii.
The Journal of experim. Medicine — 1917, juillet, pp. 119-38.

175. **BUSSON ET GYÖRGY.**
Ueber anaërobe Wundinfektion durch Gasbrandbazillen.
Wiener kl. W. — 1916, 15 juin, pp. 737-40 et 27 juill., pp. 937-39.

176. **CARNOT.**
La propreté des vêtements et les infections des plaies.
Paris médical — 1916, 4 mars, p. 229.

177. **CAYREL.**
La flore microbienne des blessures de guerre. Son ensemencement, sa nature, son évolution.
Paris chirurgical — 1916, février, pp. 81-104.

178. **CHALIER.**
La gangrène gazeuse. Etude clinique et thérapeutique basée sur 45 observations personnelles.
Gazette des Hôpitaux — 1915, 1er juin, pp. 3-12.

179. **CHALIER.**
Données statistiques tirées de 108 cas de gangrènes gazeuses vraies.
La Presse médicale — 1917, 2 juillet, pp. 390-91.

180. **CHIARI.**
Deutsche mediz. Wochenschr. — 1916, 3 févr., p. 151 :
C. R. de la Réunion médicale de Strasbourg, 9 et 23 déc. 1915.

181. **CHOUKÉVITCH.**
Recherches bactériologiques sur les affections gangreneuses.
Rousski Vratch — 1915, 7 nov., pp. 1071-76.

182. **CONFÉRENCE CHIRURGICALE INTERALLIÉE.**
Conclusions adoptées par la Conférence chirurgicale interalliée relativement au traitement des plaies de guerre.
Archives de Méd. et de Pharm. milit. — 1917, Vol. 57, pp. 531-39.

183. **CONRADI ET BIELING.**
Zur Aetiologie und Pathogenese de Gasbrandes, I.
Münch. med. W. — 1916, 25 janv., pp. 133-37 et 1er fév., pp. 178-82.

184. **CONRADI ET BIELING.**
Zur Aetiologie und Pathogenese des Gasbrandes, II.
Münch. m. W. — 1916, 11 juill., pp. 1023-25 et 18 juill., pp. 1068-70.

185. **CONRADI ET BIELING.**
Zur Aetiologie und Pathogenese des Gasbrandes, III.
Münch. m. W. — 1916, 31 oct., pp. 1561-64 et 7 nov., pp. 1608-11.

186. **CONRADI ET BIELING.**
Ueber Gasbrand und seine Ursachen.
Berliner klinische Wochenschrift — 1917, 7 mai, pp. 449-51.

189. **COSTA ET TROISIER.**
Sur l'association fréquente du pneumocoque et du *B. perfringens* dans les blessures de guerre, notamment dans le syndrome « Gangrène gazeuse ».
C. R. Soc. Biol. — 1915, Vol. 78, séance du 29 mai, pp. 283-84.

188. **COSTA ET TROISIER.**
Syndrome mortel d'œdème gazeux dans une blessure de guerre, provoqué par le « Bacille neigeux ».
C. R. Soc. Biol. — 1915, Vol. 78, séance du 26 juin, pp. 352-54.

189. **COSTA ET TROISIER.**
Action hémolytique de certaines bactéries anaérobies des blessures de guerre.
C. R. Soc. Biol. — 1915, Vol. 78, séance du 26 juin, pp. 354-55.

190. **COSTA ET TROISIER.**
Sur un groupe de bactéries anaérobies des blessures de guerre intermédiaire entre le « B. perfringens » et le « Vibrion septique ».
C. R. Soc. Biol. — 1915, Vol. 78, séance du 24 juill., pp. 430-33.

191. **DALYELL (MISS).**
A case of gas gangrene associated with B. œdematiens.
British medical Journal — 1917, 17 mars, pp. 361-62.

192. **DANYSZ.**
Essais de chimiothérapie et de vaccinothérapie dans le traitement des plaies de guerre.
La Presse médicale — 1915, 15 avril, p. 121.

193. **DAVIES (MISS).**
L'antiseptisation des vêtements militaires comme moyen prophylactique de l'infection des plaies de guerre.
Archives de Méd. et de Pharm. milit. — 1916, Vol. 66, pp. 227-34.

194. **DEAN ET MOUAT.**
The Bacteria of the gangrenous Wounds.
British medical Journal — 1916, 15 janv., pp. 77-83.

195. **DELBET (PAUL).**
Quelques observations de plaies de guerre traitées par l'auto-vaccin iodé total de Weinberg et Séguin.
C. R. Soc. Biol. — 1916, Vol. 79, séance du 8 janv., pp 22-25.

196. **DERGANZ.**
Der Gasbrand.
Wiener klinische Wochenschrift — 1916, 6 janv., pp. 7-10.

197. **DISTASO.**
Flora of Wounds and Flora of Putrefaction.
The Lancet — 1916, 8 janv., pp. 74-75.

198. **DOUGLAS, FLEMING ET COLEBROOK.**
Studies in wound infections : on the question of bacterial symbiosis in wound infections.
The Lancet — 1917, 21 avril, pp. 604-07.

199. **DOYEN ET YAMANOUCHI.**
Flore bactérienne des plaies de guerre.
C. R. Soc. Biol. — 1914, Vol. 77, séances du 31 oct. et du 14 nov.

200. **DOYEN ET YAMANOUCHI.**
La flore bactérienne et le traitement des plaies de guerre.
C. R. Soc. Biol. — 1916, Vol. 79, séance du 18 mars, p. 228.

201. **DUDGEON, GARDNER ET BAWTREE.**
On the bacterial flora of wounds produced during the present war.
The Lancet — 1915, 12 juin, pp. 1222-25.

202. **DUHAMEL.**
Ueber Gasphlegmone.
Deutsche medizinische Wochenschrift — 1916, 14 sept., pp. 1126-30.

203. **DUPÉRIÉ.**
Recherches bactériologiques sur quelques cas de gangrène gazeuse.
La Presse médicale — 1915, 19 août, p. 309 :
(*in C. R. de la Réunion médicale de la IVe Armée*, 31 juillet 1915).

204. **DUPÉRIÉ.**
Recherches bactériologiques et hématologiques sur quelques cas de gangrène gazeuse.
Gazette hebdom. Soc. Méd. de Bordeaux — 1915, Vol. 36, p. 89.

205. **ELLIOT ET HERB. HENRY.**
Infection of haemothorax by anaerobic gasproducing bacilli.
British medical Journal — 1917, 7 avril, pp. 448-53.

206. **EMERY (D'ESTE).**
Some factors in the pathology of gas gangrene.
The Lancet — 1916, 6 mai, pp. 948-54.

207. **FICKER.**
Ueber ein Toxin des aus Gasbrandfällen isolierten Bacillus œdematis maligni.
Medizinische Klinik — 1917, 11 nov., pp. 1181-83.

208. **FIESSINGER (N.).**
La défense leucocytaire dans les plaies de guerre.
Archives de Médecine expérimentale — 1916, Vol. 27, pp. 270-300.

209. **FIESSINGER (N.).**
La biologie de la gangrène gazeuse.
Journal des Praticiens — 1917, 12 janv., p. 20; et 20 janv., p. 38.

210. **FIESSINGER (N.) ET GOUBAULT.**
Bacilles aérobies sporulés dans les plaies de guerre.
C. R. Soc. Biol. — 1917, Vol. 80, séance du 19 mai, p. 492.

211. **FIESSINGER (N.) ET MONTAZ.**
Contribution à l'étude des exsudats de la plaie de guerre : I. Les premières heures ; II. La période de détersion (10e heure à 10e jour).
C. R. Soc. Biol. — 1916, Vol. 79, séance du 3 juin, p. 495 et p. 497.

212. **FIESSINGER (N.) ET VIGNES.**
Septicémie à anaérobies, ictère pleiochromique et surrénalite hémorragique au cours d'un phlegmon gangreneux de la cuisse.
Bull. Soc. médicale des Hôpitaux — 1916, 31 mars, pp. 470-74.

213. **FLEMING.**
Some notes of the bacteriology of gas gangrene.
The Lancet — 1915, 21 août, pp. 376-78.

214. **FLEMING.**
On the bacteriology of septic wounds.
The Lancet — 1915, 18 sept., pp. 638-43.

215. **FORD ET LAWRENCE.**
Haemolytic substances in heated milk and in milk cultures of Bacterium Welchi.
Bull. of the Johns Hopkins Hospital — 1917, Vol. 28, pp. 245-49.

216. **FRAENKEL (EUG.).**
Ueber Gasgangrän.
Münchener medizinische Wochenschrift — 1914, 10 nov., p. 2217.

217. **FRAENKEL (EUG.).**
Ueber malignes Oedem.
Beiträge zur Klinik der Infektionskrankheiten — 1915-16, pp. 129-52.

218. **FRAENKEL (EUG.).**
Kritisches über Gasgangrän.
Münchener medizinische Wochenschrift — 1916, 28 mars, pp. 476-80.

219. **FRAENKEL (EUG.).**
Ueber malignes Œdem.
Deutsche medizinische Wochenschrift — 1916, 16 nov., pp. 1405-06.

220. **FRAENKEL (EUG.).**
Ueber Gasbrand.
Deutsche medizinische Wochenschrift — 1916, 14 déc., pp. 1533-35.

221. **FRÄNKEL (ERNST), FRANKENTHAL ET KÖNIGSFELD.**
Zur Aetiologie, Pathogenese und Prophylaxe des Gasödems.
Medizininische Klinik — 1916, 25 juin, p. 689 et 2 juillet, p. 716.

222. **FRANZ.**
[Gasbrand].
Beiträge zur Klinischen Chirurgie — 1915, Vol. 96, p. 439 :
(*C. R. de la Journée chirurgicale de Bruxelles*, 7 avril 1915).

223. **FRANZ.**
Ueber Gasentzündung.
Beiträge zur Klinischen Chirurgie — 1917, Vol. 106, pp. 443-84.

224. **FRANZ (R.).**
Ueber den Einfluss der Witterung auf die Gasbrandinfektion der Kriegswunden.
Münchener medizinische Wochenfricht — 1916, 26 déc., pp. 1830-32.

225. **FROUIN.**
Sur le microbisme latent des plaies et du tissu cicatriciel des blessures de guerre.
C. R. Soc. Biol. — 1916, Vol. 79, séance du 29 juill., pp. 752-55.

226. **FÜRTH.**
Beitrag zur Kenntnis der Gasbranderreger.
Münchener medizinische Wochenschrift — 1916, 8 août, pp. 1169-70.

227. **GAUDIER, FIESSINGER (N.) ET MONTAZ.**
Importance du terrain dans le déterminisme des grands accidents infectieux par les anaérobies et en particulier par le « B. perfringens ».
C. R. Soc. Biol. — 1916, Vol. 79, séance du 21 oct., pp. 851-53.

228. **GHON.**
Gasbrand : Aetiologie und pathologische Anatomie.
Wiener klinische Wochenschrift — 1917, 29 mars, pp. 389-93.

229. **GOADBY.**
An inquiry into the natural history of septic wounds.
The Lancet — 1916, 15 juillet, pp. 89-96.

230. **GOADBY.**
An inquiry into the natural history of septic wounds.
The Lancet — 1916, 30 sept., pp. 585-95 et 18 nov., pp. 851-59.

231. **GOADBY.**
Bacteriology of septic war wounds.
Journ. of the Royal microscopic. Soc. — 1917, juin, pp. 269-78.

232. **GODARD.**
Essai sur le traitement des infections gangreneuses et gazeuses. Thèse de Paris, 1915.

233. **GRÉGOIRE ET MONDOR.**
Rechute de gangrène gazeuse dans les amputations secondaires.
La Presse médicale — 1917, 5 avril, p. 206.

234. GROSS.
Gangrène gazeuse (Documents statistiques).
Bull. Acad. de Méd. — 1916, séance du 26 déc., pp. 586-91.

235. GUERMONPREZ.
Gangrène gazeuse pendant la guerre de 1914-1916 — 2e édit., 1916, 4 vol. (Paris, Rousset).

236. HAGEMANN.
Gasphlegmone (Rapport à la Journée chirurgicale de Heidelberg, 8 et 9 janvier 1916).
Beiträge zur klinischen Chirurgie — 1916, Vol. 98, pp. 617-23.

237. HANASIEWICZ.
Zur Pathogenese des Gasbrandes.
Münchener medizinische Wochenschrift — 1916, 11 juill., p. 1030.

238. HANCKEN.
Zur Klinik des Gasödems.
Münchener medizinische Wochenschrift — 1917, 18 sept., pp. 1247-49.

239. HARTLEY.
Metastatic gas gangrene. Five cases, with recovery in three.
British medical Journ. — 1917, 14 avril, pp. 481-82.

240. HARTMANN.
La chirurgie de guerre.
Revue générale des Sciences — 1917, 15 juill., pp. 403-08.

241. HATCH.
Gas gangrene and tetanus.
British medical Journal — 1915, 27 mars, p. 545.

242. HEIDLER.
Gefässchuss und Gasbrand.
Wiener klinische Wochenschrift — 1916, 2 mars, pp. 254-56.

243. HEIDLER.
Unsere Erfahrungen über den Gasbrand.
Wiener klinische Wochenschrift — 1916, 30 nov., pp. 1522-27.

244. HEITZ-BOYER.
Hématome et gangrène gazeuse.
Archives de Médecine et de Pharm. milit. — 1916, Vol. 66, pp. 669-70.

245. HENRY (HERB.).
On some Anaërobes found in Wounds and their Mode of Action in the Tissues.
British medical Journal — 1917, 16 juin, pp. 806-08.

246. HENRY (HERB.).
An Investigation of the cultural Reactions of certain Anaërobes found in Wounds.
The Journal of Pathology and Bact. — 1917, Vol. 21, pp. 344-85.

247. HEYROVSKY.
Ueber die Frühdiagnose des Gasbrandes (Conférence à la Réunion médicale du front de l'Isonzo, le 13 mai 1916).
Wiener klinische Wochenschrift — 1916, 27 juillet, pp. 966-68.

248. **HULL.**
White gangrene.
British medical Journal — 1916, 27 mai, p. 756.

249. **HULL.**
The gangrene of war: gazeous cellulitis or emphysematous gangrene.
The Lancet — 1916, 22 juillet, pp. 144-46.

250. **IVENS (MISS).**
A critical study of anaerobic wound infection, with an analysis of 107 cases of gas gangrene.
Proceedings of the Royal Society of Medecine — Vol. 10 (1916-1917), Part III, Son of Surgery, pp. 29-110.

251. **JABLONS.**
Pathology of War Surgery.
Journ. of the american medic. Assoc. — 1915, Vol. 64, pp. 2045-48.

252. **JACOBSOHN.**
Einiges über Gasphlegmone und Gasgangrän.
Deutsche medizinische Wochenschrift — 1917, 31 mai, pp. 685-87.

253. **KAUSCH.**
Ueber die Gasphlegmone.
Beiträge zur klininischen Chirurgie — 1915, Vol. 97, pp. 7-31.

254. **KLOSE.**
Bakteriologische und serologische Untersuchungen mit dem Fraenkelschen Gasbrandbacillus.
Zeitschrift für Hygiene — 1916, Vol. 82, pp. 197-234.

255. **KLOSE.**
Ein Beitrag zur Kenntnis der durch die Gruppe der Gasœdembazillen erzeugten anaëroben Wundinfektion.
Münchener medizinische Wochenschrift — 1917, 27 févr., pp. 295-96.

256. **KLOSE.**
Ueber Toxin- und Antitoxinversuche mit dem Fraenkelschen Gasbrandbazillus.
Münchener medizinische Wochenschrift — 1916, 10 mai, p. 723.

257. **KUMMELL.**
Gasbrand (Rapport à la Journée chirurgicale de Bruxelles, 7 avril 1915).
Beiträge zur klinischen Chirurgie — 1915, Vol. 96, pp. 434-39.

258. **LANDAU.**
Untersuchungen über Gasbrand- und Rauschbrandbazillen mit besonderer Berücksichtigung ihres serologischen Verhalten und ihrer Veränderlichkeit.
Centralbl. für Bakt., I Abt., Origin. — 1917, Vol. 79, pp. 417-25.

259. **LARDENNOIS ET BAUMEL.**
Les infections malignes des plaies de guerre par microbes anaérobies. Les processus tuméfiants, gangreneux et gazeux.
La Presse médicale — 1916, 16 nov., pp. 506-09.

260. LARDENNOIS ET BAUMEL.

Les infections gangreneuses des plaies de guerre par germes anaérobies.

C. R. Ac. des Sc. — 1916, Vol. 163, séance du 20 nov., pp. 616-18.

261. LECÈNE ET FROUIN.

Nouvelles recherches démontrant la réalité du microbisme latent dans les plaies de guerre cicatrisées.

C. R. Ac. des Sc. — 1916, Vol. 162, séance du 8 mai, pp. 722-24.

262. LECÈNE ET FROUIN.

Recherches expérimentales sur le mécanisme de l'enkystement des corps étrangers et du microbisme latent.

C. R. Ac. des Sc. — 1916, Vol. 162, séance du 22 mai, pp. 798-800.

263. LECLAINCHE ET VALLÉE.

Le traitement sérique spécifique des plaies et des infections consécutives.

La Presse médicale — 1917, 2 avril, pp. 187-89.

264. LEGROS (G V.).

Un cas de gangrène gazeuse. Association du B. perfringens et du B. œdematiens.

La Presse médicale — 1917, 19 février, pp. 101-02.

265. LEMAITRE.

Les formes cliniques de l'infection gazeuse des plaies de guerre et leur traitement.

La Presse médicale — 1915, 19 août, p. 308.

266. LESNÉ ET PHOCAS.

Présence de microorganismes vivants et virulents à la surface de projectiles inclus dans des tissus cicatrisés.

C. R. Ac. des Sc. — 1916, Vol. 163, séance du 14 août, pp. 174-75.

267. LÉVY, COTTE ET LATARGET.

Septicémie à B. perfringens.

Paris médical — 1915, 28 août, pp. 311-13.

268. LÉVY, FOURCADE ET BOLLACK.

Sur la présence du Bacillus perfringens dans les plaies de guerre.

C. R. Soc. Biol. — 1915, Vol. 78, séance du 29 mai, pp. 284-86.

269. LIEBLEIN.

Kriegschirurgische Erfahrungen über Gasbrandbazilleninfektion.

Wiener klinische Wochenschrift — 1917, 15 février, pp. 199-203.

270. LUMIÈRE (A.).

Sur la présence du bacille du tétanos à la surface des projectiles inclus dans des plaies cicatrisées.

C. R. Ac. des Sc. — 1916, Vol. 163, séance du 9 oct., pp. 378-80.

271. MARGOULIÈS-AITOFF (Mme) ET BRAÏLOWSKY.

Du rôle des anaérobies dans les complications des plaies de guerre.

Rousski Vratch — 1916, 30 avril, pp. 409-10.

272. **MARQUARDT.**
Zwei Fälle von Gasphlegmone.
Münchener medizinische Wochenschrift — 1916, 25 janv., pp. 142-43.

273. **MARWEDEL.**
Einige Betrachtungen über die Wundinfektionen des jetzigen Krieges.
Münchener medizinische Wochenschrift — 1916, 4 juill., pp. 982-86.

274. **MEYER (K. F.).**
The etiology of « symptomatic anthrax » in Swine. « Specific gas-phlegmon of Hogs ».
The Journal of infections Diseases — 1915, Vol. 17, pp. 458-96.

275. **MULLALLY ET MC NEE.**
A case of gas gangrene exhibiting unusual proofs of a blood infection.
British medical Journal — 1916, avril, pp. 478-79.

276. **NESFIELD.**
The treatment of suppuration by pus inoculation and the treatment of pneumonia by subcutaneous injections of the patients blood.
The Indian medical Gazette — 1914, décembre.

277. **NICOLLE (M.), CÉSARI ET RAPHAEL.**
Etudes sur le Vibrion septique et le Bacterium Chauvæi.
Annales de l'Institut Pasteur — 1915, Vol. 29, pp. 165-77.

278. **OMBRÉDANNE.**
L'infection gangreneuse des plaies de guerre.
Paris médical — 1915, 13 févr., pp. 860 et 27 févr., pp. 374.

279. **ORTICONI.**
Sur la présence du Bacillus perfringens et d'un bacille pyogène dans les plaies gazeuses de chirurgie de guerre.
C. R. Soc. Biol. — 1915, Vol. 78, séance du 20 mars, pp. 126-28.

280. **OURANOFF.**
Sur l'hémotoxine du B. Welchi (B. perfringens).
C. R. Soc. Biol. — 1917, Vol. 80, séance du 28 juill., pp. 706-08.

281. **PAPILLON.**
Le facteur essentiel de gravité des plaies de guerre.
Thèse de Paris, 1917.

282. **PASSINI.**
Aeltere Erfahrungen über die Anaërobien des Gasbrandes.
Wiener klinische Wochenschrift — 1917, 15 janv., pp. 202-07.

283. **PAYR.**
Ueber Gasphlegmone im Kriege.
Münchener medizinische Wochenschrift — 1915, 12 janv., pp. 57-58.

284. **PENHALLOW.**
Latent gas-bacillus infection in a healed bullet wound.
The Lancet — 1916, 22 avril, p. 866.

285. **PFANNER.**
Zur Frage der sogenannten Gasphlegmone.
Medizinische Klinik — 1915, 3 oct., pp. 1100-02.

286. **PFEIFFER.**
[Anaëroben Wundinfektion].
Beiträge z. klin. Chirurg. — 1916, Vol. 101, p. 327 :
C. R. de la Journée chirurgicale de Berlin, 26-27 avr. 1916.

287. **PFEIFFER ET BESSAU.**
Ueber bacteriologische Befunde bei den Gasphlegmonen Kriegsverletzter.
Deutsche m. W. — 1917, 27 sept., p. 1217; 4 oct., p. 1255 ; 11 oct., p. 1285.

288. **PHOCAS.**
Le réveil de l'infection des plaies par l'acte chirurgical.
Bull. Soc. de Chir. — 1915, 19 oct., p. 1933, et 26 oct., p. 1959.

289. **POLICARD ET PHÉLIP.**
Les premiers stades de l'évolution des lésions dans les blessures par projectiles de guerre.
C. R. Ac. des Sc. — 1915, Vol. 161, séance du 5 juill., p. 15.

290. **POLICARD, DESPLAS ET PHÉLIP,**
Recherches biologiques sur les plaies de guerre.
C. R. Ac. des Sc. — 1916, Vol. 162, séance du 24 janv., pp. 181-83.

291. **POLICARD ET DESPLAS.**
Tolérance du tissu de bourgeonement des plaies de guerre en voie de cicatrisation pour des corps étrangers de dimensions microscopiques. Mécanisme du microbisme latent de certaines cicatrices cutanées.
C. R. Ac. des Sc. — 1917, Vol. 164, séance du 29 janv., pp. 249-52.

292. **QUÉNU.**
Traitement des plaies gangreneuses (par projectiles de guerre).
Bull. Acad. de Médecine — 1915, séance du 19 janv., p. 108-17.

293. **RANFT.**
Zur Frage der Metastasenbildung bei Gasgangrän.
Münchener medizinische Wochenschrift — 1916, 21 nov., p. 1682.

294. **RAPHAEL (Mlle) ET FRASEY.**
Toxine du Vibrion septique et antitoxine correspondante.
C. R. Ac. des Sc. — 1915, Vol. 161, séance du 20 sept., pp. 361-64.

295. **REVEL.**
De la gangrène gazeuse. Etude clinique et thérapeutique.
Bulletin de la Société de Chirurgie — 1915, 31 août, pp. 1716-23.

296. **REVERCHON ET VAUCHER.**
Constance et précocité de la présence du B. perfringens dans les lésions de gangrène et d'infection gazeuse consécutives aux plaies par projectiles d'artillerie.
C. R. Soc. Biol. — 1915, Vol. 78, séance du 30 mars, pp. 146-49.

297. **RITTER.**
Ueber Gasbrand.
Beiträge zur klinischen Chirurgie — 1915, Vol. 98, pp. 48-73.

298. **ROBERTSON (MISS).**
Notes upon certain anaerobes isolated from wounds.
The Journal of Pathology and Bact. — 1916, 3 janv., pp. 327-49.

299. **ROBERTSON (MISS).**
Notes on the vaccination of Guinea pigs with B. perfringens.
The Lancet — 1916, 16 sept., pp. 516-17.

300. **ROSENTHAL.**
A propos du Wright vaccin anti-perfringens.
C. R. Soc. Biol. — 1915, Vol. 78, séance du 26 juin, pp. 365-66.

301. **RUPP.**
Ueber einen Fall von Gasgangrän mit Metastasenbildung.
Münchener medizinische Wochenschrift — 1916, 20 juin, pp. 919-20.

302. **SACQUÉPÉE.**
Sur une modalité de la gangrène gazeuse : l'œdème gazeux malin.
La Presse médicale — 1915, 27 mai, p. 183 :
C. R. de la séance de la Soc. de Chir. du 19 mai 1915.

303. **SACQUÉPÉE.**
Sur une modalité de la gangrène gazeuse : l'œdème gazeux malin et son agent pathogène.
Bull. Soc. Chir. — 1915, 1er juin, p. 1032 :
Rapport du Prof. Quénu *à la séance du 26 mai.*

304. **SACQUÉPÉE.**
Le Bacille de l'Œdème gazeux malin [1re Note].
C. R. Soc. Biol. — 1915, Vol. 78, séance du 12 juin, pp. 316-18.

305. **SACQUÉPÉE.**
Sur la gangrène gazeuse. Septicémie gazeuse et œdème gazeux malin.
La Presse médicale — 1915, 17 juin, p. 218 :
C. R. de la Réunion médicale de la IVe Armée du 4 juin 1915.

306. **SACQUÉPÉE.**
La septicémie gazeuse et l'œdème gazeux malin.
La Presse médicale — 1915, 24 juin, p. 227 :
C. R. de la séance de la Soc. médic. des Hôpitaux de juin 1915.

307. **SACQUÉPÉE.**
Démonstration expérimentale des lésions des gangrènes gazeuses.
La Presse médicale — 1915, 1er juillet, p. 242 :
C. R. de la Réunion médicale de la IVe Armée du 18 juin.

308. **SACQUÉPÉE.**
[Gangrène gazeuse].
La Presse médicale — 1915, 15 juillet, p. 257 :
C. R. de la Réunion médicale de la IVe Armée du 2 juillet.

309. **SACQUÉPÉE.**
Le Bacille de l'œdème gazeux malin. 2e Note : les propriétés toxiques.
C. R. Soc. Biol. — 1915, Vol. 78, séance du 23 oct., pp. 540-41.

310. **SACQUÉPÉE.**
A propos d'une note de MM. M. Weinberg et P. Séguin, intitulée : « Le B. œdematiens et la gangrène gazeuse ».
C. R. Soc. Biol. — 1915, Vol. 78, séance du 6 nov., pp. 547-50.

311. **SACQUÉPÉE.**
Le Bacille de l'œdème gazeux malin. 3e Note : l'action pathogène.
C. R. Soc. Biol. — 1915, Vol. 78, séance du 20 nov., pp. 588-93.

312. **SACQUÉPÉE.**
Etudes sur la gangrène gazeuse ; le bacille de l'œdème gazeux malin.
Annales de l'Institut Pasteur — 1916, Vol. 30, pp. 76-108.

313. **SACQUÉPÉE.**
Recherches sur la gangrène gazeuse des plaies de guerre.
La Presse médicale — 1916, 4 mai, pp. 194-96.

314. **SARTORY ET SPILLMANN.**
Sur la bactériologie de la gangrène gazeuse.
C. R. Ac. des Sc. — 1915, Vol. 160, séance du 8 fév., pp. 210-11.

315. **SCHÖNBAUER.**
Ein Beitrag zur Frage der Anaërobensepsis beim Gasbrand.
Wiener klinische Wochenschrift — 1917, 25 janv., pp. 110-11.

316. **SELTER.**
Zur Aetiologie der Gasphlegmone.
Deutsche medizinische Wochenschrift — 1915, 30 sept., pp. 1189-90.

317. **SHEEN ET KLEIN (B. G.).**
A case of war wound infection by an anthracoïd bacillus.
The Lancet — 1915, 19 juin, pp. 1292-93.

318. **SIMON.**
[Gasphlegmone].
Beiträge zur klinischen Chirurgie — 1916, Vol. 98, p. 630 :
C. R. de la Journée chirurgicale de Heidelberg, 8-9 janv. 1916.

319. **SIMONDS.**
Studies on Bacillus Welchi with special reference to classification and to its relation to diarrhœa.
Monogr. of the Rockfeller Inst. for med. Researchs — N° 5, sept. 1915.

320. **SIMONDS.**
Recherches sur la présence de spores de bactéries anaérobies dans les uniformes militaires (Armée belge).
La Presse médicale — 1917, 19 février, pp. 100-101.

321. **SIMONDS.**
Studies on Bacillus Welchi with special reference to gas gangrene.
Journal of experimental Medicine — 1917, Vol. 25, pp. 821-36.

322. **STEINHARDT-HARDE (MISS).**
Communication préliminaire sur la gangrène gazeuse.
C. R. Soc. Biol. — 1915, Vol. 78, séance du 23 janv., pp. 18-20.

323. **STEINHARDT-HARDE (MISS).**
Gangrène gazeuse à Bacillus perfringens.
C. R Soc. Biol. — 1915, Vol. 78, séance du 20 mars, pp. 134-35

324. **STOKES.**
Some cases of blood infection by an anacrobic organism secondary to wounds.
The Lancet — 1915, 10 avril, pp. 746-47.

325. **SUDECK.**
Ueber Gasphlegmone.
Deutsche medizinische Wochenschrift — 1915, 15 avril, p. 483.

326. **SWAN.**
The value of vaccine therapy in the treatment of septic gunshot wounds.
The Lancet — 1916, 18 nov., pp. 859-60.

327. **TAYLOR (K.).**
Factors responsible for gaseous gangrene.
The Lancet — 1916, 15 janv., pp. 123-25.

328. **TAYLOR (K.).**
Observations on the pathology and bacteriology of gas gangrene.
Journal of Pathology and Bact. — 1916, Vol. 20, pp. 384-94.

329. **TAYLOR (K.).**
La gangrène gazeuse. Evolution et traitement.
Archives de Méd. et de Pharm. milit. — 1916, Vol. 65, pp. 838-47.

330. **TAYLOR (K.).**
Note sur deux cas mortels de gangrène gazeuse métastatique.
Archives de Méd. et de Pharm. milit. — 1916, Vol. 66, pp. 353-56.

331. **TIDY.**
The treatment of wounded by vaccines.
The Lancet — 1915, 14 août, pp. 326-28.

332. **TISSIER.**
Recherches sur la flore bactérienne des plaies de guerre.
Annales de l'Institut Pasteur — 1916, pp. 681-90 et 1917, pp. 161-71.

333. **TRILLAT.**
Les conditions de transport des germes morbides par les vêtements et les objets.
Bull. Ac. de Méd. — 1915, séance du 18 mai, pp. 609-13.

334. **VAUCHER.**
Le B. œdematiens dans un cas de gangrène gazeuse.
C. R. Soc. Biol. — 1917, Vol. 80, séance du 3 mars, p. 251.

335. **VINCENT ET STODEL.**
Influence du traumatisme sur la gangrène gazeuse expérimentale et sur le réveil de cette infection.
C. R. Ac. des Sc. — 1917, Vol. 164, séance du 29 mai, pp. 870-72.

336. **VOGEL.**
Ueber den Nachweis von Gasbrandbazillen im Blut bei einem Fall von Gasbrandmetastase.
Münchener medizinische Wochenschrift — 1917, 27 févr., pp. 294-95.

337. **WALLACE.**
The colour changes seen in skin and muscle in gas gangrene.
British medical Journal — 1917, 2 juin, pp. 725-26.

338. **WALLACE.**
Gas gangrene as seen at the casualty clearing stations.
Journ. of the Royal Army med. Corps — 1917, Vol. 28, pp. 528-38.

339. **WEHRSING ET MARWEDEL.**
Ueber Gasbrand durch anaërobe Streptokokken.
Münchener medizinische Wochenschrift — 1915, 27 juill., pp. 1023-25.

340. **WEINBERG (M.).**
Recherches bactériologiques sur la gangrène gazeuse.
C. R. Soc. Biol. — 1914, Vol. 77, séance du 31 oct., pp. 506-08.

341. **WEINBERG (M.).**
Remarque à propos de la communication de Doyen et Yamanouchi sur la flore bactérienne des plaies de guerre.
C. R. Soc. Biol. — 1914, Vol. 77, séance du 14 nov., pp. 515-16.

342. **WEINBERG (M.).**
Premiers essais de vaccinothérapie des infections gazeuses.
C. R. Soc. Biol. — 1914, Vol. 77, séance du 12 déc., pp. 543-46.

343. **WEINBERG (M.).**
Recherches sur la gangrène gazeuse.
C. R. Ac. des Sc. — 1915, Vol. 160, séance du 8 mars, pp. 325-28.

344. **WEINBERG (M.).**
Un cas de gangrène gazeuse à Vibrion septique.
C. R. Soc. Biol. — 1915, Vol. 78, séance du 20 mars, pp. 141-43.

345. **WEINBERG (M.).**
Sur la bactériologie de la gangrène gazeuse (A propos des communications de Costa et Troisier et de Lévy, Fourcade et Bollack).
C. R. Soc. Biol. — 1915, Vol. 78, séance du 29 mai, pp. 286-88.

346. **WEINBERG (M.).**
Le Bacillus œdematiens et le Bacille de l'œdème gazeux malin sont deux espèces différentes.
C. R. Soc. Biol. — 1916, Vol. 79, séance du 4 mars, p. 174.

347. **WEINBERG (M.).**
Gasgangrene in the present var.
Glasgow medical Journal — 1916, Vol. 85, pp. 241-257.

348. **WEINBERG (M.).**
Bacteriological and experimental researches on gas gangrene.
Proceedings of the Royal Society of Medicine.
Vol. 9 (1915-1916), Part. I, General Reports, pp. 119-44.

349. **WEINBERG (M.).**
Remarques à l'occasion de la note de M. A. Ouranoff sur l'hémotoxine du B. Welchi.
C. R. Soc. Biol. — 1917, Vol. 80, séance du 23 juillet, p. 708.

350. **M. WEINBERG ET E. NICOLAS.**
Un cas d'œdème malin à Vibrion septique chez le cheval.
C. R. Soc. Biol. — 1917, Vol. 80, séance du 28 juill., pp. 709-714.

351. **M. WEINBERG ET P. SÉGUIN.**
Notes bactériologiques sur les infections gazeuses.
C. R. Soc. Biol. — 1915, Vol. 78, séance du 29 mai, pp. 274-79.

352. **M. WEINBERG ET P. SÉGUIN.**
Le Bacillus œdematiens et la gangrène gazeuse.
C. R. Soc. Biol. — 1915, Vol. 78, séance du 9 oct., pp. 507-12.

353. **M WEINBERG ET P. SÉGUIN.**
Réponse à M. Sacquépée [à propos de sa note du 6 novembre].
C. R. Soc. Biol. — 1915, Vol. 78, séance du 6 nov., p. 550.

354. **M. WEINBERG ET P. SÉGUIN.**
Du sérum anti-œdematiens.
C. R. Soc. Biol. — 1915, Vol. 78, séance du 6 nov., pp. 552-54.

355. **M. WEINBERG ET P. SÉGUIN.**
Flore microbienne de la gangrène gazeuse : le Bacillus fallax.
C. R. Soc. Biol. — 1915, Vol. 78, séance du 4 déc., pp. 686-89.

356. **M. WEINBERG ET P. SÉGUIN.**
Recherches sur la gangrène gazeuse.
C. R Ac. des Sc. — 1915, Vol. 161, séance du 13 déc., pp. 744-48.

357. **M. WEINBERG ET P. SÉGUIN.**
Deux cas de gangrène gazeuse consécutifs à la ligature de gros vaisseaux.
C. R. Soc. Biol. — 1915, Vol. 78, séance du 18 déc., pp. 736-37.

358. **M. WEINBERG ET P. SÉGUIN.**
Un vibrion septique à aspect atypique en gélose profonde. Fréquence de l'aspect « cœur jaune » chez divers anaérobies de la flore de la gangrène gazeuse.
C. R. Soc. Biol. — 1915, Vol. 78, séance du 18 déc., pp. 738-40.

359. **M. WEINBERG ET P. SÉGUIN.**
Formes pseudo-graves d'infections gazeuses.
C. R. Soc. Biol. — 1916, Vol. 79, séance du 5 févr., pp. 116-19.

360. **M. WEINBERG ET P. SÉGUIN.**
Le Bacillus fallax et la gangrène gazeuse.
C. R. Soc. Biol. — 1916, Vol. 79, séance du 17 juin, pp. 581-83.

361. **M. WEINBERG ET P. SÉGUIN.**
Contribution à l'étiologie de la gangrène gazeuse.
C. R. Ac. des Sc. — 1916, Vol. 163, séance du 23 oct., pp. 449-51.

362. **M. WEINBERG ET P. SÉGUIN.**
B. sporogenes des plaies de guerre.
C. R. Soc. Biol. — 1916, Vol. 79, séance du 2 déc., pp. 1028-31.

363. **M. WEINBERG ET P. SÉGUIN.**
Reproduction expérimentale des formes putrides de la gangrène gazeuse.
C. R. Soc. Biol. — 1916, Vol. 79, séance du 16 déc., pp. 1136-40.

364. M. WEINBERG ET P. SÉGUIN.
Démonstration des lésions provoquées chez le cobaye par le B. histolyticus. Quelques observations sur la toxine de ce microbe.
C. R. Soc. Biol. — 1917, Vol. 80, séance du 3 févr., pp. 157-59.

365. M. WEINBERG ET P. SÉGUIN.
Etude sur la gangrène gazeuse. B. œdematiens et sérum anti-œdematiens.
C. R. Ac. des Sc. — 1917, Vol. 164, séance du 26 févr., pp. 365-68.

366. M. WEINBERG ET P. SÉGUIN.
Quelques documents sur la préparation de la toxine et de l'antitoxine du vibrion septique.
C. R. Soc. Biol. — 1917, Vol. 80, séance du 28 juill., pp. 715-17.

367. M. WEINBERG ET P. SÉGUIN.
Essais de sérothérapie de la gangrène gazeuse chez l'homme.
C. R. Ac. des Sc. — 1917, Vol. 165, séance du 30 juill., pp. 199-201.

368. WRIGHT.
Wound infections and their treatment.
The Lancet — 1915, 30 oct., p. 957 ; 6 nov., p. 1009 ; 13 nov., p. 1063.

369. WRIGHT.
Conditions which govern the growth of the bacillus of « Gas Gangrene » in artificial culture media.
The Lancet — 1917, 6 janvier, pp. 1-9.

370. WRIGHT.
Conditions which govern the growth of the bacillus of « Gas gangrene » in artificial media in the blood fluids in vitro, and in the dead and living organisms.
Proceedings of the Royal Society of Medicine.
Vol. 10 (1916-1917), Part. 1, General Reports, pp. 1-32.

371. WULLSTEIN.
[Wund gangrän].
Münchener medizinische Wochenschrift — 1915, 26 févr., p. 142.
C. R. du Soir médical de Lille, 30 déc. 1914.

372. ZACHERL.
Zur Differentialdiagnose der Gasbranderreger.
Wiener klinische Wochenschrift — 1917, 26 avr., pp. 517-18.

Addendum

373. DONALDSON ET JOYCE.
A method of wound treatment by the introduction of living cultures of a spore-bearing anaerobe of the proteolytic group.
The Lancet — 22 sept. 1917, pp. 445-452.

374. HODESMANN.
Zur Kasuistik der Gasphlegmone.
Deutsche med. Woch. — 31 mai 1917, pp. 687-688.

375. **HÜPPE ET WOOD.**
Berliner Klinische Woch. — 1889, n° 16.

376. **SACQUÉPÉE.**
Bactériologie des plaies de guerre au début. Réunion médicale de la IV° armée.
Presse médicale — 5 fév. 1917, p. 78.

377. **TIETZE ET KORBSCH.**
Ueber Gasphlegmone.
Deutsche med. Woch. — 26 nov. 1914, pp. 2004-06.

378. **VAILLARD ET ROUGET.**
Note au sujet de l'étiologie du tétanos.
Annales de l'Inst. Pasteur. — Vol. VII, 1893, pp. 755-775.

379. **VAUCHER.**
In P. Duval. Les plaies de guerre du poumon, p. 139. Masson, édit., 1917.

Table alphabétique des Noms d'Auteurs de la Liste bibliographique avec renvois aux numéros des travaux

A

ACHALME, 40.
ADAMSON, 160.
D'AGATA, 144.
ALBRECHT, 110,
DE ANGELIS, 161.
ARLOING, 21, 47.
ASCHOFF, 162, 163.

B

BARBER, 157.
BARGER, 164.
BASSUET, 165.
BAUMEL, 259, 260.
BAUMGARTEN, 37.
BAWTREE, 201.
BAZIN, 166, 167.
BERTHELOT, 139.
DE BESCHE, 135.
BESREDKA, 168.
BESSON, 63.
BESSAU, 287.
BIELING, 183 à 186.
BIENSTOCK, 87, 88, 103, 131.
BIER, 169.
BINGOLD, 170, 171.
BLUM, 7.
BOLLACK, 268.
BOTTINI, 9.
BOWLBY, 172.
BRAATZ, 30.
BRABEC, 95.
BRAILOWSKY, 271.
BREMER, 33.
BRIEGER, 19.
BUDAY, 79.
BULL, 173, 174.
BUNGE, 59.
BUSSON, 175.

C

CAMPENON, 48.
CARNOT, 176.
CAYREL, 177.
CÉSARI, 277.
CHALIER, 178, 179.
CHAMBERLAND, 12, 32.
CHASSAIGNAC, 2.
CHAUVEAU, 21.
CHAVIGNY, 76.
CHIARI, 53, 180.
CHOUKÉVITCH, 147, 153, 181.
COLEBROOK, 198.
CONFÉRENCE CHIRURGICALE INTER-ALLIÉE, 182.
CONRADI, 183 à 186.
COSTA, 187 à 190.
COTTE, 267.
CUTTLER, 160.

D

DALE, 164.
DALYELL, 191.

DANYSZ, 192.
DAVIDS, 104.
DAVIES, 193.
DEAN, 194.
DELBET, 195.
DERGANZ, 196.
DESPLAS, 290, 291.
DISTASO, 145, 197.
DONALDSON, 373.
DOUGLAS, 198.
DOYEN, 199, 200.
DUDGEON, 201.
DUENSCHMANN, 60.
DUHAMEL, 202.
VON DUNGERN, 54.
DUPÉRIÉ, 203, 204.

E

EHRLICH, 19.
EISENBERG, 89.
ELLIOTT, 205.
EMERY, 206.
ERNST, 55.

F

FICKER, 207.
FIESSINGER (N.), 208 à 212, 227.
FLEMING, 198, 213.
FLEXNER, 75.
FLÜGGE, 69.
FORD, 215.
FORGUE, 26.
FOTH, 141.
FOURCADE, 268.
FRAENKEL (EUG.), 56, 57, 90, 111, 216 à 220.
FRAENKEL (ERNST), 163, 221.
FRANKENTHAL, 163, 221.
FRANZ, 222, 223.
FRANZ (R.), 224.
FRASEY, 294.
FROUIN, 225, 261, 262.
FÜRTH, 226.

G

GAFFKY, 13.
GANGITANO, 83, 101.
GARDNER, 201.
GAUDIER, 227.
GHON, 121, 142, 228.
GIGLIO, 41.
GOADBY, 229 à 231.
GODARD, 232.
GŒBEL, 64, 70.
GOUBAULT, 210.
GOULD, 122.
GRASSBERGER, 77, 96, 105, 112, 133.
GRÉGOIRE, 233.
GRIGORIEFF, 80.
GROSS, 234.
GUERMONPREZ, 235.
GUILLEMOT, 81.
GYÖRGY, 175.

H

HAEMIG, 97.
HAGEMANN, 236.
HANASIEWICZ, 237.
HANCKEN, 238.
HARTLEY, 239.
HARTMANN, 240.
HATCH, 241.
HEIDLER, 242, 243.
HEITZ-BOYER, 244.
HENRY (HERB.), 205, 245, 246.
HERTER, 132.
HESSE (W. et R.), 24.
HEWLET, 148.
HEYROWSKY, 247.
VON HIBLER, 91, 136.
HITSCHMANN, 92, 98.
HODESMANN, 374.
HOEGH, 38.
HONL, 71, 72.
HULL, 248, 249.
HÜPPE, 375.

I

IVENS, 250.

J

JABLONS, 251.
JACOBSOHN, 252.
JENSEN, 123.
JOUBERT, 12.
JOYCE, 373.
JUNGANO, 145.

K

Kamen, 126.
Kausch, 253.
Kerry, 61.
Kitasato, 34.
Kitt, 25, 27, 124.
Klein (E.), 42, 65, 78, 106.
Klein (B. G.), 317.
Klose, 254 à 256.
de Kmabon, 113.
Koch (R.), 14.
Koch (W.), 28.
König, 15.
Königsfeld, 163, 221.
Korbsch, 377.
Korentchewsky, 143.
Kümmell, 257.

L

Landau, 258.
Lardennois, 259, 260.
Latarget, 267.
Lawrence, 215.
Lecène, 108, 261, 262.
Leclainche, 82, 99, 107, 263.
Legros (G.), 108.
Légros (G. V.), 264.
Lehmann, 154.
Lemaitre, 265.
Lesné, 266
Levy (E.), 43.
Lévy, 267, 268.
Liborius, 29.
Lieblein, 269.
Lindenthal, 92, 98.
Loris-Melikoff, 155.
Lüderitz, 35.
Lumière, 270.

M

Mc Campbell, 140.
Mac Nee, 275.
Macé, 109.
Maisonneuve, 3.
Marchant (Gér.), 49.
Margarucci, 66.
Margouliès-Aïtoff, 271.
Markoff, 149.
Marquardt, 272.
Martelly, 119.
Marwedel, 273, 339.
Mason, 93.
Menereul, 67.
Metchnikoff, 137.
Meyer (K. F.), 274.
Migula, 100.
Mollière (D.), 16, 20.
Mondor, 233.
Monod, 68.
Montaz, 211.
Morel, 107.
Mouat, 194.
Muir, 94.
Mullally, 275.
Muscatello, 73, 83, 101.

N

Nekam, 50.
Nepveu, 8.
Nesfield, 276.
Neumann, 154.
Nicolas (E.), 350.
Nicolle (M.), 114, 277.
Novy, 62.
Nuttall, 51.

O

Ombrédanne, 278.
Orticoni, 279.
Ouranoff, 280.

P

Pacinotti, 74.
Page, 158.
Papillon, 281.
Passini, 127, 129, 282.
Pasteur, 11, 12, 17.
Payr, 283.
Penhallow, 284.
Penzo, 44.
Petri, 22.
Pfanner, 285.
Pfeiffer, 286, 287.
Phélip, 289, 290.
Phocas, 266, 288.
Picchi, 134.
Pirogoff, 6.
Policard, 289 à 291.
Poncet, 18.
Pritchett, 174.

Q

Quénu, 292.

R

Ranft, 293.
Raphael, 159, 277, 294.
Remlinger, 114.
Revel, 295.
Reverchon, 296.
Ritchie, 94.
Ritter, 297.
Robertson, 298, 299.
Rocchi, 150.
Rodella, 115, 125.
Roger, 36.
Rosenbach, 23.
Rosenthal, 146, 300.
Roux, 31, 32.
Rowland, 172.
Rupp, 301.

S

Sachs, 121, 142.
Sacquépée, 302 à 313, 376.
Salleron, 5.
Salus, 128.
Sanfelice, 45, 58.
Sandler, 116.
Sartory, 314.
Schattenfroh, 96, 105, 112, 133.
Schlemmer, 156.
Schönbauer, 315.
Schultze, 138.
Séguin, 351 à 367.
Selter, 316.
Sheen, 317.
Silberschmidt, 97, 117.
Simon, 318.
Simonds, 319 à 321.
Spillmann, 314.
Steinhardt-Harde, 322, 323.
Stodel, 335.
Stokes, 324.
Stolz, 118.
Sudeck, 325.
Swan, 326.

T

Tavel, 84.
Taylor (K.), 327 à 330.
Terrillon, 10.
Tidy, 331.
Tietze, 377.
Tissier, 119, 332.
Trillat, 333.
Troisier, 187 à 190.
Turby, 85.

U

Uffenheimer, 120.
Ukke, 80.

V

Vaillard, 378.
Vallée, 99, 263.
Vaucher, 296, 334, 379.
Veillon, 86.
Velpeau, 4.
Verneuil, 39.
Vignes, 212.
Vincent, 335.
Vogel, 336.

W

Wallace, 337, 338.
Wehrsig, 339.
Weinberg, 340 à 367.
Welch, 51, 75, 102.
Werdt, 151, 152.
Werner, 130.
Wicklein, 46.
Witte, 52.
Wood, 375.
Wright, 85, 368 à 370.
Wullstein, 371.

Y

Yamanouchi, 199, 200.

Z

Zacherl, 372.
Zuber, 86.

Légendes des planches en couleurs

Planche I. — Lésions produites chez le cobaye par l'inoculation intramusculaire de la culture totale du *B. perfringens*. Remarquer la dissociation des muscles de la cuisse gauche et les altérations des muscles abdominaux, du même côté. Une sérosité rougeâtre remplit la fosse iliaque gauche ; des débris de muscle et de tissu adipeux flottent dans le liquide. Du côté droit on voit l'œdème gris rosé, infiltré d'un chapelede bulles de gaz.

Planche II. — Lésions produites chez le cobaye par l'inoculation intramusculaire de la culture totale du Vib. septique. Les muscles de la cuisse sont hyperémiés ; les muscles abdominaux sont rouge jambon. L'œdème séreux, hémorragique remonte jusque dans la cavité axillaire. Remarquer les quelques bulles de gaz qui infiltrent le tissu cellulaire, en dessous de l'aponévrose qui recouvre les muscles adducteurs de la cuisse.

Planche III. — Lésions produites chez le cobaye par le *B. sporogenes*.

Fig. 1, grosse phlyctène gris-verdâtre produite par l'inoculation sous-cutanée de la culture totale. Noter le liseré violacé, œdémateux qui entoure la phlyctène.

Fig. 2, lésions produites par l'inoculation intramusculaire de la culture. Les muscles de la cuisse sont presque entièrement digérés ; les nerfs sont disséqués, le fémur est à nu. Une vaste poche de gaz putrides qui disséquaient la paroi abdominale a été ouverte. Les parois en sont gris-verdâtre, tachées par places de placards hémorragiques.

Planche IV. — *B. œdematiens*. Morphologie du bacille.

Les figures 1, 4, 7; 10, 11, 12, représentent des cultures de 24 heures en bouillon Martin glucosé de 5 échantillons de *B. œdematiens* (Coloration par la méthode de Gram, obj. Zeiss 1/12, oc. 4). Remarquer le polymorphisme du microbe.

Les figures 6, 3 et 9 représentent divers stades de la sporulation en bouillon Martin glucosé à 2 p. 1.000. 6, culture de 24 heures, 3 culture de 3 jours, 9 culture de 8 jours. Remarquer la dégénérescence progressive du bacille. Les spores sont libres ou incluses dans des articles presque complètement dégénérés (coloration : Ziehl, bleu de méthylène).

Les figures 2, 5, 8, 13, 14, 15 représentent des bacilles ciliés appartenant aux 5 échantillons déjà figurés. Noter l'abondance habituelle des cils; en 8, bouquets de cils géants (cultures sur gélose inclinée, coloration par la méthode de Löffler).

PLANCHE V. — *B. œdematiens*. Aspect des colonies de 24 à 48 heures en gélose profonde glucosée nitratée.

Noter l'aspect variable des colonies qui primitivement ont un centre opaque (fig. 1, 6, 9), s'éclaircissent progressivement (fig. 3, 8, 7) pour devenir complètement transparentes (fig. 4, 11, 12).

La fig. 2 représente une colonie de 48 heures à aspect floconneux (cf. vib. septique).

PLANCHE VI. — Lésions produites chez le cobaye par l'inoculation intramusculaire de la culture totale d'un *B. œdematiens* très toxique.

Les muscles sont hypérémiés, œdématiés, non gangrenés. Le tissu cellulaire sous-cutané de la paroi abdominale est envahi par un œdème gélatineux, blanc, comparable à celui produit par le *B. anthracis*.

PLANCHE VII. — Lésions produites chez le cobaye par l'inoculation intramusculaire de la culture totale dù *B. histolyticus*. Le cobaye a succombé à l'infection. Noter la digestion presque complète des muscles de la cuisse. Les muscles abdominaux sont digérés et l'intestin fait hernie à travers le péritoine. Pas de gaz, pas de putridité.

PLANCHE VIII. — Fig. 1, lésions produites par l'injection sous-cutanée de la culture du *B. histolyticus*.

La peau est détruite, comme à l'emporte-pièce. En dessous, on voit un œdème rouge hémorragique, qui se prolonge sous la peau décollée.

Fig. 2, lésions produites par l'injection intramusculaire de la culture du *B. histolyticus*.

Le cobaye est encore vivant. Les muscles de la cuisse sont totalement digérés. Le squelette du membre est à nu.

Fig. 3, frottis de sang dans un cas de gangrène gazeuse (Cas Loss, forme mixte putride).

a. hématies nucléées ; *b*. hématie nucléée ponctuée ; *c*. mégaloblaste polychromatophile ponctué; *d*. hématie polychromatophile ponctuée; *e*. hématie géante polychromatophile; *f*. cellule de Türck; *g*. polynucléaire neutrophile.

Coloration May-Grünwald-Giemsa.

LAVAL. — IMPRIMERIE L. BARNÉOUD ET Cie.

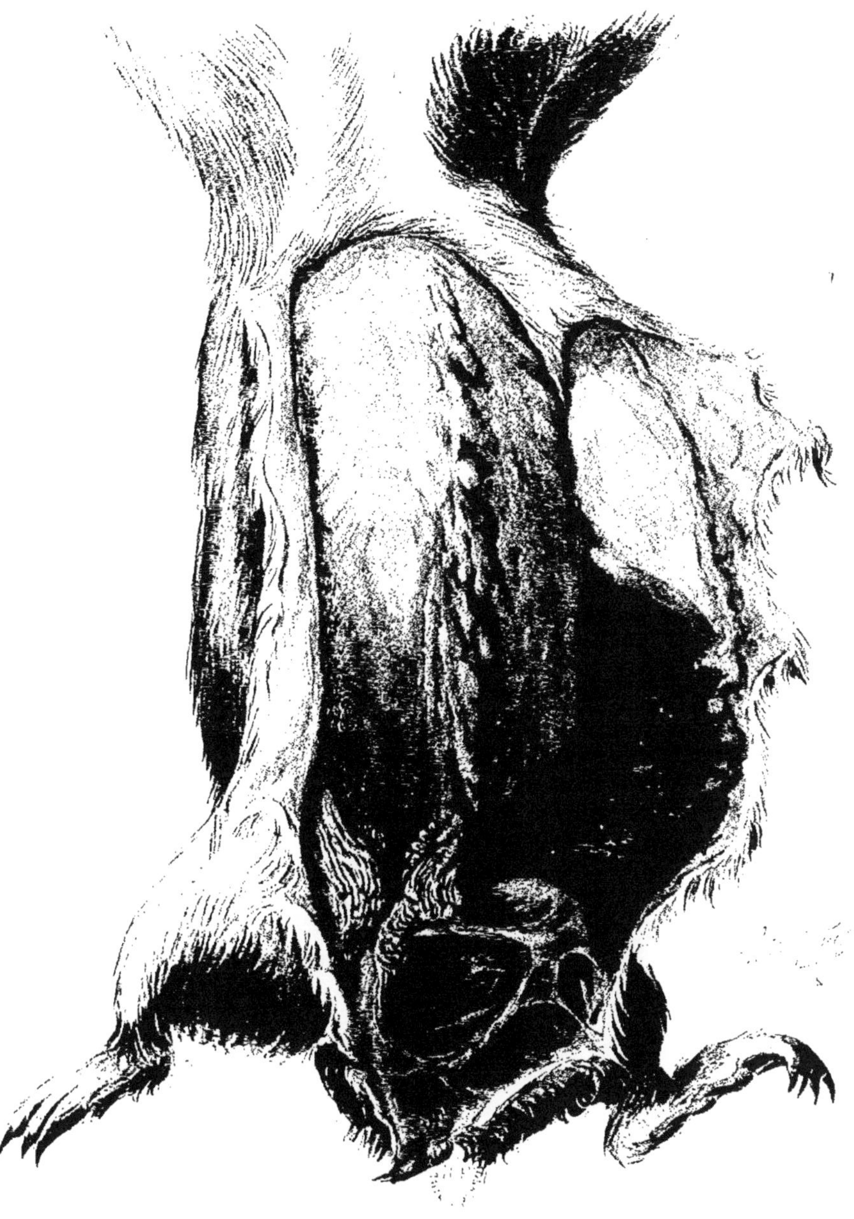

Demoulin frères. Sc

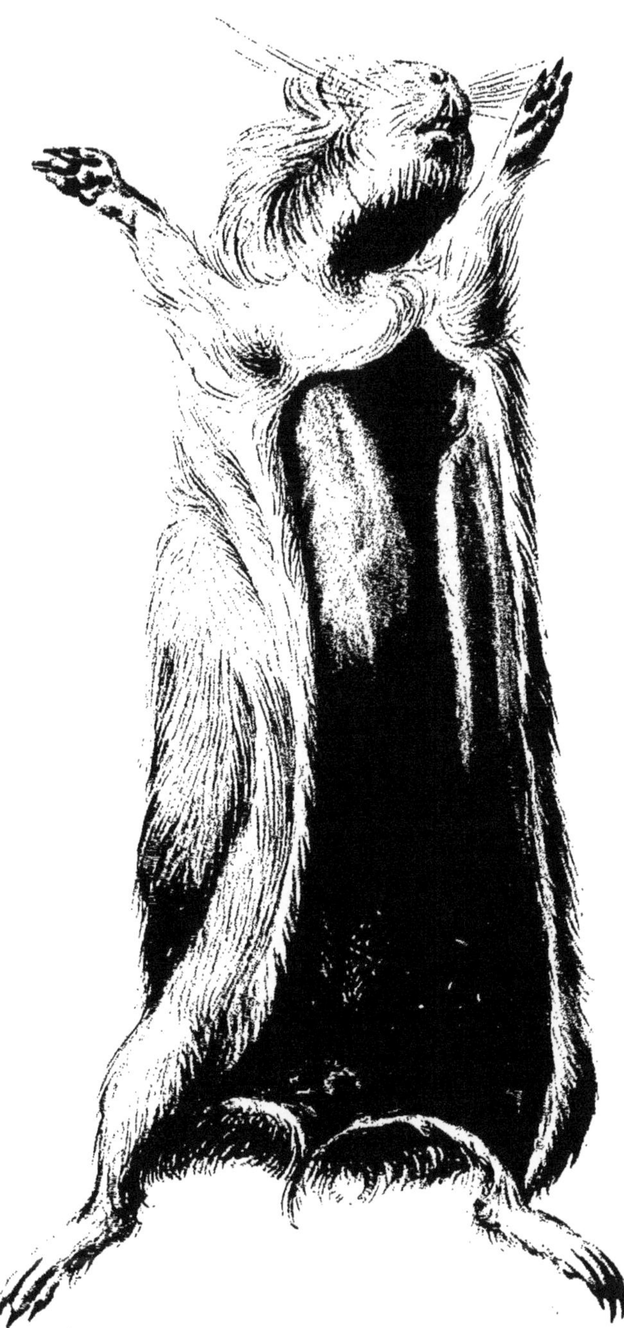

Demoulin frères, Sc.

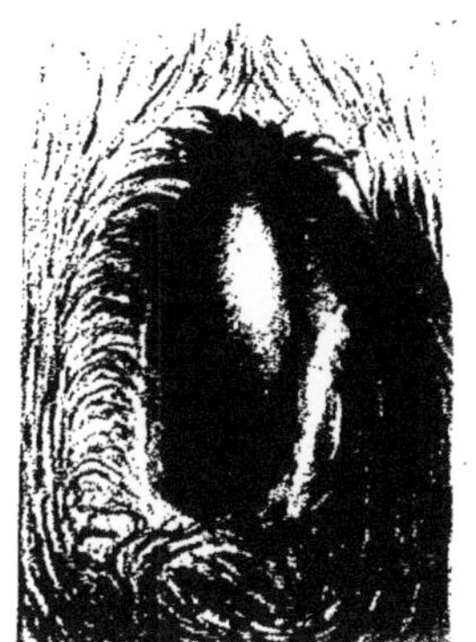

Fig. 1.

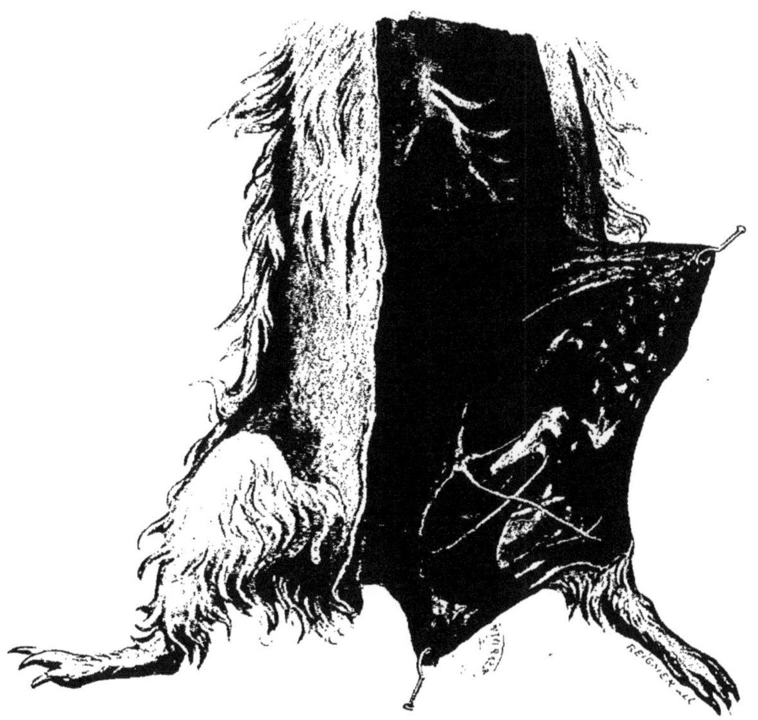

Fig. 2.

Demoulin frères, Sc.

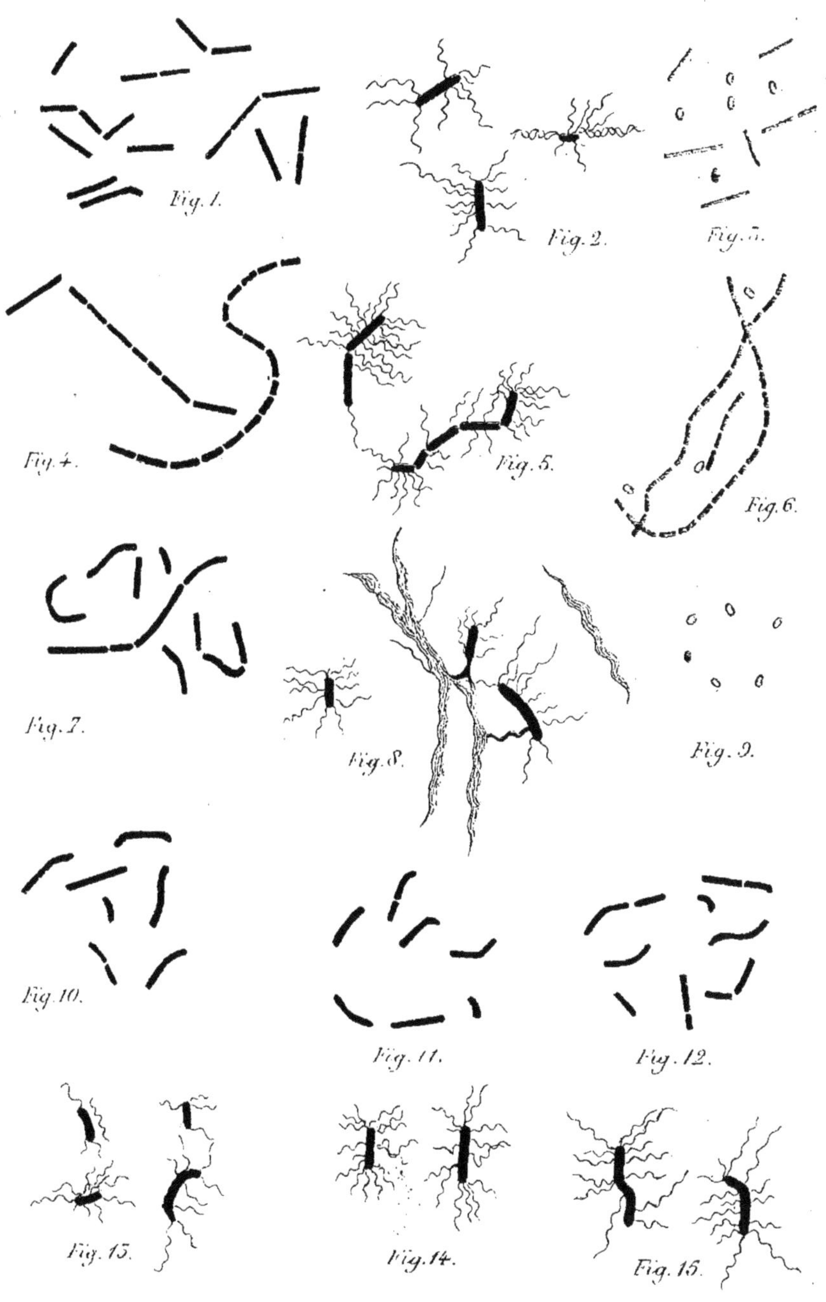

P. Séguin del. Imp. L. Lafontaine. Constantin lith.

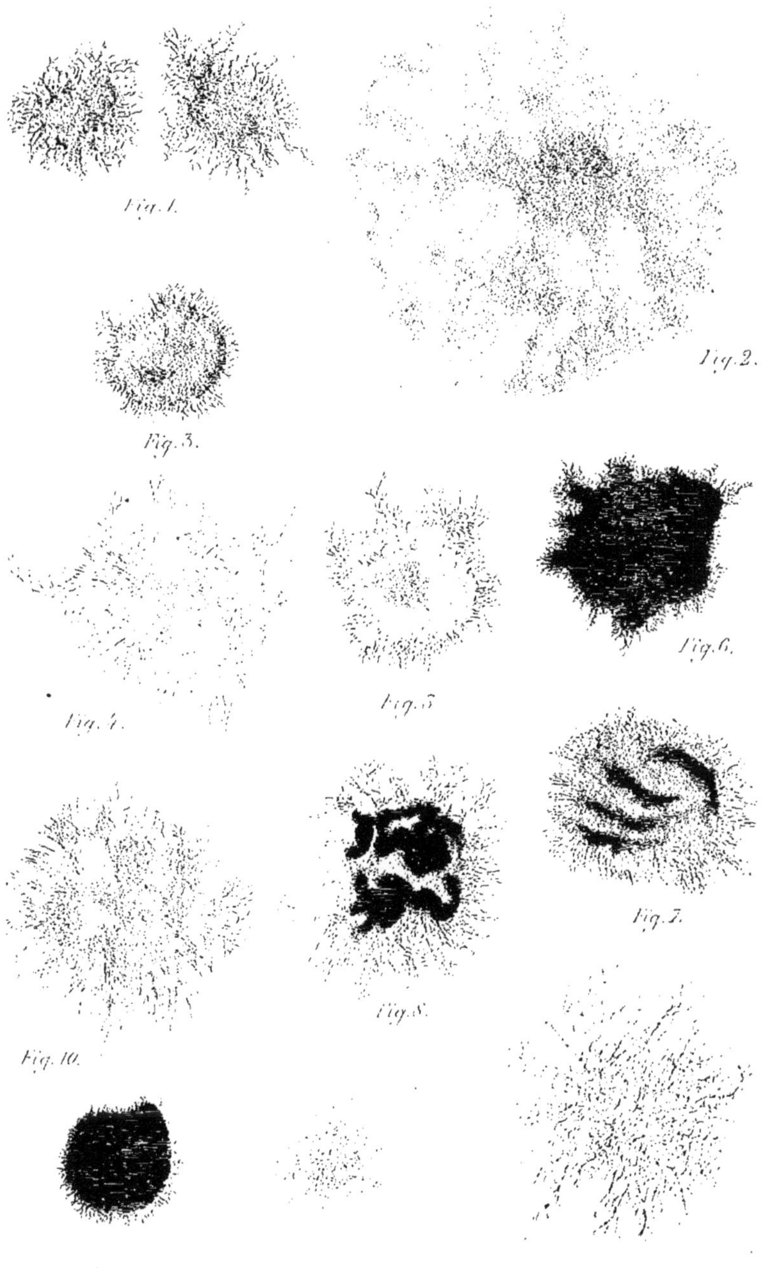
Fig. 1.
Fig. 2.
Fig. 3.
Fig. 4.
Fig. 5.
Fig. 6.
Fig. 7.
Fig. 8.
Fig. 10.
Fig. 9.
Fig. 11.
Fig. 12.

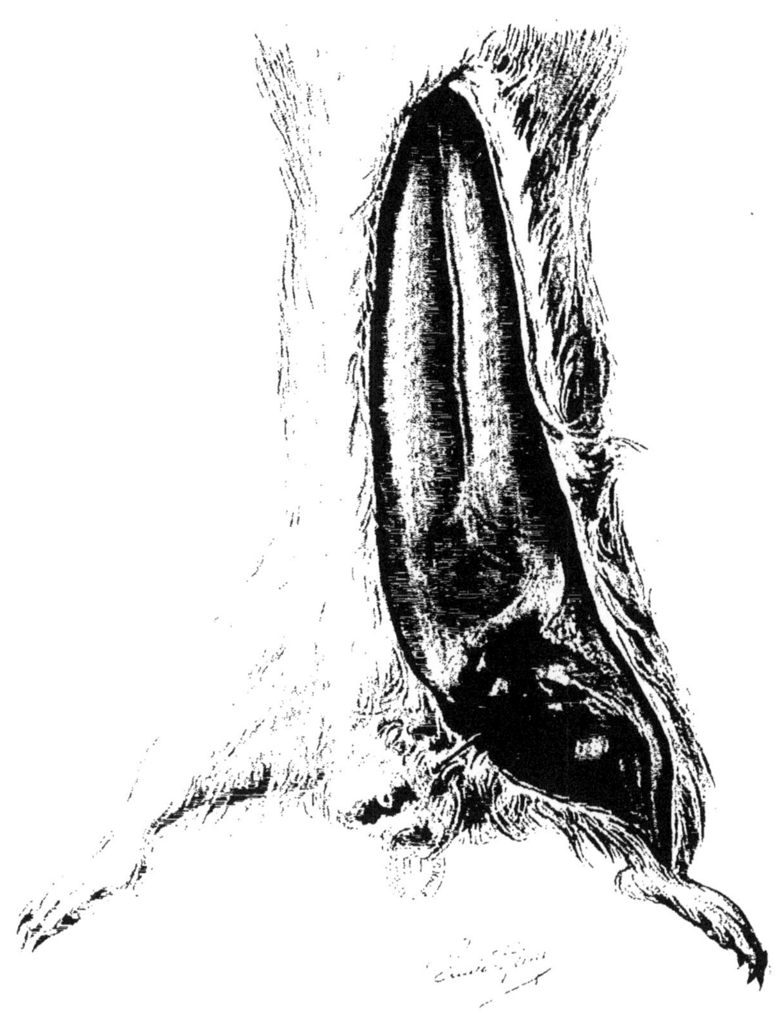

Demoulin frères. Sc.

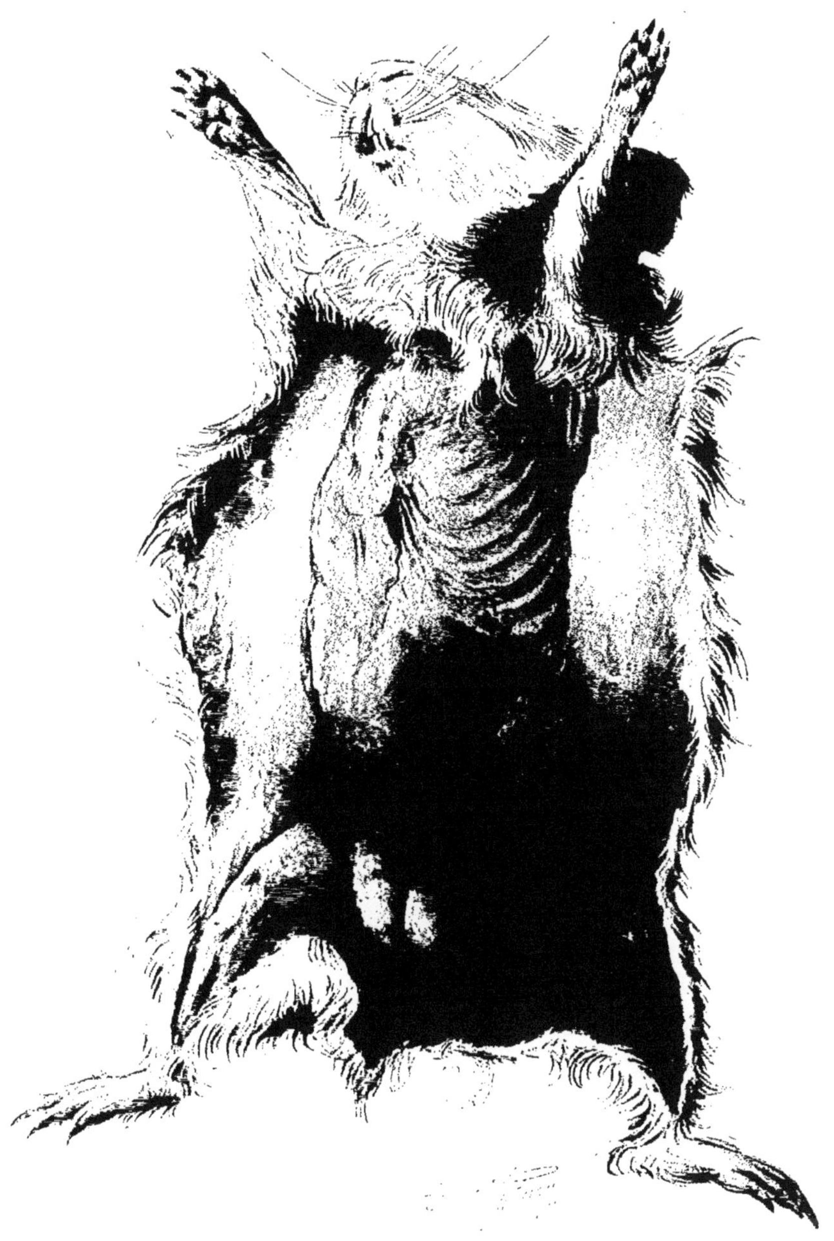

Demoulin frères. Sc.

www.ingramcontent.com/pod-product-compliance
Ingram Content Group UK Ltd.
Pitfield, Milton Keynes, MK11 3LW, UK
UKHW020256230726
13925UKWH00001B/79

9 782013 668101